牛津泌尿外科手册

Oxford Handbook of

Urology

第 4 版

U0376236

人民卫生出版社
·北 京·

牛津泌尿外科手册

Oxford Handbook of

Urology

第 4 版

原　　著	John Reynard　Simon F Brewster
	Suzanne Biers　Naomi Laura Neal
主　　审	章小平　张雪培　宋东奎
主　　译	顾朝辉　田凤艳
副 主 译	刘存东　陈方敏　蒋国松　江　春
主译助理	王一地　贾东辉　杨　诚

人民卫生出版社

·北　京·

图书在版编目（CIP）数据

牛津泌尿外科手册 /（英）约翰·雷纳德
（John Reynard）等原著；顾朝辉，田凤艳主译 .
北京 ：人民卫生出版社，2024. 7. -- ISBN 978-7-117
-36397-6

Ⅰ. R69-62

中国国家版本馆 CIP 数据核字第 2024FQ6362 号

人卫智网	**www.ipmph.com**	医学教育、学术、考试、健康，购书智慧智能综合服务平台
人卫官网	**www.pmph.com**	人卫官方资讯发布平台

图字：01-2021-3184 号

牛津泌尿外科手册
Niujin Miniao Waike Shouce

主　　译：顾朝辉　田凤艳
出版发行：人民卫生出版社（中继线 010-59780011）
地　　址：北京市朝阳区潘家园南里 19 号
邮　　编：100021
E - mail：pmph @ pmph.com
购书热线：010-59787592　010-59787584　010-65264830
印　　刷：三河市宏达印刷有限公司
经　　销：新华书店
开　　本：889 × 1194　1/32　印张：26
字　　数：973 千字
版　　次：2024 年 7 月第 1 版
印　　次：2024 年 8 月第 1 次印刷
标准书号：ISBN 978-7-117-36397-6
定　　价：169.00 元

打击盗版举报电话：010-59787491　E-mail：WQ @ pmph.com
质量问题联系电话：010-59787234　E-mail：zhiliang @ pmph.com
数字融合服务电话：4001118166　E-mail：zengzhi @ pmph.com

译者名录（按姓氏笔画排序）

Abdul Aziz Nikzad	郑州大学第一附属医院
于顺利	郑州大学第一附属医院
王 军	郑州大学第一附属医院
王一地	郑州大学第一附属医院
王志红	郑州大学第二附属医院
田凤艳	郑州大学第一附属医院
冯勇杰	郑州大学第一附属医院
任 芳	郑州大学第一附属医院
任昊天	天津医科大学第二医院
刘存东	南方医科大学第三附属医院
齐亚斌	郑州大学第一附属医院
江 春	中山大学孙逸仙纪念医院
杨 诚	南方医科大学第三附属医院
宋东奎	郑州大学第一附属医院
张少朋	郑州大学第一附属医院
陈 龙	郑州大学第一附属医院
张雪培	郑州大学第一附属医院
陈方敏	天津市第三中心医院
罗 洋	郑州大学第一附属医院
周乃春	郑州大学第一附属医院
周利杰	郑州大学第一附属医院
赵科元	郑州大学第一附属医院
贾东辉	郑州大学第一附属医院
顾朝辉	郑州大学第一附属医院
家 彬	郑州大学第一附属医院
章小平	华中科技大学同济医学院附属协和医院
寇一平	郑州大学第一附属医院
谌 科	华中科技大学同济医学院附属同济医院
蒋国松	华中科技大学同济医学院附属协和医院
童强松	华中科技大学同济医学院附属协和医院
詹永豪	郑州大学第一附属医院
窦晨阳	郑州大学第一附属医院
樊瑞新	郑州大学第一附属医院

序一

吸收世界泌尿外科的先进技术,领跑全球泌尿外科的发展一直是我国泌尿外科的中心任务和责任。当前,我国泌尿外科虽然在新技术、新研究和新理论方面取得很大的进步,在很多方面已经达到国际先进水平,并开始创新和引领,但国内泌尿外科的发展仍存在一定的不均衡性,东部与中西部、大型医学中心医生与基础单位泌尿外科医生知识更新存在较大差距。因此,翻译和引进先进的泌尿外科学经典专著,让国内中青年医师和基础医师学习、了解国外先进患者管理和手术的新理念、新知识非常必要。

《牛津泌尿外科手册》英文原著首次出版于2005年,19年来经历了四个版本的更迭,是一部非常经典的泌尿外科口袋书。该书由来自牛津大学和剑桥大学的4位知名外科学专家撰写,内容不仅包括患者管理的一般原则、解剖要点、泌尿外科疾病诊疗要点,也涵盖了不同术式的手术要点及知情同意注意事项等,此外还介绍了妊娠期及儿童泌尿系统等特殊问题,非常适合泌尿外科临床医师阅读和参考,尤其适用于中青年医师和基层医师的日常查房和一线值班。

主译顾朝辉教授一直秉承"求实奋进"作风,于繁忙的临床工作之余,先后主译《泌尿外科腹腔镜与机器人手术图谱》《小儿腔镜泌尿外科手术学》《无瘢痕外科手术学》和《机器人泌尿外科手术并发症》等多部专著,翻译文字总数超过200万字。此次,顾朝辉教授组织郑州大学第一附属医院、华中科技大学同济医学院附属协和医院、南方医科大学第三附属医院和南开大学附属第三中心医院等单位的20余位中青年泌尿外科医师进行《牛津泌尿外科手册》中文版第4版的译校工作,译文精益求精,保留原著精髓,术语词汇专业、规范,翻译内容科学、精准。感谢译者们的辛勤付出和不懈努力,我为全国的泌尿外科医生们即将拥有一部这样专业而实用的日常参考书感到由衷的高兴。

中国科学院院士
解放军总医院泌尿外科医学部主任
2024

序二

推广和普及泌尿外科新知识、新技术与新理念一直是中华医学会泌尿外科分会的重要任务。而一部经典的泌尿外科学手册对中青年医生和基层医生的成长和临床实践工作至关重要。

这本由郑州大学第一附属医院泌尿外科顾朝辉教授主译的《牛津泌尿外科手册》原著自2005年第1版面世以来已陆续出版过4个版次。该书是一部世界上非常经典的泌尿外科口袋参考书,内容简明扼要,病种范围紧贴临床工作,编排内容非常适合临床一线医师值班查阅和学习;同时该书也参考了近年来大型随机对照试验的结果,临床科学性和实践性特别强,也是欧美泌尿外科住院医师考试的常用参考书。引进本书,无疑是为中青年医师临床查房和值班工作带来了一位不可多得的帮手。中文版贴合原著,原汁原味,翻译内容规范和科学,对于无确切中文对应的词句,译者团队反复推敲,力图做到尽善尽美,以飨读者。在此我对本书的出版表示祝贺,同时也向国内泌尿外科同道推荐此书。

中华医学会泌尿外科学分会主任委员
中山大学孙逸仙纪念医院泌尿外科主任
2024

序三

由来自牛津大学和剑桥大学的外科学专家撰写的《牛津泌尿外科手册》，是一部全球著名的经典著作，也是目前出版时间最长和出版次数最多的泌尿外科口袋书。手册内容涵盖泌尿外科学的各个方面，包括泌尿系统解剖学、生理学、病理学以及常见泌尿外科疾病的诊断和治疗等内容。此外，还介绍了包括手术技术、药物治疗、并发症管理和术后护理等实用信息，可为泌尿外科临床工作提供全面的指导，非常适合基层单位医生和中青年医师学习和参考。手册的结构清晰，条理分明，以要点的方式呈现，便于快速查阅，还包含了大量的插图、表格和流程图，可帮助读者更好地理解和应用知识。这部手册不仅是一本详尽的参考书，更是一本实用的指南，以清晰简洁的方式提供了基于循证医学的指导，帮助临床医生做出合理的临床决策。

洞察泌尿外科的发展方向，研习泌尿外科的新理论和新技术，与国际一流名院泌尿外科共同创新一直是我院泌尿外科的中心任务。此次，由我院顾朝辉教授牵头翻译的这部《牛津泌尿外科手册》中文版，是我院泌尿外科对国内泌尿外科发展的一份贡献。翻译团队力求科学、专业，对译文字斟句酌，反复推敲，尽力做到"信、达、雅"，为我国泌尿外科创造了宝贵的学习资源，我对此表示由衷的赞赏和感谢。相信本书一定会受到读者的喜爱，我也由衷地推荐给大家。

郑州大学第一附属医院党委书记、院长
2024

译者前言

在我随医院技术扶贫、下乡义诊和手术时，经常有基层泌尿外科医生让推荐一本好的泌尿外科手册类的口袋书。回想自己住院医师阶段的成长经历，确实受益于临床口袋书的便捷和内容的精炼，便就此埋下了一个念头。2019年我在美国罗切斯特大学医学中心泌尿外科访学期间，在图书馆发现《牛津泌尿外科手册》的新版已出版。该书最初于2006年出版第1版，之后已连续修订三次，与专业内容浩海般的《坎贝尔泌尿外科学》或《欧洲泌尿外科指南》相比，这本手册病种涵盖范围广，但内容十分精炼，归纳总结了100余张图片和100多个表格，编排疾病的诊治要点紧贴临床，同时也参考了近年来大量研究结果，临床实践性特别强，是欧美泌尿外科住院医师考试的常用参考书，非常适合泌尿外科临床一线医师阅读和参考。

为此，我们组织郑州大学第一附属医院、华中科技大学同济医学院附属协和医院、南方医科大学第三附属医院、南开大学附属第三中心医院等单位的20余位中青年泌尿外科医师，启动了第4版的中文翻译工作，历经团队四年的反复打磨成稿。我要衷心感谢中国人民解放军总医院泌尿外科张旭院士、中华医学会泌尿外科分会主任委员黄健教授拨冗审阅指导，至此方得以将全书最终定稿。

时至本书出版之际，我还要感谢郑州大学第一附属医院对此书的翻译工作给予大力支持，特别是党委书记、院长王成增教授通览全文并挥毫作序，泌尿外科医学部老师们亦给予了我许多帮助，在此向他们表示由衷的感谢。我也要感谢人民卫生出版社对本书的引进和出版予以大力支持。本书的翻译出版得到以下项目支持：河南省联合基金重点项目（省级科技研发计划）（NO.222301420017），河南省卫生健康中青年学科带头人项目（NO.HNSWJW-2021004），河南省中青年卫生健康科技创新杰青人才项目（NO.YXKC2021033），郑州大学第一附属医院创新团队项目（青年）（NO.QNCXTD2023023）。

最后，鉴于译者水平有限，书中错误在所难免，恳请广大读者阅读此书时提出宝贵建议，并给予批评指正。

　　谨以此书庆祝郑州大学第一附属医院（原国立河南大学附设医院，河南医学院第一附属医院，河南医科大学第一附属医院）建院九十五周年（1928—2023）。

顾朝辉　田凤艳

原著前言

2003 年,笔者和 John Reynard 受邀开始撰写《牛津泌尿外科手册》,将这套为大家所熟知的、由牛津大学出版社出版的综合性手册丛书的专业覆盖面拓展到泌尿外科。早在 1998 年,笔者和 John Reynard 就被任命为牛津大学的顾问,在教学、科学研究和出版方面都充满热情和活力,且已经在 2001 年成功编撰出版泌尿外科教科书,合著者引以为豪地将其命名为《泌尿外科学:医学生手册》。因此笔者和 John Reynard 很高兴接受这次邀请。Suzanne Biers,过去曾是我们才华横溢的初级实习生,以合著者的身份参与了本书的撰写,最初她作为一名高级住院医师(senior house officer)提供撰写视角,然后作为一名专科医师(specialist registrar),最后在第 3 版时成为了剑桥顾问医师(Cambridge consultant)。

本书在 2006 年出版第 1 版,2009 年出版第 2 版,2013 年出版第 3 版。在此期间,这本书成为了备考英国皇家外科学院专科医师(Fellow of Royal College of Surgeons,FRCS)(泌尿外科专业)资格考试的泌尿外科医学生的必备教材。2014 年 9 月 P.Meria 教授(巴黎)发表在 *European Urology Today* 的对本书第 3 版的评论总结称:"这本口袋书无疑是所有泌尿外科医师的优秀工具,无论读者的临床实践水平如何,P.Meria 教授向所有泌尿科医生推荐本书。" 从发布在亚马逊网站的评论来看,《牛津泌尿外科手册》也受到全科医生、医学生、其他专业初级医生、研究生和护士群体的欢迎。过去的 3 个版本已经被翻译成三种语言,在国际上销售了 18 000 多份纸版和 800 份数字版。第 3 版在 2014 年度英国医学会医学图书奖外科专业类中获得 "高度推荐图书" 奖。无论是在外科技术还是医学治疗方面,泌尿外科学都是一个快速发展的亚专业,因此在每一个版本中都不乏更新的主题,包括笔者现在自豪地呈现的最新主题。对于第 4 版,笔者很高兴能与最近通过皇家外科学院专科医师(泌尿外科)的另一位优秀专科主治医师 Naomi Neal 一起共享工作和她带来新的视角。

笔者真诚地希望读者可以享受这本书,希望本书能激励读者成为一名泌尿科医生或在读者的职业生涯中接触泌尿外科,帮助读者通过考试,培养对泌尿外科亚专业的兴趣和知识。最重要的是,希望本书可以帮助读者精心地管理自己的患者。笔者欢迎任何反馈,以改进每一次修订,来确保本书可提供给读者所需要的综合性快速参考。笔者祝愿读者在未来的一切努力工作中顺利,并希望读者能像笔者一样喜欢泌尿外科并受到泌尿外科的启发。

Simon Brewster
代表所有作者
(张少朋 译　顾朝辉 校)

致谢

　　笔者谨向牛津丘吉尔医院的肿瘤医学专家 Andrew Protheroe 教授、伦敦圣乔治医院男科和生殖尿道重建顾问医师 Nick Watkin 教授、伦敦大学医学院伦敦医院青少年和重建泌尿外科顾问医师 Dan Wood 先生和剑桥 Addenbrooke 医院妇产科高级专科医师 Helen Bolton 女士表示感谢，感谢他们无私奉献了自己的时间和专业知识。

（张少朋 译　顾朝辉 校）

缩略语

↑	increased	增加
↓	decreased	减少
|	leads to	导致,发展
℃	degree Celsius	摄氏度
±	plus or minus	加或减
<	less than	小于
>	greater than	大于
≤	equal to or less than	等于或小于
≥	equal to or greater than	等于或大于
α	alpha	阿尔法
β	beta	贝塔
κ	kappa	卡帕
π	pi	派
®	registered trademark	注册商标
™	trademark	贸易商标
A&E	accident and emergency	急诊室
AAA	abdominal aortic aneurysm	腹主动脉瘤
AAOS	American Academy of Orthopaedic Surgeons	美国骨科医师学会
AAST	American Association for the Surgery of Trauma	美国创伤外科学会
ABG	arterial blood gas	动脉血气
4-ABP	4-aminobiphenyl	4- 氨基联苯
ACCP	American College of Chest Physicians	美国胸科医师学会
ACE	angiotensin-converting enzyme	血管紧张素转换酶
ACh	acetylcholine	乙酰胆碱
ACR	albumin：creatinine ratio；acute cellular rejection	白细胞：肌酐比值；急性细胞排斥反应
ACTH	adrenocorticotrophic hormone	促肾上腺皮质激素

ADAM	Androgen Deficiency in the Aging Male（questionnaire）	老年男性雄激素缺乏症（问卷调查）
ADH	antidiuretic hormone	抗利尿激素
ADPKD	autosomal dominant polycystic kidney disease	常染色体显性遗传多囊肾病
ADT	androgen deprivation therapy	雄激素剥夺治疗
AF	atrial fibrillation	心房颤动
AFP	alpha-fetoprotein	甲胎蛋白
AFS	autologous fascial sling	自体筋膜悬吊术
AHR	acute humoral rejection	急性体液排斥反应
AID	artificial insemination by donor	供精人工授精
AIDS	acquired immune deficiency syndrome	获得性免疫缺陷综合征,简称艾滋病
AK-TEDS	above-knee thromboembolic stocking	膝上抗血栓弹力袜
ALPP	abdominal leak point pressure	腹压漏尿点压
AMACR	alpha-methylacyl CoA racemase	α-甲基酰基辅酶A消旋酶
AML	angiomyolipoma	血管平滑肌脂肪瘤
ANP	atrial natriuretic peptide	心房钠尿肽
a-NVH	asymptomatic non-visible hematuria	无症状性肉眼不可见血尿
APD	automated peritoneal dialysis	自动化腹膜透析
APF	antiproliferative factor	抗增殖因子
APTT	activated partial thromboplastin time	活化部分凝血活酶时间
5AR	5α-reductase	5α-还原酶
ARCD	acquired renal cystic disease	获得性肾囊肿病
5ARI	5α-reductase inhibitor	5α-还原酶抑制剂
ARPKD	autosomal recessive polycystic kidney disease	常染色体隐性遗传多囊肾病
ART	assisted reproductive technique	辅助生育技术
AS	active surveillance	主动监测
ASAP	atypical small acinar proliferation	非典型小腺泡增生

ASB	asymptomatic bacteriuria	无症状细菌尿
ASTRO	American Society of Therapeutic Radiation Oncology	美国放射肿瘤学会
ATFP	arcus tendineus fascia pelvis	盆筋膜腱弓
ATG	antithymocyte globulin	抗胸腺细胞球蛋白
ATN	acute tubular necrosis	急性肾小管坏死
ATP	adenosine triphosphate	三磷酸腺苷
AUA	American Urological Association	美国泌尿外科学会
AUA-SI	American Urological Association Symptom Index	美国泌尿外科学会症状指数
AUR	acute urinary retention	急性尿潴留
AUS	artificial urinary sphincter	人工尿道括约肌
AVM	arteriovenous malformation	动静脉畸形
AZF	azoospermic factor	无精子症因子
BAUS	British Association of Urological Surgeons	英国泌尿外科医师协会
BCG	bacille Calmette-Guérin	卡介苗
BCR	bulbocavernosus reflex; biochemical recurrence	球海绵体反射; 生化复发
bd	bis die（twice daily）	一天两次
BDFS	biochemical disease-free survival	无生化复发生存期
bFGF	basic fibroblast growth factor	碱性成纤维细胞生长因子
BMI	body mass index	体重指数
BNF	British National Formulary	英国国家处方集
BNI	bladder neck incision	膀胱颈切开术
BOO	bladder outlet obstruction	膀胱出口梗阻
BP	blood pressure	血压
BPE	benign prostatic enlargement	良性前列腺增大
bPFS	biochemical progression-free survival	无生化进展生存期
BPH	benign prostatic hyperplasia	良性前列腺增生

BPLND	bilateral pelvic lymphadenectomy	双侧盆腔淋巴结清扫术
BPO	benign prostatic obstruction	良性前列腺梗阻
BPS	bladder pain syndrome	膀胱疼痛综合征
BPSA	benign prostate-specific antigen	良性前列腺特异性抗原
BRFS	biochemical recurrence-free survival	无生化复发生存期
BSE	bovine spongiform encephalopathy	牛海绵状脑病
BT	brachytherapy	近距放射治疗
BTA	bladder tumour antigen	膀胱肿瘤抗原
BTX	botulinum toxin	肉毒毒素
BTX-A	botulinum toxin-A	A 型肉毒毒素
BUO	bilateral ureteric obstruction	双侧输尿管梗阻
BXO	balanitis xerotica obliterans	干燥闭塞性阴茎头炎
CAA	Civil Aviation Authority	民用航空局
CABG	coronary artery bypass graft	冠状动脉旁路移植术, 又称冠状动脉搭桥术
CAH	congenital adrenal hyperplasia	先天性肾上腺增生
CAIS	Complete androgen insensitivity syndrome	完全性雄激素不敏感综合征
cAMP	cyclic adenosine monophosphate	环磷酸腺苷
CAPD	continuous ambulatory peritoneal dialysis	持续不卧床腹膜透析
CAUTI	catheter-associated urinary tract infection	导管相关性尿路感染
CBAVD	congenital bilateral absence of vas deferens	先天性双侧输精管缺如
CD	collecting duct	集合管
CEULDCT	contrast-enhanced ultra-low-dose computerized tomography	超低剂量 CT 增强扫描
CF	cystic fibrosis	囊性纤维化
CFTR	cystic fibrosis transmembrane conductance regulator	囊性纤维化跨膜转导调节因子

CFU	colony-forming unit	集落生成单位
cGMP	cyclic guanosine monophosphate	环磷酸鸟苷
Ch	Charrière	法制单位
chRCC	chromophobe renal cell carcinoma	肾嫌色细胞癌
CI	confidence interval	置信区间
CIRF	clinically insignificant residual fragment	临床无意义残石
CIS	carcinoma in situ	原位癌
CISC	clean intermittent self-catheterization	清洁间歇性自我导尿术
CJD	Creutzfeldt-Jakob disease	克 - 雅病
CKD	chronic kidney disease	慢性肾脏病
CKD-EPI	Chronic Kidney Disease Epidemiology Collaboration	慢性肾脏病流行病学协助组
cm	centimetre	厘米
cmH_2O	centimetre of water	厘米水柱
CMV	cytomegalovirus	巨细胞病毒
CNI	calcineurin inhibitor	钙调神经磷酸酶抑制剂
CNS	central nervous system	中枢神经系统
CO_2	carbon dioxide	二氧化碳
COPD	chronic obstructive pulmonary disease	慢性阻塞性肺疾病
COPUM	congenital obstructive posterior urethral membrane	先天性梗阻性后尿道瓣膜
CPA	cyproterone acetate	醋酸环丙孕酮
CPPS	chronic pelvic pain syndrome	慢性盆腔疼痛综合征
CPRE	complete primary repair of bladder exstrophy	完全一期膀胱外翻修补术
cRCC	clear renal cell carcinoma	肾透明细胞癌
CRF	chronic renal failure	慢性肾衰竭
CRP	C-reactive protein	C- 反应蛋白
CRPC	castrate-resistant prostate cancer	去势抵抗性前列腺癌

CSS	cancer-specific survival	癌症特异生存期
CT	computerized tomography; collecting tubule	计算机体层摄影;集合管
CT-KUB	computerized tomography of the kidneys, ureters, and bladder	计算机体层摄影肾脏、输尿管和膀胱曲面重建成像
CTPA	computerized tomography pulmonary angiography	计算机体层肺血管造影
CTU	computerized tomography urography	计算机体层摄影尿路成像
CVD	cardiovascular disease	心血管疾病
CVP	central venous pressure	中心静脉压
CXR	chest X-ray	胸部 X 线检查
Da	dalton	道尔顿
DCN	dorsal clitoral nerve	阴蒂背神经
DCT	distal convoluted tubule	远曲小管
DE	delayed ejaculation	延迟射精
DESD	detrusor-external sphincter dyssynergia	逼尿肌 - 外括约肌协同失调
DEXA	dual-energy X-ray absorptiometry(scan)	双能 X 射线吸收法(扫描)
DFS	disease-free survival	无疾病生存期
DGI	disseminated gonococcal infection	播散性淋球菌感染
DH	detrusor hyperreflexia	逼尿肌反射亢进
DHT	dihydrotestosterone	双氢睾酮
DI	diabetes insipidus	尿崩症
DIC	disseminated intravascular coagulation	弥散性血管内凝血
dL	decilitre	分升
DMSA	Dimercaptosuccinic acid(renogram)	二巯基丁二酸(肾图)
DMSO	dimethyl sulfoxide	二甲基亚砜
DNA	deoxyribonucleic acid	脱氧核糖核酸
DPN	dorsal penile nerve	阴茎背神经

DRE	digital rectal examination	直肠指检
DSD	detrusor sphincter dyssynergia；disorders of sex development	逼尿肌 - 括约肌协同失调；性发育障碍
DSLNB	dynamic sentinel lymph node biopsy	动态前哨淋巴结活检
DVLA	Driver and Vehicle Licensing Agency	驾驶员和车辆牌照管理局
DVT	deep vein thrombosis	深静脉血栓
EAU	European Association of Urology	欧洲泌尿外科学会
EBC	estimated bladder capacity	估计膀胱容量
EBRT	external beam radiotherapy	外照射放射治疗
EBV	Epstein-Barr virus	EB 病毒
ECF	extracellular fluid	细胞外液
ECG	electrocardiogram	心电图
ED	erectile dysfunction	勃起功能障碍
EDO	ejaculatory duct obstruction	射精管梗阻
EDTA	ethylene diamine tetra-acetic acid	乙二胺四乙酸
EGF	epidermal growth factor	表皮生长因子
eGFR	estimated glomerular filtration rate	估算肾小球滤过率
EGFR	epidermal growth factor receptor	表皮生长因子受体
EHL	electrohydraulic lithotripsy	液电碎石术
EIA	enzyme immunoassay	酶免疫分析
ELISA	enzyme-linked immunosorbent assay	酶联免疫吸附测定
EMDA	electromotive drug administration	电驱动给药
EMG	electromyography	肌电图学
EMU	early morning urine	晨尿
EN2	Engrailed-2	人锯齿状同源异型盒蛋白 2
ENT	ear，nose，and throat	耳鼻喉科

EPLND	extended pelvic lymphadenectomy	扩大盆腔淋巴结清扫术
EPN	emphysematous pyelonephritis	气性肾盂肾炎
EORTC	European Organization for Research and Treatment of Cancer	欧洲癌症研究和治疗组织
EPS	expressed prostatic secretions	前列腺按摩液
ER	extended release	缓释制剂
ESBL	extended-spectrum β-lactamase	超广谱 β- 内酰胺酶
ESR	erythrocyte sedimentation rate	红细胞沉降率
ESSIC	European Society for the Study of Bladder Pain Syndrome/Interstitial Cystitis	欧洲膀胱疼痛综合征 / 间质性膀胱炎研究会
ESWL	extracorporeal shock wave therapy	体外冲击波疗法
F	French	法制单位
FBC	full blood count	全血细胞计数
FDA	Food and Drug Administration	（美国）食品药品监督管理局
FDG	fluoro-2-deoxy-D-glucose	氟 -2- 脱氧 -D- 葡萄糖
FGSI	Fournier's gangrene severity index	福尼尔坏疽严重程度指数
FISH	fluorescence in situ hybridization	荧光原位杂交
FNA	fine-needle aspiration	细针穿刺术
FSH	follicle-stimulating hormone	卵泡刺激素
F：T	free-to-total（ratio）	总：自由（比率）
5FU	5-fluorouracil	5- 氟尿嘧啶
FVC	frequency-volume chart	频率 - 尿量表即排尿日记
g	gram	克
G	gauge	针型号（直径单位）
GA	general anaesthetic	全身麻醉
GABA	gamma-aminobutyric acid	γ - 氨基丁酸
GAG	glycosaminoglycan	糖胺聚糖

GCT	germ cell tumour	生殖细胞瘤
GFR	glomerular filtration rate	肾小球滤过率
GI	gastrointestinal	胃肠道
GIFT	gamete intra-Fallopian transfer	配子输卵管内移植
GnRH	gonadotrophin-releasing hormone	促性腺激素释放激素
GP	general practitioner	全科医生
GSTP1	glutathione-S-transferase P1	谷胱甘肽 -S- 转移酶 P1
GTN	glyceryl trinitrate	硝酸甘油即三硝酸甘油酯
GU	gonococcal urethritis	淋菌性尿道炎
GUM	genitourinary medicine	英国泌尿生殖医学会
Gy	Gray	戈瑞（能量单位）
h	hour	小时
H^+	hydrogen ion	氢离子
HAL	hexaminolevulinic acid	六氨基乙酰丙酸
Hb	haemoglobin	血红蛋白
hCG	human chorionic gonadotrophin	人绒毛膜促性腺激素
HCO_3^-	bicarbonate	碳酸氢盐
HDR	high-dose rate	高剂量率
HDU	high-dependency unit	高度依赖病房，又称重症康复病房
HIF	hypoxia-inducible factor	缺氧诱导因子
HIFU	high-intensity focused ultrasound	高能聚焦超声
HIV	human immunodeficiency virus	人类免疫缺陷病毒
HLA	human leucocyte antigen	人类白细胞抗原
HMG	human menopausal gonadotrophin	人类绝经期促性腺激素
HMG-CoA	3-hydroxy-3-methyl-glutaryl coenzyme A	3- 羟基 -3- 甲基戊二酰辅酶 A
5-HMT	5-hydroxymethyl tolterodine	5- 羟甲基托特罗定
HO	house officer	实习医师

HoLAP	holmium laser ablation of the prostate	钬激光前列腺消融术
HoLEP	holmium laser enucleation of the prostate	钬激光前列腺剜除术
HoLRP	holmium laser resection of the prostate	钬激光前列腺切除术
HPCR	high-pressure chronic retention	高压性慢性尿潴留
HPF	high-power field	高倍视野
HPV	human papillomavirus	人乳头瘤病毒
HRO	high-reliability organization	高可靠性组织
HRP	horseradish peroxidase	辣根过氧化物酶
5-HT	5-hydroxytryptamine	5- 羟色胺
HTLV	human T lymphotropic virus	人类嗜 T（淋巴）细胞病毒
Hz	hertz	赫 [兹]（频率单位）
IC	Intermittent catheterization；interstitial cystitis	间歇性导尿术；间质性膀胱炎
ICD	implantable cardioverter-defibrillator	植入型心律转复除颤器
ICF	intracellular fluid	细胞内液
ICS	International Continence Society	国际尿控学会
ICSI	intracytoplasmic sperm injection	单精子卵细胞质内注射
IDO	idiopathic detrusor overactivity	特发性逼尿肌过度活动
IELT	intravaginal ejaculation latency time	阴道内射精潜伏期
IFIS	intraoperative floppy iris syndrome	术中虹膜松弛综合征
IFN	interferon	干扰素
Ig	immunoglobulin	免疫球蛋白
IgA	immunoglobulin A	免疫球蛋白 A
IGCCCG	International Germ Cell Cancer Collaborative Group	国际生殖细胞癌协作组
IGCN	intratubular germ cell neoplasia	生精小管内生殖细胞肿瘤

IGF	insulin-like growth factor	胰岛素样生长因子
IGFBP	insulin-like growth factor binding protein	胰岛素样生长因子结合蛋白
IIEF	International Index of Erectile Function	国际勃起功能指数问卷表
IL	interleukin	白介素
ILP	interstitial laser prostatectomy	激光间质消融前列腺切除术
IM	intramuscularly	肌内注射
IMRT	intensity-modulated radiotherapy	调强放射治疗
INR	international normalized ratio	国际标准化比率
IPC	intermittent pneumatic calf compression	间歇充气加压装置
IPSS	International Prostate Symptom Score	国际前列腺症状评分
ISC	intermittent self-catheterization	间歇性自我导尿术
ISD	intrinsic sphincter deficiency	尿道内括约肌缺陷
ISF	interstitial fluid	间质液
ISSM	International Society for Sexual Medicine	国际性医学会
ITU	intensive treatment unit	重症治疗病房
IU	international unit	国际单位
IUI	intrauterine insemination	宫腔内人工授精
IV	intravenous	静脉途径
IVC	inferior vena cava	下腔静脉
IVF	in vitro fertilization	体外受精
IVP	intravenous pyelography	静脉肾盂造影
IVU	intravenous urography/urogram	静脉尿路造影 / 尿路造影
JGA	juxtaglomerular apparatus	[肾小]球旁器
JVP	jugular venous pressure	颈静脉压
K^+	potassium	钾离子
kDa	kilodalton	千道尔顿
K_f	formation product	形成积

kg	kilogram	千克
KGF	keratinocyte growth factor	角质细胞生长因子
kHz	kilohertz	千赫
kJ	kilojoule	千焦（功的单位）
kPa	kilopascal	千帕
K_{sp}	solubility product	溶度积
KTP	potassium titanyl phosphate（laser）	磷酸钛氧钾（激光）
KUB	kidneys, ureters, and bladder	肾脏、输尿管和膀胱
L	litre	升
LA	local anaesthetic	局部麻醉
LDH	lactate dehydrogenase	乳酸脱氢酶
LDL	low-density lipoprotein	低密度脂蛋白
LDR	low-dose-rate	低剂量率
LDUH	low-dose unfractionated heparin	低剂量普通肝素
LFT	liver function test	肝功能试验
LH	luteinizing hormone	黄体生成素
LHRH	luteinizing hormone-releasing hormone	促黄体素释放激素
LMWH	low-molecular-weight heparin	低分子量肝素
LNI	lymph node invasion	淋巴结侵犯
LoH	loop of Henle	髓袢，又称亨利袢
LOH	late-onset hypogonadism	迟发型性腺功能减退症
LRINEC	Laboratory Risk Indicator for Necrotizing Fasciitis	坏死性筋膜炎实验室风险指标
LRP	laparoscopic radical prostatectomy	腹腔镜根治性前列腺切除术
LSD	lysergic acid diethylamide	麦角酸二乙胺
LUT	lower urinary tract	下尿路
LUTS	lower urinary tract symptom	下尿路症状
LVI	lympho-vascular invasion	脉管侵犯
m	metre	米
μA	microampere	微安

mA	milliampere	毫安
MAB	maximal androgen blockade	最大雄激素阻断
MAG3	mercaptoacetyl-triglycyine（renogram）	巯基乙酰基三甘氨酸（肾图）
MAGPI	meatal advancement and granuloplasty	尿道口前移阴茎头成形术
MAOI	monoamine oxidase inhibitor	单胺氧化酶抑制剂
MAP	mean arterial pressure	平均动脉压
MAPP	Multidisciplinary Approach to Pelvic Pain（study）	盆腔疼痛多学科治疗（研究）
MAR	mixed agglutination reaction	混合凝集反应
MBq	megabecquerel	兆贝可
MCDK	multicystic dysplastic kidney	多囊性肾发育不良
MCUG	micturating cystourethrography	排尿期膀胱尿道造影
MDCTU	multidetector computerized tomography urography	多排计算机体层摄影尿路造影
MDP	methylene diphosphonate	亚甲基二磷酸盐
MDRD	Modification of Diet in Renal Disease	肾脏病饮食改良
MDT	multidisciplinary team	多学科团队
mEq	milliequivalent	毫当量
MESA	microsurgical epididymal sperm aspiration	显微外科附睾精子抽吸术
MET	medical expulsive therapy	药物排石疗法
MeV	mega electron volt	兆电子伏
μg	microgram	微克
mg	milligram	毫克
mGy	milligray	毫戈瑞
MHC	major histocompatibility complex	主要组织相容性复合体
MHRA	Medicines and Healthcare Products Regulatory Agency	药品和健康产品管理局
mHz	millihertz	毫赫
MHz	megahertz	兆赫

MI	muscle-invasive	肌层浸润
MIBG	meta-iodo-benzyl-guanidine	间碘苄基胍
min	minute	分钟
MIS	Müllerian inhibiting substance；minimally invasive surgery	米勒管抑制物质；微创手术
MIT	minimally invasive treatment	微创治疗
mIU	milli international unit	毫国际单位
μL	microlitre	微升
ml	millilitre	毫升
μm	micron	微米
mm	millimetre	毫米
mmHg	millimetre of mercury	毫米汞柱
MMC	mitomycin C	丝裂霉素 C
mol	mole	摩尔
μmol	micromole	微摩尔
mmol	millimole	毫摩尔
MNE	monosymptomatic nocturnal enuresis	单症状性夜间遗尿症
mOsm	milliosmole	毫渗克分子
MPA	mycophenolate	麦考酚酯
mpMRI	multiparametric magnetic resonance imaging	多参数磁共振成像
MPOA	medial preoptic area	视前内侧区
MPR	multiplanar reformatting	多平面重建技术
MRCoNS	meticillin-resistant coagulase-negative staphylococci	耐甲氧西林凝固酶阴性葡萄球菌
MRI	magnetic resonance imaging	磁共振成像
MRSA	meticillin-resistant Staphylococcus aureus	耐甲氧西林金黄色葡萄球菌
MRU	magnetic resonance urography	磁共振尿路成像
MS	multiple sclerosis	多发性硬化
MSK	medullary sponge kidney	髓质海绵肾
MSMB	microseminoprotein-beta	微囊蛋白 -β

MSU	mid-stream urine	中段尿
mSv	millisievert	毫希[沃特](辐射剂量单位)
mTOR	mammalian target of rapamycin	雷帕霉素哺乳动物靶点
MUCP	maximal urethral closure pressure	最大尿道闭合压
MUI	mixed urinary incontinence	混合性尿失禁
MUS	mid-urethral sling	尿道中段吊带
MUSE	Medicated Urethral System for Erection(device)	经尿道给药系统(装置)
MVAC	methotrexate,vinblastine, adriamycin,cisplatin	甲氨蝶呤,长春碱,多柔比星,顺铂
Na^+	sodium	钠离子
NA	noradrenaline	去甲肾上腺素
NAAT	nucleic acid amplification test	核酸扩增试验
NaCl	sodium chloride	氯化钠
NAION	non-arteritic anterior ischaemic optic nerve neuropathy	非动脉炎性前部缺血性视神经病变
NBI	narrow-band imaging	窄带成像
NDO	neurogenic detrusor overactivity	逼尿肌过度活动
NE	nocturnal enuresis	夜间遗尿症
ng	nanogram	纳克
NGU	non-gonococcal urethritis	非淋球菌性尿道炎
NHS	National Health Service	英国国民健康服务,又称英国国家医疗服务制度
NICE	National Institute for Health and Care Excellence	英国国立临床规范研究所
NIDDK	National Institute of Diabetes and Digestive and Kidney Diseases	英国国家糖尿病、消化和肾脏疾病研究所
NIH	National Institute of Health	美国国立卫生研究院
NIH-CPSI	National Institute of Health Chronic Prostatitis Symptom Index	美国国立卫生研究院慢性前列腺炎症状指数
nm	nanometre	纳米

NMI	non-muscle invasive	非肌层浸润性
NMNE	non-monosymptomatic nocturnal enuresis	非单症状性夜间遗尿症
nmol	nanomole	纳摩尔
NMP	nuclear matrix protein	核基质蛋白
NND	number needed to detect	需检测人数
NNT	number needed to treat	需治疗人数
NO	nitric oxide	一氧化氮
NOA	non-obstructive azoospermia	非梗阻性无精子症
NOAC	new oral anticoagulant	新型口服抗凝剂
NP	nocturnal polyuria	夜间多尿
NS	nerve sparing; non-seminomatous	保留神经; 非精原细胞
NSAID	non-steroidal anti-inflammatory drug	非甾体抗炎药
NSGCT	non-seminomatous germ cell tumour	非精原生殖细胞瘤
NSU	non-specific urethritis	非特异性尿道炎
NVH	non-visible haematuria	肉眼不可见血尿,即镜下血尿
OA	obstructive azoospermia	梗阻性无精症
OAB	overactive bladder	膀胱过度活动症
OAT	oligoasthenoteratospermia	少弱畸形精子症
od	omni die(once daily)	每天一次
OIF	onlay island flap	加盖岛状皮瓣法
OLND	obturator fossa lymphadenectomy	闭孔淋巴结清扫术
OSA	obstructive sleep apnoea	阻塞性睡眠呼吸暂停
Pabd	intra-abdominal pressure	腹内压
PaCO$_2$	partial pressure of carbon dioxide(in arterial blood)	(动脉血)二氧化碳分压
PAE	prostate artery embolization	前列腺动脉栓塞术
PAG	periaqueductal grey(matter)	中脑导水管周围灰质

PAIS	partial androgen insensitivity syndrome	部分性雄激素不敏感综合征
PAOD	peripheral artery occlusive disease	外周动脉闭塞性疾病
PARP	poly-ADP ribose polymerase	多腺苷二磷酸核糖聚合酶
PC	prostate cancer	前列腺癌
PCA3	prostate cancer antigen 3	前列腺癌抗原 3
PCN	percutaneous nephrostomy	经皮肾造瘘术
PCNL	percutaneous nephrolithotomy	经皮肾镜取石术
PCO_2	carbon dioxide tension	二氧化碳张力
PCR	protein : creatinine ratio ; polymerase chain reaction	蛋白质 : 肌酐比值 ; 聚合酶链反应
PCT	proximal convoluted tubule	近曲小管
PD	Parkinson's disease	帕金森病
PDD	photodynamic detection	光动力检测
PDE	phosphodiesterase	磷酸二酯酶
PDE5	phosphodiesterase type-5	磷酸二酯酶 V 型
Pdet	detrusor pressure	逼尿肌压力
PDGF	platelet-derived growth factor	血小板衍生生长因子
PDT	photodynamic therapy	光动力疗法
PE	premature ejaculation ; pulmonary embolism	早泄 ; 肺栓塞
PEC	perivascular epithelioid cell	血管周围上皮样细胞
PEDT	Premature Ejaculation Diagnostic Tool	早泄诊断工具
PEP	post-exposure prophylaxis	暴露后预防
PESA	percutaneous epididymal sperm aspiration	经皮附睾精子抽吸术
PET	positron emission tomography	正电子发射体层仪
PFMT	pelvic floor muscle training	盆底肌训练
PFS	pressure-flow study ; progression-free survival	压力 - 流率测定 ; 无进展生存期
PG	prostaglandin	前列腺素
PGE2	prostaglandin E2	前列腺素 E_2

phi	Prostate Health Index	前列腺健康指数
PI3	phosphoinositide 3	肌醇磷脂 3
PIN	prostatic intraepithelial neoplasia；penile intraepithelial neoplasia	前列腺上皮内瘤变；阴茎上皮内瘤变
PIRAD	Prostate Imaging Reporting and Data（system）	前列腺成像报告和数据（系统）
PLAP	placental alkaline phosphatase	胎盘碱性磷酸酶
PLESS	Proscar Long-term Efficacy Safety Study	保列治长期疗效和安全性临床试验
PMC	pontine micturition centre	脑桥排尿中枢
PMNL	polymorphonuclear leucocyte	多形核白细胞
pmol	picomole	皮摩尔
PN	partial nephrectomy	肾部分切除术
PNE	peripheral nerve evaluation	周围神经评估
PO	per os（orally）	口服
PO_2	oxygen tension	氧分压
POP	pelvic organ prolapse	盆腔器官脱垂
POPQ	pelvic organ prolapse quantification	盆腔脏器脱垂定量分度法
PPI	post-prostatectomy incontinence	前列腺切除术后尿失禁
PPS	pentosan polysulfate sodium	戊聚糖聚砜钠
PR	pulse rate	脉率
pRCC	papillary renal cell carcinoma	乳头状肾细胞癌
PRP	prion protein	朊蛋白
PSA	prostate-specific antigen	前列腺特异性抗原
PSAD	prostate-specific antigen density	前列腺特异性抗原密度
PSADT	prostate-specific antigen doubling time	前列腺特异性抗原倍增时间
PSMA	prostate-specific membrane antigen	前列腺特异性膜抗原
PTEN	phosphatase and tensin homologue	人第 10 号染色体缺失的磷酸酶及张力蛋白同源的基因

PTFE	polytetrafluoethylene	聚四氟乙烯
PTH	parathyroid hormone	甲状旁腺激素
PTNS	posterior（percutaneous）tibial nerve stimulation	经皮后胫骨神经刺激
PTTI	parenchymal transit time index	实质穿过时间指数
PUJ	pelviureteric junction	肾盂输尿管连接处
PUJO	pelviureteric junction obstruction	肾盂输尿管连接处梗阻
PUNLMP	papillary urothelial neoplasm of low malignant potential	低度恶性潜能的尿路上皮乳头状瘤
PUR	post-partum urinary retention	产后尿潴留
PUV	posterior urethral valves	后尿道瓣膜
PUVA	psoralen combined with vitamin A	补骨脂素联合维生素 A
PVA	polyvinyl alcohol	聚乙烯醇
PVD	peripheral vascular disease	周围血管疾病
Pves	intravesical pressure	膀胱内压
PVN	paraventricular nucleus	室旁核
PVP	photoselective vaporization of the prostate	选择性前列腺汽化术
PVR	post-void residual	残余尿
qds	quater die sumendus（four times daily）	每天四次
Qmax	maximal flow rate	最大尿流率
QoL	quality of life	生活质量评分
RARP	robot-assisted radical prostatectomy	机器人辅助根治性前列腺切除术
RBC	red blood cell	红细胞
RBF	renal blood flow	肾血流量
RCC	renal cell carcinoma	肾细胞癌
RCT	randomized controlled trial	随机对照试验
REM	rapid eye movement	快速眼球运动
RFA	radiofrequency ablation	射频消融术
RI	resistive index	阻力指数

RNA	ribonucleic acid	核糖核酸
RNU	radical nephroureterectomy	根治性肾输尿管切除术
ROI	region of interest	感兴趣区
RP	radical prostatectomy；retropubic tape	根治性前列腺切除术；耻骨后悬吊术
RPF	retroperitoneal fibrosis；renal plasma flow	腹膜后纤维化；肾血浆流量
RPLND	retroperitoneal lymph node dissection	腹膜后淋巴结清扫术
RPR	rapid plasma reagin	快速血浆反应素
RR	respiratory rate	呼吸频率
RT	radiotherapy	放射治疗
RTA	renal tubular acidosis；road traffic accident	肾小管酸中毒；道路交通事故
RTK	receptor tyrosine kinase	受体酪氨酸激酶
rUTI	recurrent urinary tract infection	复发性尿路感染
s	second	秒
SARS	sacral anterior root stimulator	骶神经前根刺激
SC	subcutaneous	皮下途径
SCC	squamous cell carcinoma	鳞状细胞癌
SCI	spinal cord injury	脊髓损伤
SHBG	sex hormone-binding globulin	性激素结合球蛋白
SHO	senior house officer	高级住院医师
SIMS	single-incision mid-urethral sling	单切口尿道中段悬吊术
SIRS	systemic inflammatory response syndrome	全身炎症反应综合征
SLE	systemic lupus erythematosus	系统性红斑狼疮
SNM	sacral nerve modulation	骶神经调节
SNS	sacral nerve stimulation	骶神经刺激
s-NVH	symptomatic non-visible haematuria	症状性肉眼不可见血尿
SOP	standard operating procedure	标准操作规程
SPC	suprapubic catheter	耻骨上导尿管

SpR	specialist registrar	专科医师
SR	sustained release	缓释
SRE	skeletal-related event	骨相关事件
SSRI	selective serotonin reuptake inhibitor	选择性 5- 羟色胺再摄取抑制剂
STD	sexually transmitted disease	性传播疾病
STI	sexually transmitted infection	性传播感染
STIR	short TI inversion recovery	短反转时间反转恢复序列
SUI	stress urinary incontinence	压力性尿失禁
SWL	shock wave lithotripsy	冲击波碎石术
T	tesla	特 [斯拉]
TAPD	Transverse anteroposterior diameter	横断面前后径
TB	tuberculosis	结核病
TBW	total body water	总体水
TC	testicular cancer	睾丸癌
TCC	transitional cell carcinoma	移行细胞癌,也称尿路上皮癌
tds	ter die sumendus（three times daily）	每日三次
TEAP	transurethral ethanol ablation of the prostate	经尿道前列腺乙醇消融术
TEDS	thromboembolic deterrent stockings	抗血栓弹力袜
TENS	transcutaneous electrical nerve stimulation	经皮神经电刺激疗法
TESA	testicular exploration and sperm aspiration	睾丸探查和精子抽吸术
TESE	testicular exploration and sperm extraction	睾丸探查和精子提取术
TET	tubal embryo transfer	胚胎输卵管内移植
TGF	transforming growth factor	转化生长因子
TIN	testicular intratubular neoplasia （synonymous with IGCN）; testicular intraepithelial neoplasia	生精小管内生殖细胞肿瘤 （与 IGCN 同义）; 睾丸上皮内瘤

TIP	tubularized incised plate	尿道板纵切卷管
TNF	tumour necrosis factor	肿瘤坏死因子
TOT	transobturator tape	经闭孔尿道悬吊术
TOV	trial of void	排尿试验
TPIF	transverse preputial island flap	横向包皮岛状皮瓣
TRUS	transrectal ultrasound	经直肠超声检查
TS	tuberous sclerosis	结节性硬化症
TSE	testicular self-examination	睾丸自我检查
TUIP	transurethral incision of the prostate	经尿道前列腺切开术
TULIP	transurethral ultrasound-guided laser-induced prostatectomy	经尿道超声引导激光前列腺切除术
TUMT	transurethral microwave thermotherapy of the prostate	经尿道前列腺微波热疗
TUNA	transurethral needle ablation of the prostate	经尿道前列腺针刺消融术
TUR	transurethral resection	经尿道切除术
TURBT	transurethral resection of bladder tumour	经尿道膀胱肿瘤切除术
TURED	transurethral resection of the ejaculatory ducts	经尿道射精管切开术
TURP	transurethral resection of the prostate	经尿道前列腺切除术
TUVP	transurethral vaporization of the prostate	经尿道前列腺汽化术
TUVRP	transurethral vapour resection of the prostate	经尿道前列腺汽化切除术
TVT	tension-free vaginal tape	经阴道无张力尿道悬吊术
TVTO	tension-free vaginal tape obturator	经闭孔无张力尿道悬吊术
TWOC	trial without catheter	拔除导尿管试验
U	unit	单位
UD	urethral diverticulum	尿道憩室
UDT	undescended testis	睾丸未降

U&E	urea and electrolytes	尿素和电解质
UI	urinary incontinence	尿失禁
UK	United Kingdom	英国
ULDCT	ultra-low-dose computerized tomography	超低剂量计算机断层摄影术
ULTRA	Unrelated Live Transplant Regulatory Authority	无关系的活体移植监管机构
UPJO	uretero-pelvic junction obstruction	肾盂输尿管连接部梗阻
URS	ureterorenoscopy	输尿管肾镜检查
USA	United States	美国
USS	ultrasound scan	超声检查
UTI	urinary tract infection	尿路感染
UUI	urge urinary incontinence	急迫性尿失禁
UUO	unilateral ureteric obstruction	单侧输尿管梗阻
UUT-TCC	upper urinary tract transitional cell carcinoma	上尿路移行细胞癌
vCJD	variant Creutzfeldt-Jakob disease	变异型克 - 雅病
VCUG	voiding cystourethrography	排尿期膀胱尿道造影
VEGF	vascular endothelial growth factor receptor	血管内皮细胞生长因子受体
VH	visible haematuria	肉眼血尿
VHL	von Hippel-Lindau	希佩尔 - 林道（病）
VIP	vasoactive intestinal peptide	血管活性肠肽
VLAP	visual laser ablation of the prostate	可视激光前列腺消融术
V/Q	ventilation-perfusion	通气 - 血流灌注
VRE	vancomycin-resistant enterococci	耐万古霉素耐药肠球菌
VTE	venous thromboembolism	静脉血栓栓塞
VUJ	vesicoureteric junction	输尿管膀胱连接部
VUJO	vesicoureteric junction obstruction	输尿管膀胱连接部梗阻

VUR	vesicoureteric reflux	膀胱输尿管反流
VURD	vesicoureteric reflux with renal dysplasia	膀胱输尿管反流合并肾发育异常
VVF	vesicovaginal fistula	膀胱阴道瘘
W	watt	瓦 [特]
WAGR	Wilms'tumour/aniridia/genitourinary anomalies/mental retardation	肾母细胞瘤 / 无虹膜 / 泌尿生殖系异常 / 智力低下
WBC	white blood cell	白细胞
WCC	white cell count	白细胞计数
WHO	World Health Organization	世界卫生组织
wk	week	周
WW	watchful waiting	观察等待
y	year	年
YAG	yttrium-aluminium-garnet	钇铝石榴石
ZIFT	zygote intra-Fallopian transfer	合子输卵管内移植

（张少朋 译 顾朝辉 校）

目录

第1章

患者管理的一般原则

沟通技巧

沟通是向患者传递医学知识和患者获得理解的过程。良好的沟通对于外科医生与患者的日常互动至关重要。无论外科医生是否已经了解患者,外科医生与患者之间任何性质的交流在很大程度上取决于访谈的背景和所需传递信息的数量、种类。一般而言,良好沟通的基础要求如下:

- **介绍**
  - 告知外科医生的姓名,介绍外科医生的身份,适当地问候患者或家属(如握手),核实正在和外科医生谈话人员的个人信息。
- **确定面谈的目的**
  - 从患者和外科医生的角度说明谈话的目的,以及谈话的预期结果。
- **确认患者的基本知识和理解力**
  - 采取开放式提问,让患者自由回答,并从中了解患者和家属知道的内容。
- **积极倾听**
  - 让患者清楚地意识到外科医生对他们的全神贯注,知道外科医生正在专注于他们。这包括适当的肢体语言(保持眼神交流——不要往窗外看!)
- **熟悉并回应暗示**
  - 患者或家属可能会提供一些关于自己想法或感觉的暗示,口述的或非口述的。
- **了解患者的主要关注点**
  - 外科医生认为应该是患者主要关心的问题,患者可能不这么认为。明确患者到底在关心什么。
- **语块和检查**
  - 提供少量医学相关语块的信息,并检查确认患者是否理解这些信息。一个好的方法是让患者解释自己认为外科医生说了什么。
- **表现出同理心**
  - 让患者知道外科医生理解他们的感受。
- **不要评判**
  - 不要表达外科医生的个人观点和信仰好恶。
- **患者和医生交替掌控面谈**
  - 在适当的时候可让患者提出话题。

- **善于明确话题的导向**
  - 当外科医生转移到新的话题时,应该明确陈述。
- **避免使用专业术语**
  - 使用患者能理解的语言,而不是医学术语。
- **肢体语言**
  - 使用肢体语言,向患者表明外科医生对他们的问题感兴趣,并且外科医生了解他们正在经历什么。但要尊重文化的差异,在某些文化中,眼神交流被视为侵略性的表现。
- **总结并说明后续治疗的安排**
  - 总结外科医生对患者问题的理解以及下一步将要采取的措施。

文书与记录

英国皇家外科学院（Royal College of Surgeons）的指南规定，每份临床病历表应包括患者的姓名，出生日期和记录号。每一份病历登记记录都应该记录时间、日期并且签字（如 SHO 代表高年资住院医师、SpR 代表专科注册医师），外科医生的姓名和职位应该用大写字母清晰地写在每一份登记中。外科医生也应该记录在外科医生查房或看到患者时，哪些其他医务人员陪同（例如"查房——专科注册医师（X 先生）/高年资住院医师/住院医师"）。

同步记录是良好临床实践中重要的组成部分。医疗文书记录着患者的问题、对患者病情的调查、诊断、治疗及其结果。这些文件也是外科医生与病房护士之间和不同医疗小组之间沟通的渠道。为了使这种沟通安全有效，医学文件必须书写清晰。应该仔细检查这些文件内容，以备出现投诉和诉讼。如果记录没能保持准确而有意义，却记录下时间、日期和外科医生用大写字母的签名，那么外科医生将有可能会在这些病历中被批评。记录的水平可以间接衡量外科医生给予患者的关注程度。草率的记录可以作为治疗不周的证据，这样的文件完全不能对外科医生的行为提供证据！很不幸，像没有足够的时间来书写文书之类的辩解是不充分的，而且法院将把外科医生的医学活动记录缺失，理解为外科医生并没有做到所说的事情。

不要记录以后可能被理解为对患者或同事个人意见的内容（如不要评论个人的特点或习惯）。不要在患者的文书中开玩笑，因为这样的意见在外科医生将来被要求解释它们的时候，可能不会对外科医生有帮助，反而会使其难堪。

试着记录相关的情况。如对怀疑出血的患者，血压和脉率的记录是很重要的，但是一份详细的神经学病史与检查记录的相关性就较低了（除非怀疑患者有神经系统的基础疾病）。检查的结果应该清楚地记录在文书中，用红色钢笔更好，并且附有进行检查的时间和日期记录。

要避免使用缩写。特别是，要用大写的全称左（LEFT）或右（RIGHT），而不是缩写 Lt/Rt 或 L/R。因为有时手写的 L 可能会被误认为 R，反过来也是一样。

手术记录

笔者在手术记录中应包含以下信息：

- 患者的姓名、编号和出生日期；
- 手术日期；
- 外科医生、助手；
- 患者的体位（如仰卧位、俯卧位、截石位和头高脚低卧位）；

- 深静脉血栓的预防方式(膝上抗血栓弹力袜、间歇式充气压力系统、肝素等);
- 预防性抗生素的类型、使用时间和剂量;
- 如果需要,使用影像学资料;
- 所用内镜的类型和大小;
- 外科医生的签名和姓名大写;
- 术后医嘱和随访(如果需要)计划。

如果有一名顾问医师指导外科医生,但并未操作,外科医生必须清楚地记录出席的顾问医生姓名。

外科手术中的患者安全

常称航空、核和石油化工工业为高可靠性组织（HRO），因为此类行业采用了各式各样的核心安全原则，尽管是在高危险的环境下操作，这些原则能使此类行业获得可靠的安全性。外科医生可以从 HRO 中得到启发，为了增加非技术性服务部分的安全，可以在外科操作中采用其中某些安全原则。

首要的 HRO 安全原则包括：

- 需要团队协作精神。

- 使用标准操作规程：每日的工作按一套规范和经企业标准化的方法开展。

- 交叉检查：小组成员检查程序、药品或所采取措施，或口头上将该措施分配交给另一组。与其最相似的例子是，当飞行员要求飞机座舱机组人员检查飞机的舱门锁闭时（交叉检查舱门），机组人员交换去确认对方的舱门已关好。在外科实践中的交叉检查例子如：询问"可以用抗生素了吗？"，另一方则用专业的回答如"静脉应用庆大霉素 240mg"来确认。

- 定期核查并反馈核查数据：定期收集工作的数据（好和不好的数据都要收集），通报给核心的小组成员，让他们关注（如核查会议）哪些地方做得好或不好。

- 建立和谐的等级制度：鼓励下级医师在自己认为有一个错误并即将发生时，能"大声说出来"而不要怕受批评，这样的工作环境是有利的。

- 循环培训：习以为常的和定期的培训课程计划是提高安全工作的可行之道。

（寇一平 译　陈方敏 顾朝辉 校）

第2章

泌尿外科症状、体征的意义和初步检查

血尿Ⅰ:定义和分型

尿液中存在红细胞

肉眼血尿(visible haematuria;以前称"frank haematuria"或"gross haematuria")是指患者或医生可以肉眼看见尿液中存在血,或尿液为红色或粉红色(或"可乐色",偶见于急性肾小球肾炎)。

> 镜下或试纸性血尿:是指肉眼不可见血尿(NVH),即镜下血尿,分为症状性肉眼不可见血尿(s-NVH),即下尿路症状(LUTS),如尿频、尿急、尿痛、耻骨上疼痛,和无症状性肉眼不可见血尿(a-NVH)。

肉眼不可见血尿(镜下或试纸性血尿)

通过尿液显微镜检查或试纸检测确认尿液中含有血液。镜下血尿有多种定义,如每个高倍镜视野下有≥3个红细胞,或≥5个,或≥10个。由全科医生从社区送到医院实验室的样本具有明显的假阴性率(可能由于红细胞在运输过程中裂解)。

尿液试纸检测新鲜尿液样本的敏感度已经达到检测血尿的标准,已经认为不必进行常规的确诊性显微镜检。如果试纸检测血尿结果为1+或更多,则认为是有意义的,"微量"血尿被认为是阴性。溶血性和非溶血性试纸阳性尿液之间没有区别的,因为只要检测结果为1+或更多,就被认为是有临床意义的血尿。

尿试纸是检测尿液中的血红素(即检测尿液中是否有血红蛋白和肌红蛋白),而血红素通过过氧化物酶催化氧化邻甲苯胺产生一种蓝色复合物使试纸显色。试纸能够检测出一个或两个红细胞中血红蛋白的存在。

● 尿液试纸的假阳性:发生于有肌红蛋白、细菌性过氧化物酶、聚维酮和次氯酸盐存在时。
● 尿液试纸的假阴性(少见):发生于有还原剂存在时(如维生素C阻断邻甲苯胺的氧化)。

镜下血尿或试纸性血尿是否为不正常?

在正常的尿液中可以出现少量的红细胞。尿液中红细胞排出量的正常上限为每24小时100万个(从健康医学生中得出)。对正常男性士兵连续12年中每年行尿液检测发现,其中40%至少出现过一次镜下血尿,并且15%至少出现过2次或者更多。短暂性血尿可能出现在剧烈运动、性生活或由于月经污染。

尿液中存在红细胞是正常的,这一事实也解释了为什么70%的镜下血尿或试纸性血尿"患者",尽管进行了全面的泌尿系统检查(尿脱落细胞学、膀胱镜、肾脏彩超及静脉肾盂造影等)仍未发现明显异常[1]。也就是说,较大比例的肉眼血尿和较小比例的非可见血尿患者患有严重器质疾病。但因为除了进一步检查外,没有别的办法来区分试纸阳性血尿患者是否患有严重器质疾病,因此建议对所有试纸性血尿患者进行进一步检查。

哪些是有意义的血尿?

- 任何一次单次的肉眼血尿;
- 任何一次单次的症状性不可见血尿[在没有尿路感染(UTI)或其他暂时性原因情况下];
- 持续的无症状性不可见血尿,定义为三分之二尿液试纸阳性(在没有尿路感染或其他暂时性原因情况下)。

暂时性(无意义的血尿)原因包括:

- 尿路感染:治疗尿路感染并重复试纸检测是否还存在血尿。根据尿液中白细胞和亚硝酸盐的检测阴性结果很容易排除尿路感染,若尿液中白细胞和亚硝酸盐检测结果阴性则应进一步排查血尿原因;
- 运动引起的血尿或少量肌红蛋白尿(肉眼或肉眼不可见的血尿):在运动间隔一段时间重复检测;
- 月经污染。

s-NVH 和持续性 a-NVH 的初步检查

- 排除尿路感染及其他暂时性原因;
- 血肌酐或估计肾小球滤过率(eGFR)的检测;
- 随机尿液的尿蛋白检测(很少需要 24 小时尿液蛋白检测)*;
- 血压(BP)。

哪些患者需向泌尿外科转诊?

- 所有肉眼血尿患者;
- 所有 s-NVH 患者;
- 大于或等于 40 岁的 a-NVH 患者;
- 持续的 a-NVH 患者(定义为 NVH 的三分之二的阳性)。

对于小于 40 岁的 a-NVH 患者,若 eGFR>60ml/min,血压 <140/90mmHg,同时无蛋白尿(PCR<50mg/mmol 或 ACR<30mg/mmol),当a-NVH 持续时,建议患者每年进行 eGFR、血压及蛋白尿检查,当出现 VH 或 s-NVH,应转到泌尿外科进行膀胱镜检查和影像学检查。若eGFR<60ml/min,血压 >140/90mmHg,或有蛋白尿(PCR>50mg/mmol 或 ACR>30mg/mmol),应转至肾脏内科。

*单次尿液标本的蛋白含量评估——蛋白质:肌酐比率(PCR)或白蛋白:肌酐比率(ACR):当 PCR>50mg/mmol 或 ACR>30mg/mmol 时是有临床意义的蛋白尿。

参考文献

1 Khadra MH (2000). A prospective analysis of 1930 patients with hematuria to evaluate current diagnostic practice. *J Urol* **163**:524–7.

拓展阅读

NICE guidance 12. Suspected cancer: recognition and referral (Published June (2015); updated July 2017). Available at 🔗 https://www.nice.org.uk/guidance/ng12/chapter/1-Recommendations-organised-by-site-of-cancer#urological-cancers.

血尿 II : 原因和检查

血尿的泌尿学和其他原因

　　NVH(镜下血尿或试纸性血尿)是常见的(超过 60 岁男性占 20%)。大多数 NVH 患者(70%——有些研究称甚至接近 90%)没有泌尿系病理改变[1,2]。相反,有相当一部分患者尽管血压、血肌酐水平正常,同时也没有蛋白尿,但是却患有肾小球疾病(尽管大多数患者并不会发展为进行性肾病,但那些发展成为蛋白尿和高血压则是肾功能恶化的信号)[3,4]。泌尿系血尿检查阴性患者的管理见于下文。

血尿的原因

- **癌症**:膀胱[尿路上皮癌也称移行细胞癌(TCC)、鳞状细胞癌(SCC)]、肾(腺癌)、肾盂输尿管癌(移行细胞癌)和前列腺;
- **结石**:肾、输尿管和膀胱;
- **感染**:细菌性,分枝杆菌性[结核病(TB)],寄生虫性(血吸虫病),感染性尿道炎;
- **炎症**:环磷酰胺性膀胱炎和间质性膀胱炎;
- **外伤**:肾脏、膀胱、尿道(如导尿术损伤)、骨盆骨折引起的尿道断裂;
- **肾囊性病**,如髓状海绵样肾;
- **其他泌尿系原因**:良性前列腺增生(BPH)(增大的、血供丰富的前列腺组织)、腰痛血尿综合征、血管畸形;
- **由肾脏原因引起的血尿**:多见于儿童或年轻人,通常包括 IgA 肾病、感染后肾小球肾炎、不常见的膜增生性肾小球肾炎、过敏性紫癜、血管炎、奥尔波特综合征(Alport syndrome)亦称家族性出血性肾炎、薄基底膜疾病、法布里病(Fabry disease)等;
- **其他导致血尿的"医源性"原因**:包括先天性凝血功能障碍性疾病(如血友病)、抗凝治疗(如华法林)、镰状细胞性疾病、肾乳头坏死和血管性疾病(如肾脏血栓引起的梗死和血尿);
- **肾病原因**:多见于以下情况:儿童和青年、蛋白尿和红细胞管型。

血尿患者患泌尿系统肿瘤的比例是多少?

- **镜下血尿**:约 5%~10%;
- **肉眼血尿**:约 20%~25%[5]。

血尿的泌尿系检查——VH、s-NVH、大于 40 岁的 a-NVH 及持续性 a-NVH(试纸性血尿占三分之二)

　　目前的泌尿系检查主要包括尿液培养(当存在"膀胱炎"症状,怀疑有尿路感染)、尿细胞学检查、膀胱镜检查、肾脏超声检查及 CT 尿路造影检查(CTU)。

诊断性膀胱镜检查

如今，该检查通常采用纤维膀胱软镜，除非放射线检查显示膀胱癌，在这种情况下可以放弃膀胱软镜，而立即在麻醉下使用硬性膀胱镜检查并行组织活检——经尿道膀胱肿瘤切除术（TURBT）。

多排计算机体层摄影尿路造影在血尿检查中的作用是什么？

多排计算机体层摄影尿路造影（MDCTU）是通过静脉注射（IV）对比剂后进行快速高空间分辨率扫描采集 CT，重叠的横断面可在多层面重建，所以病灶可以在多层面上成像。MDCTU 具有单一检查优势，尽管 MDCTU 需要更高的辐射剂量（7 张 IVU=5~10mSV，3 期 MDCTU=20~25mSV），但可避免传统血尿四项检查的需要（IVU、肾脏超声、膀胱软镜及尿脱落细胞学）。

有研究表明，MDCTU 对诊断膀胱肿瘤具有较好的敏感性和高度的特异性[6]（对于肉眼血尿患者：93% 的敏感度，99% 的特异度），其诊断准确率与逆行输尿管肾盂造影（通过插入输尿管下段的输尿管导管逆行注射对比剂，使输尿管和肾集合系统成像）相当[7]。总的来说，对于血尿患者和既往没有泌尿系统恶性肿瘤病史的患者，其对所有泌尿系统肿瘤的检测，具有 65% 的敏感度和 98% 的特异度[8]——所以当病变其实是良性时，则很少称其为肿瘤，但其仍有相当比例的泌尿系肿瘤不能得以诊断（对上尿路肿瘤的敏感度为 80%，对膀胱肿瘤的敏感度为 60%）。

MDCTU（被一些学者称为"终极"影像检查）在血尿检查中的作用仍然存在争议。对于所有血尿患者（镜下血尿和肉眼血尿），大多数患者血尿没有明确的原因，MDCTU 则具有高辐射高花费的特点。对暴露于尿路恶性肿瘤危险因素（年龄 >40 岁；肉眼血尿，而不是镜下血尿；吸烟史；职业暴露于苯和芳香胺）的患者有针对性地采用 MDCTU，而不是将其作为高风险和低风险患者的统一首选影像学检查，可能能够更好地利用这一资源。因此，"最佳"影像检查可能取决于患者的具体情况。

在 a-NVH 患者中是否应行膀胱镜检查？

美国泌尿外科学会（AUA）关于**无症状性镜下血尿**[1]最佳临床指南推荐，在高危（高危因素下可发展为 TCC 的高危患者）镜下血尿的患者中行膀胱镜检查[9]（AUA 仍然使用"镜下"血尿这个术语）[9]。

● TCC 高危因素：吸烟史；职业暴露于化学品或染料（苯或芳香胺）；滥用止痛药（非那西汀）；盆腔射线照射史；既往环磷酰胺治疗史。

对于无症状的小于 40 岁的低危患者，该指南指出可适当推迟膀胱镜检查，但此种情况下应行尿细胞学检查。然而，AUA 还指出"对持续性镜下血尿的低危患者，何时行膀胱镜检查，应在患者和医生进行认真讨论后，由患者个人决定"。笔者的原则是告知这类患者发现膀胱癌的可能性是很低的，但是笔者还是建议膀胱软镜检查。患者根据自身对

"低危"的看法决定是否行膀胱镜检查。

如果膀胱镜和 CTU 没有发现血尿(VH 或 NVH)的原因,是否需要进一步检查?

一些学者认为需要,其参考文献的研究发现,在少数患者中,进行逆行输尿管造影、输尿管和肾盂内镜检查(输尿管镜检查)、肾血管造影等检查,可以发现严重的疾病。另一些学者认为不需要,其参考文献的研究认为,对原本存在镜下或肉眼血尿的患者(虽然没有进行进一步的检查)进行 2~4 年的随访,并未发现其发展为明显的泌尿系恶性肿瘤[10]。

对于无症状镜下血尿初次检查为阴性的患者,AUA 临床指南推荐[9]在 6 个月、12 个月、24 个月和 36 个月时重复尿常规检查、尿细胞学和血压测量,并在试纸或镜下血尿持续的情况下重复影像学检查和膀胱镜检查(该指南在本书上一版出版后进行了修订)。在初次检查正常的情况下,再次检查的诊断结果仍有待确定。有研究发现,除非患者再次出现肉眼血尿,否则在那些有持续性试纸或镜下血尿的患者中重复进行泌尿系统检查,将不会发现任何有意义的泌尿系统病理学结果,只有极少数 IgA 肾病患者需进行肾脏检查[11]。

欧洲泌尿外科学会(EAU)目前没有针对持续性试纸或镜下血尿患者的管理或随访的指南。

如果没有发现引起 NVH 的原因,是否存在随后泌尿系肿瘤进展的风险(初始血尿进一步检查正常是否无法确定某些患者的泌尿系肿瘤)?

有两项研究表明,在超过 10~13 年的随访中,无症状试纸性血尿患者最初的检查结果为阴性,而在完整的泌尿系统检查后,重复试纸性血尿检测显示没有血尿,无患者患上泌尿系恶性肿瘤[11,12]。

如果在初次的阴性检查后 NVH 仍然存在,患者是否应该进行重复检查?

在最初的肾显像和膀胱镜检查没有发现病因后,试纸性血尿持续存在,重复检查的诊断率很低。肾脏和重复的泌尿系统检查没有发现泌尿系统恶性肿瘤,IgA 肾病占 12%,尿路感染占 24%[11]。

这些研究给出的建议是,除非患者出现症状或出现 VH,否则无需重复进行泌尿系统检查。

参考文献

1　Edwards TJ, Dickinson AJ, Natale S, et al. (2006). A prospective analysis of the diagnostic yield resulting from the attendance of 4020 patients at a protocol-driven haematuria clinic. *BJU Int* **97**:301–5.

2　Sultana SR, Goodman CM, Byrne DJ, Baxby K (1996). Microscopic haematuria: urological investigation using a standard protocol. *Br J Urol* **78**:691–8.

3　Topham PS, Harper SJ, Furness PN, et al. (1994). Glomerular disease as a cause of isolated microscopic haematuria. *Q J Med* **87**:329–35.

4　Tomson C, Porter T (2002). Asymptomatic microscopic or dipstick haematuria on adults: which investigations for which patients? A review of the evidence. *Br J Urol* **90**:185–98.

5　Khadra MH, Pickard RS, Charlton M et al. (2000). A prospective analysis of 1930 patients with hematuria to evaluate current diagnostic practice. *J Urol* **163**:524–7.

6　Turney BW, Willatt JM, Nixon D, et al. (2006). Computed tomography urography for diagnosing bladder cancer. *BJU Int* **98**:345–8.

7　Cowan NC, Turney BW, Taylor NJ, et al. (2007). Multidetector computed tomography urography for diagnosing upper urinary tract urothelial tumours. *BJU Int* **99**:1363–70.

8　Sudakoff GS, Dunn DP, Guralnick ML, et al. (2008). Multidetector computed tomography urography as the primary imaging modality for detecting urinary tract neoplasms in patients with asymptomatic hematuria. *J Urol* **179**:862–7.

9　Grossfeld GD (2001). Evaluation of asymptomatic microscopic hematuria in adults: the American Urological Association Best Practice Policy-Part II: patient evaluation, cytology, voided markers, imaging, cystoscopy, nephrology evaluation and follow-up. *Urology* **57**:604–10.

10　Khadra MH (2000). A prospective analysis of 1930 patients with hematuria to evaluate current diagnostic practice. *J Urol* **163**:524–7.

11　Mishriki SF (2008). Diagnosis of urologic malignancies in patients with asymptomatic dipstick haematuria: prospective study with 13 year's follow-up. *Urology* **71**:13–163.

12　Howard RS (1991). Long-term follow-up of asymptomatic microhematuria. *J Urol* **145**:335–6.

血精症

定义：精液中存在红细胞

通常是间歇性、良性、自限性且没有明确的原因。

原因

● **年龄 <40 岁：** 通常为炎症性（如前列腺炎、附睾 - 睾丸炎和尿道炎）；感染性包括性传播疾病（STD）（如淋病）、非性传播感染（如粪肠球菌、沙眼衣原体和解脲支原体）、病毒感染（如单纯疱疹病毒）、尿道疣，或特发性（虽然从广义上讲，这反映了对这一年龄群进行的检查通常是有限的）。少见的还有睾丸肿瘤、会阴或睾丸损伤。肿瘤约占 2.4%。

● **年龄 >40 岁：** 和年龄 <40 岁不同，其最常见的原因是经直肠超声（TRUS）下前列腺穿刺活检、前列腺癌、膀胱癌、睾丸癌、良性前列腺增生、前列腺尿道静脉扩张、前列腺或精囊结石、高血压、精囊癌、前列腺癌的后外照射或近距离放疗。肿瘤的发生率为 3.5%（大部分为前列腺，很少为睾丸、精囊、附睾）。

● 在所有年龄的少见原因：出血倾向（血管性血友病、血友病、获得性凝血缺陷）；可能导致导管阻塞、扩张、扩张和血管破裂的囊泡、米勒管或精囊囊肿；结核；血吸虫病；前列腺或精囊淀粉样蛋白；痔疮注射治疗后。极少见，血精症可能与尿路黑素瘤引起的黑精症混淆。

注意：在经直肠超声或磁共振成像（MRI）上发现的异常不一定是导致血精的原因。

体格检查

检查睾丸、附睾、前列腺和精囊［直肠指检（DRE）］。测量血压。

辅助检查

尿液培养。如果有性传播疾病暴露的风险，向当地性病医院咨询性病筛查。如果血精仅出现一次，可以建议不做其他检查。如果血精复发或持续，即使是年轻男性（40 岁以下有 2.4% 的患癌症风险）也要进行前列腺特异性抗原（PSA）、全血细胞计数、肝功能检查和凝血功能检查，此外还有 TRUS、膀胱镜检查（检查尿道息肉、尿道炎、前列腺囊肿、尿道异物、结石及血管异常）、肾脏超声和盆腔 MRI［磁共振血管成像（MR angiography）可以发现罕见的血管异常］。考虑到行膀胱软镜检查的简单性，笔者对进行该检查的适应证要求很低。如果同时伴有血尿，行上述所列检查。

治疗

如果发现原因，直接针对潜在原因治疗。如果没有明确病因，大多数病例都是自限性的。

拓展阅读

Ahmad I, Krishna NS (2007). Hemospermia. *J Urol* **177**:1613–18.
Ganabathi K, Chadwick D, Feneley RCL, Gingell JC (1992). Haemospermia. *Br J Urol* **69**:225–30.
Jones DJ (1991). Haemospermia: a prospective study. *Br J Urol* **67**:88–90.

下尿路症状

为描述以往认为由良性前列腺增生引起的前列腺梗阻相关的一系列症状,学者们创造了许多词汇。在过去,称这些"典型"的前列腺症状,如排尿踌躇、排尿无力、尿频、尿急、夜尿症和尿滴沥,为"前列腺症(prostatism)"或简单称为"良性前列腺增生综合征"。一旦听到这些症状描述,医生就会认为是由良性前列腺梗阻(BPO)或良性前列腺增大(BPE)或者最近更多称为"下尿路症状/良性前列腺增生"而引起的。然而,这些"典型"的前列腺疾病的症状与前列腺大小、尿流率、残余尿量或确切膀胱出口梗阻(BOO)的尿流动力学证据相关性较小[1,2]。而且年龄相当的男性和女性具有相似的"前列腺"症状评分[3,4],但是显然女性是没有前列腺的。因此,笔者不再使用"前列腺症"这个词来描述排尿踌躇、排尿无力等症状。取而代之地,笔者称这些症状为"下尿路症状"(LUTS),这个纯粹的描述性词汇,避免提示任何可能引起这些症状的原因[5]。

新术语"LUTS"是很实用的,因为下尿路症状提醒泌尿外科医生去考虑引起症状的其他原因,而这些原因可能与前列腺梗阻无任何关系,并且在引起症状的病因位于其他部位时,它能够提醒泌尿外科医生避免对前列腺施行手术。

基本的症状可以通过症状指数来加以"量化"。应用最广泛的是国际前列腺症状评分(IPSS),即除了美国泌尿外科学会症状指数(AUA-SI)的七个症状外,还包括一个问题,供患者评估其LUTS,即AUA-SI对生活质量的影响[6]。

LUTS的其他原因

广义上讲,LUTS可以由前列腺、膀胱、尿道及其他盆腔器官(子宫、直肠)的疾病引起,或由于神经系统疾病累及到支配膀胱的神经引起。这些疾病包括BPE引起的BOO和膀胱、前列腺及尿道的感染、炎症及肿瘤性疾病。然而一般来说,LUTS病理变化是非特异性的,患者发生LUTS时的**临床表现**(即伴随症状)能够提示其病因。如:

● LUTS伴肉眼血尿或伴镜下或试纸性血尿提示膀胱癌可能。如果尿频、尿急和膀胱疼痛(耻骨上疼痛)明显,则更显著提示膀胱癌可能。膀胱原位癌,一种非侵袭性的,但是有很大风险进展为膀胱癌的病变,其常发展为肌层浸润性或转移癌,其典型表现亦是如此。

● 老年患者近期发生尿床,常是由高压性慢性尿潴留(HPCR)引起。腹部视诊可见因膀胱明显增大而引起的腹部膨隆。慢性尿潴留的诊断是通过触诊增大的、紧张的膀胱,叩诊浊音,导尿管引流大量尿液(通常远超过2L)来确定。

● 比较少见的病因，LUTS 可由于神经性疾病引起脊髓或马尾受压，或者盆腔或骶骨肿瘤压迫脊髓或马尾所致。相关症状包括背痛、坐骨神经痛、射精障碍和腿、脚和会阴的感觉障碍。在这些少见的病例中，尾骨周围或会阴感觉的丧失（骶神经根 $S_2 \sim S_4$），表明支配膀胱感觉的神经阻滞，MRI 扫描可证实临床怀疑存在的神经性病变。

参考文献

1 Ganabathi K, Chadwick D, Feneley RCL, Gingell JC (1992). Haemospermia. *Br J Urol* **69**:225–30.

2 Jones DJ (1991). Haemospermia: a prospective study. *Br J Urol* **67**:88–90.

3 Reynard JM, Yang Q, Donovan JL, *et al.* (1998). The ICS-'BPH' study: uroflowmetry, lower urinary tract symptoms and bladder outlet obstruction. *Br J Urol* **82**:619–23.

4 Lepor H, Machi G (1993). Comparison of AUA symptom index in unselected males and females between fifty-five and seventy-ninety of age. *Urology* **42**:36–41.

5 Abrams P (1994). New words for old—lower urinary tracy symptoms for 'prostatism'. *Br Med J* **308**:929–30.

6 Barry MJ, Fowler FJ Jr, O'Leary MP, *et al.* (1992). The American Urological Association symptom index for benign prostatic hyperplasia. *J Urol* **148**:1549–57.

夜尿症和夜间多尿

- 夜尿≥2 次是常见的和令人焦虑的(影响睡眠)。
- 夜尿≥2 次的发病率[1,2]:男性:40% 为 60~70 岁,55% 大于 70 岁;女性:10% 为 20~40 岁,50% 大于 80 岁。
- 夜尿≥2 次与不需卧床老年人摔倒和受伤的风险增加 2 倍有关。
- 男性夜尿多于 2 次,死亡风险增加 2 倍(可能是由于夜尿症相关的内分泌和心血管疾病所导致的)[3]。

夜尿症的诊断方法

夜尿症(nocturia)可能是由于泌尿系统疾病,但更多的情况下,是非泌尿系统原因引起的。因此,匹兹堡老年医学教授 Neil Resnick 认为应"最后检查下尿路"[4]。

夜尿症的原因

- 泌尿系统疾病:良性前列腺梗阻、膀胱过度活动(OAB)和尿不尽(incomplete bladder emptying)。
- 非泌尿系统疾病:肾衰竭、特发性夜间多尿、糖尿病、中枢性尿崩症、肾源性尿崩症、原发性烦渴症、高钙血症、药物,自主神经功能衰竭和阻塞性睡眠呼吸暂停(OSA)。

夜尿症患者的评估

要求患者完成一份排尿频率尿量表(FVC),记录每天 24 小时每次排尿的时间和量,共 7 天。以确定:

- 患者是多尿还是非多尿;
- 如果是多尿,多尿是发生于整个 24 小时内还是仅限于夜间多尿。

多尿的经验性定义为每 24 小时尿液排出大于 3L[国际尿失禁学会(ICS)标准委员会,2002]。

夜间多尿定义为在午夜到清晨 8 点间排出的尿液大于 24 小时总排出尿液的 1/3(夜间排尿减少是正常的生理机制,在午夜到清晨 8 点间所排出尿液,即占全天 24 小时 1/3 时间内的排尿量,应该不多于 24 小时排尿量的 1/3,而且大多数人比 1/3 量少得多)。

多尿(每 24 小时内排尿大于 3L)可由溶质性利尿或水利尿引起。测定尿液渗透压:<250mOsm/kg 为水利尿,>300mOsm/kg 为溶质性利尿。尿液中各种溶质水平过高,如血糖控制不佳的糖尿病患者,会导致溶质性利尿。水利尿见于原发性烦渴症的患者(对水摄入过多的适当生理反应)和尿崩症(抗利尿激素缺乏或抵抗)。患者锂盐摄入过多,出现肾脏对抗利尿激素产生抵抗(肾源性尿崩症)。

参考文献

1 Coyne KS, Zhou Z, Bhattacharyya SK, *et al.* (2003). The prevalence of nocturia and its effect on health-related quality of life and sleep in a community sample in the USA. *BJU Int* **92**:948–54.

2 Jackson S (1999). Lower urinary tract symptoms and nocturia in women: prevalence, aetiology and diagnosis. *BJU Int* **84**:5–8.

3 McKeigue P, Reynard J (2000). Relation of nocturnal polyuria of the elderly to essential hypertension. *Lancet* **355**:486–8.

4 Resnick NM (2002). Geriatric incontinence and voiding dysfunction. In: Walsh PC, Retik AB, Vaughan ED, and Wein AJ (eds). *Campbell's Urology*, 8th edn. Philadelphia: WB Saunders; pp. 1222–3.

拓展阅读

Guite HF, Bliss MR, Mainwaring-Burton RW, *et al.* (1988). Hypothesis: posture is one of the determinants of the circadian rhythm of urine flow and electrolyte excretion in elderly female patients. *Age Ageing* **17**:241–8.

Matthiesen TB, Rittig S, Norgaard JP, Pedersen EB, Djurhuus JC (1996). Nocturnal polyuria and natriuresis in male patients with nocturia and lower urinary tract symptoms. *J Urol* **156**:1292–9.

腰部(肋腹部)疼痛

此症状可表现为突发的肋腹部剧烈疼痛,在数分钟或数小时内达到顶峰(急性腰痛);也可能为缓慢的发病过程(慢性腰痛),经数周或数月的逐渐进展。通常认为腰痛源于泌尿系统疾病,原因很简单——肾脏位于腰部。然而,其他器官也位于这个位置,这些器官的疾病也可成为疼痛的原因,而且腹膜外器官引起的疼痛也可放射到腰部(牵涉痛)。所以,当外科医生面对一个腰痛的患者时要多从各系统考虑,需要鉴别的疾病很多!

腰痛的发生速度可以提示一些泌尿系统腰痛的病因,虽然并不是绝对的。急性腰痛更可能由一些物质阻塞输尿管所致,如结石。腰痛的发生为慢性时,多提示肾脏或肾盂的病变。

急性腰痛

肋腹部突然剧烈疼痛的绝大多数原因是,肾脏形成的结石移动,通过输尿管下移。输尿管结石疼痛的特征是,起病非常突然(数分钟内),性质为绞痛,可阵发性加重和减轻交替,但很少完全消失,而且当结石通过输尿管下段时,疼痛可放射到腹股沟区。疼痛的位置可以发生改变,由肋腹部到腹股沟区,但是疼痛位置并不能提示结石确切位置;除非患者有阴茎疼痛或不适以及强烈的排尿感,这说明结石已经下移至输尿管膀胱壁内段(膀胱内的一段)。患者无法感到舒适,常痛苦辗转。

在具有典型的输尿管绞痛症状的患者中,有50%的患者在随后的影像学检查中,没有证实结石的存在,也没发现体内曾经有结石通过[1,2]。这些患者存在其他原因导致的疼痛(见下文)。输尿管结石很少有生命危险,但需与可能危及生命的疾病鉴别。急性腰痛在女性和高龄及儿童很少由输尿管结石引起,其多发生于20~60岁男性(和小范围女性),虽然其个别发生于更年轻或年龄更大的患者。

急性腰痛——非结石性,泌尿系原因

● **血块或肿瘤性绞痛**:血块可源于肾脏内部的出血形成(如肾细胞癌或肾盂移行细胞癌)。同样,输尿管尿路上皮癌(UC)也称移行细胞癌(TCC)可引起输尿管梗阻和急性腰痛。通常认为腰痛和血尿是由于结石引起的,但是更重要的是由血尿查因开始,进一步检查这类患者(以排除肿瘤)。

● **输尿管肾盂连接处梗阻(PUJO)也称为肾盂输尿管连接部梗阻(UPJO)**:可表现为急性的肋腹部疼痛,可与输尿管结石的疼痛程度相似。计算机体层摄影(CT)检查可显示肾积水,伴肾盂输尿管连接部以下的输尿管口径正常且没有结石。巯基乙酰基三甘氨酸(MAG3)肾图可证实这一诊断。

● **感染**：如急性肾盂肾炎、肾盂积脓、气性肾盂肾炎和肉芽肿性肾盂肾炎。这些患者伴有高热（>38℃），而输尿管结石患者常没有（除非结石患者梗阻后继发感染），而且常全身一般情况差。影像学检查能或不能显示结石，而且会有肾脏和肾周组织感染的影像学证据（水肿）。

急性腰痛——非泌尿系原因

- **血管性**
  - 腹主动脉瘤破裂
- **内科**
  - 肺炎
  - 心肌梗死
  - 疟疾表现为双侧腰痛和暗血尿——黑水热（black water fever）
- **妇科和产科**
  - 卵巢病变（如卵巢囊肿蒂扭转）
  - 异位妊娠
- **胃肠道（GI）**
  - 急性阑尾炎
  - 炎症性肠病（克罗恩病、溃疡性结肠炎）
  - 憩室炎
  - 消化性溃疡急性发作
  - 肠梗阻
- **睾丸扭转**
- **脊髓疾病**
  - 椎间盘突出症

从非泌尿系腰痛中鉴别泌尿系腰痛

病史和体格检查无疑是最重要的。发生输尿管绞痛的患者，常常因疼痛在床上来回翻转。而腹膜炎患者则躺着不动。腹部触诊是否有腹膜炎体征（腹部柔软和/或肌紧张）和检查是否存在腹部包块（搏动性和膨胀性包块即怀疑为腹主动脉瘤破裂）。检查患者背部、胸部和睾丸，对女性行妊娠试验。

慢性腰痛——泌尿系原因

- **肾脏或输尿管癌**
  - 肾细胞癌（RCC）
  - 肾盂或输尿管尿路上皮癌
- **肾结石**
  - 鹿角型结石
  - 非鹿角型结石
- **肾感染**
  - 结核病

- **输尿管肾盂连接处梗阻**
- **睾丸病变（牵涉痛）**
  - 睾丸肿物
- **输尿管疾病**
  - 输尿管反流
  - 输尿管结石（可能向下移动至输尿管引起剧烈疼痛，然后缓解变成慢性疼痛）

慢性腰痛——非泌尿系原因

- **胃肠道系统**
  - 肠道肿物
  - 肝脏疾病
- **脊柱疾病**
  - 椎间盘突出症
  - 退行性疾病
  - 脊髓转移瘤

参考文献

1 Smith RC (1996). Diagnosis of acute flank pain: value of unenhanced helical CT. *Am J Roentgen* **166**:97–100.

2 Thomson JM (2001). Computed tomography versus intravenous urography in diagnosis of acute flank pain from urolithiasis: a randomized study comparing imaging costs and radiation dose. *Australas Radiol* **45**:291–7.

尿失禁

定义

尿失禁(UI): 其主诉为任何尿液不自主的流出。

压力性尿失禁(SUI): 其主诉为在用力、使劲或打喷嚏及咳嗽时尿液不自主的流出。压力性尿失禁也可作为一项体征,在用力、咳嗽等的同时观察到尿道存在尿液的不自主流出。压力性尿失禁的尿流动力学诊断是在腹压升高(由咳嗽诱发)而同时无逼尿肌收缩,出现尿液不自主的流出,此时行充盈期膀胱测压。

急迫性尿失禁(UUI): 其主诉为在有尿急感觉同时或紧接着就出现尿液不自主地流出。

混合性尿失禁(MUI): 压力性尿失禁和急迫性尿失禁合并存在。

- UUI 和 MUI 都不能作为体征,因为两者都需要患者有尿急的主观感受。
- 25% 的大于 20 岁的女性都患有尿失禁,其中 50% 患有 SUI,10%~20% 单纯患有 UUI,而 30%~40% 为 MUI。
- 尿失禁对心理健康、社会功能和生活质量都造成影响。

SUI 和 UUI 的意义

- **SUI:** 是由于膀胱颈 / 尿道的高动力和 / 或神经肌肉障碍引起内括约肌功能不足(包括肌无力性尿失禁)。因此,当腹压增加超过尿道内压力时,如用力和咳嗽,即出现尿液漏出。

- **UUI:** 可能是由于膀胱过度活动(通常被称为逼尿肌不稳定),或不太常见的是由于膀胱刺激性病变引起(感染、肿瘤和结石)。膀胱过度活动的尿流动力学和尿急感觉之间相关性不明显,尤其表现在 MUI 患者中。逼尿肌不自主收缩引起的症状可能很难与括约肌无力引起的症状区分开来。此外,在一些患者中,咳嗽会引起逼尿肌收缩,因此要鉴别 SUI 引起的漏尿和膀胱过度活动引起的漏尿就很困难了。

其他类型尿失禁

虽然 SUI 和 UUI,特别是 UUI,不能和以下原因明确的疾病鉴别,但某些类型的尿失禁可明确的做出诊断。

- **尿床,** 在老年男性常提示高压性慢性尿失禁(HPCR)。
- **尿液的持续漏出**提示存在连接膀胱(通常为此)和阴道间的瘘管(如在子宫切除术或剖宫产术中的外科损伤造成),或者少见的存在异位输尿管,其开口于阴道(这种病例漏出尿液一般较少,但为终生性)。

拓展阅读

Hannestady S, Rortveit G, Sandvik H, Hunskaar S (2000). A community-based epidemiological survey of female urinary incontinence. The Norwegian EPINCONT study. *J Clin Epidemiol* **53**:1150–7.

生殖系统症状

阴囊疼痛

- 阴囊内病变。
  - 睾丸扭转
  - 睾丸附件扭转
  - 附睾 - 睾丸炎
  - 睾丸肿瘤
- 牵涉痛。
  - 输尿管绞痛

睾丸扭转:缺血性疼痛是非常剧烈的(如心肌梗死、下肢缺血及睾丸缺血)。扭转的表现为突然发生的一侧阴囊的疼痛,有时可使患者从睡眠中疼醒。疼痛可放射至腹股沟区和 / 或腰痛。5%~10% 的男孩在急性睾丸扭转之前有阴囊外伤史[1,2]。既往也可能出现过类似发作,疼痛自行缓解(提示扭转 / 扭转自行复位)。睾丸触痛明显,触痛点位置可能较高(位于比睾丸正常位置高些),而且由于扭转的精索,其呈水平方向。可能有阴囊红斑。

附睾 - 睾丸炎:类似于睾丸扭转的症状。压痛通常局限于附睾(有无睾丸压痛可能有助于区分附睾 - 睾丸炎和睾丸扭转,但在许多情况下,两者很难区分鉴别)。鉴别扭转与附睾 - 睾丸炎的建议(见第 6 章)。

睾丸肿瘤:20% 的患者伴有睾丸疼痛。

睾丸肿瘤的急性表现

- 睾丸肿胀发展迅速(数天或几周)。常存在与之相关的(继发的)睾丸鞘膜积液。青年人出现睾丸鞘膜积液,应行超声检查,以明确睾丸是否正常。
- 睾丸肿胀可迅速出现(数天)。出现在进展的转移性疾病中很少见(腹膜后、胸部和颈部的体积较大的疾病,引起胸部、背部或腹部疼痛或呼吸急促)。
- 约 10%~15% 的睾丸肿瘤患者合并提示炎症的体征(即提示附睾 - 睾丸炎诊断的体征,压痛、睾丸肿胀和阴囊表面皮肤发红发热)。

阴囊慢性疼痛

包括:

- 睾丸疼痛综合征(75% 的病例可以明确病因)
  - 睾丸肿瘤
  - 既往外伤或手术史,如疝修补术、鞘膜积液修补术、附睾囊肿切除术、精索静脉曲张修补术
  - 感染史

- 糖尿病神经病变
- 结节性多动脉炎（polyarteritis nodosa）
- 如果考虑为牵涉痛，则可能来源于腰椎（如椎间盘突出、肿瘤）、输尿管（输尿管结石）或腹膜后肿瘤

- 输精管结扎术后疼痛综合征（约 1%~15% 的输精管结扎术后的男性，在这些患者中，疼痛源于输精管阻塞、精子肉芽肿和慢性附睾炎）。
- 附睾疼痛综合征
  - 慢性细菌感染
  - 性传播疾病
  - 外伤

其他导致阴囊慢性疼痛的原因还包括：腹腔镜肾切除术后（55% 的男性）和根治性肾切除术后（20%），而且 50% 的男性在术后 1 个月疼痛缓解（可能是由于结扎生殖静脉）；慢性前列腺炎（直肠指检时前列腺压痛）；会阴部神经痛。

管理

- 体格检查：检查阴囊有无上述任何病变；直肠指检。
- 检查：中段尿化验；阴囊超声检查
- 治疗：排除上述原因后，如怀疑有慢性附睾炎，可使用抗生素；盆底理疗；疼痛科门诊治疗；万不得已时才选择手术——部分或全部附睾切除术，腹股沟睾丸切除术，输精管切除术，精索去神经术。

阴茎异常勃起（priapism）

与性刺激无关的阴茎持续的长时间勃起，伴疼痛（原因概述见第 13 章）。

- 分为两大类——低血流性（最常见）和高血流性
- 低血流性阴茎异常勃起，是由于血液性疾病、恶性疾病或药物的阴茎海绵体的恶性浸润，疼痛是由于阴茎缺血引起。
- 高血流性阴茎异常勃起，是由于会阴部外伤，形成动静脉瘘，不伴疼痛。
- 诊断通常根据病史、勃起检查及阴茎软硬度（见于低血流性阴茎异常勃起）得以明确。特征为阴茎海绵体是硬的而阴茎头是软的。检查腹部以证实是否有恶性疾病，直肠指检检查前列腺和肛门收缩力。

参考文献

1 Jefferson RH, Perez LM, Joseph DB (1997). Critical analysis of the clinical presentation of acute scrotum: a 9-year experience at a single institution. *J Urol* **158**:1198–200.
2 Lrhorfi H, Manunta A, Rodriguez A, Lobel B (2002). Trauma induced testicular torsion. *J Urol* **168**:2548.

拓展阅读

Keoghane SR, Sullivan ME (2010). Investigating and managing chronic scrotal pain. *BMJ* **341**:1263–6.

泌尿外科疾病的腹部体格检查

因为泌尿系统器官位于腹膜后(肾脏、输尿管)或盆腔(膀胱和前列腺),与脾、肝、肠等相比,对其进行触诊检查相对比较困难。也正是因为这个原因,如果触诊时触及肾脏和膀胱意味着疾病已进展到一定程度。

对泌尿外科医生来说,识别腹部其他器官疾病特征是很重要的,有利于将其他系统器官的疾病与泌尿系统器官的疾病相互鉴别。

肿大肾脏的特点和原因

包块位于结肠沟,随呼吸移动,叩诊浊音,双手触诊能触及。当一只手位于前腹壁,另一只手位于后腹壁时,在双手之间可有浮球感,即像球一样弹跳。

● 肾脏增大的原因:肾癌、肾积水、肾盂积脓、肾周脓肿、多囊性疾病和肾胚细胞瘤。

肿大肝脏的特点和原因

包块沿右肋缘下向下,无法触及其上部,随呼吸移动,叩诊浊音,边缘锐利(或者圆润)。表面可光滑或不规则。

● 肝脏增大的原因:感染,充血[心力衰竭、肝静脉阻塞(布-加综合征)],细胞浸润(淀粉样变),细胞增生,占位性病变(多囊性疾病、转移癌浸润、原发肝癌、包虫囊和脓肿),肝硬化。

肿大脾脏的特点和原因

包块位于肋缘下,向右髂窝增大,实性,光滑,可触及切迹。无法触及脾上极,随呼吸移动,叩诊浊音,双手触诊不能触及。

● 脾脏增大的原因:细菌感染(伤寒、斑疹伤寒和败血症);病毒感染(腺热);原虫感染(疟疾、黑热病);螺旋体感染(梅毒、黄疸出血型钩端螺旋体病——Weil病);细胞增生(髓细胞性和淋巴细胞性白血病、骨髓硬化症、球形红细胞增多症、血小板减少性紫癜和恶性贫血);充血(门脉高压-肝硬化、门静脉血栓形成、肝静脉阻塞和充血性心力衰竭);细胞浸润[淀粉样变、戈谢病又称家族性脾性贫血症];占位性病变(单发囊肿、包虫囊、淋巴瘤和多囊性疾病)。

肿大膀胱的特点

突出盆腔,叩诊浊音,按压可有排尿感。

腹部膨胀的特点和原因

● 胎儿——光滑,实性包块,叩诊浊音,从盆腔膨出。

● 胃肠胀气——鼓音(如因肠梗阻造成的胃肠积气,可见明显的蠕动波)。

● 粪便——可在肋腹部触及且通过上腹部,实性且可能有切迹,沿着结肠方向可能有多个孤立的团块。

- 脂肪
- 液体（腹水）——液波震颤，移动性浊音。
- 大的腹部包块——巨大的肝肿大或脾肿大、纤维瘤、多囊肾和腹膜后肉瘤。

脐部相关病变的体征和症状

脐代表着 4 部分胎儿结构的位置——脐静脉；2 根脐动脉；脐尿管，即由膀胱上部通向脐的管道（其代表着闭塞的膀胱尿道导管）。

脐尿管在某些情况下可能未闭塞，导致如下异常：

- **完全未闭脐尿管**：与膀胱连接且从脐部漏尿，通常成年后才出现（儿童时膀胱强烈的收缩关闭了瘘管的开口部）。
- **膀胱脐尿管憩室**：位于膀胱顶部的憩室，通常没有症状。
- **脐囊肿或脐窦道**：可发生感染，形成脓肿或从脐部缓慢排出感染物质。囊肿可固定存在，在脐和膀胱中间出现肿胀，可深及腹直肌鞘。囊肿能和膀胱存在小的交通，因此，其可因尿液而肿胀且大小可有波动。

脐部肿块的其他原因

肿瘤转移性播散种植灶（来自腹部的癌症，经由镰状韧带边缘的淋巴系统转移扩散，沿着闭塞的脐静脉传播）；子宫内膜异位症的播散种植灶（在月经期的固定时候出现疼痛和出血）。

直肠指检

男性前列腺紧贴直肠前壁。直肠指检（DRE）是检查前列腺主要方法之一。

向患者解释该检查的必要性。确保检查在保护隐私下进行。在英国，直肠指检通常于左侧位进行，患者取左侧卧位，髋部和膝部弯曲大于或等于90°。检查肛门区域有无瘘管和肛裂。在戴上手套的指端涂上充足的润滑凝胶。用另一只手向上抬起紧绷的臀部露出肛门，用食指轻而缓慢地插入肛管，并进入直肠。

用食指腹部触诊前面，感受前列腺表面。注意其硬度（正常或坚硬）、表面（光滑或不规则），并评估前列腺大小（将其大小和一些常见物品相比较有助于判断，如水果或坚果）。正常的前列腺如核桃样大小，中度增大的前列腺如橘子大小，大的前列腺如苹果或橙子大小。正常的双叶前列腺在两叶之间有一条沟（中央沟），而前列腺癌时触诊中央沟难以辨清。

很多患者在进行直肠指检时不舒服，甚至是疼痛，而一些经验不足的医生可能把这种正常的不适表现误以为是前列腺触痛。前列腺触痛最好由检查的手指轻压前列腺来诱发。如果前列腺真的受累一些急性炎症，如急性感染性前列腺炎或前列腺脓肿，其触痛会非常明显。

在重度粒细胞减少症患者（败血症的危险）和肛裂的患者（直肠指检将会非常疼痛），应避免进行直肠指检检查。

直肠指检中引出的其他特点

通过诱发球海绵体肌反射（BCR），可以确定支配膀胱的骶神经和骶脊髓的完整性。反射的感觉，则是通过挤压阴茎的阴茎头和阴蒂诱发的（或者在留置导尿管的患者，通过轻轻牵拉导尿管在膀胱颈上方的球囊诱发）。该反射的运动方面，是在感觉刺激的时候肛门收缩。肛门收缩表示 BCR 存在，且提示骶髓（S_2~S_4）的传入和传出神经及骶髓是完整的。

腹股沟肿块

鉴别诊断

　　腹股沟疝、股疝、淋巴结肿大、大隐静脉曲张、精索鞘膜积液[或女性的外阴努克管囊肿（hydrocele of the canal of Nück）]、阴道积水、隐睾、脐带脂肪瘤、股动脉瘤和腰大肌脓肿。

确定诊断

**　　疝**

　　疝（hernia）通常有咳嗽时搏动（即在咳嗽时膨胀），且在直接给予压力或平躺后还纳（除非发生不常见的嵌顿，疝内容物因其体积和粘连而固定在疝囊内）的特点。肿块的活动不等于膨胀。许多腹股沟肿块在咳嗽时有传递搏动（即活动），但在咳嗽时不会膨胀。由于腹股沟疝和股疝是从腹部内产生，并下降到腹股沟的，所以不能触及其上缘。而对于源于阴囊内的肿块，可以触及其上缘。

　　一旦通过腹壁并形成疝，其可以从任何方向膨出到达皮下组织，因此，未还纳的疝不能明确是腹股沟疝还是股疝。疝还纳的方向可明确其是腹股沟疝还是股疝。

- **腹股沟疝**：疝在耻骨结节内上方的腹壁还纳。腹股沟斜疝常下入阴囊；腹股沟直疝很少下入阴囊。
- **股疝**：疝在耻骨结节外下方的腹壁还纳。

腹股沟淋巴结肿大

　　其为腹股沟区实性的、不可压缩的、结节状的肿块。应检查阴囊和阴茎的皮肤、肛周和肛门、大腿和小腿的皮肤和浅表组织的病变。

大隐静脉曲张

　　指大隐静脉近端的扩张。因其可有咳嗽冲动时的膨胀性（即咳嗽时膨胀）和平卧时消失的特点，易与腹股沟疝和股疝混淆。其很容易被压迫，且当叩诊远端隐静脉时存在液波震颤。

精索鞘膜积液（或女性外阴努克管囊肿）

　　鞘膜积液是指在鞘膜的壁层和脏层之间存在非正常量的腹膜液，即包绕在睾丸周围的两层腹膜之间，也就是在胎儿时的鞘状突。正常情况下，鞘状突会沿着其全长闭锁，除了其包绕着睾丸的部分分开，在脏层和壁层之间仍然存在一个潜在的腔隙。如果鞘状突的中间部分仍然开放，液体通过此腹膜"阀门"分泌，并累积形成精索鞘膜积液（在女性，同样的病变称为外阴努克管囊肿）。因此精索鞘膜积液可出现于腹股沟区。

未下降睾丸

　　表现为"睾丸"可能在正确的解剖路径上，但是未到达阴囊（睾丸下降不全），或在下降过程中离开了其正常的解剖路径（异位睾丸）。此时肿块为光滑、卵圆形，触诊时轻触痛，不可压缩性，在阴囊里不能触及睾丸。

精索（脐带）脂肪瘤

为位于腹股沟区的不可压缩性的肿块，且无咳嗽时搏动。

股动脉瘤

通常位于股动脉（而不是在股浅动脉或股深动脉的分支），因此位于腹股沟韧带的下方。易与股疝混淆。像所有动脉瘤一样，其具有膨胀性（但是不像疝，无咳嗽时膨胀）。

腰大肌脓肿

其特点是患者因发热而不适，在股三角处可触及质软、波动性的、可压缩性的包块。

阴囊肿块

鉴别诊断

腹股沟疝、鞘膜积液、附睾囊肿、睾丸肿瘤、精索静脉曲张、皮脂腺囊肿、结核性附睾 - 睾丸炎、睾丸梅毒瘤和阴囊皮肤癌。

确定诊断

腹股沟疝

腹股沟斜疝经常可延伸至阴囊,通常在咳嗽时存在波动感(即在咳嗽时膨胀),在直接压力或平卧时还纳。肿块上缘无法触及。

鞘膜积液

鞘膜积液是指在鞘膜的壁层和脏层之间存在非正常量的腹膜液,即包绕在睾丸周围的两层腹膜之间,也就是在胎儿时的鞘状突。正常情况下,鞘状突会沿着其全长闭锁,除了其包绕着睾丸的部分分开,在脏层和壁层之间仍然存在一个潜在的腔隙。

通常是无痛的,除非其下的睾丸疾病是疼痛性的。其表面光滑,且想触及被紧张的积液所包绕的睾丸是困难或者不可能的(除非鞘膜积液很少,非常松弛)。其上缘是可以触及的(即能触及肿块的上缘)。透光实验呈阳性(即从鞘膜积液的一面照射手电筒的光可以从另一面看到)。

鞘膜积液可为原发性(特发性)或继发性。原发性鞘膜积液发展缓慢(通常需要数年),不造成突发事件如附睾 - 睾丸炎或外伤,且此时积液下的睾丸超声检查显示正常(无睾丸肿瘤)。继发性鞘膜积液(感染、肿瘤和创伤)表现为两层鞘膜(壁层和脏层)之间的积液为渗出液,类似于胸腔积液和腹腔积液。在丝虫病(被班氏吴策线虫感染)中,是因精索的淋巴回流阻塞引起鞘膜积液。

附睾囊肿

如果在囊肿内的液体里存在精子,也称为精液囊肿。起源于附睾的集合小管且内含液清亮。发展缓慢(数年),位于阴囊内(能够触及其上缘),且其通常位于睾丸的上方和后方。常为多发的(多房性的)。

睾丸炎

在不合并附睾炎时,多由病毒感染引起,如腮腺炎,常伴唾液腺肿大。

结核性附睾 - 睾丸炎

附睾(最常见受累)受血液循环播散或尿路播散的结核杆菌感染。值得注意的是,其表现为无痛性且无触痛。附睾质硬,表面不规则。精索增厚,输精管亦触感坚硬且不规则("串珠样"的"细绳")。

睾丸肿瘤(精原细胞瘤,畸胎瘤)

表现为阴囊内质硬肿块,较大者可延伸至精索内。其症状可类似于急性附睾 - 睾丸炎(即睾丸的疼痛、触痛及发热)。并不少见的,患者主诉其在症状发生前数天或数周有轻微的睾丸外伤病史。这些患者可能在儿童时接受过睾丸固定术(将未下降的睾丸固定在阴囊内)。

肿块通常表现为质硬、表面光滑或不规则。需行腹部和锁骨上淋巴结检查。

睾丸梅毒瘤

较少见,累及的睾丸表现为圆形、实性的、感觉缺失的肿瘤(所谓的"弹珠")。很难与睾丸肿瘤鉴别。

精索静脉曲张

其为蔓状静脉丛扩张,环绕睾丸的静脉聚集并延伸到精索内(实质为睾丸和曲张的精索内静脉)。少数的,约 20% 的正常男性存在无症状的精索静脉曲张,且通常发生于左侧。其可导致阴囊的坠胀感和疼痛。常被称为像"一袋蠕虫"的感觉。当患者平躺后精索静脉曲张可消失。

皮脂腺囊肿

通常见于阴囊皮肤,其固定于皮肤上且表明光滑。

阴囊皮肤癌

表现为像位于阴囊皮肤上的溃疡,常伴有脓性或血性分泌物。

（周乃春　译　陈方敏　顾朝辉　校）

第3章

泌尿系统检查

肾功能评估

当泌尿外科医生需要评估肾功能时,通常是测量肾小球滤过率(GFR)。目前认为肾小球滤过率是衡量肾功能的最佳指标,根据 GFR 对肾损伤和肾衰竭的程度进行分级。青年男性的正常 GFR 为 $130ml/(min \cdot 1.73m^2)$,年轻女性则为 $120ml/(min \cdot 1.73m^2)$。平均 GFR 随分期升高逐渐降低(表 3.1)。

理想的滤过标记物是单独过滤排出的。可用于测量滤过率的外源性标记物包括菊粉(inulin)、碘肽酸盐(iothalamate)、乙二胺四乙酸(ethylene diamine tetra-acetic acid,EDTA)、二乙烯三胺五乙酸(diethylene triamine penta-acetic acid)及碘海醇(andiohexol)。利用外源性标记物测量 GFR 是一项复杂而昂贵的工作,在常规临床实践工作中很难做到。

尿液中内源性标记物的清除率,如肌酐,能够用来估算 GFR。肌酐是一种 113 道尔顿的氨基酸衍生物,可在肾小球自由过滤。定时收集尿液并测量血清肌酐浓度,可根据公式计算 GFR:

$$清除率(GFR) = U \times V/P$$

U 是指尿液中肌酐的浓度,P 是指血浆中肌酐浓度,V 是指尿流速。

另外,由于肌酐排泄的主要是通过肾小球滤过,而且 GFR 与血清肌酐之间存在相互关系,因此可以通过简单的血清肌酐测定来估计 GFR。因此,随着 GFR 下降(表明肾功能恶化),肌酐升高。然而,肌酐并不是理想的滤过标记物,因为肌酐不仅通过肾小球滤过排出,而且通过近端肾小管分泌排出,因此肌酐清除率将超过 GFR,即利用肌酐清除率估算往往高估了 GFR。

表 3.1　慢性肾脏病(CKD)分期

分期	描述	eGFR
1	肾损害,肾小球滤过率正常或增加	≥90
2	肾小球滤过率轻度下降	60~89
3	肾小球滤过率中度下降	
3a		45~59
3b		30~44
4	肾小球滤过率重度下降	15~29
5	肾衰竭	<15

单位:$ml/(min \cdot 1.73m^2)$。

估算肾小球滤过率（eGFR）

因为内源性肌酐产生是由肌肉决定的，血肌酐的水平不仅受到肾功能（肾小球滤过）的影响，而且会因年龄、体型、种族和性别的不同而有差异。考虑到这些因素可以避免单独测定血清肌酐的某些局限性。

两个基于肌酐的方程广泛用于计算估算 GFR——Cockcroft-Gault方程（来源于住院男性患者）和 MDRD 方程（来源于慢性肾病患者）。Cockcroft-Gault 方程因肾小管分泌肌酐而高估 GFR，且该方程未根据体表面积进行调整。最近，提出 CKD-EPI 方程，并且现在由英国国立临床规范研究所（NICE）推荐日常使用，因为 CKD-EPI 方程比 MDRD方程更精确，在 eGFR>60 时更少偏倚，并且在 75 岁以上的患者中表现更好。

MDRD 方程（2005 年修订；根据体表面积进行调整）：

$$GFR[ml/(min \cdot 1.73m^2)]=30\,849 \times (S_{Cr})^{-1.154} \times (age)^{-0.203}(\times 0.742 女性；\times 1.212 黑人)^*$$

CKD-EPI 方程：

$$GFR[ml/(min \cdot 1.73m^2)]=141 \times min(S_{Cr}/\kappa, 1)^{\alpha} \times max(S_{Cr}/\kappa, 1)^{-1.209}(\times 1.018 女性；\times 1.159 黑人)$$

S_{Cr} 为血肌酐（μmol/L）；κ=61.9（女性），79.6（男性）；α=-0.329（女性），-0.411（男性）；min 为 S_{Cr}/κ 的最小值或 1，max 为 S_{Cr}/κ 的最大值或 1。

相较于单独测定血肌酐，eGFR 在检测、评估和管理 CKD 患者的肾功能评估方面有实质性的改善（表 3.1）。

*译注：根据 2006 年全国肾小球滤过率估计值课题协作组测定，增加亚洲人种族系数 ×1.23 作为针对中国 CKD 患者的简化 MDRD 公式。

尿液检查

尿液检测

尿液检测试纸（urine dipstick）可用于分析尿 pH、血尿、蛋白含量、葡萄糖水平及白细胞情况。

pH

尿 pH 波动范围是 4.5~8，平均值为 5.5~6.5。

血尿

正常尿中每个高倍镜视野中红细胞数小于 3 个（约 1 000/ml；上限为 5 000~8 000 个 /ml）。试纸性血尿阳性提示尿液中存在血红蛋白。血红蛋白具有过氧化物酶的活性，能引起色素指示剂的氧化，进而变色。试纸发现血尿（红细胞 >3 个 /HPF）的敏感度大于 90%（大于每个高倍镜下大于 3 个红细胞）；特异性较低，即试纸检测的假阳性率较高，主要原因是月经血污染、脱水（尿中红细胞正常）。

泌尿系统疾病引起的血尿不会使尿蛋白水平升高。肾源性血尿多伴有管型，且几乎都会伴有明显的蛋白尿。

蛋白质

正常健康的成年人每天在尿液中排出大约 80~150mg 的蛋白质（正常尿蛋白浓度小于 20mg/dL）。蛋白尿提示可能存在肾病（肾小球、肾小管间质和肾血管）或多发性骨髓瘤，但是在剧烈运动过后可能出现蛋白尿。试纸检测的主要依据是四溴酚（tetrabromophenol）蓝染色而发生颜色变化（当尿蛋白大于 20mg/dL 时，尿试纸呈现绿色）。

白细胞

白细胞酯酶（leucocyte esterase）活性可检测尿液中白细胞的存在。白细胞酯酶由中性粒细胞产生，可使尿试纸上的色原体盐发生颜色变化。并非所有的尿中带菌者都有明显的脓尿，假阴性的情况见于：浓缩尿、糖尿、尿胆原、大量使用维生素 C；假阳性的情况见于：污染。

亚硝酸盐检测

尿液中存在亚硝酸盐提示尿中存在细菌。亚硝酸盐通常不存在于尿液中。许多革兰氏阴性细菌可以将硝酸盐转化为亚硝酸盐，通过与试纸上的试剂发生反应形成一种红色偶氮染料。亚硝酸盐试纸检测菌尿的特异度大于 90%（标本污染时出现假阳性），敏感度为 35%~85%（常见假阴性）。尿液中细菌数量低于 10^5/ml 时，准确性会有所下降。

白细胞和亚硝酸盐均为阳性的浑浊尿液，即可诊断为感染。

尿液镜检

红细胞形态

通过相差显微镜进行检测。来源于肾小球的红细胞为异形红细胞（因通过肾小球时使其变形）；来源于肾小管源性出血（小管间质性疾病）和下尿路疾病（肾盂、输尿管和膀胱的出血）红细胞形态为正常的。出现异形红细胞、红细胞管型及蛋白尿多提示肾小球源性血尿。

管型

蛋白质凝块［主要由肾小管上皮细胞分泌的尿调节素又称 T-H 蛋白（Tamm-Horsfall protein）组成］在小管中形成管型（细长型）。蛋白质基质捕获管型内容物。如果管型成分主要为黏蛋白，这种管型成为透明管型，见于运动后、热暴露和肾盂肾炎或慢性肾病。红细胞管型含有被捕获的红细胞，且对肾小球源性出血具有诊断意义，主要见于肾小球肾炎。白细胞管型见于急性肾小球肾炎、急性肾盂肾炎和急性肾小管间质性肾炎。

结晶

在尿中见到特殊的结晶，其有助于诊断潜在的疾病，如胱氨酸结晶有助于胱氨酸尿症的诊断。草酸钙、尿酸和胱氨酸易在酸性尿液中沉淀。在碱性尿液中沉淀的晶体包括磷酸钙和三磷酸（鸟粪石）。

尿细胞学

- 用于细胞学检测的尿液收集：尿中的脱落细胞，已经在膀胱中存在几个小时（如晨尿）或者留置在数小时的尿液样本容器中时，可能出现变质。这种尿液标本不适合进行细胞学分析。细胞学检查可通过使用膀胱镜（或导尿术）进行膀胱灌洗（用普通生理盐水）或通过输尿管插管或输尿管镜得到的标本。将尿液离心，所得标本用酒精固定并用巴氏染色（Papanicolaou stain）。

- 正常的尿路上皮细胞脱落到尿液中，在显微镜下，其细胞核呈规则且单形的（弥散性，染色质良好，单核）。

- 细胞学检查阳性的可能原因（如可见异常尿路上皮细胞，高的核／胞质比，核深染，核仁突出）：
  - 泌尿系恶性肿瘤（如膀胱尿路上皮癌、鳞状细胞癌、腺癌）。
  - 既往放射治疗史（尤其是 12 个月内）。
  - 既往细胞毒药物治疗史（尤其是 12 个月内，如环磷酰胺、白消安、环孢菌素）。
  - 泌尿系结石。

- 肾癌（肾透明细胞癌）一般无异常脱落细胞，偶尔见成簇的透明细胞团，有助于诊断。

- 高级别尿路上皮癌和原位癌可有明显异常的脱落细胞，且通常细胞学检查能提示恶性肿瘤的可能性很高。低级别膀胱移行细胞癌脱落细胞，看起来非常像正常的尿路上皮细胞。当细胞看起来像恶性但不是恶性时，辨别的难度就增加了，因为细胞异常的原因中有很大可能是良性病变。

- 尿细胞学阳性检测膀胱移行细胞癌的敏感性和特异性取决于阳性的定义。如果只有明显的恶性或高度可疑的样本被诊断为是阳性，那么特异性将很高。20% 的高级别癌症的尿细胞学检查可能是阴性的。如果"不典型细胞"包含在"异常"的定义中，尿细胞学诊断尿路上皮癌的特异性将相对较差（假阳性率较高），因为许多原因可能为良性病变（如结石、炎症）。

前列腺特异性抗原

（详见第 7 章）

前列腺特异性抗原（PSA）是由前列腺柱状上皮细胞和腺管上皮细胞分泌的 34kD 的糖蛋白。前列腺特异性抗原是人类激肽释放酶家族的一员，其功能是液化精液，促进受孕。PSA 在良性、恶性细胞中都存在，虽然 PSA 在恶性细胞中的表达趋于减少，在低分化肿瘤中可能不表达。大量分泌到精液中，而少量存在于尿液和血液中。

血清中 PSA 的作用目前还不清楚，虽然已知血前列腺特异性抗原可使 I 型胰岛素样生长因子（IGF）从其的结合蛋白中分离出来。循环中 75% 的 PSA 与血浆蛋白（复合 PSA）结合并在肝脏代谢，而 25% 是游离的，通过尿液排出。复合 PSA 很稳定，可与 α1 抗凝蛋白酶和 α2 巨球蛋白结合。游离 PSA 不稳定，最近发现其有两种亚型。pro-PSA 是外周带的预测因子，在前列腺癌时会显著升高；良性前列腺特异性抗原（BPSA）是移行带预测因子，与前列腺增生相关。血清中 PSA 的半衰期为 2.2 天。在人群中，血清 PSA 的正常范围低于 4.0ng/ml，但也会随年龄而发生变化。表 3.2 为根据年龄调整的 PSA 的正常值（95% 可信区间）。

在没有前列腺癌的情况下，PSA 水平也会因种族和前列腺体积因素出现生理性的波动。

需要检测血清 PSA 的指征

- 根据医生建议，患者需要（详见第 7 章）；
- 下尿路症状；
- 直肠指检异常；
- 进行性骨痛，尤指背痛；
- 不明原因贫血、厌食或体重下降；
- 无诱因的血栓栓塞或单侧腿部肿胀；
- 前列腺癌患者的监测。

表 3.2　根据年龄调整的 PSA 的正常值

年龄范围 / 岁	PSA 正常值范围 /（ng/ml）
所有年龄	<4.0
40~49	<2.5
50~59	<3.5
60~69	<4.5
>70	<6.5

泌尿外科影像学检查

超声检查

其为泌尿系无创的影像学检查。虽然超声可提供肾脏和膀胱的良好图像,但对输尿管的解剖细节显示很差,而且中段输尿管因肠气的影响而不能成像。

超声的用途

肾脏

- 血尿的评估。
- 肾脏肿块的定性:可区分单纯性囊肿(平滑、界限分明、无回声和良性)和实性肿物(一般为恶性,囊肿内为实性内容物或多房性或钙化都可能为恶性)及可产生"声影"(acoustic shadow)(即结石)(图 3.1)。
- 可确定肾功能异常患者是否存在肾积水(集合系统扩张)(图 3.2)。
- 可对肾积水、肾损伤、感染或梗阻性肾脏施行超声引导下穿刺治疗。

膀胱

- 膀胱残余尿量(PVR)测定。
- 可行超声引导下留置耻骨上导尿管。

前列腺:经直肠超声检查(TRUS)

- 前列腺大小测定(通过直肠指检怀疑前列腺增生,并考虑行开放性前列腺切除术)。
- 超声引导下前列腺活检(低回声或高回声病灶)
- 无精子症的进一步检查(可以鉴别是否存在射精管梗阻)。

尿道

可以评估尿道,且可扫描深度和尿道狭窄处海绵体纤维化的程度。

睾丸

- 对睾丸(阴囊)肿物的患者进行评估,能区分良性病变(鞘膜积液、附睾囊肿)和睾丸恶性肿瘤(实性、回声差或回声异常)。
- 结合多普勒超声检查睾丸血流变化,能鉴别是否存在睾丸扭转。
- 评价睾丸外伤(睾丸破裂时因睾丸内有积血,表现为异常回声;可见周围血肿,血液可从撕裂的白膜和鞘膜进入阴囊周围软组织内;血液积于未破裂的鞘膜内)。
- 不育症的检查:精索静脉曲张和睾丸萎缩。

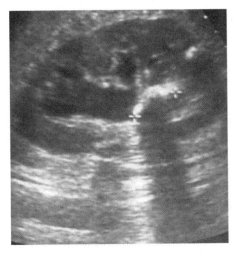

图 3.1　肾内结石产生声影

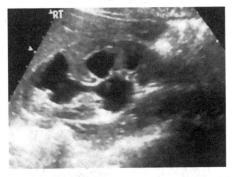

图 3.2　肾积水和肾盏内积水显示为黑色（低回声）

腹部平片的应用（KUB 平片）

● 用于诊断结石并确定其大小和（在一定程度上）明确结石在肾脏、输尿管和膀胱（KUB）内的位置（图 3.3）。

● **肾结石**：如果一个与肾脏影相重叠的钙化灶随呼吸运动而运动，则是肾内结石。如果不能确定与肾脏影重叠的不透 X 射线阴影是否为肾内结石，可通过超声检查或静脉尿路造影（IVU）和非增强 CT 尿路曲面重建成像［计算机体层摄影肾脏、输尿管和膀胱曲面重建成像（CT-KUB）］加以判断（寻找肾内特征性的"声影"）。

● **输尿管结石**：诊断肾结石的敏感度为 50%~70%（即假阴性率为 30%~50%，并且在 30%~50% 的病例中漏诊输尿管结石）。CT-KUB 和 IVU 能够确定输尿管不透 X 射线阴影的解剖位置，因此常用来明确诊断输尿管结石。但一旦通过其他检查（如 IVU 和 CT-KUB）确诊输尿管结石，且其不透 X 射线，并且足够大能够看到，就可以通过平片来判断结石是否向输尿管远端下降及是否排出输尿管。然而对于那些透 X 射线结石（radiolucent calculus）（尿酸结石）、小结石（平片一般不能看到 3~4mm 的结石），以及当结石在骶骨区域时的情况，KUB 平片诊断意义不大。KUB 平片诊断结石还依赖于肠内积气的多少。

● 平片体层摄影（肾脏冠状面平片检查）有助于诊断，但目前随着 CT 及超声检查的帮助，其应用较少。

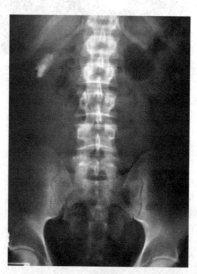

图 3.3　KUB 平片中的小结石

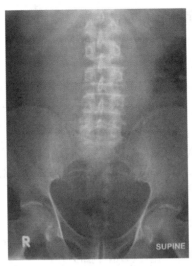

图 3.4　平片显示腹主动脉瘤破裂，肾周出血导致右腰大肌不显影

- 在平片上不透 X 射线钙化灶经常与结石（肾、输尿管）混淆，如：淋巴结钙化，盆腔静脉石（圆形、光滑和一般在坐骨以下）。
- 检查腰大肌阴影：如果肾周积液（脓或血）则显示模糊（图 3.4）。

静脉尿路造影

静脉尿路造影（IVU）亦称为静脉肾盂造影（IVP）。在使用 CT-KUB（平扫 CTU）检查急性腰痛和肾脏、输尿管和膀胱的增强计算机体层摄影尿路成像（CTU）的时代，IVU 似乎已经过时。CTU 的重建图像要优于 IVU，但考虑到在世界上有些地区 IVU 仍然是上尿路成像标准方法，笔者仍然保留了这一部分内容。

在注射对比剂之前拍摄一个平片，静脉注射对比剂后，在接下来的 30 分钟左右对肾脏、输尿管和膀胱进行一系列的 X 线检查，以了解肾、输尿管和膀胱的解剖和病理学及肾功能信息。

- 对比剂的不透 X 线性质依赖于分子中的三碘苯环。
- 离子型单体（钠盐和葡甲胺盐）可产生高渗透性溶液［如碘酞酸盐（碘酞葡胺）、泛影酸盐（泛影钠、优路芬）］。
- 非离子单体产生低渗透性溶液［如碘帕醇（碘必乐溶液）、碘海醇（欧乃派克）］。
- 在碘浓度是 300mg/ml 时，离子型单体产生的渗透压是血浆的五倍，而非离子型单体产生的渗透压是血浆的两倍。
- 通过肾小球滤过血浆后排出。

拍片和"IVU"的分期

- 平片：在肾脏、输尿管和膀胱区域内寻找结石。
- 肾脏期：IVU 的第一阶段；静脉注射对比剂后立即拍摄的片子（肾脏浓度的峰值）。肾脏期由近曲小管管腔内的滤过对比剂（是近端小管，而不是远端小管）而产生的。
- 肾盂期：对比剂进入肾小管（远端小管），被浓缩（因为水被吸收了，但对比剂没有被吸收）。因此，对比剂被浓缩于肾盂肾盏集合系统内，其肾盂期浓度远比肾脏期大（图 3.5）。在注射对比剂前使患者脱水，可以使肾盂对比剂更加浓密。可通过盆腔加压，延长肾盂肾盏系统显影时间，以强化显示其解剖细节。解除压迫并摄片（20~30min）（图 3.6）。

静脉注射对比剂的副作用

- 1% 的使用非离子型对比剂和 5% 的使用离子型对比剂的患者会发生副作用。
- 最严重的不良反应是过敏反应，出现低血压伴皮肤潮红（明显的外周血管扩张）、水肿（面部、颈部、身体和四肢）、支气管痉挛和荨麻疹。很少会发生心脏骤停。由于这些副作用造成的死亡率，使用离子型对比剂时为 1/（40 000~70 000），使用非离子型对比剂时为 1/200 000。

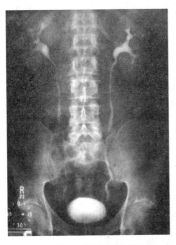 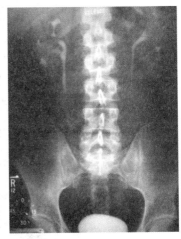

图 3.5　正常 15 分钟时的 IVU

图 3.6　正常 20 分钟时的 IVU。下腹部加压已经解除

● 对比剂副作用更容易发生在碘过敏、既往对比剂过敏、哮喘、多种其他过敏反应和心脏病患者身上,而使用非离子型对比剂时可能性较小。提前给予类皮质醇激素(至少 12 小时前)可以降低对比剂副作用的风险。

● 对比剂也有肾毒性。10% 的肌酐升高的患者在 IVU 后会出现肌酐继续升高(糖尿病患者、脱水和大剂量应用对比剂更容易发生)。肌酐的升高一般可自行缓解。

IVU 的用途

● 血尿原因的检查,诊断肾肿物、肾集合系统和输尿管的充盈缺损[结石、尿路上皮癌(也称移行细胞癌)]。

● 泌尿系钙化的定位(是否为结石)。

● 腰痛患者病因的检查(如怀疑输尿管绞痛)。目前逐渐被敏感性和特异性更高的 CTU 所取代。

对先天性泌尿系畸形(如重复肾输尿管,图 3.7)、旋转不良及马蹄肾的诊断很有帮助。

● 用于输尿管术后的随访以确定有无输尿管狭窄的发生。

● 至少在血尿和腰痛的检查中,有用多排计算机体层摄影尿路造影(MDCTU)(在静脉注射对比剂后快速获取 CT,具有高空间分辨率)取代 IVU 的趋势。在很大程度上,选择应用 IVU 或 MDCTU 取决于放射科是否开展 MDCTU 检查。

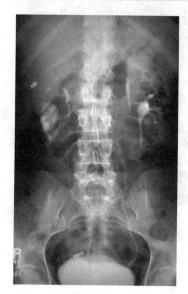

图 3.7 静脉肾盂造影显示双侧重复
集合系统畸形

泌尿系统其他造影检查

排尿期膀胱尿道造影（VCUG）

（图 3.8）

确定膀胱充盈和排空过程中是否存在膀胱输尿管反流（VUR），以及是否存在膀胱出口或尿道内梗阻和梗阻部位，特别是神经性膀胱疾病患者（脊髓损伤）。

膀胱造影

通过导尿管逆行灌注对比剂进入膀胱，检查是否存在膀胱结肠、膀胱阴道瘘及膀胱破裂（腹膜外和腹腔内）。

尿道造影

（图 3.9）

对比剂逆行充盈尿道，以诊断尿道狭窄的部位和长度（图 3.10）或尿道损伤的存在、程度和部位（如骨盆骨折）。

回肠流出道造影

对比剂逆行回肠造影，以诊断是否存在：输尿管反流（正常图像；存在反流提示输尿管回肠交界处因缺血狭窄或输尿管回肠交界处移行细胞癌复发而阻塞）；输尿管肾盂移行细胞癌复发（曾见于一个行膀胱切除和回肠流出道分流的膀胱移行细胞癌的患者）。

逆行输尿管造影

在膀胱镜（硬性或软性）下将输尿管导管插入输尿管，通过输尿管导管逆行注入对比剂。对那些怀疑存在输尿管、肾盂移行细胞癌或存在透 X 线的结石，且其他检查未发现明显异常的持续性血尿的患者，可提供清晰的输尿管、肾盂成像从而确诊。也可用于诊断输尿管损伤（如子宫切除术后或剖宫产术后）及是否存在输尿管损伤、梗阻、输尿管漏和部位。

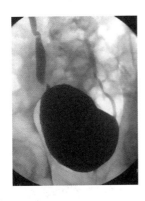

图 3.8　VCUG 显示双侧输尿管反流

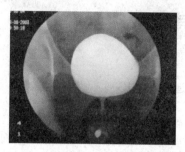

图 3.9　正常尿道造影

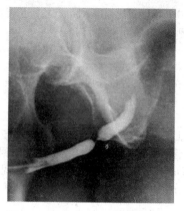

图 3.10　尿道造影显示尿道球部狭窄

计算机体层摄影与磁共振成像

计算机体层摄影（CT）

广泛应用于泌尿系统症状和疾病的检查,其可以检测出组织吸收 X 射线的微小差异,与普通平片相比,可提供了一个非常宽的密度范围(因此可以区分不同的组织)。计算机计算每个像素的吸收值(衰减),并将其重建成图像。衰减值以亨氏单位(Hounsfield unit,简写为 Hu)从 –1 000 到 +1 000 表示(水为 0,气体为 –1 000,骨骼为 +1 000)。近来,随着计算机技术的进步,可使原始数据重新格式处理,这样就可以在矢状面和冠状面以及更熟悉的水平面上生成图像(图 3.11 和图 3.12)。

CT 平扫(无对比剂)可以诊断尿路钙化和结石。

静脉注射对比剂,可用于血尿的检查,评估肾实质性病变的性质及软组织肿块的性质(如通过区别肠管和淋巴结而判断癌症分期)。螺旋 CT〔当静脉注射对比剂后也称为多层螺旋 CT 尿路成像(CTU)〕扫描速度很快,患者躺在检查床上通过扫描探头,可拍摄患者多层图像。一次屏气时间就可以对人体进行整体性扫描,从而减少了因动作引起的伪影,提高了空间分辨率,特别有助于诊断急性腰痛患者的可疑输尿管结石,以及确定肾肿块的性质(增强 CT)。

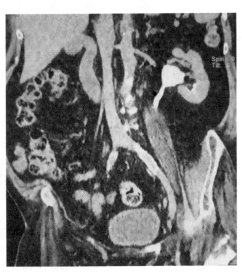

图 3.11　冠状位 CT 显示左肾、腹主动脉和下腔静脉

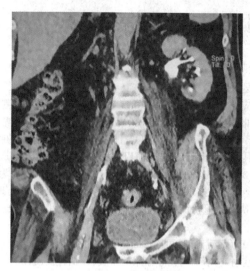

图 3.12　冠状位 CT 显示左肾和脊柱旁肌肉

重叠的横切面可以在多平面重建（MPR）成像，所以以与传统的横切面相比，病变可以在多个平面（矢状面、冠状面）上成像。

CT 的用途

血尿

查找尿路出血的原因及部位。CT 的优势为仅需进行一个项目来对血尿进行检查，可以避免传统的"4 项检查"法（IVU、肾超声、膀胱软镜检查和尿细胞学检查），尽管其需要更高的辐射剂量。有证据表明，多排计算机体层摄影尿路造影（MDCTU）对膀胱肿瘤的诊断具有较高的敏感性和特异性[1]（在肉眼血尿患者中，其敏感度为 93%、特异度为 99%），其诊断准确率与逆行输尿管肾盂造影相当（通过插入输尿管下段的导管逆行注射对比剂，显影输尿管和肾集合系统）[2]。总的来说，对于血尿和既往无泌尿系统恶性肿瘤病史的患者，CT 用于检测所有泌尿系统肿瘤的敏感度为 65%，特异度为 98%[3]，因此，即使病变是良性的，也很少将其诊断为恶性肿瘤，但仍有很大部分肿瘤不能被诊断。上尿路肿瘤敏感度 80%，膀胱肿瘤敏感度 60%。MDCTU（被一些学者称为"最佳"成像方式）在血尿检查中的作用仍然存在争议。在所有血尿患者（镜下血尿、肉眼血尿）中来看，当大多数患者没有明确的血尿原因时，MDCTU 有相对高的辐射和经济成本。因此，要更好地利用 MDCTU 这一检查，应针对那些有尿路上皮恶性肿瘤危险因素的患者（年龄 >40 岁；肉眼血尿，而不是镜下血尿；吸烟史；职业接触苯和芳香胺），而不是将其作为高风险和低风险患者的首次成像检查。因此，最适合患者具体情况的检查才是其"最佳"的影像学方式。

肾

● 肾肿块的检查——鉴别实性肿块与囊性病变，良性肿物（如血管平滑肌脂肪瘤）和恶性实体肿物（如肾癌）。

● 肾癌分期（确定局部、淋巴结和远处转移）。

● 评估结石大小和位置（在集合系统或在肾实质内）。

● 肾内或肾周脓肿的诊断和定位（脓肾，肾周脓肿）。

● 肾外伤（renal trauma）分期（分级）。

● 肾积水原因的确定。

腰痛：输尿管成像

IVU 以前是腰痛患者的主要成像手段，现在已经被 CT-KUB 取代，后者是肾脏、输尿管和膀胱的非对比剂 CT。相对于 IVU，CT-KUB 具有以下特点：

● 对输尿管结石的诊断具有较高的特异度（97%）和敏感度（94%~100%）[4]。可以确定腰痛的非结石性原因。

● 不需要对比剂，因此可避免了对比剂的副作用（静脉注射低渗透压对比剂用于 IVU 后发生致命性过敏反应的风险约为十万分之一）。

● 速度更快，只需几分钟就可以完成肾脏和输尿管成像。IVU，特别是在需要延迟摄片来诊断结石引起严重梗阻的情况下，可能需要数小时才能确定梗阻结石的确切位置。

● 在经费方面，IVU 与大剂量 CT 相当。

CTU 能够定位和测量输尿管结石的大小和数量。一次 CT-KUB 辐射剂量为 4.7mSv，IVU 则为 1.5mSv（据估计，在 10mSv 的辐射下，致命癌症的风险为 1/2 000）。超低剂量 CT 可降低辐射剂量（0.6~2mSv），但对较小（<3mm）输尿管结石的敏感度较低（68%~86%）[4]。增强超低剂量 CT 可提高小输尿管结石诊断的敏感度（97%）和特异度（100%），能够将辐射剂量降低到与 IVU 相当（1.7mSv vs 1.4mSv）。

膀胱

膀胱癌分期（确定病变局部、淋巴结和远处转移）

磁共振成像（MRI）

磁共振成像利用了氢原子核（质子）的磁性，其存在于水分子中，因此存在于所有身体组织中。在磁场（1.5T 或 3T）中，质子沿磁场方向排列，应用脉冲交变无线电波为氢质子提供了光子能量，从而改变了质子的排列方式。当无线电波关闭时，质子释放（重新排列）到静止的自旋状态，并发射光子能量，由线圈探测并产生图像。T1 图像是由纵向弛豫产生的（脂肪呈白色，液体呈黑色），T2 图像是由横向弛豫产生的（液体呈明亮）。信号强度取决于：①质子密度，② T1 弛豫时间，③ T2 弛豫时间，④流速（例如快速流动的动脉血信号丢失）。

钆对比剂可以加速质子的弛豫时间，从而增加正常组织和病理组织之间的对比度。使用线性螯合剂、eGFR<60、肝移植和 <1 岁的儿童

发生肾源性系统性纤维化的风险最高。

多参数磁共振成像(mpMRI)是使用 T2 图像(解剖学)、扩散加权成像(测量水的布朗运动并计算表观扩散系数图)和对比剂动态增强图像(注射对比剂前、注射对比剂时、注射对比剂后)来诊断前列腺癌。

MRI 在泌尿外科患者中的应用

● 肾盂癌的分期——膀胱癌和前列腺癌的分期(确定局部进展、淋巴结和远处转移)。有助于鉴别是否有精囊腺侵犯。越来越多地用于前列腺癌活检前诊断(mpMRI),采用前列腺成像报告和数据评分系统(PIRADS)。阴茎癌的分期。

● 嗜铬细胞瘤的诊断(T2 加权图像上非常明亮的高信号图像)。

● 提供的病史可能存在神经源性原因的下尿路症状(LUTS)检查(LUTS 合并存在腰椎或胸背部疼痛,或与会阴感觉丧失或膀胱感觉障碍有关,或腿部或足部感觉障碍)。

● 肾癌分期与下腔静脉(IVC)瘤栓的评估。

● 鉴别输尿管结石,最适合需要避免 X 射线辐射的人群(如孕妇腰痛)。

● 阴茎异常勃起患者阴茎平滑肌活力的评估。

正电子发射体层成像(PET)和正电子发射计算机体层成像(PET/CT)在泌尿外科患者中的应用

其为核医学成像技术,可产生人体功能成像的三维图像。原理是检测由正电子发射的放射性核素示踪剂发射的伽马射线,这些示踪剂随血管分布进入人体内的生物活性分子上,通过放射性核素分子"可视化"代谢过程,然后通过在同一台机器上进行的 CT 扫描(或 MRI)来构建不同器官和组织内示踪剂浓度的三维图像。因此,正电子发射体层成像具有射线辐射(通常为 5~7mSv,但如果与 CT 结合,最高可达25mSv)。

半衰期短(数分钟)的放射性核素附着在生物活性分子上,如葡萄糖("代谢"示踪剂)或与受体或药物作用部位结合的分子("受体特异性"示踪剂)。由于半衰期短,放射性核素必须在回旋加速器中,在靠近PET 成像装置的放射化学实验室中制造。

在泌尿外科实践中,常用的是氟同位素[18]F 氟代脱氧葡萄糖(^{18}F-FDG)。其被细胞葡萄糖转运体吸收,并被葡萄糖 -6- 磷酸激酶磷酸化为 FDG-6- 磷酸。FDG 在细胞内富集,因此细胞被 ^{18}F-FDG 标记。胆碱([18]F 或 ^{11}C)也可用于标记,其作为细胞膜磷脂在前列腺癌中促进代谢和转化。

放射性同位素经过正电子发射衰变,发射出正电子(所谓的电子反粒子)。发射的正电子在组织中传播很短的距离(小于 1mm,取决于同位素),因此很快失去动能。它们减速到可以与电子相互作用的程度,这种相互作用会导致电子和正电子的破坏,并在这个过程中产生一对朝相反方向移动的伽马光子。这些光子在到达扫描装置内的闪烁体时将被探测到。

用途

^{18}F-FDG 通过尿液排出,这限制了 ^{18}F-FDG PET 在原发性泌尿系肿瘤检测中的作用,但 ^{18}F-FDG 在检测转移性疾病方面很有意义。

前列腺癌

^{18}F-FDG PET 对早期前列腺癌的敏感性有限,因为其癌细胞通常没有葡萄糖代谢[5]。欧洲指南建议,在根治性前列腺切除术失败后,如果 PSA 大于 1ng/ml,则推荐使用胆碱 PET;在根治放疗失败后,如果考虑挽救治疗并需要评估远处转移,则推荐使用胆碱 PET。

肾癌

如果 CT 显示肾癌存在可疑转移,建议使用 ^{18}F-FDG PET。

膀胱癌

如果 CT/MRI 无法明确显示肌层浸润性膀胱癌的转移,英国国立临床规范研究所(NICE)推荐使用 ^{18}F-FDG PET,但它不适用于分期较早的病例。

生殖细胞瘤

^{18}F-FDG PET 可用于精原细胞瘤化学治疗后肿块 >3cm 患者。但是,该技术不适用于非精原细胞性生殖细胞肿瘤(NSGCT)。

参考文献

1 Fowler JC, Cutress ML, Abubacker Z, et al. (2011). Clinical evaluation of ultra-low dose contrast-enhanced CT in patients presenting with acute ureteric colic. Br J Med Surg Urol 4:56–63.

2 Turney BW, Willatt JM, Nixon D, et al. (2006). Computed tomography urography for diagnosing bladder cancer. Br J Urol Int 98:345–8.

3 Cowan NC, Turney BW, Taylor NJ, et al. (2007). Multidetector computed tomography urography for diagnosing upper urinary tract urothelial tumours. Br J Urol Int 99:1363–70.

4 Sudakoff GS, Dunn DP, Guralnick ML, et al. (2008). Multidetector computed tomography urography as the primary imaging modality for detecting urinary tract neoplasms in patients with asymptomatic hematuria. J Urol 179:862–7.

5 Rioja J, Rodríguez-Fraile M, Lima-Favaretto R, et al. (2010). Role of positron emission tomography in urological oncology. Br J Urol Int 106:1578–94.

放射性核素显像

人体内各种器官都可被有放射活性能发出 γ 射线的放射性核素标记,发射出的 γ 射线能穿透组织且能被置于人体旁边的 γ 射线照相机所捕获。最常用的放射性核素是锝 -99m(^{99m}Tc)(半衰期 6 小时,γ 射线放射能量 0.14MeV)。组织结合锝 ^{99m}Tc 后的分泌特性决定了其临床应用。

锝 -99m- 巯乙甘肽肾图

锝 -99m(^{99m}Tc)可结合到巯基乙酰基氮川三乙酸上。90% 以上静脉注射的锝 -99m- 巯乙甘肽(又称锝 -99m- 巯基乙酰基三甘氨酸)(^{99m}Tc-MAG3)与血浆蛋白结合,它从肾脏排泄,90% 通过肾小管分泌,只有 10% 通过肾小球滤过。MAG3 在静脉注射后很快排泄(注射后15 秒内出现在肾脏中,约 3 分钟内开始出现在膀胱中)。每次血液流经肾脏,约 2/3 注射剂量的 MAG3 被肾脏获取。肾脏的放射活性也上升很快。放射活性峰值代表 MAG3 从肾动脉到肾脏与 MAG3 的排泄相等的时刻。随着分泌超过肾动脉供给,肾脏的放射活性逐渐衰减。因此,记录下每个肾脏的时间 - 活性曲线,这就是肾图。

在最初的 1 分钟内,每隔 2 秒收集活性图像,之后每隔 20 秒收集图像(通常总共 30 分钟)。

正常肾图分为 3 个阶段

- 第一阶段:持续 20~30 秒的急剧上升段。
- 第二阶段:一个缓慢上升段,直至峰值。如果曲线没有达到峰值,则第二阶段继续上升。正常的第二阶段以一个陡峭的峰值结束。
- 第三阶段:峰值后下降的曲线。如果没有峰值,就不会有第三阶段。

肾图的描述

第一阶段没有特殊描述,第二阶段可描述为缺失、受损或正常,第三阶段可描述为缺失、受损或正常。

到达峰值的时间取决于尿流量和水合程度,是示踪物穿过肾实质到达肾盂所需时间的粗略测量。通常情况下正常肾图的达峰时间一般在 2~4.5 分钟。

如果超过了正常达峰时间而肾图峰值仍未出现,那么可能存在远端梗阻(如在肾盂输尿管连接部或输尿管以下)。此时,可静脉注射40mg 呋塞米(约在 18 分钟时),如果曲线快速下降,则提示不存在梗阻;如果曲线继续上升,则提示梗阻存在;如果曲线持续低平状态(没有上升或降低),则结果可疑。

可以测量肾实质通过时间,即实质通过时间指数(PTTI)。正常

PTTI 变化范围是 40~140 秒,平均为 70 秒。在存在梗阻或肾缺血时,PTTI 延长(超过 156 秒)。PTTI 正常可排除梗阻。

用途

- 评估分肾功能(即每个肾脏的功能)。
- 根据肾图曲线形状和 PTTI 确定是否存在肾梗阻。

锝 -99m- 二巯基丁二酸(^{99m}Tc-DMSA)扫描

DMSA 可被锝 -99m(^{99m}Tc)标记,由近端小管重吸收并停留在此处,极少被分泌,从而可得到"静止"的肾图像(静脉注射放射性同位素后 3~4 小时)。此检查可显示是否存在受损的肾单位。

用途

- 评估分肾功能(即每个肾脏的功能)。
- 肾瘢痕检查(表现为皮质缺损,提示次区域内没有放射性同位素摄入)。

放射性同位素骨显像

骨显像剂锝 -99m- 亚甲基二膦酸盐(MDP)可被血流增加、同时伴成骨细胞活性增加的区域所摄取。局部放射性同位素摄取增加有许多原因:肿瘤的骨转移、骨折部位、骨髓炎、结核和良性骨病(如骨瘤)。泌尿系肿瘤转移的特点是易发生于脊柱,而且是多发性的(单发转移灶罕见)。前列腺癌易发生骨转移。

尿流率测定

　　尿流率的测定(图 3.13),可提供患者尿流"强度"的图形。尿液流速以 ml/s 为单位,并可以使用商用便携式尿流仪测定(图 3.14)。其原理包括旋转圆盘(动量通量原理)、重量传感器(重力原理)或使用双金属条的电容。这种测量仪可记录排尿量、最大尿流率、排尿时间及尿流曲线,并可以输出打印。最大尿流率(Q_{max})受排尿量、患者膀胱收缩力和尿道通畅性(阻力)的影响。

　　有很多列线图将排尿量和尿流率联系起来。

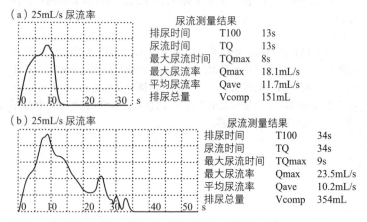

(a) 25mL/s 尿流率

尿流测量结果		
排尿时间	T100	13s
尿流时间	TQ	13s
最大尿流时间	TQmax	8s
最大尿流率	Qmax	18.1mL/s
平均尿流率	Qave	11.7mL/s
排尿总量	Vcomp	151mL

(b) 25mL/s 尿流

尿流测量结果		
排尿时间	T100	34s
尿流时间	TQ	34s
最大尿流时间	TQmax	9s
最大尿流率	Qmax	23.5mL/s
平均尿流率	Qave	10.2mL/s
排尿总量	Vcomp	354mL

图 3.13　(a)尿流率曲线。(b)尿流曲线上存在波动假象,最大尿流率不是显示的 23.5ml/s,而是接近于 18ml/s

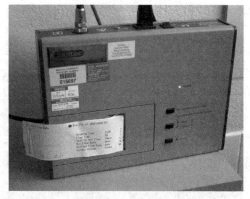

图 3.14　Dantec 尿流计

尿流率的解释和误区

图 3.13（b）所显示的波动假象是尿流曲线上突发、快速的尿流速增加，一般是因为尿流直接落在尿流仪的中心上所致尿流速的突然增加。

对于有"前列腺"症状的男性，在相同的排尿量下，一天内的流速变化很大（如果进行四次尿流率测定，会有高达 5ml/s 的差距）[1]。大多数指南建议至少测量两次尿流率，取较大者作为测量数据。

低尿流率意味着什么

单独测定尿流率不能说明尿流异常的原因。发生低尿流率时不能区分是因膀胱出口梗阻或是逼尿肌收缩力减低。

尿流率测定主要用于怀疑存在前列腺梗阻的老年人，以评估其排尿情况［下尿路症状（LUTS）/ 良性前列腺增生（BPH）］。但是对于其作为一项预测采取不同治疗方案取得疗效的检查来说，仍存在争议。一些研究发现，术前尿流率较高的患者，术后效果可能不如术前尿流率低的患者，而也有一些研究报道，术后效果和术前尿流率的高低无关。近年来退伍军人管理局比较存在 LUTS/BPH 症状的男性患者经尿道前列腺切除术（TURP）后和观察等待治疗，发现术前尿流率并不能预测 TURP 术后疗效[2]。

因此，对于 LUTS/BPH 患者进行尿流率测定，不同的指南给出了不同的建议。美国泌尿外科学会（AUA）推荐将其作为一个可供选择的检查[3]，第四届国际前列腺咨询委员会则将其作为一个推荐的检查，而欧洲泌尿外科学会（EAU）则建议外科手术前必须进行此检查[4]。

总的来说，对于女性下尿路功能障碍的患者，流率测定作为诊断检查来说准确性较低。虽然尿流量测定可用于评估尿道狭窄的男性的排尿功能，但在年轻男性中的价值有限，因为在这个年龄段，膀胱可以通过更有力的收缩来代偿尿道狭窄引起的尿流率下降。因此，患严重尿道狭窄的年轻患者也可以表现为尿流率正常。

参考文献

1 Reynard JM, Peters TJ, Lim C, Abrams P (1996). The value of multiple free-flow studies in men with lower urinary tract symptoms. *Br J Urol* **77**:813–18.

2 Bruskewitz RC, Reda DJ, Wasson JH, *et al.* (1997). Testing to predict outcome after transurethral resection of the prostate. *J Urol* **157**:1304–8.

3 McConnell JD, Barry MJ, Bruskewitz RC, *et al.* (1994). *Benign Prostatic Hyperplasia: Diagnosis and Treatment. Clinical Practice Guideline*. Rockville, MD: Agency for Health Care Policy and Research.

4 Denis L, Griffiths K, Khoury S, *et al.* (eds) (1998). *Fourth International Consultation on Benign Prostatic Hyperplasia (BPH), Paris, July 1997*. Plymouth: Health Publications.

5 de la Rosette JJ, Alivizatos G, Madersbacher S, *et al.* (2001). EAU guidelines on benign prostatic hyperplasia (BPH). *Eur Urol* **40**:256–63.

残余尿量测定

残余尿量（PVR）是指排尿后膀胱中的剩余尿量。正常人在排尿结束时，膀胱内不应残留尿液。存在残余尿可能与逼尿肌收缩力降低（由于年龄增长，老年膀胱比青年膀胱收缩力的维持较短；或者由于影响膀胱神经支配的神经源性疾病）、膀胱出口梗阻或两者的综合因素有关。在临床实践中，PVR 是在患者尝试排空膀胱后通过超声测量的。计算膀胱残余尿量的常用公式为：膀胱尿量（ml）= 膀胱长径（cm）× 宽度（cm）× 深度（cm）× 0.7[1-5]。

PVR 具有较大的波动性，在 3 个月的时间里，不同的天数记录的量在 150ml 到 670ml 之间波动[1]。

残余尿测定在临床上的应用

在前列腺症状的药物治疗（MTOPS）试验中，对安慰剂治疗的 737 名男性进行分析表明，PVR 容积似乎并不是发生急性尿潴留的强有力预测因子。残余尿量小于 39ml 的男性与残余尿量为 39ml 或更多（尽管高的 PVR 与更高的概率发生症状进展和需要侵入性治疗相关）在尿潴留发生率上没有差异[6]。同样，在接受 α 受体阻滞剂治疗的 389 名男性及 553 名安慰剂治疗的男性中，残余尿量小于 300ml 与残余尿量大于 300ml 两组之间尿潴留的发生率无明显差异[7]。在最初选择保守（非手术）治疗的 170 例经尿动力学证实的 BOO 患者中，141 例（83%）在 10 年后仍未接受治疗，29 例（17%）接受了手术（22 例因 LUTS，7 例因尿潴留）。基线水平的 PVR 不能预测尿潴留的发生率，也不能预测因 LUTS 加重而需要 TURP 的可能性[8]。

PVR 容量不能预测 TURP 术后疗效。基于这些原因，在美国泌尿外科学会指南中建议将残余尿量测定作为一种可选择的检查，但第 4 届国际前列腺增生咨询会推荐进行检查[2]。

目前认为残余尿量测定是有用（同时测定血肌酐）且安全的检查。它可预测肾后性尿路的压力，同时有助于泌尿外科医生判断不采用 TURP 而采用保守观察是否安全。对于重度 LUTS 症状的患者，如果残余尿量小于 350ml，采用观察等待是安全的，而对于大量残余尿的患者来说，也可能是安全的（小于 700ml）[3]。

残余尿量增加是否容易引起尿路感染

虽然直觉来说是，但残余尿量与尿路感染有关的研究证据表明，残余尿量升高未必会引起感染，至少在神经系统正常的成年人中，感染不会发生[3,4]。目前还没有长期的研究来确定 PVR 升高是否会增加 UTI 的风险。

参考文献

1 Dunsmuir WD, Feneley M, Corry DA, *et al.* (1996). The day-to-day variation (test–retest reliability) of residual urine measurement. *Br J Urol* **77**:192–3.

2 Denis L, Griffiths K, Khoury S, *et al.* (eds) (1998). *Fourth International Consultation on Benign Prostatic Hyperplasia (BPH), Paris, July 1997*. Plymouth: Health Publications.

3 Bates TS, Sugiono M, James ED, *et al.* (2003). Is the conservative management of chronic retention in men ever justified? *Br J Urol Int* **92**:581–3.

4 Riehmann M, Goetzmann B, Langer E, *et al.* (1994). Risk factor for bacteriuria in men. *Urology* **43**:617–20.

5 Hampson SJ, Noble JG, Rickards D, Milroy EG (1992). Does residual urine predispose to urinary tract infection? *Br J Urol* **70**:506–8.

6 Crawford ED, Wilson SS, McConnell JD, *et al.* (2006). Baseline factors as predictors of clinical progression of benign prostatic hyperplasia in men treated with placebo. *J Urol* **175**:1422.

7 Mochtar CA, Kiemeney LA, van Riemsdijk MM, *et al.* (2006). Post-void residual urine volume is not a good predictor of the need for invasive therapy among patients with benign prostatic hyperplasia. *J Urol* **175**:213–16.

8 Thomas AW, Cannon A, Bartlett E, Ellis-Jones J, Abrams P (2005). The natural history of lower urinary tract dysfunction in men: minimum 10-year urodynamic follow-up of untreated bladder outlet obstruction. *BJU Int* **96**:1301–6.

膀胱测压、压力流率测定和影像尿流动力学

- 膀胱测压:测定膀胱充盈期膀胱压力。
- 压力 - 流率测定(PFS):排尿的同时测定膀胱内压力。
- 影像尿流动力学:排尿期压力流率测定结合 X 线透视检查(图 3.8)。

通过这些技术可最精确地测量膀胱和尿道括约肌在膀胱充盈和排尿期间的功能。PFS 检查中应用膀胱测压,在膀胱充盈期(膀胱测压阶段)和排空期(排尿期)测定膀胱压力(通过尿道或耻骨上穿刺插管测定)和腹压(直肠置管测定),并同时记录尿流率。膀胱逼尿肌压力不能直接测得,但可以通过膀胱内压力减去腹压间接得到。这需要把由于咳嗽、腹部用力导致的压力升高,从总的膀胱压力中减去,剩余的"纯"的压力才是逼尿肌压力。

所有的压力均用厘米水柱(cmH$_2$O)表示,尿流率以毫升每秒(ml/s)表示。测压管道是一种小口径、充满液体的导管,连接在外部压力传感器或导管尖端压力传感器上的管道。

计算机打印出的膀胱内压、腹内压、逼尿肌压力和尿流率图见图 3.15。膀胱充盈期间可测到膀胱活动过度的收缩波,排尿期中,最重要的数

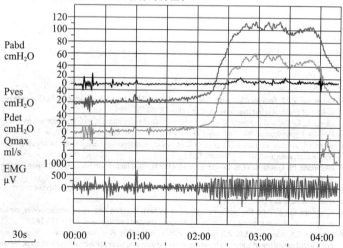

图 3.15　计算机打印出的膀胱内压(Pves)、腹压(Pabd)、逼尿肌压(Pdet)、最大尿流率(Qmax)和肌电图(EMG)

据是最大尿流率（Qmax）和最大尿流率时逼尿肌压力。这种相对于Qmax的逼尿肌压力可用于通过使用各种列线图来定义膀胱出口梗阻（BOO）的存在，其中国际尿控协会（ICS）列线图应用最为广泛。

（周乃春 译　陈方敏 顾朝辉 校）

第4章

膀胱出口梗阻

前列腺生长的调控和良性前列腺增生的进展

良性前列腺增生（BPH）的病理特征是尿道前列腺部周围前列腺上皮细胞和间质细胞数的增加（过度增生）。能观察到仅在正常胚胎发育期出现的新生上皮腺体结构。前列腺上皮中的间质组织由于"再度觉醒"概念的诱导效应，导致成人前列腺中新生腺体的发生。

前列腺细胞数目的增多表现为上皮和间质细胞的增殖，程序性细胞死亡减少，或两种机制同时存在。在 BPH 发展的早期，细胞增殖迅速发生。在进展为 BPH 以后，细胞增殖速度减慢，而且程序性细胞死亡减少（雄激素和雌激素活化，抑制细胞死亡）。

雄激素在 BPH 中的作用

睾酮（testosterone）可以与雄激素受体直接结合，或通过 5α- 还原酶（5AR）转换为更有效的形式——双氢睾酮（DHT）。存在两种 5AR 亚型：I 型或称"前列腺外"5AR（其并不存在于前列腺组织中，而是在皮肤和肝脏的组织中）；II 型或称"前列腺"5AR（其只存在于间质细胞的核膜上，而不是在前列腺上皮内）。I 型 5AR 不会受到非那雄胺抑制，而 II 型可以。度他雄胺同时抑制 I 型和 II 型 5AR。非那雄胺可降低血清 DHT 水平约 70%，度他雄胺大约 95%。非那雄胺可降低前列腺内 DHT（II 型）水平约 80%，度他雄胺可降低约 94%。笔者不知道这些差异是否会转化为临床疗效的差异，因为两种药物没有进行过临床比较。

睾酮可以弥散至前列腺和间质上皮细胞。睾酮在上皮细胞内，其直接与雄激素受体结合。在前列腺间质细胞内，一小部分与雄激素受体直接结合，但是大部分与核膜上的 5AR 结合（II 型）被转换为 DHT，随后与间质细胞内雄激素受体结合（具有更强的结合力，所以比睾酮更易结合）。部分在间质细胞中形成的 DHT 从间质细胞中扩散出，进入相邻的上皮细胞（旁分泌作用）。雄激素受体 / 睾酮或雄激素受体 / DHT 复合物随后与细胞核上的特异性结合位点结合，因此介导雄激素依赖基因的转录和后续的蛋白质合成。

目前认为这是间质 / 上皮相互作用，可能受到可溶性生长因子介导，这种因子是刺激或抑制细胞分裂和分化的小肽。生长刺激因子包括碱性成纤维细胞生长因子（bFGF）、表皮生长因子（EGF）、角质化细胞生长因子（KGF）和胰岛素样生长因子（IGF）。转化生长因子（TGF）（如 TGF-β）正常抑制上皮细胞增生，而在 BPH 中 TGF-β 水平可能会下调。

膀胱出口梗阻和良性前列腺增生的病理生理学及原因

　　男性膀胱出口梗阻(BOO)的主要原因是良性前列腺增生(BPH)，不常见的原因有尿道狭窄和前列腺恶性增大。女性 BOO 总的来说不常见，原因包括盆腔器官脱垂(膀胱膨出、直肠膨出、子宫下垂)，下垂的器官直接压迫尿道；尿道狭窄，尿道憩室；压力性尿失禁手术治疗后；Fowler 综合征(绝经前女性外括约肌舒张功能丧失，常常与多囊卵巢相关)和盆部肿瘤(如卵巢肿瘤)。在任何性别，神经性疾病(脊髓损伤、脊柱裂、多发性硬化)都可能会引起排尿时外括约肌舒张功能丧失［逼尿肌括约肌协同失调(DSD)］。

　　继发于 BPH 的良性前列腺增大［良性前列腺梗阻(BPO)］，是引起 BOO 的病理生理学基础的原因，这种梗阻比其他任何一种梗阻类型研究的更多。BPO 有动态和静态因素：

- **BPO 的动态因素**：α1 肾上腺素受体介导前列腺平滑肌收缩。平滑肌占到增生的前列腺表面密度的 40%，而人类前列腺收缩是受 α 肾上腺素能激动剂控制的。这种效应是 α 肾上腺素受体拮抗剂治疗有症状的 BPO 理论基础。

- **BPO 的静态因素**：由良性前列腺增大(BPE)容积效应介导。

BOO 的病理生理学结果

　　英国皇家外科医师学会的创始人 John Hunter(1786)，曾写过："只有梗阻引起的膀胱疾病使膀胱易激惹性增加，其结果会导致膀胱少量扩张，使膀胱活动加速，膀胱壁增厚变强。"BOO 引起膀胱壁增厚，在显微镜下，平滑肌细胞增大，平滑肌束间的结缔组织(胶原和弹力蛋白)增加。在一些病例中，增厚的膀胱壁可能会导致膀胱顺应性降低，发展为膀胱和肾内高压。可能出现进行性肾积水，并伴随肾功能损伤，甚至是肾衰竭(高压型慢性尿潴留)。

　　建立的 BOO 试验模型证实引起膀胱过度活动的发展(在膀胱充盈期膀胱不稳定收缩)。这可能是由于长期排尿时膀胱内压增高引起缺血，而导致膀胱内神经元的缺血性损伤(即膀胱去神经)。许多患者的临床症状为尿频、尿急和急迫性尿失禁。

良性前列腺梗阻：症状和体征

临床实践指南

对出现 BPH 症状男性患者的诊断（和治疗）方法已经标准化[1]。每一种指南都要求采集病史、进行体格检查，并且将泌尿系统症状的严重程度正规地用国际前列腺症状评分（IPSS）评估。其中包括对症状引起患者"不适程度"的衡量。

泌尿系统症状——意味着哪里出问题了？

在 1990 年代，经典的"前列腺"症状有尿频、尿急、夜尿、排尿等待、排尿无力、尿流中断、尿末滴沥——习惯上认为是由于前列腺增大而出现 BOO 的标志——但是这些与前列腺大小、尿流率、残余尿量或确认 BOO 的尿流动力学证据相关性很小。年龄相仿的老年男性和女性有相似的症状评分（IPSS），尽管事实上女性没有前列腺，很少有 BOO。

前列腺症、LUTS、LUTS/BPH

"前列腺症"之所以被"下尿路症状（LUTS）"的概念代替，就是为避免对这些症状的原因提供任何暗示。最近，"LUTS/BPH"的概念已经用于描述 BPH 症状。当然，无论医生使用"前列腺症"、"LUTS"还是"LUTS/BPH"都是没问题的，只要记住：泌尿系症状有可能是非前列腺原因的。当问题可能发生于其他部位时，要尽可能避免治疗前列腺。

特别是要在采集病史时询问有无以下表现：

● **遗尿**：提示存在高压性慢性尿潴留（检查有无腹部膨隆，其为明显扩张的膀胱引起，触诊时实性，叩诊浊音）。

● **明显的尿频和尿急，特别是伴随有膀胱痛**：检查是否存在膀胱原位癌（尿细胞学、膀胱软镜和膀胱活检）。

● **肉眼血尿**：有时是源于前列腺增生和血管，但要用膀胱软镜和上尿路造影检查除外其他病因（膀胱和肾的肿瘤和结石）。

● **背痛和神经性症状（坐骨神经痛、下肢无力或麻木）**：少见，LUTS 可以由神经性疾病引起。

参考文献

1 Irani J, Brown CT, van der Meulen J, Emberton M (2003). A review of guidelines on benign prostatic hyperplasia and lower urinary tract symptoms: are all guidelines the same? *BJU Int* 92:937–42.

怀疑良性前列腺增生导致男性下尿路症状的诊断性检查

临床实践指南

对出现提示良性前列腺增生（BPH）症状的男性患者诊断（和治疗）已经发展为标准化的方法[1]。所有的指南都要求采集病史、进行体格检查并且全部都推荐对症状的严重程度使用国际前列腺症状评分（IPSS）评价。其中包括对症状引起患者"不适程度"的衡量。根据各个指南的观点，推荐的诊断性检查差别很大。高质量的指南（如依据的是随机试验结果）推荐很少的诊断性检查[2]——尿液分析、每日排尿完成情况（频率-体积表）以检查是否存在多尿和夜间多尿（这可能是患者排尿次数或夜尿次数增加的原因）、测量血清肌酐。这些研究者认为，测量尿流率和残余尿量是可选的检查。

直肠指检和 PSA

直肠指检是为发现有无结节，其存在可能提示潜在的前列腺癌，并提供前列腺大致体积。单纯的体积并不是治疗指征，但是如果考虑手术治疗，明显的前列腺增大可以通过经直肠超声扫描明确（如果前列腺体积为 100ml 或更大，可能会采用开放式前列腺切除术）。应与患者沟通介绍 PSA 检查的优缺点。

血清肌酐

此为肾功能的基本检查，是为检查有无继发于高压性尿潴留所致的肾衰竭。

残余尿（PVR）

同一天或不同天的残余尿量变化很大（重复测量相差 600ml）[3]。残余尿不可用于预测 TURP 术后症状缓解的情况。连同血清肌酐结果，可以提示观察等待治疗是否安全。对 PVR<350ml 的患者，不用手术治疗也是安全的[4,5]，因为男性中的大多数没有出现肌酐情况恶化，也没有 PVR 增加、没有症状恶化，并且不需要 TURP。

尿流率检查

对这项检查有多种观点，如在手术治疗 BPH 前，为可选、推荐和必须。像 PVR—样，尿流率的测量值在特定时间是变化的[6]，所以并不能区分出 BOO 和膀胱收缩力减弱，并且无法对 TURP 术后症状缓解情况进行预测。

压力流率检查

能够较好地预测 TURP 术后症状缓解情况。然而大多数没有梗阻的患者都有良好的结果，而许多泌尿外科医师因为压力流率检查的时间、费用和侵入性认为不应该作为常规检查。美国泌尿外科学会（AUA）关于 BPH 治疗的指南（http://www.auanet.org）认为压力流率检查是可选检查，因为该检查不能可靠地预测个别患者的治疗失败（在无梗阻的情况下，治疗失败率较高，但对非梗阻的个体仍有适当的机会通过 TURP 得到改善）。AUA 指南特别指出："如果在没有明确证据表明梗阻存在的情况下进行干预治疗，患者需要被告知手术失败率可能更高。"

肾脏超声检查

如果血清肌酐升高，此检查可以发现是否存在肾积水。根据血清肌酐水平在超声检查中会出现上尿路扩张的患者比例是：肌酐 < 115mmol/L：0.8%；肌酐 115~130mmol/L：9%；肌酐 >130mmol/L：33%[7]。

参考文献

1 Roehrborn CG, Bartsch G, Kirby R, et al. (2001). Guidelines for the diagnosis and treatment of benign prostatic hyperplasia: a comparative international overview. *Urology* **58**:642–50.

2 Irani J, Brown CT, van der Meulen J, Emberton M (2003). A review of guidelines on benign prostatic hyperplasia and lower urinary tract symptoms: are all guidelines the same? *Br J Urol Int* **92**:937–42.

3 Dunsmuir WD, Feneley M, Corry DA, et al. (1996). The day-to-day variation (test–retest reliability) of residual urine measurement. *Br J Urol* **77**:192–3.

4 Bates TS, Sugiono M, James ED, et al. (2003). Is the conservative management of chronic retention in men ever justified? *Br J Urol Int* **92**:581–3.

5 Wasson JH, Reda DJ, Bruskewitz RC, et al. (1995). A comparison of transurethral surgery with watchful waiting for moderate symptom of benign prostatic hyperplasia. The Veterans Administration Cooperative Study Group on Transurethral Resection of the Prostate. *N Engl J Med* **332**:75–9.

6 Reynard JM, Peters TJ, Lim C, Abrams P (1996). The value of multiple free-flow studies in men with lower urinary tract symptoms. *Br J Urol* **77**:813–18.

7 Koch WF, Ezz el Din KE, De Wildt MJ, et al. (1996). The outcome of renal ultrasound in the assessment of 556 consecutive patients with benign prostatic hyperplasia. *J Urol* **155**:186–9.

男性下尿路症状的治疗：NICE 2010 指南

（指南下载网址：http://www.nice.org.uk/CG97）

对于那些在英国工作的泌尿外科医生，英国国立临床规范研究所（NICE）2010 LUTS 指南为男性 LUTS 的诊断和治疗方案提供了一套有帮助的总结。如通常的指南一样，该指南不是一成不变的——没有绝对的要求去完全遵守指南；只要泌尿外科医生这样做的理由合乎逻辑（合理的）基础，泌尿外科医生可以"跳出"指南。NICE 指南中对 BPH 相关 LUTS 的处理方法与 AUA 2010 指南中 BPH 处理方法存在差异，这些方法的差异强调其相关性。

根据 IPSS，下尿路症状（LUTS）可分为：轻度（0~7），中度（8~19），重度（20~35）。

初始评估（即初级诊疗）

评估一般病史，以确定 LUTS 和合并疾病的可能病因；检查腹部、外生殖器以及直肠指检；行尿液检查以确定是否有红细胞、葡萄糖、蛋白质、白细胞和亚硝酸盐；完善频率尿量量表（FVC）；只有当怀疑肾功能损害时行血肌酐及肾小球滤过率（eGFR）检查。

如果提示 LUTS 是因为继发于良性前列腺增大（BPE）的膀胱出口梗阻（BOO）或直肠指检怀疑前列腺异常或患者担心前列腺癌，请为患者提供信息、建议和时间来让患者决定是否希望进行 PSA 检查。

不建议常规行膀胱镜检、尿流率检查和残余尿量测定。

提供生活方式方面的建议（如液体摄入量方面的建议）；轻度或中度的令人困扰的 LUTS 进行积极主动监测*（教育安慰、生活方式建议、不即刻治疗、定期随访）或积极干预（保守治疗、药物和手术）。

保守治疗

● **储尿期症状**：如果怀疑是膀胱过度活动症（OAB），提供指导性膀胱训练、液体摄入建议和生活方式建议，并在必要时提供防护产品，即护垫或护套；为前列腺切除术后引起的压力性尿失禁提供指导性盆底肌锻炼——在考虑其他选择前至少要持续 3 个月。

● **排尿期症状**：在留置导尿管前先进行间歇性自我导尿；如果侵入性较小的方法不能改善下尿路症状则行耻骨上膀胱造瘘；告知已确诊 BOO 的患者，膀胱训练不如手术有效；对于排尿后滴尿患者，告知如何

---

* AUA 2010 指南采用"观察等待"和"主动监测"概念，该指南定义的"观察等待"为"由患者家庭医生进行监视，但同时不接受积极干预"。对中等症状的患者（AUA-SI<8），或者对 AUA-SI≥8 但不抗拒 LUST 药物治疗的患者，推荐观察等待。

表 4.1　药物治疗

适应证	治疗	疗效评估
中至重度 LUTS	采用 α- 受体阻滞剂(阿夫唑嗪,多沙唑嗪,坦索罗辛和特拉唑嗪)	每 4~6 周(AUA 指南建议 2~4 周),之后每 6~12 个月
OAB	采用 M 受体拮抗剂	每 4~6 周直到症状稳定,之后每 6~12 个月
LUTS、前列腺估计 > 30g 或 PSA>1.4ng/ml,高危进展风险性	采用 5α- 还原酶抑制剂	每 3~6 个月,之后每 6~12 个月
令人困扰的中到重度 LUTS 且前列腺估计 > 30g 或 PSA>1.4ng/ml	考虑采用一种 α- 受体阻滞剂 +5α- 还原酶抑制剂	对 α- 受体阻滞剂每 4~6 周,之后每 6~12 个月;对 5α- 还原酶抑制剂每 3~6 个月,之后每 6~12 个月
采用 α- 受体阻滞剂仍有储尿期症状	考虑加用一种 M 受体拮抗剂	每 4~6 周直到症状稳定,之后每 6~12 个月

进行手法辅助排尿。

● 在保守治疗不成功或不合适的情况下提供药物治疗;考虑合并疾病与目前治疗之间的关系;不要提供顺势疗法、植物制剂疗法或针灸(表 4.1)。

● 夜间多尿:排除其他医学原因——糖尿病和尿崩症,肾上腺功能不全;高钙血症;肝功能衰竭;多尿肾衰竭;慢性心力衰竭;阻塞性睡眠呼吸暂停依赖性水肿;慢性静脉瘀滞综合征;钙通道阻滞剂;利尿剂;选择性 5- 羟色胺再摄取抑制剂(SSRI)类抗抑郁药。

● 考虑采用一种下午晚些时候服用的髓袢利尿剂。考虑在第一次给药后 3 天口服去氨加压素测定血清钠;如果钠含量低于正常参考值,停止用药。

转诊至专科医师评估

如果令人困扰的 LUTS 对保守治疗或药物没有反应;LUTS 反复发作或并发持续性尿路感染(UTI);尿潴留;疑因下尿路功能障碍引起的肾功能损害;怀疑泌尿系肿瘤;压力性尿失禁。

专科评估

(即二级诊疗——"在治疗男性 LUTS 方面受过专业培训的职业医师"。)基于前列腺大小的手术治疗方案总结,排尿期症状见表 4.2,储尿期症状见表 4.3。

● 只提供以下作为随机对照试验(RCT)的一部分:前列腺肉毒杆菌注射(prostatic Botox injection);激光汽化技术;双极经尿道前列腺汽化术(TUVP);经尿道前列腺汽化电切术(TUVRP)(单极或双极)。

表4.2　排尿期症状

前列腺体积	手术类型
全部	TURP（单极或双极）、TUVP（单极）、HoLEP
估计 <30g	经尿道前列腺切开术（TUIP）（膀胱颈切口）作为上述方法的替代方法
估计 >30g	TURP、TUVP、HoLEP*和开放性前列腺切除术

* 在专门研究该技术的医学中心或有培训资质的机构。

表4.3　储尿期症状

适应证	手术类型
逼尿肌过度活动	考虑肉毒素膀胱壁注射（必须愿意且能够做 ISC）；SNS；膀胱成形术（必须愿意且能够做 ISC）
压力性尿失禁	考虑人工尿道括约肌植入术（壁内注射、置入可调压缩装置、尿道吊带——仅作为随机对照试验的一部分）
难治性 LUTS，如果膀胱成形术或 SNS 临床不适合或患者不接受	考虑尿流改道术

ISC，间歇性自我导尿；SNS，骶神经刺激。

- 不要提供以下任何选项来替代 TURP、TUVP 或 HoLEP：
  - 经尿道前列腺针刺消融术（TUNA）；经尿道前列腺微波热疗（TUMT）；高强度聚焦超声（HIFU）；激光凝固术（laser coagulation）；经尿道前列腺乙醇消融术（TEAP）（AUA 2010 年指南将 TUNA 和 TUMT 作为中度至重度 LUTS（即 IPSS≥8）患者的治疗选择）。

男性患者为什么需要治疗其症状

男性患者会因为多种原因需要治疗其 LUTS：

- 因为症状会令其烦恼
- 此类可能会害怕这些症状是急性尿潴留症状会进一步恶化的警告
- 此类可能担心其症状提示自己患上前列腺癌

要明确患者来向医生咨询的目的。一旦再次确认患者发生尿潴留和前列腺癌的可能性很低，患者可能不会要求对看似严重的症状进行治疗，并会很高兴地接受观察等待的治疗策略。

治疗目标

- 改善令人困扰的症状

- 预防症状进展
- 减少长期并发症（尿潴留、肾功能不全）
- 治疗方法的选择包括观察等待、生活方式的改变、药物治疗（α-受体阻滞剂、5α- 还原酶抑制剂、抗胆碱能药物和植物制剂）、微创手术、TURP 和开放性前列腺切除术。治疗的选择是由患者决定的，根据患者对自己的症状有多糟糕（令人困扰）的看法，权衡各种选择的好处和风险。药物治疗对症状的改善最小，但通常是安全的。微创手术改善较大，副作用风险较高。TURP 和开放式前列腺切除术能最大程度改善症状，但也有潜在严重并发症的风险。

令人困扰的症状

令人烦恼的程度并不是意味着等同于用症状评分评价的症状严重程度。因而某些症状评分较低的男性，可能自认为其症状非常令人烦恼并要求治疗而症状评分较高的男性患者，可能因为没有受到烦扰而想要治疗。如果某一种症状特别严重，但是在 7 种症状评分中其他 6 种症状评分最小，此时总的症状评分会明显偏低，但是患者会对那一种症状非常烦恼（如尿急和夜尿可能会比排尿踌躇或尿流无力更易引起烦恼）。

"症状是由前列腺癌引起的吗?"

并没有针对前列腺癌的特异性 LUTS。尽管随后证明患者可能确实患有前列腺癌，其症状也许是因为并存的 BPH 或与其他下尿路疾病有关。如果患者为是否患有前列腺癌担心，可以建议其进行 PSA 检测和前列腺穿刺活检。

"有可能会发展为尿潴留吗?"

许多患者担心其泌尿系统状可能是发展为急性尿潴留的先兆，这是可以理解的。因为这会影响这些患者决定是否针对这种症状寻求帮助，这些患者认为这种症状是随后发生尿潴留的风险，这也影响其对治疗类型的选择。表 4.4 可以给患者关于尿潴留发展风险的想法提供帮助。

表 4.4　根据年龄和症状评分，每年尿潴留的风险（每年经受尿潴留事件的人数）

年龄	轻度症状（AUA 症状评分≤7 分）	中或重度症状（AUA 症状评分 >7）
40~49 岁	3/1 000	3/1 000
70~79 岁	9/1 000	34/1 000

按年龄和尿流率修正，AUA 症状评分≥8 的患者与 AUA 症状评分为≤7 者相比，发展为尿潴留的风险会增加 2~3 倍。峰值尿流率 <12ml/s 的患者与峰值尿流率 >12ml/s 者相比，发展为尿潴留的风险会增加 4 倍。前列腺体积超过 30ml 的患者与前列腺体积少于 30ml 者相比，发展为尿潴留的风险会增加 3 倍。

表格引自 Jacobsen 的研究，这份研究报告是为期 4 年的前瞻性研究，每组人数 >2 000。LUTS、低尿流率、前列腺增大和高龄的出现，与尿潴留风险增加有关。

数据来源于 Jacobsen SJ, Jacobson DJ, Girman CJ, et al. (1997) Natural history of prostatism: risk factors for acute urinary retention. *J Urol* 158:481-7.

参考文献

1　Jacobsen SJ, Jacobson DJ, Girman CJ, *et al.* (1997). Natural history of prostatism: risk factors for acute urinary retention. *J Urol* **158**:481–7.

对非复杂型良性前列腺增生的观察等待

大量的研究表明,在相当比例的男性患者中,尽管症状很严重,但其并没有加重病情进展:

● **Ball 研究**[1]:对 107 例观察等待超过 5 年的男性进行随访。没有一例患者有手术治疗的绝对指征。半数的患者在尿流动力学检查中存在梗阻。1/3 的患者好转;只有小于一半的患者保持不变;1/4 的患者转差(其中 8 人接受 TURP 治疗);2% 发展为尿潴留。

● **PLESS 研究**(非那雄胺片长期效能和安全性研究)[2]:将 1 500 名中到重度症状的男性随机分组到安慰剂组(并将相似数量的人分到用药组)。在安慰组中的患者,在 4 年内症状评分平均下降 1 分。

● **关于观察等待与 TURP 对比的 Wasson 研究**[3]:对中度症状的男性,发展到尿潴留的风险、症状恶化或需要接受 TURP 的,在选择观察等待中的患者中是很少的。40% 的患者发现其症状改善,30% 的患者症状加重,大约 1/4 的患者需要接受 TURP。

● **五大医学中心的研究**[4]:在学习患者宣教项目后由家庭医生推荐考虑做 TURP 的 500 名患者愿意接受非手术治疗的随访。一部分人在随后超过四年的时间都选择药物治疗或手术。对轻、中、重度症状男性患者,在 4 年后施行手术的比例分别为 10%、24% 和 39%。而对相同症状的分组中,4 年后分别有 63%、45% 和 33% 仍旧没有接受任何治疗。大约 1/4 最初症状表现严重的患者,后续记录提示轻或中等程度的症状改善。

基于这些研究,医生可以说尽管症状严重,也不一定会在长时间后恶化。在这种情况下,对许多患者,即便是原先的症状很重,也可以选择观察等待的治疗策略。国际前列腺症状评分(IPSS)可测量症状的"严重性",更重要的是评价症状给患者带来的烦恼。所以,如果患者症状评分很高(症状严重),但是并没有受到这些症状影响,就没有治疗的指征。另一方面,有些患者症状评分很低,但是症状可能给患者的烦恼程度很重,这些患者更适合治疗(通常从药物治疗开始,如 α- 受体阻滞剂或 5α- 还原酶抑制剂)。

参考文献

1　Ball AJ, Feneley RC, Abrams PH (1981). Natural history of untreated 'prostatism'. *Br J Urol* **53**:613–16.
2　McConnell JD, Bruskewitz R, Walsh PC, *et al.* (1998). The effect of finasteride on the risk of acute urinary retention and the need for surgical treatment among men with benign prostatic hyperplasia (PLESS). *N Engl J Med* **338**:557–63.
3　Wasson JH, Reda DJ, Bruskewitz RC, *et al.* (1995). A comparison of transurethral surgery with watchful waiting for moderate symptoms of benign prostatic hyperplasia. The Veterans Affairs Cooperative Study Group on Transurethral Resection of the Prostate. *N Engl J Med* **332**:75–9.
4　Barry MJ, Fowler FJJ, Bin L, *et al.* (1997). The natural history of patients with benign prostatic hyperplasia as diagnosed by North American urologists. *J Urol* **157**:10–14.

良性前列腺增生的药物治疗:α 受体阻滞剂

α 受体阻滞剂治疗 BPH 的基本原理

　　像前文所述的那样,α1 肾上腺素受体介导的前列腺平滑肌收缩是引起 BPO 的部分原因,这就是 α1 肾上腺素受体阻滞剂治疗症状性 BPO 的基本原理。

　　α 肾上腺素受体(AR)可大体分为两种亚型——α1 和 α2。分子克隆研究已经鉴定发现三种 α1-AR 的亚型:α1a(主要分布于人类组织间质中,能介导前列腺平滑肌收缩)、α1b(主要存在于人类前列腺上皮中)和 α1L(考虑为 α1a-AR 的一种构象状态)。不同的 AR 亚型介导的 α 肾上腺素受体阻滞剂的效能和副作用仍然未知。

α 受体阻滞剂分类

　　α 受体阻滞剂依照其对 AR 的选择性和代谢半衰期分类:
- 非选择性:酚苄明,可有效地控制症状,但是副作用较大。
- α1:哌唑嗪、阿夫唑嗪和吲哚拉明。
- 长效 α1:特拉唑嗪、多沙唑嗪和阿夫唑嗪缓释片(SR)。
- 亚型选择性:坦索罗辛,相对 α1b 亚型,其更选择性作用于 α1a-AR 亚型。

　　没有研究根据效能和副作用对 α 受体阻滞剂间做直接比较。特拉唑嗪和多沙唑嗪在治疗开始时需要剂量调整来减少头晕和昏厥。

治疗指征

　　受下尿路症状(LUTS)困扰,而观察等待失败的患者,或患者希望接受治疗。

治疗反应

对 α 受体阻滞剂有反应的患者比例

　　在 IPSS 评分中患者能够感受到下降 4 分的缓解。如果将"有反应"定义为与安慰剂相比症状缓解 >25%,多数研究报告的药物反应率为 30%~40%[1]。TURP 术后患者的症状评分缓解的平均有效率为 80%,(即 10 例患者中有 8 例会在 TURP 后表现症状缓解)。对那些有反应的患者,α 受体阻滞剂比 5α- 还原酶抑制剂起效快得多。在开始治疗一个月后,其效果将达到最大。

对 α 受体阻滞剂有"反应"的患者症状评分的改善

　　在 TURP 术后,平均症状评分的改善有效率为 85%[2]。而有些患者则表现出对安慰剂有所反应,这种症状改善比应用 α 受体阻滞剂的患者看起来还要好。与安慰剂相比,α 受体阻滞剂会使症状评分改善 10%~30%[3]。相当于比安慰剂改善 4~5 分。

副作用

相当一部分患者是因为其副作用（15%~30% 的患者报告与副作用相关）或认为效果不佳停止用药（约 50% 的男性在 3 年以内停止服用 α 受体阻滞剂，因为这些患者认为 α 受体阻滞剂不起作用）[4]。副作用有虚弱（5% 的患者有乏力）、头晕（2%~14%）、头痛（2%）和体位性低血压（1%）和逆行射精（8%）。关于 α 受体阻滞剂与治疗勃起功能障碍的药物同时使用的安全性的资料很少。

术中虹膜松弛综合征和 α 受体阻滞剂应用

在白内障手术中，会发生以下三联征：尽管术前进行扩瞳孔，仍出现手术中瞳孔进行性的缩小（瞳孔收缩），松弛的虹膜翻转，虹膜向切口处脱垂，进而导致以下并发症：如后囊膜破裂伴玻璃体丢失和术后眼压增高（视敏度得到保留）。最初的报告认为这种情况与术前使用坦索洛辛有关；目前认为潜在的机制是虹膜扩张器平滑肌受抑制[5,6]。

服用坦索洛辛的男性出现术中虹膜松弛综合征（IFIS）的风险很大（在 10 项回顾性和前瞻性研究中发生率为 43%~90%）[7]。使用特拉唑嗪和多沙唑嗪等前一代 α- 受体阻滞剂，IFIS 的风险似乎较低（0%~25%）[7]。

手术前的任何时间点停止服用 α 受体阻滞剂治疗是否能减轻 IFIS 的风险尚不清楚。AUA 2010 良性前列腺增生指南推荐，对于 BPH 继发 LUTS 的患者，如果计划使用 α 受体阻滞剂治疗，应询问患者是否计划进行白内障手术。计划进行白内障手术的患者在完成白内障手术前应避免使用 α 受体阻滞剂。

参考文献

1　Lowe F (1999). Alpha-1-adrenoceptor blockade in the treatment of benign prostatic hyperplasia. *Prostate Cancer and Prostatic Diseases* 2:110–19.

2　McConnell JD, Barry MD, Bruskewitz RC, *et al.* (1994). *The BPH Guideline Panel. Benign Prostatic Hyperplasia: Diagnosis and Treatment. Clinical Practice Guideline.* Agency for Health Care Policy and Research, publication No. 94–0582. Rockville, MD: Public Health Service, US Department of Health and Human Sciences.

3　Boyle P, Robertson C, Manski R, *et al.* (2001). Meta-analysis of randomized trials of terazosin in the treatment of benign prostatic hyperplasia. *Urology* 58:717–22.

4　de la Rosette, Kortmann B, Rossi C, *et al.* (2002). Long term risk of retreatment of patients using alpha blockers for lower urinary tract symptoms. *J Urol* 167:1734–9.

5　Chang D, Campbell J (2005). Intraoperative floppy iris syndrome associated with tamsulosin. *J Cataract Refract Surg* 31:664.

6　Bell C, Hatch WV, Fischer HD, *et al.* (2009). Association between tamsulosin and serious ophthalmic adverse events in older men following cataract surgery. *JAMA* 301:1991–6.

7　American Urological Association (2010). The AUA 2010 BPH Guidelines [online]. Available from: ✍ http://www.auanet.org.

良性前列腺增生的药物治疗：5α- 还原酶抑制剂

5α- 还原酶抑制剂（5ARIs）抑制睾酮向双氢睾酮（DHT）的转化，后者是前列腺中效能更强的雄激素。因为会引起前列腺上皮细胞皱缩，所以前列腺体积也会减小，从而减少良性前列腺增大的"静态"部分。这一过程需要几个月，所以泌尿系统症状不会在一开始就得到改善。非那雄胺是选择性 5α- 还原酶抑制剂（Ⅱ型同工酶），这种 5α- 还原酶可以将睾酮转化为 DHT。非那雄胺作为该酶抑制剂因此降低血清和前列腺内 DHT 水平。依立雄胺是 5α- 还原酶双重抑制剂。在临床上，依立雄胺与非那雄胺相比是否有明显的优势尚须进一步证明。

药物作用

● 非那雄胺：大量的研究显示：5α- 还原酶抑制剂与安慰剂相比，根据 IPSS 评分，能够使症状有 2~3 分的好转，尿流率有 1~2ml/s 的好转［SCARP[1]（Scandinavian BPH 研究组），PROSPECT[2]（非那雄胺片安全性与有效性的加拿大两年研究），PROWESS 研究组[3] 和最近的 PLESS[4]（非那雄胺片长期安全性与有效性的研究）］。PLESS 的数据也显示尿潴留风险有少量降低。

● 度他雄胺：其药效的证据主要是基于一项开放标签 2 年 RCT 研究[6]；SMART1 是一项评价安慰剂治疗撤退联合 α 受体阻滞剂治疗臂疗效的研究[7]；CombAT 研究（度他雄胺 vs 坦索罗辛 vs 度他雄胺 + 坦索罗辛）[8]。

副作用

总的来讲，5α- 还原酶抑制剂的副作用相当轻。其主要的副作用都是围绕性功能方面（如性欲缺乏 5%、阳痿 5% 和一少部分患者会出现射精量减少）。

5α- 还原酶抑制剂与尿潴留的发病风险

PLESS 研究已公开发布的数据显示[5]5α- 还原酶抑制剂作为尿潴留风险下降的证据。在 4 年的随访研究中，1 471 例使用非那雄胺的患者中有 42 例发展到尿潴留（3%），而 1 404 例使用安慰剂的患者中有 99 例出现尿潴留（7%）。这一结果提示，应用非那雄胺会使尿潴留发生风险减少 43%，令人难以置信。然而，超过 4 年的时间，尿潴留风险绝对的下降值只有 4%，并未体现其优势。所以非那雄胺确实能够减低尿潴留的风险，但尿潴留本身是一件少见的事件，根据随访结果，超过 4 年的时间，这项研究中安慰剂组患者有 93% 没有发展为尿潴留。从另一方面理解，为预防避免 1 例患者发生尿潴留，可能会需要 25 例患者持续应用非那雄胺 4 年。

5α- 还原酶抑制剂治疗 BPH 造成的血尿

非那雄胺抑制血管内皮生长因子（VEGF）。前列腺大血管萎缩，有助于减少患有良性前列腺增生的男性血尿的发生频率[5]。

参考文献

1　Andersen JT, Ekman P, Wolf H, et al. (1995). Can finasteride reverse the progress of benign prostatic hyperplasia? A two-year placebo-controlled study. The Scandinavian BPH Study Group. Urology 46:631–7.

2　Nickel J, Fradet Y, Boake RC, et al. (1995). Efficacy and safety of finasteride therapy for benign prostatic hyperplasia: results of a 2-year randomised controlled trial (the PROSPECT study). PROscar Safety Plus Efficacy Canadian Two Year Study. Can Med Assoc J 155:1251–9.

3　Marberger MJ (1998). Long-term effects of finasteride in patients with benign prostatic hyperplasia: a double-blind, placebo-controlled, multicenter study. PROWESS Study Group. Urology 51:677–86.

4　McConnell JD, Bruskewitz R, Walsh PC, et al. (1998). The effect of finasteride on the risk of acute urinary retention and the need for surgical treatment among men with benign prostatic hyperplasia (PLESS). N Engl J Med 338:557–63.

5　Foley SJ, Soloman LZ, Wedderburn AW, et al. (2000). Finasteride for haematuria due to BPH. A prospective study of the natural history of hematuria associated with BPH and the effect of finasteride. J Urol 163:496–8.

6　Roehrborn C, Lukkarinen O, Mark S, et al. (2005). Long-term sustained improvement in symptoms of benign prostatic hyperplasia with the dual 5alpha-reductase inhibitor dutasteride: results of 4-year studies. BJU Int 96:572–7.

7　Barkin J, Guimaraes M, Jacobi G, et al. (2003). Alpha-blocker therapy can be withdrawn in the majority of men following initial combination therapy with the dual 5alpha-reductase inhibitor dutasteride. Eur Urol 44:461–6.

8　Roehrborn C, Siami P, Barkin J, et al. (2008). The effects of dutasteride, tamsulosin and combination therapy on lower urinary tract symptoms in men with benign prostatic hyperplasia and prostatic enlargement: 2-year results from the CombAT study. J Urol 179:616.

良性前列腺增生的药物治疗：联合治疗

联合应用 α-受体阻滞剂和 5α-还原酶抑制剂。相关研究包括：

MTOPS 研究（前列腺症状的药物治疗）[1]：3 047 人；平均前列腺体积 36ml。与单独使用任何一种药物相比，这种联合用药可防止前列腺增生的进展（疾病进展被定义为症状转差，达到评分 4 分或更多，或出现并发症，如 UTI 或急性尿潴留）。

退伍军人联合用药治疗研究[2]：1 200 男性随机分为安慰剂组、非那雄胺组或特拉唑嗪和非那雄胺联合用药组。在 1 年随访中，与安慰剂相比，非那雄胺组的症状评分平均减少 3 分，而单用特拉唑嗪或特拉唑嗪与非那雄胺联合用药使症状评分平均下降 6 分。

PREDICT 研究（欧洲多沙唑嗪和联合用药治疗前瞻性研究）[3]：随机分配 >100 名男性分为安慰剂、非那雄胺、多沙唑嗪或联合使用非那雄胺和多沙唑嗪试验组。基线和 1 年后随访时症状评分的差异：安慰剂组 5.7，非那雄胺组 6.6，多沙唑嗪组 8.3，联合用药组 8.5。

ALFIN 研究（阿夫唑嗪、非那雄胺和联合用药治疗 BPH）[4]：1 000 名男性随机分入阿夫唑嗪组、非那雄胺组或联合用药组。6 个月后，IPSS 评分在阿夫唑嗪和联合用药组之间没有明显差别。

CombAT 试验（坦索罗辛和度他雄胺联合试验）[5]：4 844 人；平均前列腺体积 55ml。比较坦索洛辛、度他雄胺和两者的组合。前列腺体积都 >30ml（经直肠超声检查）。截至 2011 年，只有 2 年数据。联合治疗与度他雄胺和坦索罗辛相比，分别从第 3 个月和第 9 个月开始症状改善更显著，在最大尿流率方面从第 6 个月开始改善更显著。联合治疗显著增加药物相关的不良事件。主要试验终点（有 4 年进展的 LUTS、尿潴留、前列腺手术的必要性）的分析尚未完成。

以上大多数的研究，除去 MTOPS 研究，都提示联合药物治疗并没有比单独使用 α-受体阻滞剂更有作用。联合治疗的缺点：更大的副作用风险，对大多数人而言，与单独使用 α-受体阻滞剂相比没有额外的获益，在明显的症状改善前需要治疗 >1 年和性功能方面副作用等。

在前列腺癌预防试验中[6]，18 000 名男性随机分入非那雄胺组和安慰剂组，试验共随访 7 年。非那雄胺组前列腺活检检测出的前列腺癌患病率较低（非那雄胺组活检呈阳性的男性为 26.5%，而安慰剂组为 29.5%）。然而，高级别肿瘤（即生物学上比低级别肿瘤更具侵袭性）在非那雄胺组中更为常见（在非那雄胺组中，高级别肿瘤增加 1.3%）。至于非那雄胺是否会导致高级别癌症，或者这些发现是组织学上的还是人工取样导致的，目前尚无定论。非那雄胺增加 PSA 和直肠指检的敏感度，增加前列腺活检诊断出高级别前列腺癌的概率[7,8]——所谓的前列腺细胞减少，导致发现高级别癌症的可能性更大（争议在于非那雄胺对高级别癌症患者 PSA 下降的影响小于低级别癌症患者，因此高级别癌症患者 PSA 较高的可能性更大，因此更有可能接受前列腺活检，从而发现肿瘤）。

参考文献

1　McConnell JD, Roehrborn CG, Bautista OM, et al. (2003). The long-term effect of doxazosin, finasteride, and combination therapy on the clinical progression of benign prostatic hyperplasia. N Engl J Med 349:2387–98.

2　Lepor H, Williford WO, Barry MJ, et al. (1996). The efficacy of terazosin, finasteride, or both in benign prostatic hypertrophy. N Engl J Med 335:533–39.

3　Kirby RS, Roerborn C, Boyle P, et al. (2003). Efficacy and tolerability of doxazosin and finasteride, alone or in combination, in treatment of symptomatic benign prostatic hyperplasia: the Prospective European Doxazosin and Combination Therapy (PREDICT) trial. Urology 61:119–26.

4　Debruyne FM, Jardin A, Colloi D, et al. (1998). Sustained-release alfuzosin, finasteride and the combination of both in the treatment of benign prostatic hyperplasia. Eur Urol 34:169–75.

5　Roehrborn C, Siami P, Barkin J, et al. (2008). The effects of dutasteride, tamsulosin and combination therapy on lower urinary tract symptoms in men with benign prostatic hyperplasia and prostatic enlargement: 2-year results from the CombAT study. J Urol 179:616.

6　Thompson IM, Goodman PJ, Tangen CM, et al. (2003). The influence of finasteride on the development of prostate cancer. N Engl J Med 349:215–24.

7　Thompson IM, Chi C, Ankerst DP, et al. (2006). Effect of finasteride on the sensitivity of PSA for detecting prostate cancer. J Natl Cancer Inst 98:1128.

8　Thompson IM, Tangen CM, Goodman PJ, et al. (2007). Finasteride improves the sensitivity of digital rectal examination for prostate cancer detection. J Urol 177:1749.

良性前列腺增生的药物治疗:替代性药物治疗

抗胆碱能类

对于尿频、尿急和急迫性尿失禁的男性患者——症状提示为膀胱过度活动症（OAB）——可考虑使用抗胆碱能药物处方（例如奥昔布宁、托特罗定、曲司氯铵或黄酮哌酯）。有医生担心这些药物会加剧膀胱出口梗阻（BOO）患者的尿潴留风险（因为这些药物阻断副交感神经／胆碱能神经递质介导的逼尿肌收缩），但发生这种情况的风险非常低，即使在尿动力学证实为 BOO 的男性患者中也非常少见[1]。

植物药

植物药是治疗 BPH 症状的替代性药物，其已在欧洲广泛使用，在北美也越来越广泛的应用。治疗 BPH 症状的药物中有 50% 是植物药[2]。

顾名思义，植物药来源于植物，包括锯棕榈植物（*Serenoa repens*）和刺荨麻提取物（*Urtica dioica*）等。本书以前的版本引用的一些研究，包括一项荟萃分析，表明锯棕榈在改善症状和尿流率方面与 5α 还原酶抑制剂的效果相似[2,3]，但最近的研究没有发现锯棕榈在治疗前列腺增生中具有重要临床作用[4,5]。

英国国立临床规范研究所（NICE）不推荐对男性 LUTS 患者应用植物药（www.nice.org.uk/CG97），在美国泌尿外科学会（AUA）2010 BPH 指南中，同样不再推荐植物药（www.auanet.org）。

参考文献

1　Reynard J (2004). Does anticholinergic medication have a role for men with lower urinary tract symptoms/benign prostatic hyperplasia either alone or in combination with other agents? *Curr Opin Urol* 14:13–16.
2　Wilt T, Ishani A, Stark G, *et al.* (1998). Saw palmetto extracts for treatment of benign prostatic hyperplasia: a systematic review. *JAMA* 280:1604–8.
3　Wilt T, Ishani A, Rutks I, *et al.* (2000). Phytotherapy for benign prostatic hyperplasia. *Public Health Nutr* 3:459.
4　Bent S, Kane C, Shinohara K, *et al.* (2006). Saw palmetto for benign prostatic hyperplasia. *N Engl J Med* 354:557–66.
5　Shi R, Xie Q, Gang X, *et al.* (2008). Effect of saw palmetto soft gel capsule on lower urinary tract symptoms associated with benign prostatic hyperplasia: a randomized trial in Shanghai, China. *J Urol* 179:610.

良性前列腺增生的微创治疗:TURP 的外科替代方案

在 1989 年,Roos 研究称与开放性前列腺切除术相比,TURP 术后的死亡率和再手术率一样高[1]。结合其他研究提示,TURP 术后在很大比例的患者中,症状预后很差,且 TURP 与严重的并发症相关,这促使泌尿外科医生寻求微创治疗。

可供选择的手术治疗技术可分为两大类:微创和有创。所有方法实质上都是热处理,通过传递不同的温度和能量,产生不同程度的前列腺凝固性坏死(微创)或前列腺组织汽化(侵袭性)。

前列腺经尿道射频消融术(TUNA)

低水平的射频通过经尿道穿刺系统传送到前列腺,一旦设备前端进入前列腺尿道部,通过探针传输的能量便在前列腺尿道部散开。这种操作是在局部麻醉下进行,同时使用或不使用静脉镇静剂。由此产生的热量导致前列腺局部坏死。

症状评分和尿流率都有一定改善。副作用包括出血(1/3 的患者)、尿路感染(10%)和尿道狭窄(2%)。没有性功能不良反应的报道[2]。其长期效果仍在观察。

英国国立临床规范研究所(NICE)指南不推荐 TUNA 用于前列腺增大相关症状的治疗(www.nice.org.uk/guidance/cg97/chapter/Recommendations)。

经尿道微波热疗(TUMT)

微波的能量可以通过尿道内插管(带有制冷设备,防止损伤邻近的尿道)传输到前列腺,对前列腺加热并引起凝固性坏死。随后,前列腺萎缩,并对肾上腺素能神经元造成热损伤(即热介导的肾上腺素能神经阻滞),以缓解梗阻和症状。

许多关于 TUMT 治疗的报告是开放性研究,所有患者都接受治疗(没有"空白"治疗组,也就是插入微波导管的患者,都有微波能量的输入,这使大约 75% 的患者在 10 分症状指标中评估得到改善)。与 TURP 相比,TUMT 与 TURP 分别使 55% 和 75% 的患者症状改善。TUMT 术后性功能方面的副作用(如阳痿、逆行射精)比 TURP 少,但留置导管时间更长一些,尿路感染和刺激性尿路症状更为常见[3]。欧洲泌尿外科学会(EAU)指南指出,"对不愿做手术或对药物治疗无效的患者,应该保留推荐施行 TUMT 的选择"。TUMT 在美国仍然是一种常规的治疗方法。

NICE 前列腺增生诊疗指南:www.nice.org.uk/guidance/cg97/chapter/Recommendations

高强聚焦超声（HIFU）

聚焦超声束可以引起前列腺或其他组织的温度升高。对于前列腺进行 HIFU 治疗，需要使用经直肠探针。治疗过程中需要全身麻醉或深度的经静脉镇静。目前认为这种治疗是研究性治疗。

NICE 不推荐 HIFU 应用于前列腺增生相关症状的治疗（www.nice. org.uk/guidance/cg97/chapter/recommendations）。

前列腺尿道支架术（UroLift®）

UroLift® 旨在通过使用经尿道置入的锚定物，收缩前列腺侧叶打开尿道前列腺部。由于中央叶不能向后固定，有直肠损伤的危险，所以这种治疗方法适用于前列腺重量 <100g 且没有中央叶的患者。与 TURP 相比，这种治疗方法的优点是学习、教学和操作更简单，手术时间短，失血量和住院时间更少。通常可通过日间手术完成。UroLift® 适用于男性下尿路症状（LUTS）且没有中央叶的前列腺小到中度增大（<100g）的患者。

技术

在 2 点和 10 点钟方向，将置入物插入尿道前列腺部，距膀胱颈约 1cm。注意金属夹不能进入膀胱，否则可能会形成结石。按一定间隔距离分布重复上述步骤，使侧叶回缩良好。根据前列腺的大小和长度，可能需要 2~6 个植入物。

效果

已证明 UroLift® 可以在不损害性功能的情况下改善下尿路症状[4,5]，而且 UroLift® 得到 NICE 的肯定[6]。

参考文献

1 Roos NP, Wennberg J, Malenka DJ, et al. (1989). Mortality and reoperation after open and trans-urethral resection of the prostate for benign prostatic hyperplasia. *N Engl J Med* **320**:1120–4.

2 Fitzpatrick JM, Mebust WK (2002). Minimally invasive and endoscopic management of benign prostatic hyperplasia. In: Walsh PC, Retik AB, Vaughan ED, Wein AJ (eds). *Campbell's Urology*, 8th edn. Philadelphia, PA: WB Saunders.

3 D'Ancona FCH, Francisca EAE, Witjes WPJ, et al. (1998). Transurethral resection of the prostate vs high-energy thermotherapy of the prostate in patients with benign prostatic hyperplasia: long-term results. *Br J Urol* **81**:259–64.

4 Sønksen J, Barber NJ, Speakman MJ, et al. (2015). Prospective, randomized, multinational study of prostatic urethral lift versus transurethral resection of the prostate: 12-month results from the BPH6 study. *Eur Urol* **68**:643–52.

5 Roehrborn CG, Rukstalis DB, Barkin J, et al. (2015). Three-year results of the prostatic urethral L.I.F.T. study. *Can J Urol* **22**:7772–82.

6 National Institute for Health and Care Excellence (2015). *UroLift for treating lower urinary tract symptoms of benign prostatic hyperplasia*. Medical technologies guidance [MTG26]. Available from: ℋ https://www.nice.org.uk/guidance/mtg26.

TURP 的侵入性外科替代方案

经尿道前列腺汽化术（TUVP）

对前列腺进行汽化和脱水。5 年的研究结果显示，TUVP 与 TURP 在控制症状和缓解 BOO 上具有相同的效果，手术时间和住院时间相同。TUVP 术后对输血的需求较少[1,2]。但是由于此方法不能为组织病理学检查提供组织，所以可能会漏检前列腺癌。英国国立临床规范研究所（NICE）支持把 TUVP 作为对前列腺症状治疗的手术选择[3]。

激光前列腺切除术

1990 年代兴起几种不同的"激光前列腺切除术"（laser prostatectomy）技术。到 2012 年，只剩下钬激光前列腺切除术（NICE 2010 指南推荐）和绿光激光（NICE 2010 指南建议仅在 RCT 相关指证的情况下使用）[3]。

经尿道超声引导激光诱导前列腺切除术（TULIP）

使用与超声换能器相连的 Nd:YAG 激光器组成的探头进行操作。

激光前列腺电切术（VLAP）

这种侧射系统使用镜子反射，或者用棱镜将位于前列腺尿道部的激光纤维以不同角度（通常为 90°）折射到前列腺表面。其主要的组织效应是一种凝固性坏死。

接触式激光前列腺切除术

产生比 VLAP 更大程度的汽化，可以立即切除组织。

间隙性激光前列腺切除术（ILP）

通过经尿道将激光纤维直接置入前列腺，可在离前列腺尿道部一定距离处产生凝固性坏死区。

钬激光前列腺切除术已取代 TULIP、VLAP、接触式激光前列腺切除术和 ILP。

KTP 激光前列腺汽化术

也称为"绿光"光选择性前列腺汽化术（PVP）。钇铝石榴石（YAG）激光穿过磷酸钛钾（KTP）晶体，频率倍增，发射光波长减半至 532nm。这时可见光谱的绿色部分，被血红蛋白强烈吸收，产生有效的前列腺组织汽化（图 4.1）。水 / 盐水（灌溉剂）对 KTP 能量的吸收很差，因此，很少发生非接触汽化。这样的好处是可减少对输送纤维的致热效应，进而持续更长的时间。激光系统可提供 80W 和 120W 的功率。在 80W 的功率系统中，约 100kJ 的能量将通过"准连续"能量的快速脉冲在 30 分钟内平均输送到前列腺。激光集中在一个小的区域，这使得组织快速汽化，而底层结构的凝固作用最小（2mm 的凝固组织边缘），但可以有效止血。该激光可用于前列腺体积较大（>100ml）[4]和高风险凝血障碍患者[5]。

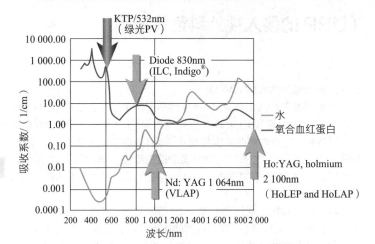

图4.1　水和氧合血红蛋白的吸收曲线（From Laserscope® Physician training manual 2006.Reproduced with permission from the American Medical Systems Inc，Minnesota.）

适应证

2010年NICE指南关于男性LUTS手术处理，包括绿光激光在内的激光汽化技术仅作为随机对照试验（RCT）的指征一部分应用。

技术

使用KTP/532 80W激光器（Laserscope®），6F侧出纤维通过24F连续冲洗膀胱镜放置，并用生理盐水冲洗。一般来说，先处理正中叶，再处理侧叶，利用激光纤维横扫前列腺，从膀胱颈开始，远至精阜水平。使用此技术时，无法获得可用于组织病理学检查的组织。

与TURP相比的优势

KTP激光前列腺切除术可作为日间手术安全地进行。在某些情况下，术后可不需要导尿管，或者可以在24小时内拔出。该技术提供一个几乎无出血的手术，没有报道需要输血的病例，即使是抗凝患者。用盐水或水冲洗可避免经尿道全身并发症（TUR综合征）。逆行射精的发生率低于TURP（8.3%~52%）[5,6]，无新发勃起功能障碍病例。短期疗效与TURP相当，但导尿时间和住院时间明显缩短[7,9]。

效果

短期和中期效果（最多随访5年）显示症状评分（IPSS/AUA）、尿流率和PVR残余尿量均有改善[5-10]。

根据一项2年随机对照随访研究数据[11]，比较钬激光和TURP的治疗效果，与TURP相比，钬激光术后效果持续时间更长，导管停留时间及住院时间更短，但排尿指标没有差异，不良事件报告较少。

术后并发症

血尿（1%~11%），排尿困难（2%~21%），急性尿潴留（1%~11%）和再手术率（1 年内 1%~5%）。

前列腺动脉栓塞术

前列腺动脉栓塞术（PAE）是一种介入性放射学技术，通过将栓塞物注入供应前列腺的血管中，阻断血液供应，达到缺血性坏死缩小前列腺体积的目的。

与 TURP 相比的优势

- 在 LA 和镇静剂下进行。
- 可对不适合麻醉的患者进行。
- 出血少。
- 住院时间短。

适应证

目前对于 PAE 的临床数据仍然有限。现有的数据表明，对于体积较大的血管丰富的前列腺增生而不适合外科手术的男性来说，可考虑使用 PAE。但应用 PAE 的患者中，多达 25% 的患者在国际前列腺症状评分（IPSS）方面没有改善。

技术

根据 CT 血管成像结果，通过经皮股动脉入路，将导丝精准的插入前列腺小动脉。用聚乙烯醇（PVA）、明胶海绵和其他合成生物相容性材料栓塞前列腺小动脉。从技术角度讲，这是一项具有挑战性的手术。

结果

较小样本量的 RCT[12,13] 表明 PAE 对排尿指标改善明显。PAE 的操作技术和临床失败率较高。然而，目前还没有长期随访的数据，而且 RCT 数据也非常少。目前，NICE 指南建议 PAE 应在多学科团队诊疗模式（MDT）的参与下进行。

钬：钇铝石榴石激光（Ho:YAG）

钬激光是一种波长为 2 140nm 的脉冲激光，可被水强烈吸收。钬激光可作用前列腺组织 0.4mm 的深度，产生的热量（>100℃）可导致良好的组织汽化，同时可使中小血管凝固。凝固深度约为 2~3mm，超过组织气化深度。生理盐水作为冲洗剂，可避免 TUR 综合征。

钬激光前列腺剜除术（HoLEP）对治疗较大的前列腺增生特别有效。通过一个末端发射激光的激光纤维在前列腺上切割出凹槽，直到包膜的水平。然后将前列腺叶切除并推入膀胱，之后将其在膀胱中粉碎并冲出。HoLEP 在技术上比钬激光汽化术更难掌握，学习时间较长，但总体效果与 TURP 相当，相关风险较小。

在一项随机试验中，比较 HoLEP 与 TURP 治疗 >40g 前列腺的疗效，HoLEP 与 TURP 相当，但 HoLEP 组导尿管留置时间和住院时间较短。HoLEP 切除较大体积的前列腺组织[14]，长期随访（7 年）显示症状评分和尿流率持续显著改善[15]。与开放式前列腺切除术相比，HoLEP在 3 年的随访中，患者症状评分和尿流率得到同等的改善[16]。

钬激光前列腺切除术的其他技术

钬激光前列腺消融术（HoLAP）

在近接触模式下，使用侧出双波长光纤，沿四周汽化前列腺组织，以达到满意的治疗效果。最初使用 60W 激光，但是现在可以使用高达 100W 的激光。患者术后的长期效果得到改善[17]，与 TURP 直接比较，虽然短期效果相当，但 HoLAP 组住院时间和导尿管留置时间较短，出血量少[18]。研究提示，总体上 HoLAP 对体积小的前列腺更有效。

钬激光前列腺切除术（HoLRP）

这项技术借鉴 TURP 的技术，并利用钬激光的精确切割能力，切除前列腺包膜以内的组织，形成一个宽敞而相对无出血的通道。HoLRP可以用于各种大小的前列腺，而且导尿管留置、住院时间短及很少出现术后排尿困难[19]。

参考文献

1　Hammadeh MY, Madaan S, Hines J, Philp T (2000). Transurethral electrovaporization of the prostate after 5 years; is it effective and durable? *BJU Int* **86**:648–51.

2　Mc Allister WJ, Karim O, Plail RO, *et al.* (2003). Transurethral electrovaporization of the prostate: is it any better than conventional transurethral resection of the prostate? *BJU Int* **91**:211–14.

3　National Institute for Health and Care Excellence (2010). *Lower urinary tract symptoms in men: management*. Clinical Guideline [CG97]. Available from: ℅ http://www.nice.org.uk/CG97.

4　Sandhu JS, Ng C, Vanderbrink BA, *et al.* (2004). High-power potassium-titanyl-phosphate photoselective laser vaporisation of prostate for treatment of benign prostatic hyperplasia in men with large prostates. *J Urol* **64**:1155–9.

5　Sandhu JS, Ng CK, Gonzalez RR, *et al.* (2005). Photoselective laser vaporization prostatectomy in men receiving anti-coagulants. *J Endourol* **19**:1196–8.

6　Sarica K, Alkan E, Lüleci H, *et al.* (2005). Photoselective vaporization of the enlarged prostate with KTP laser: long-term results in 240 patients. *J Endourol* **19**:1199–202.

7　Bachmann A, Schürch L, Ruszat R, *et al.* (2005). Photoselective vaporisation (PVP) versus transurethral resection of the prostate (TURP): a prospective bi-centre study of perioperative morbidity and early functional outcome. *Eur Urol* **48**:965–72.

8　Bouchier-Hayes DM, Anderson P, Van Appledorn S, *et al.* (2006). KTP laser versus transurethral resection: early results of a randomised trial. *J Endourol* **20**:580–5.

9　Sandhu JS, Ng C, Vanderbrink BA, *et al.* (2004). High-power potassium-titanyl-phosphate photoselective laser vaporisation of prostate for treatment of benign prostatic hyperplasia in men with large prostates. *J Urol* **64**:1155–9.

10　Malek RS, Kuntzman RS, Barrett DM (2005). Photoselective potassium-titanyl-phosphate laser vaporisation of the benign obstructive prostate: observations on long-term outcomes. *J Urol* **174**:1344–8.

11　Thomas JA, Tubaro A, Barber N, *et al.* (2016). A Multicenter Randomized Noninferiority Trial Comparing GreenLight-XPS Laser Vaporization of the Prostate and Transurethral Resection of the Prostate for the Treatment of Benign Prostatic Obstruction: Two-yr Outcomes of the GOLIATH Study. *Eur Urol* **69**:94–102.

12　Gao Y.A., Huang Y., Zhang R., *et al.* (2014). Benign prostatic hyperplasia: prostatic arterial embolization versus transurethral resection of the prostate: a prospective, randomized, and controlled clinical trial. *Radiology* **270**:920–8.

13　Carnevale FC, Iscaife A, Yoshinaga EM, *et al.* (2016). Transurethral Resection of the Prostate (TURP) Versus Original and PErFecTED Prostate Artery Embolization (PAE) Due to Benign Prostatic Hyperplasia (BPH): preliminary results of a single center, prospective, urodynamic-controlled analysis. *Cardiovasc Intervent Radiol* **39**:44–52.

14　Wilson LC, Gilling PJ, Williams A, *et al.* (2006). A randomised trial comparing holmium laser enucleation versus transurethral resection in the treatment of prostates larger than 40 grams: results at 2 years. *Eur Urol* **50**:569–73.

15　Elzayat EA, Habib EI, Elhilali MM (2005). Holmium laser enucleation of the prostate: a size-independent new 'gold standard'. *Urology* **66**:108–13.

16　Kuntz RM, Ahyai S, Lehrich K (2006). Transurethral holmium laser enucleation of the prostate compared with transvesical open prostatectomy: 3 years follow-up of a randomised trial. *Proc SPIE* **6078**:11.

17　Tan AHH, Gilling PJ, Kennett KM, *et al.* (2003). Long-term results of high-power holmium laser vaporization (ablation) of the prostate. *BJU Int* **92**:707–9.

18　Mottet N, Anidjar M, Bourdon O, *et al.* (1999). Randomised comparison of transurethral electroresection and holmium:YAG laser vaporization for symptomatic benign prostatic hyperplasia. *J Endourol* **13**:127–30.

19　Gilling PJ, Cass CB, Cresswell MD, *et al.* (1996). The use of holmium laser in the treatment of benign prostatic hyperplasia. *J Endourol* **5**:459–61.

经尿道前列腺切除术和开放性前列腺切除术

经尿道前列腺切除术（TURP）

　　切除来源于尿道前列腺部 BPH 梗阻组织或前列腺癌的梗阻组织，完整留下被压缩的外周带（"外科包膜"）。用电切环通过经尿道前列腺电切镜，切除组织并对血管出血点进行止血。被切成小条片状的前列腺组织通过冲洗水流推回入膀胱，在切除的最后用特殊设计的"冲洗瓶"，一个塑料或玻璃的空膛连接一个橡皮球，使得液体能够冲入和冲出膀胱，将切除后的前列腺组织抽吸出来。

TURP 适应证

- 下尿路症状对生活影响明显，通过改变生活习惯或药物治疗无效。
- 复发性的急性尿潴留。
- 膀胱出口梗阻（BOO）（高压性**慢性**尿潴留）导致的肾损害。
- 良性前列腺增大（BPE）引起的复发性血尿。
- 前列腺梗阻引起的膀胱结石。

开放式前列腺切除术

适应证

- 前列腺肥大（>100g）。
- 无法应用 TURP 技术（例如髋关节外展受限）。
- TURP 失败（如出血）。
- 尿道过长，电切镜无法到达前列腺。
- 膀胱结石太大，无法进行内镜膀胱碎石取石术，同时合并前列腺体积明显增大。

禁忌证

- 前列腺体积小并纤维化。
- 曾经接受过前列腺切除术，大部分腺体已经被切除或取出，组织表面是破碎的。
- 前列腺癌。

技术

经耻骨上途径（经膀胱）

　　如果增生的前列腺组织主要在中叶，此手术是最佳的选择。切开膀胱后，沿突入膀胱的前列腺腺瘤外缘切开膀胱黏膜，在腺瘤与包膜之间创造平面，沿此平面剜出腺瘤。留置 22F 的尿道和耻骨上导尿管（SPC），并且放置耻骨后引流。3 天后拔除尿道导尿管，6 天后夹闭耻骨上导尿管，24 小时后拔除。在这之后 24 小时拔除引流管（术后第 8 天）。

单纯耻骨后途径

自 Terence Millin（Ireland 1947）起已广泛推广普及。与经耻骨上途径（经膀胱）相比，前列腺解剖暴露得更好，这样做能够获得对前列腺腔更好的视野，以保证更准确地切除腺瘤，并能更好地控制出血点，更准确地分离尿道，所以降低尿失禁的风险。

除以上列出的禁忌证，当中叶过大时，不推荐使用耻骨后入路，因为此时游离前列腺中叶的背面是困难的，且这样会损伤到尿道远端的黏膜（安全性）。

通过 Pfannenstiel 切口或下腹部中线切口暴露前列腺。通过缝扎前列腺尖部背深血管复合体，避免在摘除前列腺前完成时出血。用电刀在膀胱颈远端横向切开前列腺包膜和腺瘤。用剪刀分离出包膜和腺瘤间的平面并用手指进一步游离。采用缝合法进行止血。膀胱颈被楔形切除。置入导尿管并留置 5 天，关闭包膜的横向切口。留置大号引流管（30F Robinson 管）引流 1~2 天。

并发症

- 出血。
- 泌尿系统感染。
- 直肠穿孔（采用结肠造口术闭合和修补穿孔处）。

急性尿潴留：定义、病理生理学和原因

定义

因无法排尿而疼痛，通过导尿管引流尿液后疼痛减轻。

结合尿液排出减少或无法排尿，伴有下腹部疼痛，其本身并不足以诊断急性尿潴留。许多外科急症会导致腹部疼痛和液体缺失。其后导致尿液排出的减少，而且这种尿液排出的减少，患者可能以错误地征象而误诊为尿潴留，而实际上这些患者并非如此。因此诊断的重点为是否存在大量的尿液，当其被导尿时，疼痛消失。什么代表"大量"尚未严格定义，但是 500~800ml 的容量是有代表性的。容量 <500ml 诊断尿潴留应该会被质疑，容量 >800ml，可被定义为慢性尿潴留的急性发作。

病理生理学

正常排尿需满足：

- 脑干和大脑皮层的传入输入。
- 协调放松外括约肌。
- 逼尿肌持续收缩。
- 膀胱出口没有解剖性梗阻。

导致尿潴留的主要机制有四种：

- 尿道阻力的增加（即膀胱出口梗阻）
- 膀胱内压力低（即膀胱收缩性受损）。
- 膀胱感觉或运动神经支配中断。
- 膀胱收缩与外部括约肌舒张中枢协调失效。

男性尿潴留方面的因素

- 良性前列腺增大
- 恶性前列腺增大
- 尿道狭窄；前列腺脓肿

男性尿潴留或者是自发性的，或者是由于某事件突然发生的。导致突发性尿潴留的病因一旦去除，将很少复发。自发性尿潴留在试图将导尿管拔除后的更可能复发，并由此需要最终的治疗（如 TURP）。突发事件包括：麻醉剂和其他药物（抗胆碱药、拟交感神经试剂，如解除鼻充血的麻黄碱），非前列腺的腹部或者会阴手术，外科手术后的制动。

男性、女性尿潴留的共同因素

- 血尿，血块导致尿潴留。
- 药物（如上文中所述）。
- 疼痛（刺激膀胱颈部肾上腺素能）。

- 术后尿潴留(见后文)。
- 骶髓(S_2~S_4)损伤。
- 骶部(S_2~S_4)神经或压迫或损伤,导致逼尿肌反射减弱——马尾受压(由于 L_2~L_3 椎间盘脱垂或 L_3~L_4 椎间盘压迫马尾骶神经根、椎骨创伤、良性或转移性肿瘤)。
- 骶骨上神经损伤[导致外括约肌舒张失去协调性并伴有逼尿肌收缩,即所谓逼尿肌括约肌协同失调症(DSD),故当膀胱收缩时外括约肌收缩]。
- 盆腔根治性手术损伤盆腔副交感神经丛(根治性子宫切除术、经腹 - 会阴切除术):单侧盆腔神经丛损伤(副交感神经节前神经元和交感神经节后神经元),使逼尿肌失去运动神经支配。
- 骨盆骨折导致尿道断裂(男性比女性更容易发生)。
- 嗜神经病毒累及 S_2~S_4 感觉神经根、神经节(单纯性疱疹或带状疱疹)。
- 多发性硬化[可影响中枢神经系统的任何部分(图 4.2)]、逼尿肌无反应或 DSD 引起的尿潴留。
- 横贯性脊髓炎。
- 糖尿病性细胞病变(引起感觉和运动功能障碍)。
- 脊髓背柱损伤,导致丧失膀胱感觉(脊髓痨、恶性贫血)。

男性尿潴留的危险因素

年龄的增长是男性尿潴留风险的一项强有力的预测因子。其他预测尿潴留风险的因素有 LUTS(较高的症状评分)、先前发生过自发性尿潴留、低 Qmax(尽管存在一些争议)和较大的前列腺体积。PVR 升高似乎不能预测尿潴留风险,抗胆碱能药物的使用也不能[1]。

女性尿潴留的因素

- 盆腔器官脱垂(膀胱膨出、脱肛(直肠向阴道突出)和子宫);尿道狭窄;尿道憩室。
- "压力性"尿失禁术后。
- 盆腔肿块(例如卵巢肿块)。
- Fowler 综合征:在此类女性(超声检查显示容量增加)的尿道外括约肌能够记录到肌电活力增加,并猜测这是由外括约肌的舒张功能受损引起。发生于绝经前女性,经常伴有多囊卵巢。

术后尿潴留的危险因素

下尿路的器械性操作、会阴或直肠肛门的手术、妇科手术、膀胱过度膨胀、膀胱胀满感觉下降、预先存在的前列腺梗阻、硬膜外麻醉,产后尿潴留并不是不常见的,尤其伴有硬膜外麻醉和器械辅助分娩。

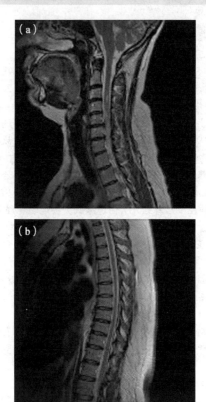

图 4.2　青年尿潴留患者颈部和骶骨的 MRI 表现。患者患有多发性硬化症,但未确诊。颈、胸和腰骶束可见异常信号改变

参考文献

1　Kaplan SA, Wein AJ, Staskin DR, Roehrborn CG, Steers WD (2008). Urinary retention and post-void residual urine in men: separating truth from tradition. *J Urol* **180**:47–54.

急性尿潴留:早期与最终处理

早期的处理

留置导尿管以减轻疼痛(如无法经尿道导尿,可采用耻骨上导尿管)。记录排尿量——确认诊断,决定后续处理,并提供关于治疗效果的预后信息。

男性尿潴留的最终处理

和患者讨论尝试拔除导尿管试验(TWOC)。突发的尿潴留通常不会复发;自发性尿潴留经常复发。50% 的自发性尿潴留,在其后一周左右内,将经历二次尿潴留,而 70% 的复发在其后一年内发生。最大尿流率(Qmax)<5ml/s 和低的排尿期逼尿肌压力,预示着随后的尿潴留。因此,大多数患者都将需要最终的治疗(如 TURP),而实际上仅少数在拔出导尿管后不需要选择进行 TURP。

在男性中,急性尿潴留后第一年的死亡率是普通男性人群的 2~3倍。不出意料,急性尿潴留会随着年龄的增长而增加(表 4.5)。相当一部分死亡率似乎与这些男性的合并症有关[1]。因此,在决定是否"让"一个人接受 TURP 治疗以解除尿潴留时,请记住,急性尿潴留是严重系统性疾病的先兆。应仔细评估合并症(心血管疾病、糖尿病和慢性肺部疾病),并考虑转诊以寻求有关该合并症治疗专家的建议。

避免 TURP 的选择

- 拔除导尿管后应用缩小前列腺体积药物数月[在那些通过直肠指检提示良性前列腺疾病的患者使用 5α 还原酶抑制剂(5ARI);直肠指检提示怀疑恶性的,通过 TRUS 引导下前列腺活检来确诊,使用促黄体激素释放激素(LHRH)激动剂]。

- 前列腺支架。

- 长期留置尿管或耻骨上导尿管。

- 清洁间歇自我导尿管(CISC),对于大多数人来说是不现实的选择,但有些患者能够并且乐于这样做。

表 4.5　急性尿潴留患者的 1 年死亡率

年龄	自发性急性尿潴留	可预期急性尿潴留
45~54 岁	4%	10%
≥85 岁	33%	45%
所有年龄	15%	25%

女性尿潴留的最终处理

行 CISC，直到恢复正常的排尿功能，如果不恢复就永久性行 CISC。Fowler 综合征用骶神经调节（如美敦力 InterStim）。

实施 TURP 的风险和结果

- 对尿潴留患者行 TURP 和对 LUTS 患者行 TURP 的相对风险：术后并发症 26∶1；输血 2.5∶1；院内死亡 3∶1[1,2]。

- 初次拔除导尿管后未能排尿：高容量尿潴留、更大的年龄和较低的最大逼尿肌压力是 TURP 后未能排空的预测因素。10% 的急性尿潴留患者和 40% 的慢性尿潴留的急性发作患者在 TURP 及 TWOC 后未能排尿。总的来说，有 1% 的男性在 2 次手术后不能排尿，需要长期的导尿术[3]。

参考文献

1　Armitage JN, Sibanda N, Cathcart P, et al. (2008). Mortality in men admitted to hospital with acute urinary retention: database analysis. *BMJ* **335**:1199–202.

2　Pickard R, Emberton M, Neal D (1998). The management of men with acute urinary retention. *Br J Urol* **81**:712–20.

3　Reynard JM (1999). Failure to void after transureteral resection of the prostate and mode of presentation. *Urology* **53**:336–9.

导尿术的适应证与操作技术

适应证

- 解除尿潴留。
- 预防尿潴留——许多手术由于活动受限而难以正常排尿,通常需要一段时间的术后导尿。
- 监测排尿量(如术后);预防在剖宫产时对膀胱的损害。
- 膀胱、前列腺或尿道术后膀胱引流(如 TURP、TURBT、膀胱结石取石术、根治性前列腺切除术)。
- 膀胱损伤后的膀胱引流。

操作技术

向患者解释导尿术的必要性和方法。使用最小号的导尿管——在实际操作中,通常是带 10ml 气囊的 12F 导尿管。对于长期需要导尿的患者(数周),使用硅橡胶导尿管来降低组织的"反应",从而降低导尿管诱发尿道狭窄的风险。如果血块潴留,使用 3 腔导尿管(20F 或更高)排出血块并进行膀胱冲洗,以防止随后的导尿管堵塞。

这项操作是无菌性操作的。一只戴着手套的手是无菌的,另一只手是"不洁"的。不洁的手握住阴茎或分开阴唇,以清洗尿道口;这只手不能接触尿管。使用无菌水或无菌清洗液"准备消毒"尿道口周围的皮肤。

尿道内应用胶冻样润滑剂。传统上,这类药物含有局部麻醉(如 2% 的利多卡因),需要 3~5 分钟才能起效。然而,一项随机的安慰剂对照试验表明,2% 的利多卡因在缓解疼痛方面并不比无麻醉润滑剂更有效[1],提示润滑作用可以防止尿道疼痛。如果使用局部麻醉润滑剂,要警告患者其可能"刺痛",局部麻醉润滑剂在对局麻药过敏的患者和那些有尿道创伤的患者是禁忌,因后者(理论上)有利多卡因被全身吸收发生合并症的风险。当滴入胶冻剂时,动作要轻柔——注射器内芯突然有力的压缩可能会导致尿道破裂!对男性患者,为防止"乳状"凝胶从尿道口向外流出,当挤压尿道口时应将其向前朝向后尿道。

用无菌的手插入导尿管,直到流出尿液证实其在膀胱内。尿液未流出可能提示尿管气囊在尿道内。在尿道内给气囊充气会损伤尿道。如果没有尿液流出,可试着用 50ml 的注射器抽出膀胱尿液(润滑剂凝胶可能使导尿管的进出水孔堵塞)。没有尿液流出提示要么是尿管前端未放到膀胱,如果导管置入术的指征是尿潴留,那就是诊断错误(通常将会有几毫升的尿液在膀胱内,甚至是在因少尿或无尿症而没有排尿的病例中,因此完全没有尿液流出,通常提示尿管未置入到膀胱内)。

如果导尿管无法置入膀胱,而又确信该患者有尿潴留,进一步行耻骨上穿刺造瘘术。

参考文献

1　Birch BR (1994). Flexible cystoscopy in men: is topical anaesthesia with lignocaine gel worthwhile? *Br J Urol* **73**:155.

耻骨上导尿管的操作技术

适应证

- 尿潴留但经尿道导尿失败。
- 长期导尿的首选位置,例如其他方法失败的顽固性尿失禁;神经系统疾病(脊髓损伤或多发性硬化的长期膀胱管理)。长期导尿常导致获得性尿道下裂(阴茎阴茎头腹裂型)和女性尿道扩张(导致尿管球囊频繁脱出,尿液围绕导尿管漏出);因此,耻骨上部位是长期导尿的首选位置。
- 用于导尿失败的尿道创伤的早期处理。

禁忌证

在以下情况下最好避免耻骨上导尿管:

- 血块潴留患者,其原因可能是潜在膀胱癌(肿瘤可能沿导尿管通道"扩散"至皮肤)。
- 已知膀胱癌患者。
- 有下腹部中线切口的患者(肠道可能"卡"在瘢痕的深处,导致肠道穿孔的可能性)。
- 骨盆骨折,其中造瘘管可能不小心进入大的盆腔血肿,盆腔血肿常伴随严重的盆腔骨折。这可能会导致血肿感染,从而导致致命的脓毒症。骨盆骨折患者未能进行尿道会师术留置导尿管通常意味着尿道断裂(经尿道造影证实),是进行经典开放耻骨上膀胱切开术的指征。
- 接受抗凝和抗血小板治疗的患者。
- 腹壁脓毒症。
- 在耻骨上区域进行皮下血管移植的患者。如股 - 股交叉移植(femoro-femoral cross-over graft)。

留置尿管前的评估

- 询问是否曾在耻骨上或盆腔区域做过腹盆部手术。
- 询问是否有神经系统疾病(膀胱容量常小,女性常见尿道功能不全,导致膀胱扩张困难;神经自主反射障碍在膀胱扩张中很常见,所以可能需要脊髓或全身麻醉)。
- 腹部检查:检查下腹部瘢痕;触诊及叩诊下腹部以确认膀胱扩张。
- 如果停用这些药物更安全,考虑停用抗凝(或用肝素替代)和抗血小板治疗。

留置耻骨上造瘘导尿管同意书

英国泌尿外科医师协会(BAUS)耻骨上导尿管(SPC)实践指南。风险包括:

- 出血,包括血尿和腹腔出血。
- 感染,包括 UTI 和造口部位或伤口感染。
- 疼痛。
- 腹部器官损伤。
- 长期置管的常规风险。

操作方法

局部麻醉或腰麻或全身麻醉,如果:

- 有自主反射障碍风险(或应患者要求)。
- 膀胱不能充分扩张以达到安全的 SPC 插入。

如果尿液中可能有细菌克隆定植,应使用抗生素预防。在插入套管针之前,请务必通过以下方法确认诊断:

- 腹部检查(触诊和叩诊下腹以确认膀胱充盈状态)。
- 超声检查:BAUS SPC 实践指南指出,"如由合格且训练有素的执业医师进行操作",超声可用于确定拟计划的耻骨上穿刺通道是否存在肠管。他们没有定义"合格"或"训练有素"具体定义。他们承认"尚未正式评估超声检查排除耻骨上区肠管的可靠性"。
- 使用 21G(绿色)针吸尿,通常在耻骨联合上方 2cm 处。

如果你预计造瘘管将放置超过 24 小时,选用一个宽内径的套管针(小内径的造瘘管会在数天内堵塞)。力求将造瘘管放置到耻骨联合上约 2cm 处。放置距耻骨联合处太近,会导致套管针穿刺困难(套管针会碰到耻骨联合)。在预计穿刺部位的皮肤注射数毫升的局部麻醉药,并向下到腹直肌鞘。通过回抽针头从膀胱抽出尿液,来确定膀胱的位置,这将有助于引导套管针穿刺的角度。用锋利的刀片沿皮肤行 1cm 的切口。用右手握住套管针的柄,且用左手稳住针的尾部(这只手帮助防止插入过深)。按照和之前抽出尿液相同的方向,推进套管针。一旦有尿液从套管针中流出,就退出后者,保持附带的鞘的位置。尽量深地送入造瘘管。给气囊充气。剥去外鞘皮并移除外鞘。

尿道和耻骨上导尿管的并发症

穿刺时

- 肠穿孔占报告的 SPC 穿刺死亡率的 1%~2%[1,2]。请避免将 SPC 穿刺描述为"小"手术。BAUS SPC 实践指南指出,应向患者及其护理人员提供书面指导,包括"如果患者意外不适和/或腹部明显疼痛,应立即就诊穿刺造瘘的团队。"该操作说明应包括联系电话和明确的指导细则,以便在发生严重或持续性出血,出现感染征兆或下腹部疼痛而无法改善或从穿刺点附近放射性疼痛的情况下,患者与穿刺医生团队进行联系。
- 持续性血尿(可能需要膀胱冲洗,甚至,在非常偶然的情况下,如果发现出血点,需要在手术室进行膀胱电切镜镜检并对其进行电凝止血)。通过留置经尿道导尿管协助膀胱冲洗。将 SPC 球囊拉回膀胱前壁以便压迫出血点。

● 造口处或伤口感染。应用抗生素,如有脓肿,切开引流。作者完成 500 多例 SPC 穿刺造瘘患者,即使对潜在并发症的高风险患者中,例如伴有尿细菌的 SCI 患者,也未发现 1 例蜂窝织炎、"窦道感染"或脓肿发生。作者建议即使发现患者在 SPC 穿刺道周围出现非常常见的肉芽组织,但这并不代表穿刺道感染,不应该用抗生素治疗。穿刺道通常需要好几个月才能"成熟",也就是膀胱黏膜沿着穿刺道生长。BAUS SPC 实践指南规定:"无并发症的造瘘管周分泌物增多或无症状菌尿不应该系统应用抗生素"。

长期问题和并发症

● **复发性尿路感染**:该"尿路感染"的定义说明抗生素滥用和处方应用不当是其根源,这不可避免地导致尿液中产生耐药菌。不可避免地,膀胱中的任何异物都会很快被细菌定植。泌尿外科医生不能认为仅根据细菌或脓细胞(无论数量多少)的存在就可以提示尿路感染(不存在感觉不适、发热和浑浊、有臭味的尿液等全身性症状的带细菌者不应诊断为"活动的"感染,更应该称为"定植")。避免仅为定植而开抗生素处方。有症状的尿路感染(发热,感觉全身不适,尿液有臭味和浑浊)可能是一个很难处理的临床问题。有患者(尤其是长期造瘘管引流的 SCI 患者)随访时会在尿液中无细菌生长的情况下汇报称出现此类症状。其他患者,即使面对充满细菌的尿液连续几个月,最后却表示感觉很好!请记住,尽管短期使用抗生素(7~10 天)可能会解决临床认为是尿路感染的症状,但是从长期来看,无论怎么样的抗生素也不能够对诸如膀胱内异物患者的尿液进行杀菌,如膀胱内的造瘘管。低剂量抗生素(每日正常治疗剂量的四分之一)可以使症状保持不变或减少"感染"发作的频率(但长期使用两种流行的低剂量抗生素硝基呋喃妥因或甲氧苄啶是和严重的副作用例如血液异常和肺纤维化有关联的,虽然很少见)。在某些患者中,唯一的解决方案是改变膀胱管理策略。长期造瘘管患者发生肾盂肾炎的风险更大。

● **导管堵塞**:由于导尿管管腔被细菌生物膜包裹。奇异变形杆菌、摩根菌属和普曼威登菌属种分泌一种多糖基质。在此过程中,产生脲酶的细菌将尿液中的氮转化为氨,提高尿液的 pH,沉淀镁和磷酸钙晶体。基质 - 晶体复合体会阻塞导管,导管堵塞则导致尿液从导尿管周围侧漏,弄湿患者的衣服。膀胱膨胀作用可导致胸部或颈部脊髓损伤患者的自主反射障碍,导致血压极端升高,目前认为其可能或者不导致卒中和死亡。规律膀胱冲洗和增加导尿管口径有时会有所帮助。根据实验室对导尿管的体外实验,有一种建议认为,间歇性导尿管引流(通过在导管和引流袋之间插入一开关阀)可以降低导尿管堵塞的可能性。这是否适用于患者还有待证实。

● **膀胱结石形成**:随访 5 年以上的患者中,有四分之一的患者需要手术取出(内镜或开放膀胱取石术)[3]。

- **造瘘管更换时的"窦道"问题:**拔管困难(有些导尿管的球囊有"记忆"疲劳,球囊难以复原,保留扩张的状态,以至于无法拔管);造瘘管再入有困难(可能需要重新选择 SPC 部位)。
- 在长期使用经尿道导尿管治疗的女性患者中,导尿管的压力可导致尿道和膀胱颈部受损,导致所谓的尿道扩张。在男性患者中,长期使用尿道导尿管会导致阴茎尿道外口的压迫性萎缩,导致获得性尿道下裂(阴茎阴茎头甚至阴茎干被"破坏")。尽管轻度获得性尿道下裂没有很大的功能性影响,但从美容外观上来讲确实有影响。
- **造瘘管周侧漏:**耻骨上造瘘管部位或尿道附近。处理方法靠临床经验。可以尝试尽量减小球囊的大小。如果侧漏是由于膀胱痉挛引起的,那么较小的球囊可能会降低其强度和频率。抗胆碱药可能会有所帮助,膀胱内注射肉毒杆菌毒素可能会有所帮助。其他选择包括阴茎套引流术(男性)或膀胱颈缝合术。有时这不是患者会相信的小手术("仅几针"),而且通常(30% 的病例)缝合发生破裂,因此侧漏持续存在。膀胱颈缝合是不可逆的,并且经由耻骨上通道进入膀胱并不总是那么容易,尤其是如果需要内镜检查上尿路,进入输尿管口时。
- **膀胱癌(膀胱鳞状细胞癌):**关于脊髓损伤患者中膀胱癌的发病率存在相互矛盾的证据,一些研究表明存在增高风险,另一些研究表明与非脊髓损伤人群中存在相同的风险[4]。作者认为,发生鳞状细胞癌的风险比未置管的人群要大,但风险仍然很低。其发病机制可能涉及脊柱患者膀胱的慢性细菌定植,无论是留置导尿、间歇性自我导尿还是造瘘管引流,因此导尿管本身的存在不足以诱发膀胱癌的发展。与未进行筛查的患者相比,筛查性膀胱镜检查既不能降低膀胱癌的分期,也不能检出任何膀胱癌病例。筛查性膀胱镜检查仍然是一个争论的课题[5]。

造瘘管护理

- 第一次更换造瘘管应该选择在什么时间,应该由谁来完成? 英国泌尿外科医师协会(BAUS)SPC 实践操作指南规定:第一次更换造瘘管不必由穿刺造瘘的团队进行;第一次更换通常在留置导尿管后至少推迟 2 周(通常是 6~12 周),以便使窦道"成熟"。
- 多久更换一次导尿管? 通常是 6 周到 3 个月,但没有硬性规定必须在给定的间隔时间更换导尿管。
- 为长期地维持膀胱容量,是否应间断夹闭导尿管,是否应长期服用抗胆碱能药物? 理论上这是个好主意,但没有证据表明这两种方法都有效。
- 开关阀可以用于间歇排空膀胱吗? 是的,只要患者膀胱扩张时不出现自主反射障碍,膀胱充盈时不从尿道漏尿即可。
- 患者或护理者可以更换造瘘管吗? 是的,如果已完成充分训练即可。

- 当漏尿时（尿道或 SPC 周围漏尿）应该怎么处理？尝试抗胆碱药，如果不行，就膀胱注射肉毒杆菌。如果所有这些都失败，膀胱颈或尿道缝合可能是必要的。
- 导尿管持续阻塞。泌尿外科医生能做什么？BAUS SPC 实践指南指出，"反复的导尿管阻塞通常与膀胱结石的发展有关"。作者认为阻塞与引起膀胱结石的过程"相关"，但导管阻塞并非由膀胱结石引起，因为根据作者处理数百名膀胱结石患者时的经验，此类结石通常距离远且太大而无法堵塞导管的孔眼。导管阻塞和膀胱结石是由相同的过程引起的——膀胱的慢性细菌定植和留在膀胱中的任何人造装置（如导尿管），然后在细菌菌落周围形成生物膜，进而与钙和磷酸盐渗透该生物膜。这是导尿管结壳（堵塞导管）的过程，也是膀胱结石形成的过程。在出现堵塞问题的地方，增加 SPC 口径，增加液体摄入量，并考虑（每天或每隔几天）膀胱冲洗——所有这些疗效的证据基础薄弱。不存在体内使用反流阀来阻止导尿管堵塞的证据基础。根据作者的经验，全剂量的抗生素或低剂量的预防性抗生素疗程只能偶尔解决此问题，而且通常会导致尿液中出现多重耐药性细菌（multiresistant bacteria）。

参考文献

1　Ahluwalia RS, Johal N, Kouriefs C, et al. (2006). The surgical risk of suprapubic catheter insertion and long-term sequelae. *Ann R Coll Surg Engl* **88**:171–6.
2　Sheriff MK, Foley S, McFarlene J, et al. (1998). Long-term suprapubic catheterization: clinical outcome and satisfaction survey. *Spinal Cord* **36**:171–6.
3　Ord J, Lunn D, Reynard J (2003). Bladder management and risk of bladder stone formation in spinal cord injured patients. *J Urol* **170**:1734–7.
4　Subramonian K, Cartwright RA, Harnden P, Harrison SCW (2004). Bladder cancer in patients with spinal cord injuries. *Br J Urol Int* **93**:739–43.
5　Hamid R, Bycroft J, Arya M, Shah PJ (2003). Screening cystoscopy and biopsy in patients with neuropathic bladder and chronic suprapubic indwelling catheters: is it valid? *J Urol* **170** (2 Pt 1):425–7.

延伸阅读

Harrison SCW, Lawrence WT, Morley R, Pearce I, Taylor J (2011). British Association of Urological Surgeons' (BAUS suprapubic catheter practice guidelines (BAUS) suprapubic catheter practice guidelines. *Br J Urol Int* **107**:77–85.

Ord J, Lunn D, Reynard J (2003). Bladder management and risk of bladder stone formation in spinal cord injured patients. *J Urol* **170**:1734–7.

Sabbuba NA, Stickler DJ, Long M, et al. (2005). Does the valve-regulated release of urine from the bladder reduce the encrustation and blockage of indwelling catheters by crystalline Proteus mirabilis biofilms? *J Urol* **173**:262–6.

Stickler DJ, Zimakoff J (1994). Complications of urinary tract infections associated with devices for long-term bladder management. *J Hosp Infect* **28**:177–94.

Warren JW, Muncie HL, Hebel JR, Hall-Craggs M (1994). Long-term urethral catheterisation increases risk of chronic pyelonephritis and renal inflammation. *J Am Geriatr Soc* **42**:1286–90.

夜尿和夜间多尿的处理

夜尿（nocturia）常常特别难以治疗。

首先，通过收集尿液完成排尿日记即频率 - 尿量表（FVC），以确认患者是否为多尿（每 24h 尿量 >3L）。如果患者确诊为多尿，该表可说明其白天和夜间的排尿频率。明确患者是否有盐和水利尿以及其原因（知识框 4.1）。

知识框 4.1　多尿患者（每 24 小时尿液排出 >3L）的检查

- 尿液渗透压
- >250mOsm/kg 为溶质性利尿
- <250mOsm/kg 为水利尿
- 溶质性利尿：控制不佳的糖尿病；盐负荷（如手术后的多尿）；高压性慢性尿潴留解除后的多尿。
- 水利尿：原发性烦渴症；尿崩症（肾源性，如锂治疗；中枢性，如 ADH 缺乏）。

如果没有多尿症（排出尿液 <3L/24h），确定整个 24 小时期间尿液排出的**分配情况**。如果从午夜到早上 8 点间排尿量 >1/3，那么该患者有夜间多尿（NP）。

如果有夜间多尿，排除其他医学原因：糖尿病（DM）和尿崩症，肾上腺功能不全；高钙血症；肝功能衰竭；多尿肾衰竭；慢性心力衰竭；阻塞性睡眠呼吸暂停，依赖性水肿；慢性静脉瘀滞综合征；钙通道阻滞剂；利尿剂；SSRI 类抗抑郁药。

非多尿性夜尿

BPH 药物治疗

α 受体阻滞剂、5α- 还原酶抑制剂和抗胆碱能类药物对夜尿有中等疗效。

TURP

TURP 后有 20%~40% 的男性夜尿持续存在。

植入式神经刺激仪（Medtronic InterStim）治疗夜尿

预选患者主要基于症状的改善，即一期试验性电极刺激能减少夜尿的次数[1]，但不是所有的患者都对试验性电极的刺激有反应并且仪器费用昂贵，因此不适合在所有国家广泛应用。

夜间多尿的治疗

夜间多尿的治疗的循证基础很有限（很少的随机实验，安慰剂对照实验）。

限制液体

许多患者减少下午和晚上的液体摄入,以尝试减少自身的夜间多尿。

利尿药

利尿药在就寝时间前几小时服用,对于某些患者可以减少夜间排尿频率[2,3]。

去氨加压素(DDAVP)

如果在晚上服用精氨酸加压素的综合性类似物(内源性 ADH),能够通过其抗利尿作用减少尿液量。研究表明,在年龄大的患者中夜间多尿可能因内源性 ADH 产生减少引起。然而,存在和不存夜间多尿的成年人在夜里都没有 ADH 的升高(即患有和不患有夜间多尿的成年人,ADH 的分泌在一整天内都保持非常的恒定)。而且在患有夜间多尿的成年人中,其多尿为因夜间尿钠增多引起的**溶质性利尿**[4]。因为 ADH 在夜间分泌减少,这不是成年人夜间多尿的原因。因此从理论上推测,在夜间多尿中使用 DDAVP 没有逻辑基础[5]。仅有有限的证据证明其能减少夜间的排尿频率(至少在受试者强化研究中),且在一定比例的夜间多尿患者中增加了睡眠时间[6]。

副作用

5% 的患者出现低钠血症($Na^+<130mmol/L$)。开始使用 DDAVP 后,检测血清 Na^+ 浓度 3 天,如果发生低钠血症就停用。

夜尿和睡眠呼吸暂停

阻塞性睡眠呼吸暂停(OSA)在年龄大于 65 岁的人群中非常普遍,其经常表现为打鼾的症状。在 OSA 综合征和夜尿症间有很强的相关性[7]。胸腔内负压的波动增大,可能触发心脏介导的尿钠增多,并因此引起夜间多尿。

参考文献

1 Spinelli M (2003). New sacral neuromodulation lead for percutaneous implantation using local anesthesia: description and first experience. *J Urol* 170:1905–7.

2 Reynard JM, Cannon A, Yang Q, Abrams P (1998). A novel therapy for nocturnal polyuria: a double-blind randomized trial of frusemide against placebo. *Br J Urol* 81:215–18.

3 National Institute for Health and Care Excellence (2010). *Lower urinary tract symptoms in men: management*. Clinical guideline [CG97]. Available from: http://www.nice.org.uk/CG97.

4 Matthiesen TB, Rittig S, Norgaard JP, Pedersen EB, Djurhuus JC (1996). Nocturnal polyuria and natriuresis in male patients with nocturia and lower urinary tract symptoms. *J Urol* 156:1292–9.

5 McKeigue P, Reynard J (2000). Relation of nocturnal polyuria of the elderly to essential hypertension. *Lancet* 355:486–8.

6 Mattiasson A (2002). Efficacy of desmopressin in the treatment of nocturia: a double-blind placebo-controlled study in men. *Br J Urol* 89:855–62.

7 Umlauf M (1999). Nocturia and sleep apnea symptoms in older patients: clinical interview. *Sleep* 22:S127.

慢性尿潴留

　　任何人在排尿后或试图排尿后,膀胱内保留一定量的尿液,都可以说处于慢性尿潴留。对于那些保持排尿能力的患者,这种情况称为"慢性尿潴留",可能存在低压(超声显示肌酐正常而无肾积水)或高压(肌酐升高,导尿后下降,超声显示通常伴有肾积水)尿潴留。那些患有慢性尿潴留的患者突然不能排尿(此时通常为疼痛性质)则认为发展为慢性尿潴留的急性发作。这可以是低压也可以是高压的。急性疼痛性无法排尿的一个可行性的定义(与 TURP 的结果相关)是疼痛的不能排尿的急性尿潴留(非慢性),插入导尿管后残余尿量 <800ml;慢性尿潴留急性发作的定义是疼痛的不能排尿的慢性尿潴留急性发作者,插入导尿管后残余尿量 >800ml[1]。

　　在慢性尿潴留的情况下,准确地讲,"一定量"是有多种定义的。研究说患者长期在排尿后仍有 300ml 残余尿可确诊为慢性尿潴留,还有研究认为是 800ml[2,3],英国国立临床规范研究所(NICE)将其定义为残余尿量 >1 000ml 或存在可触诊 / 叩诊的膀胱(然而当尿量 <1 000ml 时膀胱也可以触诊或叩诊到,所以这个定义不是严格一致的)。

　　2010 NICE 关于男性 LUTS 管理的指南为慢性尿潴留提供了一套实用的诊疗流程图(图 4.3)。需要进行肌酐和肾脏超声检查。

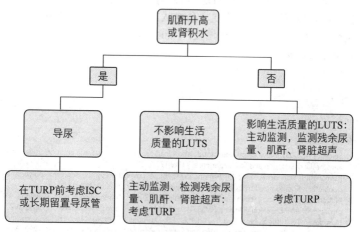

图 4.3　NICE 男性 LUTS 管理指南改良版。数据来源于 National Institute for Health and Clinical Excellence(2010)*Lower urinary tract symptoms in men*: *management*.NICE guideline(CG97)[4]

参考文献

1　Reynard JM (1999). Failure to void after transuretural resection of the prostate and mode of presentation. *Urology* **53**:336–9.
2　Mitchell JP (1984). Management of chronic urinary retention. *BMJ* **289**:515–16.
3　Abrams P, Dunn M, George N (1978). Urodynamic findings in chronic retention of urine and their relevance to results of surgery. *BMJ* **2**:1258–60.
4　National Institute for Health and Care Excellence (2010). *Lower urinary tract symptoms in men: management*. Clinical guideline [CG97]. Available from: ℛ http://www.nice.org.uk/CG97.

高压性慢性尿潴留

在这本书的第 2 版中,高压性慢性尿潴留(HPCR)的概念是指膀胱容量 >800ml 且膀胱内压力在 $30cmH_2O$ 以上,并伴有肾积水时仍能保持排尿[1,2],由于目前已证明这一定义有助于预测最常见的尿潴留手术治疗的结果,因此笔者决定在第 4 版中保留这一定义[1]。长时间如此将导致肾衰竭。当患者突然无法排尿,即发生慢性高压性尿潴留的急性发作。

仍继续自发性排尿的患有高压性尿潴留的男性,可能尚未意识到体内已经发生器质性改变。这些患者通常没有未完全排空的感觉,且这些患者的膀胱好像对其整体的扩张不敏感。其常见的首发症状是尿床,正是这个令人不愉快的和感觉受挫的症状导致大多数患者去看医生。视诊可见患者的腹部因膀胱整体的增大而明显膨隆。通过触诊到增大的、紧张的膀胱,其叩诊呈浊音,可以确定慢性尿潴留的诊断。

急诊治疗

导尿术能够缓解对肾脏的压力和维持肾脏功能的正常。从膀胱引流出大量的尿液(经常量为 1~2L,而且有时会更多)。血清肌酐会升高,如果在解除尿潴留前做过超声扫描,可见肾积水并伴有整体扩张的膀胱。

预期由于以下原因导致膀胱引流后会出现严重利尿:

● 排出在肾衰竭期间累积的盐和水。

● 降低皮髓质的浓度梯度,因为肾脏的持续灌注而通过肾单位的尿液流量减少(这就稀释皮质和髓质间的浓度梯度)。

● 由血清尿素浓度增高引起的渗透性利尿。

少数患者有排尿后血压下降。收治 HPCR 患者住院进行短期的观察是明智的,直到其多尿期结束。少数患者如果站立时血压出现症状性下降,则需要静脉输液。

最终治疗

TURP 或长期留置导尿管。对于那些已经行留置导尿管无法排空的患者,试行拔除导尿管(TWOC)显然是不合适的,因其压力会反向作用于肾脏。偶有想避免 TURP 也不想留置导尿管的患者,可能通过间歇性自我导尿排空膀胱。

参考文献

1　Reynard JM (1999). Failure to void after transureteral resection of the prostate and mode of presentation. *Urology* **53**:336–9.

2　Mitchell JP (1984). Management of chronic urinary retention. *BMJ* **289**:515–16.

女性膀胱出口梗阻和尿潴留

相对少见(行压力流率测定的女性 75% 存在膀胱出口梗阻(BOO)，在未筛选的存在下尿路症状(LUTS)的男性中这个比例约为 60%)[1,2]。

其可能是无症状的，或表现为 LUTS 和急性尿潴留。广义上讲，其病因与尿道梗阻相关(如尿道狭窄、盆腔器官如子宫脱垂造成的压迫、压力性尿失禁术后)或者与神经学基础病变相关(如骶髓或副交感神经丛的损伤、退行性神经病变如多发性硬化(MS)、糖尿病性膀胱病)。

女性排尿研究

对已给定的排尿量，女性比男性有较高的 Q_{max}。患有 BOO 的女性和未患 BOO 者相比，前者 Q_{max} 较低。对女性 BOO 的诊断，尚无普遍接受的尿流动力学标准。

女性 BOO 的治疗

病因治疗(如尿道狭窄的扩张术，盆腔器官脱出的修复)。当病因治疗不可能时(由于神经学原因如 MS 或脊髓损伤)，其选择是：

- 间歇性自我导尿(ISC)训练或由护理人员行间歇性导尿术。
- 留置导尿管，经耻骨上较经尿道效果好。
- 可控性尿流改道术(Mitrofanoff 技术)。

当经尿道间歇性自我导尿训练技术上实施困难时，可在前腹壁和膀胱间，利用阑尾、输卵管或缩窄的一段小肠重建腹壁造瘘术，即 Mitrofanoff 技术。简单来说，就是位于腹部的新输出道，而非经过会阴，因此比较容易插入行 ISC。

骶髓上损伤(SSCI)的女性，伴有持续性逼尿肌收缩和由于逼尿肌 - 括约肌协同失调(DSD)所致尿潴留，通过骶骨传入神经阻滞合并 Brindley 刺激器，可治疗其引起的尿潴留。

Fowler 综合征

原发性括约肌舒张障碍(和继发性相对，如 SCI)。这些女性(超声检查显示容量增加的女性)的尿道外括约肌能够记录到肌电敏感度增加(反复的对外括约肌放电肌电图)，猜测这是由外括约肌的舒张功能受损引起。发生于绝经前女性，典型的年龄段为 15~30 岁，经常伴有多囊卵巢(50% 的患者)、痤疮、多毛症和月经不规律，也可在分娩或妇科及其他外科操作中突然发生。据报道，膀胱容量 >1 000ml 时没有尿急，但是当试图用 ISC 治疗此类患者的尿潴留时，此类患者会感到尿痛，尤其在拔出导尿管时。

- **病理生理学：**可能由于尿道括约肌的横纹肌离子通道病变，引起自发性的括约肌收缩。
- **治疗：**ISC，用美敦力 InterStim 行骶神经调节(植入术后 90% 排空,并在随后的 3 年仍有 75% 排空)。在尿潴留中骶部神经调节的作用机制尚不清楚。

参考文献

1　Madersbascher S, Pycha A, Klingler CH, *et al.* (1998). The aging lower urinary tract: a comparative urodynamic study of men and women. *Urology* **51**:206–12.

2　Swinn MJ, Wiseman OJ, Lowe E, Fowler CJ (2002). The cause and treatment of urinary retention in young women. *J Urol* **167**:151–6.

尿道狭窄和挛缩

尿道狭窄是海绵体上皮下组织的瘢痕,瘢痕组织会缩窄尿道腔。由于海绵体仅在前尿道所包围,因此,一致认为,尿道狭窄只会影响前尿道[1]。后尿道口径变窄称为尿道挛缩。

前尿道狭窄

阴茎的海绵状勃起组织(尿道海绵体)包绕尿道,瘢痕形成的过程发生于该处——海绵体纤维化。

- 炎症性 [如闭塞性干燥性阴茎头炎(BOX),淋球菌感染所致的淋菌性尿道炎(目前因对淋病的及时治疗而少见)]。
- 创伤性
  - 骑跨伤——导致尿道球部的外伤(如横杆损伤)
  - 医源性——器械(如创伤性导管插入术、创伤性膀胱镜检查、TURP、膀胱颈切开术)

在前尿道狭窄发展中,非特异性尿道炎(如衣原体)的作用尚不确定。

后尿道挛缩

尿道周围组织的纤维化是由于创伤——骨盆骨折和手术(根治性前列腺切除术、TURP 和经尿道的器械操作)。根据共识,将此病理情况称为尿道挛缩,不再称为狭窄。其本质是撑开性损伤,即后尿道被牵拉开来,且其随后的愈合过程导致瘢痕的形成,瘢痕收缩并致尿道管腔的缩小。

尿道狭窄的症状和体征

- 排尿症状——排尿踌躇、尿流变细和排尿后滴沥。
- 尿潴留——急性和慢性高压力性尿潴留的急性发作。
- 泌尿系感染——前列腺炎、附睾炎。

尿道狭窄的处理

表现为尿潴留的患者,在试图对其行经尿道导尿管插入术失败后,通常做出该诊断。在这种病例,避免“盲目地”试图扩张尿道。对这种类型的狭窄,扩张术可能是错误的治疗选择——其可能导致一种可以用尿道切开术或尿道成形术治愈的较短的狭窄转变为更长的且更严重的狭窄,这样会使患者面对更加复杂的手术和更高的再狭窄风险。取而代之的是,放置耻骨上导尿管,并且行逆行和顺行尿道造影术完成尿道成像,以确立狭窄的精确位置和长度。

同样,对已确诊病例,应避免不适当的膀胱软镜检查(尿道镜)扩张尿道。安排逆行性尿道造影术来评估尿道设计合适的治疗方案。

治疗选择

- 尿道扩张术:在不引起更多瘢痕的前提下,有计划地扩张狭窄处;扩张术后出血,提示缩窄处的撕裂(即已引起进一步的损伤)和可能的再狭窄。

- (直视下)尿道内切开术:用一种内镜下的冷刀或激光,行狭窄切开。将狭窄分开,随后切口处上皮形成。如果存在深部的海绵体纤维化,狭窄可能再发。最适合于短的(<1.5cm),伴有极少量的海绵体纤维的尿道球部狭窄[2]。留置导尿管3~5天(有证据表明,留置导尿管3天可降低尿外渗和可能导致的感染性并发症的风险;更长时间的导管插入术并不能减少远期再狭窄)。考虑行 ISC 3~6 个月,开始每天数次,渐减至每周1或2次,直到此周期结束。对于前尿道其他部位的狭窄,或者以前做过尿道切开术或扩张术的地方,直视下尿道内切开术几乎不能治愈狭窄。避免因括约肌狭窄(例如 TURP 术后)而进行尿道切开术,因为括约肌可能会变得功能不全——扩张是一种更安全的选择。

- 切除并再吻合术和皮瓣组织翻转:最好的治愈方法;切除海绵状纤维化的区域,用颊黏膜或带蒂皮瓣进行一期吻合或闭合缺损。采用狭窄切开术和颊黏膜移植术,而不是横切整段尿道然后重新吻合,这种处理正变得越来越流行(但不适用于尿道腔整个闭塞的狭窄)。

这种逐步进展的"重建阶梯"(以一种简单的步骤开始,并当其失败时进入该复杂情况的下一水平的过程)并不适合于每一个患者。因为患者为达长期治愈,首先需要最佳的时机为其提供切除并再吻合术或皮瓣组织翻转。若患者愿意终生"治疗"其狭窄(反复行扩张术和直视下尿道切开术),则为其提供扩张术或直视下尿道切开术。

闭塞性干燥性阴茎头炎

男性的生殖器苔藓性硬化和萎缩。组织学上可见过度角化,包皮、阴茎阴茎头和尿道口内出现白色斑块。常见引起开口处狭窄,包皮变厚且与阴茎头粘连,导致包茎(为增厚的、不可缩回的包皮)。长期存在闭塞性干燥性阴茎头炎和管腔狭窄的患者,经常存在更为近端的尿道狭窄。

参考文献

1 Mundy AR, Andrich DE (2010). Urethral strictures. *BJU Int* **107**:6–26.
2 Pansadoro V, Emiliozzi P (1996). Internal urethrotomy in the management of anterior urethral strictures: long term follow-up. *J Urol* **156**:73–5.

(王一地 译 顾朝辉 校)

第5章

尿失禁与女性泌尿外科

尿失禁：分类

定义

尿失禁（UI）是指患者主述任何尿液不自主流出的现象[1]。由于膀胱平滑肌、尿道括约肌功能障碍或解剖学上的异常（可为先天性或后天性）导致膀胱储尿功能障碍，从而发生尿失禁。尿液的漏出来自尿道，或者尿道外［包括异位输尿管或膀胱阴道瘘（VVF）等］。

发病率

在全世界范围内所报告的尿失禁发病率存在很大的差异。在英国影响大约有 350 万人。女性患病率约为男性的两倍，并随年龄增长而增加（表 5.1）[2]。国际研究表明，成年人尿失禁的患病率逐渐增加到30%，在 50~70 岁之间趋于稳定，之后再次上升[3]。50% 的女性患有压力型尿失禁，11% 的女性患有急迫型尿失禁，36% 的女性患有混合型尿失禁[3]。

分级

● 压力性尿失禁（SUI）：指由于膀胱颈、盆腔底部过度松弛和 / 或尿道括约肌功能不全，导致咳嗽、打喷嚏或者腹压增加时不由自主地漏尿[1]。当尿动力学检查可证实时，被称为尿动力学压力性尿失禁。Blaivas[4]（利用影像尿动力学）进一步将女性尿失禁分为：

● 0 型：报告有尿失禁，但无临床体征。

● Ⅰ型：在加压状态下发生的漏尿，位于耻骨联合下缘以下的膀胱颈下移不足 2cm。

● Ⅱ型：加压时漏出，伴有明显的膀胱颈下移（>2cm）。仅在应激时发生（Ⅱa）或长期存在（Ⅱb）。

● Ⅲ型：在无逼尿肌收缩的静止期，膀胱颈和近端尿道已开放（伴或不伴膀胱颈下降），又称内括约肌功能缺陷（intrinsic sphincter deficiency，ISD）。

● 急迫性尿失禁（UUI）：指伴有或即刻伴有尿急（突然强烈的排尿欲望）[1]，不能控制而发生的尿失禁。由于逼尿肌过度活动所致，属于膀胱过度活动症的一个组成部分（详见膀胱过度活动症部分）。

表 5.1　英国尿失禁的发病率

年龄	女性	男性
15~44 岁	5%~7%	3%
45~64 岁	8%~15%	3%
≥65 岁	10%~20%	7%~10%

- 混合性尿失禁（MUI）：不由自主地漏尿，伴有尿急，也可见于有打喷嚏、咳嗽或腹压增加的情况。同时包含 SUI 和 UUI 的症状。

- 充盈性尿失禁：指由于大量残余尿量存在，膀胱过度充盈时，导致尿失禁。

- 夜间遗尿：是指在睡眠期间发生的尿液非自主漏出[1]。成人的发病率约为 0.5%[5]，而在 7 岁的儿童中发病率为 7%~10%[6]。夜尿症可进一步分为原发性（从出生开始就持续遗尿，大于 6 个月）和继发性（至少 6~12 个月没有遗尿之后，再次出现遗尿）；（详见第 16 章）。在成人男性中，夜间尿失禁可能是高压性慢性尿潴留（HPCR）的一个指标（详见第 4 章）。

- 排尿后滴沥：排尿后立即出现的不自主尿液流出，通常见于男性离开厕所、女性从坐便器站起后[1]。对于男性来说，这是由于排尿后尿道球部的尿液残留造成的。

- 持续性尿失禁：指持续不自主的尿液流出[7]。这是膀胱阴道瘘的表现。

- 无感觉尿失禁：女性患者不知道尿失禁如何发生、无意识的尿失禁[7]。

- 性交后尿失禁：与性交相关的尿液漏出[7]。

参考文献

1 Abrams P, Cardozo L, Fall M, *et al.* (2002). The standardization of terminology of lower urinary tract function: report from the standardization sub-committee of the International Continence Society. *Neurourol Urodyn* **21**:167–78.

2 Royal College of Physicians (1995). *Incontinence: causes, management and provision of services.* Report of a working party. London: Royal College of Physicians. Available from: ℘ http://www.rcplondon.ac.uk.

3 Hannestad YS, Rortveit G, Sandvik H, *et al.* (2000). A community-based epidemiological survey of female urinary incontinence: The Norwegian EPINCONT Study. *J Clin Epidemiol* **53**:1150–7.

4 Blaivas JG, Olsson CA (1988). Stress incontinence: classification and surgical approach. *J Urol* **139**:727–31.

5 Hirasing RA, van Leerdam FJM, Bolk-Bennink L, *et al.* (1997). Enuresis nocturna in adults. *Scand J Urol Nephrol* **31**:533–6.

6 Abrams P, Cardozo L, Khoury S, Wein A (2013). Epidemiology of enuresis and UI in children. In: *Incontinence*. 5th International Consultation on Incontinence, Paris, February 2012; pp. 18–26. ICUD-EAU 2013.

7 BT Haylen, D de Ridder, RM Freeman, *et al.* (2010). An International Urogynecological Association (IUGA)/International Continence Society (ICS) joint report on the terminology for female pelvic floor dysfunction. *Int Urogynecol J* **21**:5–26.

尿失禁：病因和病理生理学

尿失禁一般危险因素

　诱发因素

- 性别（女性 > 男性）；
- 人种（高加索人 > 非洲裔加勒比人）；
- 遗传易感性；
- 神经系统疾病［脊髓损伤、脑卒中、多发性硬化和帕金森病（PD）］。
- 解剖异常（膀胱阴道瘘、异位输尿管、尿道憩室、尿道瘘、膀胱外翻和尿道上裂）；
- 分娩（阴道助产、巨大胎儿等）和妊娠；
- 胶原类型异常；
- 盆腔、会阴和前列腺手术（根治性子宫切除术、前列腺切除术和经尿道前列腺切除术）导致盆腔肌肉和神经损伤；
- 根治性盆腔放疗；
- 糖尿病；

　促进因素

- 吸烟（引起慢性咳嗽和腹压升高）；
- 肥胖症；
- 尿路感染（UTI）；
- 液体摄入过多；
- 药物（如女性服用 α- 受体阻滞剂）；
- 营养不良；
- 老年人；
- 认知功能障碍；
- 活动量少；
- 雌性激素缺乏；

病理生理学

尿动力学研究可以帮助确定尿失禁的潜在病因。

膀胱功能异常

- **逼尿肌过度活动**：尿失禁在尿动力学观察下的临床特征为膀胱逼尿肌在膀胱充盈期的不自主收缩，这种收缩可能是自发的也可能是继发的，最终导致尿失禁。潜在的原因可能是神经源性的（有对应的神经系统病变），或者是特发性的（无明确性病因）。可引起尿频、尿急、夜尿伴或不伴尿失禁等症状。

逼尿肌过度活动发病机制有可能是多因素的，包括：

- **肌源性假说:**局部逼尿肌(膀胱平滑肌)的去神经化,导致肌细胞间的兴奋性和活动性上升[1]。
- **神经源性假说:**肌细胞中原发性神经控制被破坏[2]。
- **整合性假说:**逼尿肌按模块排列,这些模块被认为是由外周膀胱平滑肌神经丛(由壁内神经节和间质细胞组成)控制。逼尿肌过度活动是由于周围自主神经活动(位于此神经丛内)异常或增强引起的[3]。
- **膀胱顺应性降低:**由于膀胱壁弹性或肌肉张力的改变(即"僵硬"膀胱),其容积 - 压力关系降低,在膀胱充盈过程中膀胱内压力大幅增加。可能继发于神经或其他膀胱疾病,如骨髓增生异常、脊髓损伤、根治性子宫切除术和放射性膀胱炎。

尿道和括约肌异常

女性 SUI 的原因可能是由尿道移动度过大所致功能异常和尿道括约肌自身功能障碍两方面的混合性因素造成的(其中一种原因可能更为突出)。

- **尿道移动度过大:**由于盆腔底部组织松弛、支撑力减弱,从而在腹内压增高时导致膀胱颈和近端尿道位置旋转性下降。
- **尿道括约肌自身功能障碍:**是指尿道括约肌自身功能失调,无论其解剖位置如何,其都是Ⅲ型 SUI 的病因(McGuire 描述)。原因包括尿道压力不足(尿道手术史、老龄化、绝经、根治性盆腔手术和脊髓前动脉综合征)或尿道支撑不足(盆底组织松弛、分娩、盆腔手术和绝经)。在男性中,尿道括约肌在前列腺手术(经尿道前列腺切除术、根治性前列腺切除术)、盆腔手术或放疗后受到损伤。

SUI 发病机制的理论包括:

- **整体性理论假说:**阴道前壁和耻骨联合韧带松弛,导致膀胱颈部过度移动[4]。
- **吊带假说:**盆腔内筋膜和阴道壁对尿道的支撑作用失效[5]。

参考文献

1 Brading AF (1997). A myogenic basis for the overactive bladder. *Urology* **50**:57–67.
2 De Groat WC (1997). A neurological basis for the overactive bladder. *Urology* **50**:36–52.
3 Drake MJ, Mills IW, Gillespie JI (2001). Model of peripheral autonomous modules and a myovesical plexus in normal and overactive bladder function. *Lancet* **358**:401–3.
4 Petros PE, Ulmsten UI (1990). An integral theory of female urinary incontinence. Experimental and clinical considerations. *Acta Obstet Gynecol Scand Suppl* **153**:7–31.
5 DeLancey JO (1994). Structural support of the urethra as it relates to stress urinary incontinence: the hammock hypothesis. *Am J Obstet Gynecol* **170**:1713–20.

尿失禁：评估

病史

● 目的：确定尿失禁的类型（压力性、急迫性或混合性）。询问有无下尿道症状（LUTS）（储尿期或排尿期症状）；尿失禁的诱因（咳嗽、打喷嚏、运动情况、体位、尿急）；以及症状的频率、严重程度和困扰程度；明确危险因素（腹部 / 盆腔手术史或放疗史、神经系统疾病、妇产科病史和药物治疗史）；询问女性的肠道功能和性功能障碍及盆腔器官脱垂的症状；患者填写的有效问卷有助于评估初始症状和预后（ICIQ-UI 简表[1]，ICIQ-FLUTS，ICIQ-MLUTS，SF36 QoL）*（图 5.1）。

需要进一步具体检查的"红旗"症状包括疼痛、血尿、复发性尿路感染、明显的排尿困难或梗阻性症状以及盆腔手术 / 放疗史。

体格检查

女性

分别在仰卧位、站立位和左侧卧位用 Sim 阴道扩张器进行盆腔检查。嘱患者咳嗽或增加腹压，检查阴道壁脱垂情况，子宫或阴道穹窿下降情况，以及尿失禁情况（压力试验）。盆腔检查可评估盆底肌力量和膀胱颈的活动度。检查外阴是否缺乏雌激素（导致阴道萎缩），这可能需要局部雌激素治疗。较高的体重指数（BMI）与压力性尿失禁的发生相关，在检查过程中要注意计算患者体重指数。

男性和女性

检查腹部是否可触及膀胱（如果患者无法近期排尿，提示尿潴留）。神经系统检查应包括步态、肛门反射、会阴感觉和下肢功能的评估。如有临床指征，应行直肠指检以排除便秘和直肠肿块，并评估肛门括约肌张力和前列腺。

需要进一步具体检查的"红旗"症状包括（新发的）神经系统缺陷，血尿，尿路、膀胱或盆腔肿块，以及疑似的瘘管。

---

* 国际尿失禁咨询委员会尿失禁问卷（简表）（International Consultation on Incontinence Questionnaire short form，ICIQ-UI-SF）——用于评估男女患者症状评分和生活质量；女性下尿路症状国际尿失禁咨询委员会尿失禁问卷（International Consultation on Incontinence Questionnaire on Female Lower Urinary Tract Symptoms，ICIQ-FLUTS）——评估女性尿失禁及其他尿路症状的发生及困扰；男性下尿路症状国际尿失禁咨询委员会尿失禁问卷（International Consultation on Incontinence Questionnaire on Male Lower Urinary Tract Symptoms，ICIQ-MLUTS）；健康调查量表 36（Short Form 36 health survey questionnaire，SF36 QOL），评估尿失禁患者的健康状况。

许多人有时会漏尿。我们正试图找出有多少人漏尿以及这对他们造成了多大的困扰。如果您能根据**过去四周**您的平均情况回答以下问题,我们将不胜感激。

1 请写下您的生日: ☐☐　☐☐　☐☐
　　　　　　　　　　　　日　　月　　年

2 您是(勾选): 女性☐　男性☐

---

3 漏尿的频率? (勾选)

从不	☐	0
大约每周一次或更少	☐	1
每周两三次	☐	2
每天一次	☐	3
每天几次	☐	4
总是	☐	5

---

4 通常漏尿量是多少? (无论是否穿尿不湿) (勾选一项)

无	☐	0
少量	☐	2
中等量	☐	4
大量	☐	6

---

5 总之,漏尿对您日常生活的影响程度?
请在0(完全没有)---10(严重影响)之间圈一个数字

　　　　0　1　2　3　4　5　6　7　8　9　10
完全没有　　　　　　　　　　　　　　严重影响

ICIQ 评分: 总评分 3+4+5 ☐☐

---

6 什么时间漏尿? (请选择所有符合您情况的)

从不漏尿	☐
在去到卫生间前漏尿	☐
咳嗽或打喷嚏时漏尿	☐
睡觉时漏尿	☐
体力活动或运动后出现漏尿	☐
排尿结束穿上裤子后	☐
无明显原因的漏尿	☐
总是漏尿	☐

感谢您回答这些问题

图 5.1　国际尿失禁咨询委员会尿失禁问卷(简表)。获得授权转载自 Abrams P,Cardozo L,Khoury S,Wein A.(eds)*Incontinence:5th International Consultation on Incontinence*,5th edition.ICUD-EAU:2013.

基本检查

● **膀胱日记**:记录液体的摄入量,每天排尿次数及尿量,尿失禁发生情况以及 3 天内尿急程度。

● **尿常规 ± 尿培养**:治疗任何感染并重新评估症状。

● **尿流率和残余尿量(PVR)**:测量尿流率需要患者排出至少 150ml

尿液才能得到准确的结果,尿流率降低提示有膀胱出口梗阻或膀胱收缩力降低。测量排尿后膀胱内残留的尿量(残余尿)也有参考价值(<50ml 正常;>200ml 异常;50~200ml 要求结合临床)。

● **尿垫试验:**在膀胱充盈的情况下称量会阴部尿垫,以估计特定时间或压力试验后的尿液漏出量。1 小时内尿垫重量增加 >1g 为阳性,24h 内尿垫重量增加 >4g 为阳性。这并不是标准化的,也不总是可靠的。

后续检查

● **血常规、超声检查和膀胱镜检查:**适用于有持续性或严重症状、血尿、膀胱疼痛、排尿困难、复发性尿路感染、神经功能异常、既往盆腔手术或放疗史或疑似尿道外尿失禁的复杂病例。

● **尿流动力学检查(详见第 3 章)**

　　● 双通道膀胱内压力测量法测量膀胱和膀胱出口在充盈和排尿过程中的行为,包括尿失禁发作时的行为表现。在急迫性尿失禁中,可以测量在腹部加压(例 Valsalva 动作)发生尿失禁的最小压力(尿失禁临界腹压)。压力 >90~100cmH$_2$O 提示 SUI 和尿道过度活动,<60cmH$_2$O 提示尿道内括约肌缺陷(ISD)[2]。逼尿肌过度活动表现为充盈时逼尿肌收缩或逼尿肌压力随体位改变(卧位至立位)而异常升高。膀胱顺应性差被视为膀胱充盈期间逼尿肌压力的持续、逐渐升高。

　　● 影像尿动力检查使用对比剂泛影葡胺来充盈膀胱,X 线透视可以观察到近端尿道和膀胱颈部充盈或受刺激后的运动情况,并识别导致上尿路病变进展的危险因素[如逼尿肌 - 括约肌协同失调(DSD)和膀胱输尿管反流(vesicoureteric reflux)]。

　　● 动态尿动力学是一种更真实更准确的检查手段。整个检查过程较长(4h),依靠膀胱自然充盈。通常用于其他检查方式无法确诊的患者。

● **尿道括约肌肌电图**

　　测量尿道或盆腔底部肌肉的电活动,提供膀胱平滑肌(逼尿肌)和尿道外括约肌之间同步收缩的情况。临床上用于怀疑有外尿道括约肌功能障碍的患者,如 DSD 和过度收缩无法松弛的括约肌(即 Fowler 综合征)(详见第 4 章)。

参考文献

1 Avery K, Donovan J, Peters TJ, *et al.* (2004). ICIQ: a brief and robust measure for evaluating the symptoms and impact of urinary incontinence. *Neurourol Urodyn* **23**:322–30.

2 McGuire EJ, Fitzpatrick CC, Wan J, *et al.* (1993). Clinical assessment of urethral sphincter function. *J Urol* **150**:1452–4.

女性压力性尿失禁

　　压力性尿失禁（SUI）占女性尿失禁的 50%，表现为用力（如举重）、运动（如跑步）、打喷嚏和咳嗽时的非自主尿液漏出。其与膀胱颈/尿道活动度过大（hypermobility）以及**尿道内括约肌缺陷**（ISD）有关，在大多数患者中，二者在不同程度上共存。膀胱颈/尿道的过度活动是由于腹压升高时，盆底组织支撑无力导致膀胱颈部和尿道近端旋转性下移引起的结果。ISD 是指与解剖位置无关的尿道外括约肌无力。其定义是指尿道口压力剖面图上最大尿道闭合压（MUCP）≤20cmH$_2$O，或腹压漏尿点压（ALPP）≤60cmH$_2$O。

特异危险因素
- 分娩（与阴道分娩、产钳助产正相关）。
- 老龄化。
- 雌激素分泌减少。
- 盆腔手术史。
- 肥胖。
- 神经系统疾病导致括约肌无力（脊髓损伤、多发性硬化和脊柱裂）。

SUI 评估
　　（参见上一节）
- **压力试验**：咳嗽时尿道口漏尿，表示试验阳性。
- **尿垫检查**：用尿垫的数量和重量来估计尿液的漏出情况。
- **盆腔检查**：检查有无盆腔器官脱垂（POP）。膀胱前壁脱出抬高（膀胱膨出）提示相关隐匿性尿道括约肌缺陷和尿失禁，其通常被误以为由器官脱垂引起梗阻症状导致的。评估是否存在膀胱颈过度活动和变形。评估雌激素状况及是否需要局部雌激素治疗要求。
- **膀胱日记**。
- **国际尿失禁咨询委员会尿失禁问卷简表**（ICIQ-UI-SF）。
- **尿液常规检查 ± 尿液培养**：排除尿路感染。
- **尿流动力学检查**：在保守治疗失败后，如有以下情况，英国国立临床规范研究所（NICE）临床指南建议有以下情况的女性在行 SUI 手术前进行尿流动力学检查[1]：
  - 膀胱过度活动相关症状；
  - 排尿功能障碍；
  - 膀胱膨出症状；
  - SUI 相关手术史。

　　NICE 临床指南建议对有单纯 SUI 症状的女性可避免进行尿流动力学检查[1]，但在临床实践中，为了充分明确尿失禁的性质以及协助手术，往往在手术前行此检查。关于尿流动力学检查,只有 5% 的女性属于单纯 SUI 症状,而在这些女性中,25% 的女性存在其他尿流动力学诊断[2]。

● **尿道压力分布检查:**一些中心将该参数作为尿流动力学的标准指标。置入膀胱的导管中安装有微传感器,通过导管的慢慢收回,测量尿道内压力亦可以测量尿道闭合压力。

● **进一步检查:**如有相关指征(血尿、无菌性脓尿、伴有储尿症状和疑似瘘管)

可行膀胱镜及尿道镜检查。

保守治疗

● **骨盆底肌肉训练(PFMT):**训练周期 3 个月起[1],每组训练包含至少 8 次收缩,每天 3 组。PFMT 可以与生物反馈(视觉、触觉和听觉刺激)相结合,以提高患者对盆底肌肉的认知程度。30% 的轻度 SUI 患者可通过 PFMT 改善症状。

● **改变生活方式:**一般建议是停止吸烟,避免便秘,调整液体的摄入量。BMI 与 SUI 患病率和症状严重程度呈正相关,其可随体重减轻而改善[3]。

● **药物治疗:**度洛西汀可以选择性抑制 5- 羟色胺和去甲肾上腺素的再摄取。每日 2 次 20~40mg 口服,可通过刺激阴部神经增加尿道括约肌活动。建议可作为替代手术的二线疗法,使用时告知药物相关不良反应的风险(恶心和呕吐)[1]。

● **尿液收集容纳装置:**尿垫、导尿管、尿道塞(FemSoft)和阴道压迫装置(Contiform)。

盆底相关多学科治疗团队

● 保守治疗已无法改善或缓解 SUI 并且经过慎重权衡后才考虑手术治疗。NICE 临床指南建议所有考虑控尿手术治疗的患者都要有盆底相关多学科团队诊疗模式(MDT)的管理[1]。MDT 应包括泌尿科医生、妇科医生、专科护士、专科物理治疗师、结肠直肠外科医生、老年护理医生和 / 或职业治疗师。

手术治疗

● 尿道膨胀剂注射治疗。

● Burch 阴道壁尿道悬吊术。

● 尿道下悬吊术。

● 人工尿道括约肌(AUS)和其他设备。

参考文献

1 National Institute for Health and Care Excellence (2013). *Urinary incontinence in women: management*. Clinical guideline [CG171]. Available from: ⚓ https://www.nice.org.uk/guidance/cg171.

2 Agur W, Housami F, Drake M, *et al.* (2009). Could the National Institute for Health and Clinical Excellence guidelines on urodynamics in urinary incontinence put some women at risk of a bad outcome from stress incontinence surgery? *BJU Int* **103**:635–9.

3 Subak LL, Wing R, West DS, *et al.* (2009). Weight loss to treat urinary incontinence in overweight and obese women. *N Engl J Med* **360**:481–90.

女性压力性尿失禁的手术治疗：注射治疗

适应证

　　向尿道周围注射填充性材料是一种微创手术，通过增加尿道阻力来改善由 ISD 导致的 SUI（表 5.2）。更适用于体弱或老年患者（更愿意选择微创技术），以及尚未组建家庭的育龄妇女（因为其他手术方式可能因怀孕或分娩而受到影响）。

禁忌证

- 活动性尿路感染。
- 无法治疗的膀胱过度活动症。
- 膀胱颈硬化或尿道狭窄。
- 尿道憩室。
- 盆腔放疗史或存在尿道瘢痕组织。

注射方法

　　该手术可在局部麻醉或全身麻醉后进行。

- 在膀胱镜监视下注射。
- 在经膀胱镜或超声引导下（经皮）沿尿道周围注射。
- 手持式设备引导技术——局麻下 Macroplastique® 和 Bulkamid® 可用于盲注射管理。

　　目的是达到尿道黏膜隆起、尿道闭合的状态。对于女性，建议注射 2~4 次（取决于填充剂）。

表 5.2　常用尿道填充剂类型

合成物质产品品牌	材料
Macroplastique®	聚硅酮类
Bulkamid®	聚丙烯酰胺
Durasphere®	碳包锆珠
Urolastic®	聚二甲基硅氧烷聚合物（PDMS）
Coaptite®	钙型氢氧基磷灰石
Permacol®	猪真皮基质移植
生化产品	**组织**
Permacol®	猪真皮基质移植
AMDC-USR	用于尿道括约肌修复的自体同源肌源细胞

并发症

- 暂时性尿潴留（2%~15%）
- 新发尿失禁（6%~12%）
- 尿路感染（5%）
- 血尿（5%）
- 注射填充剂颗粒的远端移位（PTFE，Macroplastique®）和肉芽肿形成的风险（PTFE），暂无不良后果的报告。

预后

总体成功率随着注射填充剂和患者情况的不同而变化，报告的范围为 10%~80%；然而，平均成功率更接近 30%~50%[1,2]。结果是随着时间的推移而降低（如 Durasphere 的成功率在治疗后 3 年从开始的 63% 下降到 21%）[3]。治疗前应告知存在重复治疗的相关风险。由于预后的持续性差，注射治疗通常不用作一线治疗。

参考文献

1 Kirchin V, Page T, Keegan PE, et al. (2012). Urethral injection therapy for urinary incontinence in women. Cochrane Database Syst Rev 2:CD003881.
2 Ghoniem GM, Miller CJ (2013). A systematic review and meta-analysis of Macroplastique for treating female stress urinary incontinence. Int Urogynecol J 24:27–36.
3 Chrouser KL, Fick F, Goel A, et al. (2004). Carbon coated zirconium beads in beta-glucan gel and bovine glutaraldehyde cross-linked collagen injections for intrinsic sphincter deficiency: continence and satisfaction after extended follow-up. J Urol 171:1152–5.

女性压力性尿失禁的手术治疗：Burch 阴道壁尿道悬吊术

Burch 阴道壁尿道悬吊术

Burch 阴道壁尿道悬吊术（Burch colposuspension）用于治疗由于膀胱颈和尿道过度活动所引起的尿失禁。因为远期效果好，Burch 阴道壁尿道悬吊术是应用最广泛的阴道壁尿道悬吊术。开放手术采用 Pfannenstiel 切口，暴露阴道旁筋膜（膀胱颈两侧），并用重、慢或不可吸收缝线（如 0-PDS 或 Ethibond 缝线）将其固定于耻骨梳韧带（Cooper 韧带）（图 5.2）。随着时间的推移，粘连的形成将固定其位置。也可以通过腹腔镜手术（机器人辅助）完成 Burch 阴道壁尿道悬吊术。因此，患者需要良好的阴道活动度。对于合并 SUI 和阴道前壁脱垂的患者也是一种选择。

预后

其 1 年、5 年和 10 年后，开放手术成功率分别为 85%~90%[1]、70%~90%[1,2] 和 70%[3]。复发性尿失禁术后 1 年的成功率为 83%[4]。开放手术整体成功率略高于腹腔镜手术[5,6]。腹腔镜手术费用高，住院时间短，英国国立临床规范研究所（NICE）推荐使用手术时间更短的开放手术[7]。

并发症

- 阴道中后端脱垂（22%）；5% 需要手术修复
- 新发性膀胱活动度过大（7%）
- 长期排尿困难或尿潴留（<5%）
- 膀胱穿孔（<2%）
- 周期性 UTI（5%）
- 疼痛（7%）

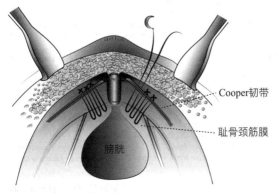

Cooper韧带

耻骨颈筋膜

膀胱

图 5.2　Bruch 阴道壁尿道悬吊术——俯视角观察耻骨后视野和盆腔

阴道闭孔板 / 阴道旁修补术

由 Burch 手术演变而来。将阴道壁和阴道旁侧筋膜经过闭孔筋膜缝合于盆筋膜腱弓（腱弓筋膜）下方的壁层筋膜上。通过分散对侧子宫旁组织张力以减少脱垂的风险,有效率达 85%。

参考文献

1 Lapitan MC, Cody JD (2012). Open retropubic colposuspension for urinary incontinence in women. *Cochrane Database Syst Rev* 6:CD002912.

2 Ward KL, Hilton P (2008). Tension-free vaginal tape versus colposuspension for primary urodynamic stress incontinence: 5-year follow-up. UK and Ireland TVT Trial Group. *BJOG* 115:226–33.

3 Alcalay M, Monga A, Stanton SL (1995). Burch colposuspension: a 10–20 year follow up. *Br J Obstet Gynaecol* 102:740–5.

4 Jarvis CG (1994). Surgery for genuine stress incontinence. *Br J Obstet Gynaecol* 101:371–4.

5 Moehrer B, Carey M, Wilson D (2003). Laparoscopic colposuspenion: a systematic review. *BJOG* 110:230–5.

6 Ankardal M, Ekerydh A, Crafoord K, *et al.* (2004). A randomized trial comparing open Burch colposuspension using sutures with laparoscopic colposuspension using mesh and staples in women with stress urinary incontinence. *BJOG* 111:974–81.

7 National Institute for Health and Care Excellence (2013). *Urinary incontinence in women: management.* Clinical guideline [CG171]. Available from: ✋ https://www.nice.org.uk/guidance/cg171.

（王志红 译　顾朝辉 校）

女性压力性尿失禁的手术治疗：合成材料尿道中段悬吊术

　　由于尿道活动度过大和/或尿道内括约肌缺陷（ISD），压力性尿失禁（SUI）手术亦可采用合成材料尿道中段吊带（MUS）。MUS 是Ⅰ型（>75μm 孔隙）单纤维聚丙烯网。可用作复发性尿失禁手术治疗时的主要或辅助材料。可作为侵入性较小的手术选择常规使用。

　　使用前需告知患者手术及并发症的相关信息，并提供使用产品的说明书。[英国药品和医疗保健用品管理局（MHRA）发布的关于匹配产品的患者信息，可从 www.mhra.gov.uk 获取。]应记录同意过程的完整文件。

MUS 的种类

（见表 5.3）

● 耻骨后吊带：通过位于尿道中段水平的阴道前壁切口置入，推进到耻骨联合后方，并引导进入耻骨上区（从下到上）或从上到下的入路插入。

表 5.3　人工合成吊带

入路	商品名	制造商
耻骨后		
由下到上	GYNECARE TVT™ 和 TVT Exact™	爱惜康（Ethicon）
	Lynx™	波士顿科学（Boston Scientific）
由上到下	SPARC™	波士顿科学（Boston Scientific）
	BioArc®	波士顿科学（Boston Scientific）
可调节	Adjust®（可调节 SIMS）	巴德公司（Bard）
	Remeex®	尼迈德（Neomedic）
经闭孔		
由外向内	Obtryx™（Ⅰ和Ⅱ）	波士顿科学（Boston Scientific）
	Aris®	康乐保（Coloplast）
由内到外	GYNECARE TVT™ Obturator System（TVTO）	爱惜康（Ethicon）
其他		
SIMS	Adjust®（可调节 SIMS）	巴德（Bard）
可调节	Safyre®（TOT）	Promedon
多入路	Align®	巴德（Bard）

- 由外向内经闭孔尿道吊带悬吊术(TOT):从腹股沟的切口通过闭孔置入,经阴道(由外到内)或由内到外插入。
- 可调节 MUS:允许以后的张力调整,以优化控制尿失禁。
- 单切口尿道中段悬吊术(SIMS)或迷你吊带:短的合成吊带,自我固定,皮肤上无痕迹。

耻骨后(自下而上)尿道中段悬吊术

术前应排空膀胱且留置导尿管。在尿道中段位置切一短阴道中线上切口。经阴道无张力尿道悬吊术(TVT)的两端各有一个长穿刺针(图 5.3a)。穿刺针被插入到尿道的两侧,并通过盆内筋膜,然后将穿刺针向上推到耻骨联合后方,并向外推到下腹壁,中线两侧各 5cm,刚好位于耻骨上方(套管针从底部向上通过)。膀胱镜检查用于确定膀胱和尿道的完整性。一旦吊带被放置在尿道中段,移除其覆盖鞘,位于皮肤外侧的吊带末端处剪段,闭合阴道上皮覆盖在残端上。手术通常在全身麻醉下进行,但也可以在镇静诱导局部麻醉下进行。术后,残余量多或不能排空的患者通常只需要暂时使用间歇性清洁自我排尿,直到残余尿量 <100~150ml。

TVT 效果

- 总体成功率为 85%~90%,耐用性好[1]。
- TVT 对比阴道壁尿道悬吊术:1 年内两者疗效相同,治愈率均为 75%[2],5 年内两者治愈率仍大致相同[3]。阴道壁尿道悬吊术有较高的器官脱垂和排尿功能障碍的风险。TVT 有较高的膀胱穿孔风险。
- TVT 对比自体吊带:MUS 和自体阴道吊带的荟萃分析显示两者治愈率相似;然而,自体阴道吊带与排尿功能障碍风险相关[4]。

经闭孔 MUS

在尿道中段周围阴道中线前壁切口并进行分离。在大阴唇外侧的阴蒂水平切两个小切口。手术从外到内的入路途径(即 Obtryx™)中,弯曲的穿刺针装置通过皮肤切口下行穿过闭孔前部,并从尿道两旁出针(即套管针从外到内通过)(图 5.3c)。吊带固定在每个把手的末端,出针后贴于皮肤表面。将其固定于尿道中段周围,无张力,两端与皮肤齐平。

在经闭孔无张力尿道悬吊术(TVTO)中,吊带以反向路径通过,由金属导向器辅助引导穿刺针从内到外穿过闭孔的前部(图 5.3b)。

结果

- TOT 与 TVT 研究:欧洲泌尿外科学会(EAU)专家协作组荟萃分析报告显示,耻骨后入路和经闭孔入路在 12 个月的治愈率(85%)方面没有差异[5]。与耻骨后入路相比,TOT 排尿功能障碍(4% vs 7%)、膀胱穿孔(0.3%)和尿道穿孔(5%)的风险更低。新发性尿急占 6%,阴道穿孔占 1.7%。TOT 组有较高的慢性会阴疼痛风险(7% vs 3%),耻骨后入路术式术后血肿的风险较高[4]。

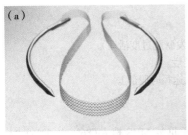
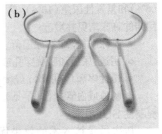
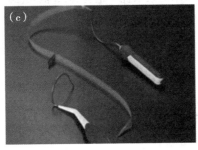

图 5.3 (a)GYNECARE TVT™ 耻骨后无张力支撑系统。(b)GYNECARE TVT™ 经闭孔入路。(c)ObtryxI™ 经尿道中段悬吊系统。转载自 Boston Scientific

- TVTO 与 TVT 研究:在一项随机对照试验的研究中,TVTO 客观治愈率在统计学上与 TVT 相似(分别为 81% vs 86%),但 TVTO 术后腿部疼痛风险明显升高[6]。

- TOT 与 TVTO(由外到内与由内到外)研究:远期成功率是相同的(术后 9 年内 72%,报告称进一步改善的病例占 14%)。腹股沟疼痛的发生率为 4%[7]。

- TOT 与阴道壁尿道悬吊术研究:TOT 有较短的住院时间和手术时间[8]。

迷你吊带

可自固定迷你吊带(SIMS)通过单一阴道切口进行手术。SIMS 是一种适合固定于耻骨后组织、盆内筋膜或闭孔筋膜上的吊带,其侵入性小,减少了神经、肌肉、血管、膀胱和肠道损伤的风险,并避免了体表皮肤切口。短期成功率高达 90%[9],初始成功率和 MUS 相近[10],但也许难以维持长期效果。若干产品已被召回或不再生产(如 TVT Secur; Mini-Arc)。

可调节吊带

该吊带可在术中或术后短期内调整吊带张力,以优化对尿失禁的控制和降低术后排尿功能障碍的风险。在因尿道内括约肌缺陷而发生压力性尿失禁的女性中使用 Remeex® 在 7 年随访期治愈率达到 90%。术后 6% 患者的吊带张力需要调整[11]。并发症包括持续性尿潴留

（6%）和复发性尿急（10%）。

吊带的临床常见并发症

- 排尿功能障碍（尿潴留、新发膀胱过度活动）。
- 阴道、尿道和膀胱穿孔或糜烂。
- 慢性疼痛（腹股沟 / 经闭孔途径时股部）。
- 肠道或血管损伤（罕见）。

复发性 SUI 吊带

初次吊带植入术的效果优于重复 MUS 植入（86% 对 62%）[12]。复发性 SUI 手术方式与其预后无关[13]。

吊带相关并发症

在英国，每年大约有 553 例耻骨后吊带（TVT）及 112 例 TOT 需要部分或全部取出[14]。MUS 并发症应仔细记录并与盆底相关多学科专家团队进行讨论，同时向当地卫生医疗机构及生产商家报告。如需行吊带的取出术，应告知患者存在复发性尿失禁和持续性尿路症状的风险，手术可能无法减轻慢性疼痛。建议在专科中心处理严重的吊带并发症。

吊带相关争议

已有详细的关于压力性尿失禁（和器官脱垂）吊带应用的西班牙语[15]和英语[16]综述文献。吊带监督组织报告（Mesh Oversight Group Report）[16]总结称吊带是一种安全的治疗选择，并建议在使用过程中对患者私人信息、知情权、决策共享权、使用记录和并发症报告等方面进行改进和完善。所有的治疗方式需要由多学科团队诊疗讨论决定，病例应在国家数据库中登记 [如英国泌尿外科医师协会（BAUS）]。

参考文献

1　Nilsson CG, Palva K, Aarnio R, *et al.* (2013). Seventeen years' follow-up of the tension-free vaginal tape procedure for female stress urinary incontinence. *Int Urogynecol J* **24**:1265–9.

2　Burkhard FC, Lucas MG, Berghmans LC, *et al.* (2016). *Urinary incontinence. European Association of Urology Guidelines 2016*. Available from: ✍ http://uroweb.org/guideline/urinary-incontinence.

3　Ward KL, Hilton P (2008). Tension-free vaginal tape versus colposuspension for primary urodynamic stress incontinence: 5-year follow up. *BJOG* **115**:226–33.

4　Novara G, Artibani W, Barber M, *et al.* (2012). Updated systematic review and meta-analysis of the comparative data on colposuspension, pubovaginal slings and midurethral tapes in the surgical treatment of female stress urinary incontinence. *Eur Urol* **58**:218–38.

5　Lucas MG, Bosch RJ, Burkhard FC, *et al.* (2012). EAU guidelines on surgical treatment of urinary incontinence. *Eur Urol* **62**:1118–29.

6　Teo R, Moran P, Mayne C, Tincello D (2011). Randomised trial of tension-free vaginal tape and tension-free vaginal tape-obturator for urodynamic stress urinary incontinence in women. *J Urol* **185**:135–5.

7　Karmakar D, Mostafa A, Abdel-Fattah M (2017). Long-term outcomes of transobturator tapes in women with stress urinary incontinence; E-TOT randomised controlled trial. *BJOG* **124**:973–81.

8　Sivaslioglu AA, Calsikan E, Dolen I, *et al.* (2007). A randomised comparison of transobturator tape and Burch colposuspension for treatment of stress urinary incontinence. *Int Urogynecol J Pelvic Floor Dysfunct* **18**:1015–19.

9　Masata J, Svabik K, Zvara K, *et al.* (2016). Comparison of the efficacy of tension-free vaginal tape obturator (TVT-O) and single-incision tension-free vaginal tape (Ajust™) in the treatment of female stress urinary incontinence: a 1-year follow-up randomized trial. *Int Urogynecol J* **27**:1497–505.

10　Mostafa A, Lim CP, Hopper L, *et al.* (2014). Single-incision mini-slings versus standard midurethral slings in surgical management of female stress urinary incontinence: an updated systematic review and meta-analysis of effectiveness and complication. *Eur Urol* **65**:402–27.

11　Giberti C, Gallo F, Cortese P, Visalli F (2017). Mid- to long-term results of the Remeex system for the treatment of female incontinence due to intrinsic sphincter deficiency: A retrospective analysis of the first 50 patients. *Neurourol Urodyn* **36**:770–73.

12　Stav K, Dwyer PL, Rosamilia A, *et al.* (2010). Repeat synthetic mid urethral sling procedure for women with recurrent stress urinary incontinence. *J Urol* **183**:241–6.

13　Agur W, Riad M, Secco S, *et al.* (2013). Surgical treatment of recurrent stress urinary incontinence in women: a systematic review and meta-analysis of randomised controlled trials. *Eur Urol* **64**:323–6.

14　Department of Health (2015). *Hospital Episode Statistics 2014–2015*. Available from: ✍ https://digital.nhs.uk/data-and-information/publications/statistical/hospital-admitted-patient-care-activity/hospital-episode-statistics-admitted-patient-care-england-2014-15.

15　Scottish Independent Review (2017). *The Scottish Independent Review of the use, safety and efficacy of transvaginal mesh implants in the treatment of stress urinary incontinence and pelvic organ prolapse in women: final report.* March 2017. Available from: ✍ http://www.gov.scot/About/Review/Transvaginal-Mesh-Implants.

16　NHS England (2017). *Mesh Oversight Group Report.* July 2017. Available from: ✍ https://www.england.nhs.uk/wp-content/uploads/2017/07/mesh-oversight-group-report.pdf.

女性压力性尿失禁的手术治疗：自体筋膜悬吊术

患者自体组织亦可用于耻骨后尿道中段（阴道）悬吊相关手术。吊带主要成分为自体筋膜（或短或长附着于不可吸收缝线上）。使用的组织可以是腹直肌筋膜鞘或大腿的阔筋膜。同种异体移植（尸体）和异种移植（动物）的效果较差，使用也较少。移植物支撑膀胱颈和尿道近端，在腹压升高（咳嗽）过程中，使尿道闭合。

适应证

- 适用于 II 型（活动度过大）和 III 型（尿道内括约肌缺陷）压力性尿失禁（SUI）。
- 用于复发性 SUI（包括尿道或阴道吊带植入术后）。

注意事项

- 避免有未经治疗的急迫性尿失禁患者（主要是混合性尿失禁）。
- 告知逼尿肌功能障碍的患者需要自我导尿的风险较高。

手术入路

- 最常见的是耻骨后入路（耻骨上 - 阴道入路）。也有泌尿外科医生采用类似于 TVT 的阴道 - 耻骨上入路（从下至上）。
- 也有选择使用经闭孔入路吊带的报告，对继发于原位新膀胱后的 SUI 有潜在的使用价值。

手术过程

术中通过 Pfannenstiel 切口取出一条长 10cm、宽 2cm 的腹直肌筋膜鞘。其两端用不可吸收长缝线固定制成吊带。吊带一般置于尿道中下部或近端。分别引导缝线穿过盆内筋膜和腹直肌筋膜下段（中线两侧，间隔 5cm）。使用能够防止尿道活动的最小张力打结固定缝合线的两端。

并发症

- 因排尿障碍需要留置导尿管（6%）或吊带松解（3%）。
- 新发排尿紧迫感（10%）。
- 腹部瘢痕疼痛（3%）。
- 膀胱损伤。
- 出血。
- 感染[1]。

预后

AFS 的短期效果与人工合成吊带（TVT）相似[1-3]，术后 1 年控尿率约 90%，10 年随访控尿率约 75%[1]。在使用 MUS 失败后，使用 AFS 治疗复发性 SUI 的成功率约为 70%[4]。

AFS 与中段尿道吊带对比研究

其两者疗效相似，但后者的并发症发生率及排尿障碍率较低。

AFS 与阴道壁尿道悬吊术

一项随机对照试验报告称 AFS 与阴道壁尿道吊带对比在术后 2 年内更高的成功率（66% vs 49%），但使用 AFS 并发症发生率较高[5]。相关荟萃分析研究证明，AFS 和阴道壁尿道悬吊术整体治愈率在 1 年内类似[3]。

参考文献

1 Khan ZA, Nambiar A, Morley R, *et al.* (2015). Long-term follow-up of a multicentre randomised controlled trial comparing tension-free vaginal tape, xenograft and autologous fascial slings for the treatment of stress urinary incontinence in women. BJU Int **115**:968–77.

2 Novara G, Artibani W, Barber M, *et al.* (2012). Updated systematic review and meta-analysis of the comparative data on colposuspension, pubovaginal slings and midurethral tapes in the surgical treatment of female stress urinary incontinence. *Eur Urol* **58**:218–38.

3 Rehman H, Bezerra CCB, Bruschini HJ, *et al.* (2011). Traditional suburethral sling operations for urinary incontinence in women. *Cochrane Database Syst Rev* **1**:CD001754.

4 Milose JC, Sharp KM, He C, *et al.* (2015). Success of autologous pubovaginal sling after failed synthetic mid urethral sling. *J Urol* **193**:916–20.

5 Albo ME, Richter HE, Brubaker L, *et al.* (2007). Urinary Incontinence Treatment Network. Burch colposuspension versus fascial sling to reduce urinary stress incontinence. *N Engl J Med* **356**:2143–55.

女性压力性尿失禁的手术治疗：人工尿道括约肌及其他装置

人工尿道括约肌（AUS）（AMS800™；图 5.4）是一套由三个部件组成的封闭加压系统（见第 14 章）。充气袖套环绕在膀胱颈上，可调节压力球囊置于腹腔外，激活泵头位于大阴唇上。袖套提供恒定的压力来压缩尿道。排尿时，患者按压激活泵头，液体转移到压力调节球囊，从而使袖口释放压力。袖口会在 3 分钟内自动充气。在袖套重新充气的间隔时间内，进行排尿活动。可调节压力球囊压力往往是标准的 61~70mmHg。

其他类型的 AUS 例如 FlowSecure™，这是一个低压、可调节的一体式装置，通过自密封端口注射或抽取控制泵中的生理盐水来调节液体压力。

适应证及患者选择

适用于继发于尿道括约肌功能缺陷但膀胱容量及顺应性正常的中重度 SUI。对于女性患者，最常用于其他方式治疗 SUI 失败的情况。可用于神经性括约肌无力（如脊髓损伤、脊柱裂）。如果合并膀胱过度活动和括约肌无力，首先处理膀胱问题（如使用抗胆碱药物降低膀胱压力、膀胱内注射肉毒杆菌、膀胱扩大术等）。在某些情况下，处理膀胱问题可以同时解决尿失禁症状。如果尿失禁持续存在，考虑进行 AUS 手术。

AUS 手术的禁忌证包括膀胱颈或尿道狭窄，患者操作认知或活动性差，以及存在活动性感染。

患者评估

患者应进行尿流动力学检查、膀胱镜检查和上尿路成像，以评估排尿功能，并确定可能影响 AUS 手术的解剖学异常。要求良好的手部活动灵活性来操作激活泵头和充足的认知功能用以保证患者自己每天数次 AUS 操作。

女性患者预后

所报告的治愈率为 59%~88%[1]。手术失败的危险因素包括盆腔放疗史、Burch 阴道壁尿道悬吊术史和老年患者[2]。

并发症

术后复发性尿失禁由于：

- 压力袖套尿道萎缩。
- 需要处理的机械故障（术后 10 年达 42%）。
- 尿道糜烂。
- 感染（需要移除设备）。
- 渗漏（发生率 6%~15%）。

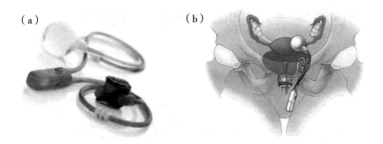

图 5.4 AMS800™ 型人工尿道括约肌尿道控制系统装置。(a)三个组成部件构成：(膀胱颈)袖套、激活泵和压力调节球囊。(b)女性原位人工尿道括约肌植入。转载自 Boston Scientific

- 膀胱或尿道损伤。
- 血肿。
- 尿潴留。

可调式加压装置（ACT®）

治疗 ISD 所致的尿失禁，最常用于复发性尿失禁。超声检查或 X 射线成像用于引导膀胱颈部两侧的两个可充盈球囊。大阴唇的一个皮下孔用来调节每个球囊的体积，以达到最佳的控尿效果。

预后

- 成功率：治愈率高达 44%；患者满意度和改善率达 78%[3]。

并发症

- 术中尿道或膀胱穿孔。
- 感染。
- 尿道糜烂。
- 组件端口处的皮肤糜烂。
- 球囊移位或功能障碍。
- 失败 / 持续尿失禁。
- 新发的尿急。
- 尿潴留。
- 渗漏（18%~30%）。

参考文献

1 Burkhard FC, Lucas MG, Berghmans LC, *et al.* (2016). *Urinary incontinence*. European Association of Urology Guidelines 2016. Available from: http://uroweb.org/guideline/urinary-incontinence.

2 Vayleux B, Rigauld J, Luyckx F, *et al.* (2011). Female urinary incontinence and artificial urinary sphincter: study of efficacy and risk factors for failure and complications. *Eur Urol* 59:1048–53.

3 Phe V, Nguyen K, Roupret M (2014). A systematic review of the treatment for female stress urinary incontinence by ACT® balloon placement (Uromedica, Irvine, CA, USA). *World J Urol* 32:495–505.

男性尿失禁：前列腺切除术后尿失禁

背景

前列腺切除术后尿失禁（PPI）的主要原因是括约肌功能不全（即压力性尿失禁）。近端尿道括约肌功能在前列腺切除术中受到破坏，因此，控尿依赖于远端尿道（外）括约肌和膀胱充盈时的低膀胱压力。前列腺切除术可直接损伤尿道外括约肌（在 TURP 术中，主要发生于切除位置 11 点至 2 点之间的前列腺，因为标志括约肌位置的参考点 - 精阜，在此时无法观察到）。在根治性前列腺切除术（RP）中，支配尿道括约肌的神经也可能受到损伤。RP 前后的尿流动力学检查可发现，最大尿道闭合压（MUCP）和功能尿道长度（尿道括约肌能够保持高压的尿道长度）降低。保留神经的 RP（确切地识别并保护神经血管束）可获得更好的控尿率，并能延长功能尿道长度和提高 MUCP。

部分男性患者（约 10%）在前列腺切除术前还伴有膀胱过度活动（OAB）症状，在术后可能不会缓解，从而导致尿急或混合性尿失禁（MUI）。大约 2%~63% 的患者将在 RP 后会有新发的逼尿肌过度活动症状[1]。

发生率

尿失禁一般在膀胱出口相关手术后（包括 TURP、HoLEP、绿激光前列腺汽化术、前列腺增生开放性切除术）<1% 的男性患者中发生[2,3]。前列腺癌 RP 术后，PPI 可在术后 12 个月内改善。就 PPI 总发生率而言，开放式前列腺切除术为 7%~40%[4]，腹腔镜 RP 为 5%~34%[4]，机器人辅助腹腔镜 RP 为 4%~31%[5]，同时机器人辅助腹腔镜 RP 恢复自主控尿的时间也更短。

PPI 的危险因素

- 年龄的增长。
- 固有的膀胱功能障碍。
- 既往放疗史（近距离放射治疗后的 TURP 有 40% 的尿失禁风险）。
- 在 RP 之前的 TURP。
- 进展期前列腺癌和 RP 手术相关保留神经血管束及膀胱颈口的操作技巧。

评估

如果尿失禁症状不严重，可以观察等待 12 个月，因为尿失禁有可能自发改善。如果症状严重，要尽早采取治疗措施。

- **病史：**压力性漏尿（咳嗽、运动、从坐位突然站起）提示尿道括约肌功能障碍。询问相关储尿期症状。评估 PPI 的严重程度：记录使用尿垫的数量和填写相关调查问卷(ICIQ-MLUTS;EQ-5D-5L)。

● **体格检查**:咳嗽时观察有无漏尿。

● **辅助检查**:用 B 超测量残余尿量(排除充盈性尿失禁);尿流动力学检查明确膀胱过度活动和尿道括约肌功能;膀胱镜检查排除狭窄(如果考虑进行 AUS 植入或吊带手术,膀胱镜检查尤为重要),并可观察括约肌收缩的情况。

治疗

建议大多数男性在手术后进行盆底肌训练(PFMT),尽管其存在争议。PFMT 可能会加快尿失禁的恢复,但不能治愈 PPI。一些研究表明,PFMT(坚持 1 年)对改善 PPI 的持续时间和严重程度都有好处[6]。然而,在男性前列腺手术后(MAPS)研究中,相比于无干预,在 3 个月的时间内接受 4 次有监督下的 PFMT 治疗对前列腺切除术后 12 个月的尿失禁没有影响[7]。

尿道括约肌无力的保守治疗

● **集尿装置和尿垫**:阴茎集尿器(如 Conween®),Afex®(内置塑料管道的内裤,允许尿液流入收集袋),尿垫和留置导尿管。

尿道括约肌无力的外科治疗

● **尿道球部吊带**:AdVance™ 男性吊带用于重新定位/抬高尿道球部。可调节吊带包括 Remeex Male Readjustable System® 和 Argus®。尿道球部加压的吊带包括 I-STOP TOMS 经闭孔男性吊带。

● **人工尿道括约肌(AUS)**:最常用的是 AMS800™。通常选择在前列腺切除术后 1 年植入,已证实是最有效的长期治疗。可调节 AUS 包括 FlowSecure™(该装置有一个额外的压力缓冲区,可以对腹部压力的突然增加做出反应)和 ZEPHYR(ZSI 375),两者都具备在术后调控压力的功能。

● **可调控加压装置(adjustable compression device,ACT®)**。

● **尿道填充剂**。

膀胱过度活动的治疗

● 膀胱过度活动的保守治疗包括行为治疗和药物治疗(抗胆碱能药物、β_3- 受体激动剂米拉贝隆等)。

● 顽固性 OAB 的手术治疗包括膀胱内注射肉毒杆菌毒素、膀胱扩大术或尿流改道术。

● 在某些情况下可以考虑留置导尿管。

● 相关研究表明,膀胱过度活动可在 AUS 植入后有所改善,所以 MUI 患者仍可接受 SUI 手术[8]。

参考文献

1 Thiruchelvam N, Cruz F, Kirby M, *et al.* (2015). A review of detrusor overactivity and the over-active bladder after radical prostate cancer treatment. *BJU Int* **116**:853–61.

2 Ahyai SA, Gilling P, Kaplan SA, *et al.* (2010). Meta-analysis of functional outcomes and complications following transurethral procedures for lower urinary tract symptoms resulting from benign prostatic enlargement. *Eur Urol* **58**:384–97.

3 Suer E, Gokce I, Yaman O, *et al.* (2008). Open prostatectomy is still a valid options for large prostates: a high-volume, single-center experience. *J Urol* **72**:90–4.

4 Ficarra V, Novara G, Artibani W, *et al.* (2009). Retropubic, laparoscopic, and robot-assisted radical prostatectomy: a systematic review and cumulative analysis of comparative studies. *Eur Urol* **55**:1037–63.

5 Ficarra V, Novara G, Rosen RC, *et al.* (2012). Systematic review and meta-analysis of studies reporting urinary continence recovery after robot-assisted radical prostatectomy. *Eur Urol* **62**:405–17.

6 Van Kampen M, de Weerdt W, Van Poppel H, *et al.* (2000). Effect of pelvic-floor re-education on duration and degree of incontinence after radical prostatectomy: a randomised controlled trial. *Lancet* **355**:98–102.

7 Glazener C, Boachie C, Buckley B, *et al.* (2011). Urinary incontinence in men after formal one-to-one pelvic-floor muscle training following radical prostatectomy or transurethral resection of the prostate (MAPS): two parallel randomised controlled trials. *Lancet* **378**:328–37.

8 Afraa TA, Campeau L, Mahfouz W, Corcos J (2011). Urodynamic parameters evolution after artificial urinary sphincter implantation for post-radical prostatectomy incontinence with concomitant bladder dysfunction. *Can J Urol* **18**:5695–8.

男性尿失禁:外科治疗

男性吊带

男性吊带 AdVance™ 是一种经闭孔入路固定于尿道下方组织的吊带,通过重新定位(抬高)尿道球部来起作用(图 5.5)。术中取会阴正中切口和双侧腹股沟切口,螺旋穿刺针从腹股沟切口穿过两侧闭孔的前部,并从尿道两侧出来。吊带附在穿刺针上,于皮肤水平剪断。吊带网片的中心部分与尿道球部固定缝合,然后施加张力以抬高尿道球部。

● 预后:在 3 年的随访中治愈率高达 73%[2],轻中度尿失禁患者的治愈率更高。相关放射治疗史影响治疗效果。

● 并发症:排尿功能障碍、尿潴留、吊带网片挤出、瘘管形成、手术失败、慢性疼痛和尿道糜烂。

英国国家健康研究所(NIHR)男性合成吊带与人工尿道括约肌试验治疗男性前列腺手术后尿动力学压力性尿失禁:随机对照试验评估(MASTER)研究将 PPI 男性患者随机分配至吊带术组或 AUS 手术组,来确定哪些患者会从哪种类型的手术中获益,其中包括接受放疗治疗的患者。

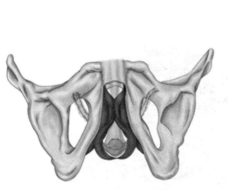
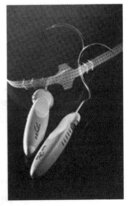

图 5.5　男性吊带系统 AdVance™。转载自 Boston Scientific

男性尿失禁：人工尿道括约肌

目前认为人工尿道括约肌（AUS）是治疗前列腺切除术后尿失禁（PPI）的金标准。AMS 800™ 是一套由三个部件组成的封闭加压系统（见第 14 章）：一个可充气的袖套（位于尿道球部周围），一个可调节压力球囊（位于下腹部）和一个激活泵（位于阴囊内）（图 5.6 和 5.7）。得益于可以对更长的尿道长度加压发挥效应，双袖套可用于男性重度 PPI，但其并发症的风险也升高。经闭孔途径可用于手术修复。这需要选取额外的自体组织（海绵体白膜），将其合并在充气袖套下。

- **AUS 禁忌证**：膀胱颈挛缩或尿道狭窄，患者手活动度差或认知能力欠佳，活动性感染。
- **预后**：AUS 使用寿命长（10 年）。总体长期成功率（控尿成功、无设备故障）为 70%~90%[1,2]；改善率 20%~30%[1]。既往放射治疗史影响预后。AUS 可用于治疗悬吊术失败后的复发性尿失禁，具有同样良好的预后。

并发症

复发性尿失禁是由于

- 压力袖套下方"尿道萎缩"（前 5 年发生率为 10%）（并不是真正的萎缩，而是尿道上组织鞘的形成）。

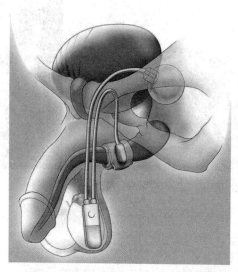

图 5.6　人工尿道括约肌 AMS 800™ 尿路控制系统。转载获得 Boston Scientific 许可

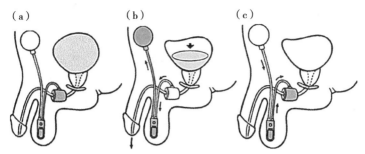

图 5.7   人工尿道括约肌 AMS 800™ 尿路控制系统。（a）袖套饱满，闭合，膀胱充盈。（b）阴囊激活泵压下，袖套减压（液体暂时转移到压力调节球囊），膀胱排空。（c）袖套重新充盈（从压力调节囊）并闭合。转载获得 Boston Scientific 许可

- 机械故障（泵或装置中流体的缓慢渗漏）。
- 尿道糜烂。
- 膀胱过度活动或顺应性降低。
- 组件侵蚀：发生率 5%，3~4 个月最常见，75% 发生在第 1 年。患者表现为阴囊或会阴疼痛和肿胀，尿失禁并出血。盆腔放射治疗增加组织侵蚀风险升高。
  - 感染：原发感染率为 1%~5%。感染或侵蚀时，取出整个装置，3~6 个月后重新植入。
  - 其他：血肿（阴囊）；晚期尿潴留，提示尿道狭窄或膀胱颈挛缩（与盆腔放疗史相比，风险更高）。在进行尿道相关检查操作或导尿之前，一定要确保 AUS 已停用（即充气袖口为放气状态）。

可调式加压装置（ACT®）

ProAct 装置（Uromedica Inc）由两个有机硅弹性球囊组成。在 RP 后，在引导下将该装置植入膀胱颈的两侧或者尿道膜部的水平。每个气囊连接到一个接口，允许调整球囊的压力。

- 预后：RP 后治愈率达 63%[2]；需要进一步指导使用的比率约为 20%；有相关放疗史的预后不理想，这也增加了尿道糜烂的风险。
- 并发症：膀胱或尿道穿孔，球囊移位。

尿道填充剂

因为其较低的成功率且需要重复治疗，临床使用不多。产品包括 Macroplastique®（大颗粒硅胶）。有限的证据表明，尿道填充剂可以在短期内改善 PPI 和生活质量，但是也存在使用后尿失禁加重的患者。在 RP 之后，成功率达 34%[2]。

参考文献

1 Lai HH, Hsu EI, Teh BS, *et al.* (2007). 13y of experience with artificial urinary sphincter implant-ation at Baylor College of Medicine. *J Urol* **177**:1021–5.
2 Crivellaro S, Morlacco A, Bodo G, *et al.* (2016). Systematic review of surgical treatment of post radical prostatectomy stress urinary incontinence. *Neurourol Urodyn* **35**:875–81.

膀胱过度活动症：保守治疗和药物治疗

定义

膀胱过度活动症（OAB）是一组症状群，以尿急为主要症状，可伴或不伴急迫性尿失禁，常伴有尿频和夜尿。这些症状主要是由逼尿肌过度活动（detrusor overactivity）引起。在欧洲，年龄为 >40 岁的人群中有 17% 的患者有 OAB 症状[1]。发病率随着年龄增长而增长。

保守治疗

女性患者接受 3 个月规范的盆底肌训练（PFMT）是有益的。生物反馈和电刺激疗法可以通过提升女性对盆底肌肉的认知来辅助PFMT。行为矫正治疗包括液体摄入量的控制，避免膀胱刺激（咖啡因、酒精和碳酸饮料），并进行 6 周的膀胱训练（通过抑制排尿的欲望来延长排尿时间）。如果保守治疗效果不理想，可以考虑药物干预。

抗胆碱药物

乙酰胆碱作用于膀胱平滑肌（逼尿肌）上的胆碱能受体（M3 ± M2亚型），引起逼尿肌不自主收缩，产生膀胱过度活动的症状。抗胆碱药物可作用于此靶点来抑制膀胱不规则收缩同时增加膀胱容量。大约50% 的患者将受益于药物治疗。

- **奥昔布宁**：多重作用（抗胆碱作用和对肌肉的直接松弛作用）。奥昔布宁可以作为瞬时片剂或缓释片剂、透皮贴剂和凝胶制剂，并可以通过静脉注射。该药的有效性已经得到证实，但其较高的药物副作用会减少患者的依从性。英国国立临床规范研究所（NICE）建议将此药作为一线药物治疗[2]。

- **索利那新**：高选择性胆碱能拮抗剂（M3>M2）。STRA 试验[3]比较了索利那新与托特罗定缓释片，发现索利那新在尿急、急迫性尿失禁和总尿失禁方面有更好的疗效（59% 对 49%）。因副作用而停止治疗的患者比率大致相同（3%~3.5%）。

- **托特罗定**：膀胱选择性抗胆碱药物，代谢为 5- 羟甲基托特罗定（5-HMT）。缓释剂具有良好的疗效和耐受性[4]。NICE 建议将此作为一线药物治疗[2]。

- **非索罗定**：含有 5-HMT 活性代谢产物的非选择性抗胆碱药。在减少尿急、改善膀胱容量和尿失禁方面优于托特罗定（64% vs 57%），灵活调整用药效果更好[5]。

- **达非那新**：高选择性 M3 受体拮抗剂。能显著降低尿频、尿急和尿失禁发作（有效率 77%，15mg 剂量）[6]。耐受性良好（2.1% 因副作用停药，15mg 剂量）。NICE 建议将此作为一线药物治疗[2]。

- **阿托品**：对胆碱能受体无选择性。几乎无法通过血脑屏障，理论上对于认知功能的影响较少。缓释片剂具有良好的长期效果[7]。

● **丙哌维林**：对胆碱能受体无选择性。

抗胆碱能类药物禁忌证

● 未控制的窄角型青光眼、重症肌无力、膀胱出口梗阻、肠道疾病（如活动性溃疡性结肠炎和肠梗阻）。

抗胆碱能药物的常见副作用

● 口干、便秘、视物模糊、尿潴留、认知障碍和皮肤疹（使用透皮贴时）。

抗胆碱能药物负担

应考虑患者已经服用抗胆碱药物的剂量，并在可能的情况下尽量使药物合理化或使用较低的剂量。这对于 >65 岁的老年患者尤为重要。抗胆碱能作用最明显的药物是膀胱毒蕈碱拮抗剂、抗组胺药和抗抑郁药。抗胆碱能认知负担量表（anticholinergic Cognitive Burden Scale）是一种评估工具，该量表可以帮助对处于认知相关风险中的患者个体进行评分。虽然存在争议，但有一些证据表明，长期大量接触抗胆碱能药物可能影响认知功能和导致老年痴呆[8]。

米拉贝隆（贝坦利®）

米拉贝隆是一种 β_3- 肾上腺素受体激动剂药物。通过降低肌肉对钙离子的敏感性，使平滑肌松弛，可以改善膀胱的储存功能同时不影响膀胱的收缩。NICE 目前推荐在存在抗胆碱药物禁忌证、临床使用无效或存在不可接受副作用的患者中使用米拉贝隆[9]。与安慰剂相比，米拉贝隆减少了尿失禁（34%）和尿频（44%）的发作，在 3 个月治疗后[10]，作用效果持续到 1 年[11]。肾脏和肝脏受损时应减少剂量（25mg 缓释剂）。禁忌证：高血压（收缩期 >180mmhg，舒张期 >110mmhg）。副作用：心动过速，尿路感染和房颤（罕见）。

联合用药治疗

由于作用机制不同，对于单药治疗效果不佳的患者，米拉贝隆联合抗胆碱能药物治疗是可行的。虽然联合治疗还没有得到官方许可，但已经在试验中证明了安全性。索利那新 5mg 与米拉贝隆 50mg 缓释片联合使用，与索利那新单药治疗相比，前者在排尿频率和尿失禁发作方面均有改善，且无尿潴留发作[12]。

其他用于 OAB 的药物

● 雌激素局部应用：可改善绝经后妇女的尿急、尿急、尿失禁、尿频和夜尿的症状[13]。乳腺癌或子宫癌患者禁用。

参考文献

1　Milsom I, Abrams P, Cardozo L, *et al.* (2001). How widespread are the symptoms of an over-active bladder and how are they managed? A population-based prevalence study. *BJU Int* **87**:760–6.

2　National Institute for Health and Care Excellence (2013). *Urinary incontinence in women: management*. Clinical guideline [CG171]. Available from: ℘ https://www.nice.org.uk/guidance/cg171.

3　Chapple CR, Martinez-Garcia R, Selvaggi L, *et al.* (2005). A comparison of the efficacy and tolerability of solifenacin succinate and extended release tolterodine at treating overactive bladder syndrome: results of the STAR trial. *Eur Urol* **48**:464–70.

4　Swift S, Garely A, Dimpfl T, *et al.*; Tolterodine Study Group. (2003). A new once daily formulation of tolterodine provides superior efficacy and is well tolerated in women with overactive bladder. *Int Urogynecol J Pelvic Floor Dysfunct* **14**:50–4.

5　Herschorn S, Swift S, Guan Z, *et al.* (2009). Comparison of fesoterodine and tolterodine extended release for the treatment of overactive bladder: a head to head placebo-controlled trial. *BJU Int* **105**:58–66.

6　Chapple C, Steers W, Norton P, *et al.* (2005). A pooled analysis of three phase III studies to investigate the efficacy, tolerability and safety of darifenacin, a muscarinic M3 selective receptor antagonist, in the treatment of overactive bladder. *BJU Int* **95**:993–1001.

7　Zinner NR, Dmochowski RR, Staskin DR, *et al.* (2011). Once-daily trospium chloride 60 mg extended-release provides effective, long-term relief of overactive bladder syndrome symptoms. *Neurourol Urodyn* **30**:1214–19.

8　Gray SL, Anderson ML, Dublin S, *et al.* (2015). Cumulative use of strong anticholinergics and incident dementia: a prospective cohort study. *JAMA Intern Med* **175**:401–7.

9　National Institute for Health and Care Excellence (2013). *Mirabegron for treating symptoms of overactive bladder*. Technological appraisal guidance [TA290]. Available from: ℘ https://www.nice.org.uk/guidance/TA290.

10　Khullar V, Amarenco G, Angulo JC, *et al.* (2013). SCORPIO trial. Efficacy and tolerability of mirabegron, a beta (3)-adrenoceptor agonist, in patient with overactive bladder: results from a randomized European-Australian phase 3 trial. *Eur Urol* **63**:283–95.

11　Chapple CR, Kaplan SA, Mitcheson D, *et al.* (2013). Randomized double-blind, active-controlled phase 3 study to assess 12-month safety and efficacy of mirabegron, a β(3)-adrenoceptor agonist, in overactive bladder. *Eur Urol* **63**:296–305.

12　Drake MJ, Chapple C, Esen AA, *et al.* (2016). Efficacy and safety of mirabegron add-on therapy to solifenacin in incontinent overactive bladder patients with an inadequate response to initial 4-week solifenacin monotherapy: a randomised double-blind multicentre phase 3B study (BESIDE). *Eur Urol* **70**:136–45.

13　Cardozo L, Lose G, McClish D, *et al.* (2004). A systematic review of the effects of oestrogens for symptoms suggestive of overactive bladder. *Acta Obstet Gynecol Scand* **83**:892–7.

膀胱过度活动症:膀胱内 A 型肉毒毒素治疗

A 型肉毒毒素(BTX-A)

BTX 是由革兰氏阳性杆状厌氧菌肉毒杆菌(*Clostridium Botulinum*)产生的一种神经外毒素。存在 7 种类型。A 型和 B 型用于泌尿外科;然而,BTX-A 的作用效果更强且作用时间更长。当保守治疗和药物治疗失败的情况下,可以考虑膀胱内 A 型肉毒杆菌毒素注射治疗。

适应证

- 神经源性逼尿肌过度活动(NDO)。
- 特发性逼尿肌过度活动(IDO)。
- 逼尿肌括约肌协同功能障碍(NDO)。

BTX-A 也可用于有症状的良性前列腺增大和慢性盆腔疼痛综合征(BPS/IC)。

作用机制

BTX-A 通过抑制突触前神经末梢乙酰胆碱(Ach)能和其他神经递质释放,导致注射部位局部肌肉收缩减少和肌肉萎缩。BTX-A 的重链和轻链由二硫键连接。重链附着在轴突末端的蛋白受体 SV2 上,使毒素通过内吞作用进入神经元。轻链嵌入 SNAP-25 蛋白(来自 SNARE 家族的一种蛋白质),进而阻断神经内分泌泡的融合,抑制从突触前神经末梢释放的 Ach,同时对其他神经递质产生抑制作用。化学去神经化是可逆的过程。

治疗逼尿肌过度活动的成人剂量

- 美国 BTX-A(Botox®,Allergan):100~300U。
- 英国 BTX-A(Dysport®,Ipsen):最高 1 000U。
- Botox®300U 大致相当于 Dysport® 的 900U。

英国国立临床规范研究所(NICE)的临床指南建议 IDO 患者使用 BTX-A 的治疗剂量为 200IU,可提供给避免留置导尿管的患者注射 100U[1]。NDO 的治疗剂量为 200~300IU[2]。

膀胱内给药方法

- 局部麻醉后可使用膀胱软镜引导超细 4mm 针进行局部注射,或在全身麻醉后使用膀胱硬镜引导软针进行局部注射。
- 用生理盐水稀释 BTX-A(即 20ml 生理盐水稀释 100IU Botox®)。
- 于膀胱壁随机选取 20 个注射位点,即每个注射部位注射 1ml(5IU Botox®)。
- BTX-A 可以直接注射到逼尿肌或膀胱黏膜下层。

- 通常避免注射膀胱三角区[*]。

结果

- 一般注射后 7 天内可观察效果(最长周期需要 30 天)。
- 效果可维持 6~9 个月,需要重复注射。
- 重复注射后,对药物的耐受性以及效果似乎没有变化。
- 重复注射可显著改善膀胱过度活动症症状(尿频、尿急和尿失禁)[3],尿流动力学相关参数最大膀胱容量增加,最大逼尿肌压力下降[4],生活质量改善。一般注射次数不超过 6 次。
- 多次注射对膀胱组织学无不良影响。
- 完全控制尿失禁的成功率超过 50%。

治疗的禁忌证

- 重症肌无力患者。
- 氨基糖苷类药物通过干扰神经肌肉传递可能增强 BTX-A 的作用。
- 伊顿 - 兰伯特综合征(aton-Lambert syndrome)[**]。
- 孕期和哺乳期。
- 凝血障碍(血友病、遗传性凝血因子缺乏)。

副作用

- 尿潴留。NDO 尿潴留的风险高于 IDO(70% 对 20%)[5]。尿潴留风险是剂量依赖性的,注射 100IU Botox® 的尿潴留风险为 6%[6]。在重复注射的情况下,留置导尿管的风险并不会变化(即如果第一次治疗需要留置导尿管,以后的治疗也需要留置导尿管)。
- 血尿。
- 尿路感染(高达 25%)
- 膀胱疼痛。
- 全身肌肉无力(罕见,在 NDO 患者高剂量使用时常见)。
- 吞咽困难。
- 复视,视物模糊。

---

[*] 尽管没有证据支持,但通常认为避免膀胱三角区注射可用来预防医源性膀胱输尿管反流。

[**] 伊顿 - 兰伯特综合征(Eaton-Lambert syndrome):支气管小细胞癌,与神经肌肉接点的乙酰胆碱释放缺陷有关,引起近端肌无力。

参考文献

1　National Institute for Health and Care Excellence (2013). *Urinary incontinence in women: management*. Clinical guideline [CG171]. Available from: ℗ https://www.nice.org.uk/guidance/cg171.

2　National Institute for Health and Care Excellence (2012). *Urinary incontinence in neurological disease: assessment and management*. Clinical guideline [CG148]. Available from: ℗ https://www.nice.org.uk/guidance/cg148.

3　Nitti V, Ginsberg D, Sievert K, *et al*. (2016). Durable efficacy and safety of long-term onabotulinumtoxinA treatment in patients with overactive bladder syndrome: final results of a 3.5-year study. *J Urol* 196:791–800.

4　Sahai A, Dowson C, Khan M, Dasgupta P (2010). Repeated injections of botulinum toxin-A for idiopathic detrusor overactivity. *Urology* 75:552–8.

5　Popat R, Apostolidis A, Kalsi V, *et al*. (2005). A comparison between the response of patients with idiopathic detrusor overactivity and neurogenic detrusor overactivity to the first intradetrusor injection of botulinum toxin-A. *J Urol* 174:984–9.

6　Sievert K, Chapple C, Herschorn S, *et al*. (2014). Onabotulinumtoxin A 100U provides significant improvements in overactive bladder symptoms in patients with urinary incontinence regardless of the number of anticholinergic therapies used or reason for inadequate management of overactive bladder. *Int J Clin Pract* 68:1246–56.

膀胱过度活动症:常规保守治疗失败的外科手术治疗选择

- 神经调节(neuromodulation)。
- 骶神经刺激(SNS):包括电刺激支配膀胱的神经,以抑制膀胱肌(逼尿肌)收缩的反射。InterStim 装置(美敦力)刺激 S_3 传入神经,在骶髓水平抑制逼尿肌收缩。使用前首先进行经皮神经评估,然后通过外科手术将永久电极导线植入 S_3 骶孔,并将体外已经设定好的脉冲发生器植入体内。SNS 主要用于特发性逼尿肌过度活动(IDO)患者。大约 67% 的患者尿失禁得到控制或有 50% 的患者症状改善,有效时间长达 5 年[1]。使用后禁止行 MRI 检查。并发症包括装置配件移位、感染和设备故障。
- 经皮胫骨神经刺激(PTNS):表面电极连接到足部,胫骨神经旁(踝关节内踝上方)放置电极针,并连接至一个低电压刺激器。胫后神经由感觉和运动纤维(L_5~S_3)混合而成,与膀胱(S_2~S_4)起源于同一脊柱节段。PTNS 通过逆行刺激骶神经丛进行神经调节。最初患者每周进行 30 分钟的治疗,持续 12 周。据研究,短期症状改善约为 55%[2],增加 2 个月治疗周期,3 年症状改善率为 77%[3]。

手术治疗

目的是增加有效膀胱容量,降低最大逼尿肌压力,保护上路。

- **肠道膀胱扩大术(Clam 回肠膀胱成形术):**切开膀胱顶壁(双瓣),与离断回肠吻合,从而扩大膀胱容积。缓解了 90% 患者的顽固性尿频、尿急和尿失禁。
- **自体膀胱扩大术(逼尿肌横断术):**切断膀胱穹窿处逼尿肌,同时保留切除区域下膀胱移行上皮完整性,使切除区域形成一个巨大膨隆,从而扩大膀胱容量。由于长期疗效有限,现在较少常用。IDO 患者获益最大。
- **尿流改道术:**适用于顽固性 OAB 患者。两侧输尿管远端从膀胱分离并吻合至回肠储尿囊的近心端一侧,将回肠远心端在皮肤重建尿路造口术,将尿液排入集尿袋(尿路造口术)。

参考文献

1 Brazzelli M, Murray A, Fraser C (2006). Efficacy and safety of sacral nerve stimulation for urinary urge incontinence: a systematic review. J Urol 175:835–41.

2 Peters KM, Carrico DJ, Perez-Marrero RA, et al. (2010). Randomized trial of percutaneous tibial nerve stimulation versus Sham efficacy in the treatment of overactive bladder syndrome: results from the SUmiT trial. J Urol 183: 1438–43.

3 Peters KM, Carrico DJ, Wooldridge LS, et al. (2013). Percutaneous tibial nerve stimulation for the long-term treatment of overactive bladder: 3-year results of the STEP study. J Urol 189:2194–201.

混合性尿失禁

大约 30% 的女性尿失禁患者会出现混合性尿失禁（MUI）症状，即尿液非自主流出既与尿急又与加压、打喷嚏或咳嗽有关。根本病因和评估方法与 SUI 和 UUI 相同。管理的目的是首先治疗主要症状。

MUI 占男性尿失禁患者的 10%~30%。治疗原则同样以解决主要症状为主，但也需考虑治疗对于膀胱出口的影响。

管理

保守的管理措施

● 盆底肌肉训练；膀胱训练；避免膀胱刺激，调整液体摄入量和减轻体重。

药物

● 抗胆碱能药物或米拉贝隆治疗 OAB 症状；在适应证下女性患者可考虑局部雌激素治疗。

女性压力性尿失禁相关手术治疗

当主要症状表现为压力性尿失禁（SUI）时，手术治疗效果理想，同时不会导致患者 OAB 症状加重。笔者认为膀胱颈功能失调可能导致 OAB 症状，但 SUI 手术可能会纠正这一点。在进行手术前，对膀胱功能进行尿流动力学评估至关重要。

● MUI：总体成功率略低于单纯 SUI 患者。

● MUI 行耻骨后经阴道无张力尿道悬吊术（TVT）和经闭孔尿道悬吊术（TOT）：两种方法随访 3 年内的总体成功率为 56%。SUI（85%~97%）改善较 UUI（28%~85% 成功率）更明显[1]。

● MUI 行由外向内（TOT）和由内向外（TVTO）：与 TVT 相比，TOT 更平稳，OAB 风险更低，认为是治疗 MUI 的一种很好的手术选择。两种方法的效果相当，1 年内随访成功率为 75%。随访结果在术后 9 年趋于稳定，成功率为 65%，15% 改善明显[2]。35% 患者排尿急迫性得到改善，急迫性尿失禁改善率为 41%（同时急迫性症状加重占 7%，2% 患者急迫性尿失禁加重）。

● 阴道壁尿道悬吊术：已证明其对解决 MUI 的 SUI 和急迫性尿失禁（UUI）都是有效的，成功率达 87%[3]。仍有 13% 患者存在 UUI。

● 自体筋膜悬吊术（AFS）：据报道，对于 SUI 的成功率较高（>90%），对于 UUI 成功率达 70%[4]。

男性压力性尿失禁相关手术治疗

对于男性患者而言，主要治疗目标是解决 OAB 症状；然而，MUI 患者仍可接受 SUI 手术（例如 AUS），因为在 AUS 植入后 OAB 症状也可以得到改善[5]。

参考文献

1 Jain P, Jirschele K, Botros SM, *et al.* (2011). Effectiveness of midurethral slings in mixed urinary incontinence: a systematic review and meta-analysis. *Int Urogynecol J* **22**:923–32.
2 Abdel-Fattah M, Cao G, Mostafa A (2016). Long-term outcomes for transobturator tension-free vaginal tapes in women with urodynamic mixed urinary incontinence. *Neurourol Urodyn* **9999**:1–7.
3 Osman T (2003). Stress incontinence surgery for patients presenting with mixed incontinence and a normal cystometrogram. *BJU Int* **92**:964–8.
4 Fulford SC, Flynn R, Barrington J, *et al.* (1999). An assessment of the surgical outcome and urodynamic effects of the pubovaginal sling for stress incontinence and the associated urge syndrome. *J Urol* **162**:135–7.
5 Afraa TA, Campeau L, Mahfouz W, Corcos J (2011). Urodynamic parameters evolution after artificial urinary sphincter implantation for post-radical prostatectomy incontinence with concomitant bladder dysfunction. *Can J Urol* **18**:5695–8.

膀胱阴道瘘

膀胱阴道瘘（VVF）是膀胱和阴道之间的异常通道。10% 的 VVF 患者同时存在输尿管瘘或者输尿管损伤。

病因

在发展中国家，主要与梗阻性分娩和延长相关，导致阴道和膀胱之间的组织受压坏死。在发达国家，75% 的患者继发于子宫切除术后（危险性为 0.1%~0.2%）（图 5.6）[1,2]。其他原因包括盆腔手术或放疗史、宫颈糜烂、晚期盆腔恶性肿瘤（宫颈癌）、盆腔子宫内膜异位症、炎症性肠病、创伤、分娩（5%）、低雌激素状态、感染（尿路结核）和先天性畸形。

症状

患者出现尿失禁的症状。手术后立即或延迟出现阴道有尿液流出，延迟性肠梗阻（由于尿液在流入阴道同时渗入盆腔），耻骨上痛和血尿症状。

体格检查

● 体格检查可显示 VVF 并确认其位置。还要评估阴道的容量和活动性，看看阴道修复是否可行。

● 3 拭子试验：口服非那吡啶使尿液呈桔黄色。一小时后，将 3 个拭子置入阴道，同时将亚甲基兰注入膀胱内。如果阴道近端的拭子变蓝，提示 VVF；如果变桔黄色，提示输尿管阴道瘘。

● CT 尿路造影和 / 或双侧逆行肾盂造影：评估输尿管是否受累或是否存在损伤。

● 膀胱造影：鉴别膀胱瘘的最佳检查（可通过 X 射线检查或 CT 膀胱造影进行）（图 5.8）。

● 膀胱镜：可以观察到瘘口，并有助于明确瘘口与输尿管开口的关系。既往有恶性肿瘤史可行瘘管活检。

● 增强 CT 或 MRI：适用于相关放疗史或恶性肿瘤病史的患者（评估是否复发）。

管理

对于小而简单的 VVF，可采用保守治疗，包括导尿联合抗胆碱能药物和抗生素。尤其是早期发现产科瘘。如果经过一段时间的观察，VVF 仍然存在，则需要手术治疗。若合并有输尿管阴道瘘，需要置入输尿管支架管至少 6 周，如果瘘管持续存在，则需要手术治疗。

手术治疗

当术中发现 VVF 时，可以考虑立即进行修补。对于术后出现的 VVF，当炎症、水肿、感染和组织坏死等均已解决时，可进行手术修补。

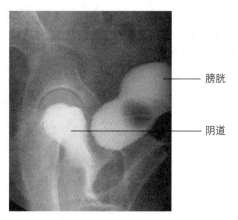

膀胱

阴道

图 5.8 膀胱造影(侧视图)显示由于 VVF 导致对比剂从膀胱漏入阴道。这是在子宫切除术之后拍摄的 X 线片

传统意义上,应在 3~6 个月后进行手术,但视患者具体情况而定。放疗后手术推迟至 6~12 个月。

VVF 修复原则

- 良好的瘘管暴露。
- 切除坏死组织。
- 清除任何异物。
- 分离阴道壁和膀胱壁。
- 膀胱和阴道的瘘道不透水性缝合。
- 填塞移位组织。
- 多层缝合,无张力和避免缝线重叠。
- 良好的止血。
- 外科修补部位的尿液引流(导尿管、引流管和支架管)。

经阴道入路

切开瘘管,分别缝合闭合膀胱和阴道。自体组织移植物也可以转位到膀胱和阴道之间(来自大阴唇的 Martius 脂肪垫)。

经腹入路

多用于复杂病例(如阴道内高位 VVF 或合并输尿管损伤的患者)。沿瘘管方向切开膀胱。分别缝合闭合阴道和膀胱,并在其间移植大网膜覆盖。留置耻骨上导尿管和尿道导尿管 2~3 周,在拔除导尿管前需进行膀胱造影。对于绝经后的妇女给予雌激素替代治疗。3 个月内避免阴道填塞或性交。术后并发症包括阴道出血、感染、膀胱疼痛、阴道狭窄引起的性交困难、移植物缺血、输尿管损伤和瘘管复发。

尿流改道术:

对于有放疗史和复杂 VVF 患者,可考虑回肠流出道尿流改道术。

预后

原发性 VVF 修复(经阴道或腹部入路)的总体成功率 >90%。复杂的 VVF,包括有放疗史的患者,成功率较低(约 67%)。

参考文献

1 Tancerm L (1992). Observations on prevention and management of vesicovaginal fistula after total hysterectomy. *Surg Gynaecol Obstet* **175**:501–6.
2 Harris WJ (1995). Early complications of abdominal and vaginal hysterectomy. *Obstet Gynaecol Survey* **50**:795–805.

老年患者的尿失禁

流行病学

尿失禁患病率随着年龄的增长明显增加(特别是≥70岁)。约有10%~20%的女性和7%~10%的男性受其影响。如果对老年人群严格统计的话,这些数字还会上升。

- 男女性别发病率:居家老人的发病率为25%;养老院老人的发病率为40%;长期住院老人的发病率为50%~70%[1]。

尿失禁的瞬时原因(DIAPPERS)

Delirium:谵妄;

Infection:感染;

Atrophic:萎缩性阴道炎或尿道炎;

Pharmaceuticals:药物(阿片类和钙拮抗剂引起尿潴留和便秘、抗胆碱能药物能增加 PVR 及尿潴留和 α- 肾上腺素拮抗剂可降低女性尿道阻力);

Psychological:心理问题(抑郁症、神经官能症和焦虑症)。

Excess:过量的液体摄入或排出(利尿剂、充血性心力衰竭和夜间多尿)

Restricted:活动受限;

Stool:粪便嵌塞(便秘)。

确诊尿失禁

尿失禁与伴随疾病的存在和持续时间无关。尿失禁包括以下类型:急迫性尿失禁、压力性尿失禁和与膀胱排空障碍(由于膀胱活动性减低,尿道或膀胱出口梗阻)相关的尿失禁。另外,功能性尿失禁还与尿道外因素有关,如长久不活动、认知障碍和环境变化。

病史

在进行复杂的评估和检查前,发现并纠正所有诱因。这样能立刻改善身体功能和生活质量,并能充分恢复控尿功能,即使合并有尿路功能不全。采集完整的用药史、合并症情况、心理、认知、身体功能、社会及环境状态。

体格检查

包括简易的精神状态评估,直接观察患者的灵敏性和活动能力[巴塞尔指数(Barthel index)]。还包括腹部检查(膨胀的膀胱)、直肠指检(粪便嵌塞)、阴道检查(盆腔器官脱垂、萎缩性阴道炎)以及神经系统检查。

辅助检查

- 血清肌肝浓度检测;

- 用力肺活量(FVC);
- 尿流速和 B 超测定残余尿量(PVR);
- 尿液分析(筛查感染、血尿、蛋白尿和糖尿);
- 压力试验;
- 评估生活环境和用药情况(职业治疗师和严格的护理观察),如果简单的治疗无效,需行尿动力学检查。
- 评估后符合手术适应证且手术治疗能够改变临床结果的患者应行尿流动力学检查。当符合临床指征时(如 PVR 较多、肾功能受损、血尿和泌尿系感染)的情况下,可进行泌尿系超声检查。

治疗

保守治疗

如果认知功能良好,生物反馈治疗、盆底肌电刺激治疗和行为治疗都是适合的。在出现膀胱过度活动症或混合症状时,盆底肌锻炼与抗胆碱能药物联合使用效果好。局部使用 0.01% 雌激素软膏治疗阴道炎。应用可吸水物品包括床垫和成人用衬垫产品(一次性或反复使用的);体外尿液收集装置(密闭的、合适的阴茎套/集尿袋);子宫托治疗 POP;梗阻导致的尿失禁或没有合适的治疗措施时可留置导尿管。

药物治疗

确保在考虑治疗 OAB 症状之前充分治疗 BOO 和有意义的 PVR。注意抗胆碱能药物副作用。患者服用的抗胆碱能药物越多,认知障碍的风险就越高。使用对认知功能影响较小的抗胆碱药物;考虑低剂量使用抗胆碱药物或米拉贝隆。对于有认知症状的老年患者,应避免使用瞬间起效的奥昔布宁。

手术治疗

在保守治疗无效的情况下,所有标准的手术方案都可以根据患者个人情况考虑使用。对于有尿潴留风险的手术(如在膀胱内注射 BTX-A 和可能需要留置导尿管的尿失禁相关手术)和 AUS 植入,要求患者有完整的认知能力和熟练的动手能力。

压力性尿失禁手术治疗

尿失禁相关外科手术干预(如 MUS 植入和阴道壁尿道悬吊术)在老年女性患者中仍然有效,但术后排尿障碍(新发膀胱过度活动症、需要留置导尿管)和泌尿系统感染风险较高[2]。对于男性患者,前列腺切除术后尿失禁可考虑手术治疗,对于年龄超过 75 岁的患者,AUS 植入的成功率可达 72%[3]。

膀胱过度活动症手术治疗

膀胱内注射 BTX-A 是一种成功的治疗方法。然而,老年患者注射后存在尿潴留的相关风险,需要留置导尿管。骶神经刺激(SNS)已经成功地用于老年患者的难治性 OAB,尽管总体上随着年龄的增长,SNS 效果往往更差(>55 岁的治愈率约为 37%,如果 <50 岁,治愈率为 65%)[4]。

参考文献

1 Royal College of Physicians (1995). *Incontinence: causes, management and provision of services.* Report of a working party. London: Royal College of Physicians. Available from: ℛ http://www. rcplondon.ac.uk.
2 Pugsley H, Barbrook C, Mayne CJ, Tincello DG (2005). Morbidity of incontinence surgery in women over 70 years old: a retrospective cohort study. BJOG 112:786–90.
3 O'Connor RC, Nanigian DK, Patel BN, *et al.* (2007). Artificial urinary sphincter placement in elderly men. *Urology* 69:126–8.
4 Amundsen CL, Romero AA, Jamison MG, Webster GD (2005). Sacral neuromodulation for intractable urge incontinence: are there factors associated with cure? *Urology* 66:746–50.

女性尿失禁初步治疗

（图 5.9。）

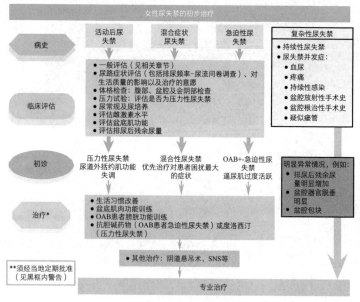

图 5.9　女性尿失禁初步治疗。经国际泌尿外科疾病咨询委员会（International Consultation on Urological Diseases，ICUD）许可摘自 *Incontinence*，5th edition：Evaluation and Treatment of Urinary Incontinence，Pelvic Organ Prolapse and Faecal Incontinence.Abrams P，Cardozo L，Khoury S，Wein A.ICUDEAU（2013）p.1913

女性尿失禁的特殊治疗

（图 5.10。）

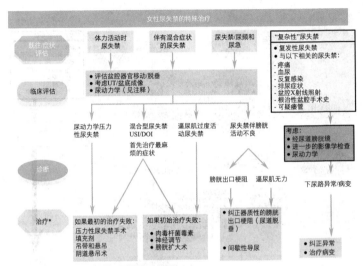

*在患者治疗的任何阶段，可能需要尿失禁产品

图 5.10　女性尿失禁的特殊治疗。经 ICUD 许可摘自 *Incontinence*，5th edition：Evaluation and Treatment of Urinary Incontinence，Pelvic Organ Prolapse and Faecal Incontinence'.Abrams P，Cardozo L，Khoury S，Wein A.ICUD-E AU（2013）p.1915

男性尿失禁的初步治疗

（图 5.11。）

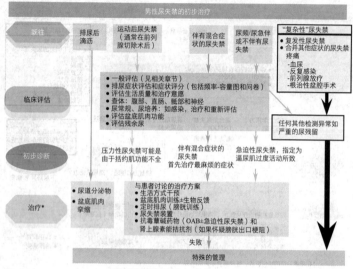

图 5.11　男性尿失禁的初步治疗。经 ICUD 许可摘自 *Incontinence*, 5th edition: Evaluation and Treatment of Urinary Incontinence, Pelvic Organ Prolapse and Faecal Incontinence'. Abrams P, Cardozo L, Khoury S, Wein A. ICUD-EAU (2013) p.1909

男性尿失禁的特殊治疗

（图 5.12。）

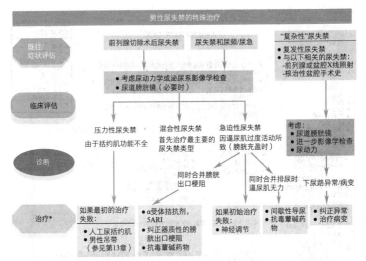

图 5.12　男性尿失禁的特殊治疗。经 ICUD 许可摘自 *Incontinence*, 5th edition: Evaluation and Treatment of Urinary Incontinence, Pelvic Organ Prolapse and Faecal Incontinence. Abrams P, Cardozo L, Khoury S, Wein A. ICUD-EAU（2013）p.1911

高龄虚弱老人尿失禁的治疗

（图 5.13。）

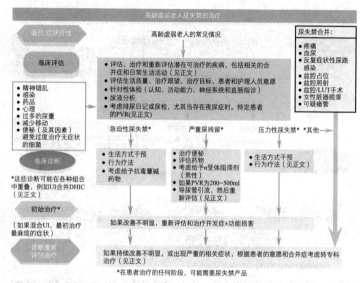

图 5.13 高龄虚弱老人尿失禁的治疗。经 ICUD 许可摘自 *Incontinence*，5th edition：Evaluation and Treatment of Urinary Incontinence，Pelvic Organ Prolapse and Faecal Incontinence.Abrams P，Cardozo L，Khoury S，Wein A.ICUD-EAU（2013）p.1944

女性尿道憩室

尿道憩室(UD)本质是一个与尿道腔相通的囊状结构。主要影响30~50岁的女性,发病率为1%~6%。英国UD的病例数已经从1998—1999年的74例确诊病例上升到2014—2015年的229例,不排除检测手段的进步[1]。有些报告称在非洲裔加勒比人中存在这种倾向。

病因

- 先天性(罕见)。
- 获得性:
  - 女性尿道旁腺(Skene's gland)感染(由淋病奈瑟菌、大肠埃希菌、其他大肠菌或正常阴道菌群引起)导致脓肿形成随后破裂并进入尿道腔。尿液在腔内反复充盈和瘀积,导致憩室扩张、反复感染和憩室内尿路上皮鳞化。
  - 与分娩相关的创伤(产钳分娩)。
  - 尿道或阴道相关手术史。
  - 尿道内反复留置导尿管。

分类

- 简单型(常见)。
- 马蹄型(或鞍型)。
- 圆型。

UD可单发或多发(10%),位于尿道的远端、中部(最常见)或近端,常表现为尿道前正中线囊性肿胀。

临床表现

典型的UD三联症状排尿困难、排尿滴沥和性交困难仅在23%的患者中出现[2]。患者主诉表现为较常见的症状谱包括尿频、尿急、尿道分泌物、反复UTI、尿失禁、疼痛、梗阻性症状、尿潴留、阴道肿块和血尿。20%的患者无症状。

鉴别诊断

女性尿道旁腺(Skene腺)囊肿或脓肿,加特纳管(Gartner duct)囊肿,阴道壁囊肿,阴道平滑肌瘤,异位输尿管囊肿,尿道癌,子宫内膜瘤。临床上可能会被误认为膀胱膨出症。

UD并发症

- 恶性肿瘤(5%)。
- 结石(4%~10%)。
- 子宫内膜异位症。
- 憩室破裂(可导致瘘管形成)。

评估

- 病史：排尿症状，性交困难，尿道或阴道分泌物。是否存在 OAB 或 SUI。

- 体检：80% 的患者可以观察到或触摸到阴道前壁中线肿块（图 5.14）[2]。40% 的患者轻柔按压可见尿道分泌物[2]。

相关检查

- 膀胱日记。

- 中段尿检查。

- 尿道压力流量测量可以显示经典的双相记录。

- 膀胱镜检查排除膀胱病变。

- 双通道尿动力学推荐用于伴有明显排尿症状或尿失禁的患者。

影像学检查

- MRI：诊断 UD 的"金标准"，敏感度 100%。UD 在 T2 加权像上显示为高信号区域（图 5.15）。

- 尿道造影：在检测 UD 和评估相关排尿功能障碍可达 95% 的敏感度。

- 超声检查（经阴道、经直肠或经会阴）：显示 UD 是一种无回声或低回声的病灶。

- 双球囊高压尿道造影（double-balloon high-pressure urethrography）：包括通过双球囊导尿管注射对比剂以使憩室显影。敏感度 90%，由于其具有侵入性，现很少使用。

治疗

有症状的 UD 需要手术治疗。手术目的是游离解剖和切除憩室，使用三层水密封式 ± 夹层皮瓣（Martius 脂肪垫）关闭其与尿道的连接口。在拔除导尿管之前，导尿管需放置 14 天。是否行膀胱尿道造影，取决于修补的复杂性。

并发 SUI 术中同时植入耻骨阴道吊带仍有争议。许多学者主张在进行尿失禁手术前，应首先进行 UD 手术并重新进行评估症状[2]。

手术并发症

- UTI（40%）。

- 复发性 UTI（23%）。

- 尿失禁。

- UD 复发。

- 持久型或新发型 LUTS。

- 尿道阴道瘘（2%）。

- 持续性疼痛或性交困难。

- 尿潴留。

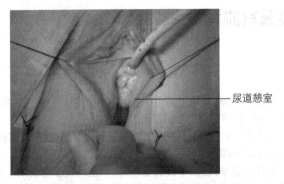

图 5.14　尿道憩室患者术前导尿时的图片。获得 Tamsin Greenwell 许可

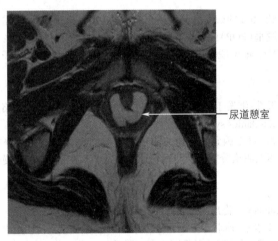

图 5.15　MRI T2 加权相显示马蹄形尿道憩室。获得 Tamsin Greenwell 许可

预后

目前队列研究显示首次和再次手术总体成功率为 70%~97%。首次手术的成功率为 89%[2]。

参考文献

1 Department of Health. *Hospital Episode Statistics (HES)*. Available from: ℘ http://www.hesonline.nhs.uk.
2 Ockrim JL, Allen DJ, Shah PJ, Greenwell TJ (2009). A tertiary experience of urethral diverticulectomy: diagnosis, imaging and surgical outcomes. *BJU Int* 103:1550–4.

盆腔器官脱垂

定义

- 前盆腔脱垂：本质上是由于耻骨宫颈韧带松弛导致的膀胱（膀胱膨出）或尿道（尿道膨出）通过阴道前壁突出。
- 后盆腔脱垂：直肠后壁突出，由于直肠周围筋膜松弛（直肠脱垂）或腹膜（小肠或网膜）突出进入阴道（肠膨出）。
- 中盆腔脱垂：包括子宫脱垂（子宫脱垂继发于薄弱的子宫主韧带或子宫骶韧带），穹窿脱垂（子宫切除术后阴道袖口脱垂）和子宫脱出（完全子宫脱垂）。

发病率

大约 50% 的妇女在分娩后出现脱垂（20% 出现症状）。需要行盆腔器官脱垂（POP）或尿失禁手术的比例是 11% 左右，其中 29% 需要再次手术[1]。前壁脱垂占 50%，后壁脱垂占 30%，其余 20% 为子宫或穹窿脱垂。

病因

先天性：继发于结缔组织异常［脊柱裂、外翻、埃勒斯 - 当洛斯综合征（Ehlers-Danlos syndrome）］。

获得性（多因素）：与相关阴道手术史（脱垂修补、阴道修补和子宫切除术）、阴道分娩、老年（雌激素水平下降）、肥胖、便秘和慢性紧张有关。

阴道支持水平

Delancey[2]提出阴道支持的三个水平理论：

- Ⅰ水平：顶端支持，子宫骶韧带和子宫主韧带支持阴道上三分之一和子宫颈，缺乏时将导致阴道穹窿脱垂。
- Ⅱ水平：水平支持，盆筋膜腱弓（ATFP），也被称为白线，水平支撑膀胱、阴道上三分之二和直肠，缺乏时会导致阴道膨出的形成。
- Ⅲ水平：远端支持，耻骨宫颈筋膜体和直肠阴道筋膜远端延伸融合于会阴体。缺乏时将形成直肠前突。

脱垂的分级和分期

Baden-Walker 分级法依据脱垂器官与处女膜水平的关系进行分级（表 5.4）。盆腔器官脱垂定量分度法（POPQ）是一个经过验证的规范系统，通过测量界定的解剖位点和处女膜之间的距离，对脱垂程度进行一个标准化和准确的量化描述（图 5.16；表 5.5 及 5.6）。

临床表现

病史

- 阴道压迫或隆起。

表 5.4　POP 的 Baden-Walker 分级[3]

0 度	无脱垂
1 度	下降一半至全程
2 度	下降至处女膜水平
3 度	下降超出处女膜水平
4 度	最大程度下降 / 完全脱出

经许可转载自 Baden WF, Walker TA, Lindsay HJ. The vaginal profile. *Tex Med J* 1968; 64: 56-8 copyright Texas Medical Association 1968.

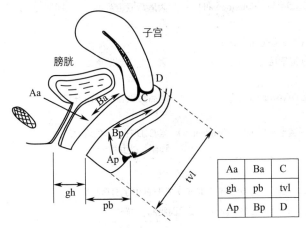

Aa	Ba	C
gh	pb	tvl
Ap	Bp	D

图 5.16　用于 POPQ 的解剖参考点

- 尿频、尿急、排尿不全和尿失禁。
- 肠道功能障碍（急迫性，排便困难和粪便污染）。
- 站立时间过长会症状加重。
- 可能需要手动减少脱垂来排尿或排便。
- 性功能障碍（性交困难，感觉缺乏）。

体格检查

- 截石位、左侧卧位用 Sim 内镜检查和站立检查。患者可能有 1 种以上器官的脱垂。
- 咳嗽或向下用力牵拉后壁，以观察前盆腔或中盆腔器官是否脱垂。前盆腔脱垂可能是由于中央筋膜缺陷（阴道壁平滑）或侧方缺陷（阴道有皱褶）。
- 牵拉前盆腔器官，观察后盆腔器官的脱垂情况。
- 通过压力诱发试验（cough stress test）检查 SUI。应在脱垂回缩后重复检查，因为可能会发现隐性 SUI。

表 5.5   POPQ 中使用的解剖点描述

解剖点	描述	测量范围
Aa,阴道前壁(anterior wall)	阴道中线处距处女膜缘 3cm 内	−3cm~+3cm
Ba,阴道前壁(anterior wall)	阴道前穹窿到 Aa 点之间阴道前壁的最远处	−3cm~tvl
C,子宫颈(cervix or cuff)	宫颈口最远处或阴道残端	
Ap,阴道后壁(posterior wall)	阴道后壁中线距处女膜缘 3cm 处	−3cm~+3cm
Bp,阴道后壁(posterior wall)	阴唇后联合到肛门开口中点的距离	−3cm~tvl
D,阴道后穹窿(posterior fornix)		
gh,尿道隔层(genital hiatus)	尿道外口到阴唇后联合中点的距离	
pb,会阴(perineal body)	阴唇后联合到肛门开口中点的距离	
tvl,阴道全长(total vaginal length)	当 C,D 在正常位置时阴道顶部至处女膜缘的总长度	

表 5.6   国际尿控学会基于 POPQ 关于 POP 的分度标准

分度	脱垂最远端距离处女膜平面距离	描述
0	<−3cm	无脱垂
1	<−1cm	脱垂最远端在处女膜缘内侧,距处女膜缘 >1cm
2	≤+1 或 ≥−1cm	脱垂位于处女膜上方 1cm 或下方 1cm 之间
3	>+1cm	脱垂最远端距处女膜缘下 1cm,但不伴阴道完全脱垂
4	≥tvl-2cm	全部脱出,脱垂的最远端超过处女膜缘≥(tvl-2cm)

辅助检查

- 中段尿检查。
- 膀胱日记。
- PVR。
- 尿流动力学检查(如果伴有排尿功能障碍或尿失禁)。
- MRI(选择性病例)。

● 排便造影(同位素或对比剂),适用于后盆腔器官脱垂的患者。

治疗

保守治疗

● 生活方式干预(治疗便秘、慢性咳嗽)。

● 盆底肌肉训练(**PFMT**)。

● 阴道子宫托:最初每3~6个月在正规医疗机构放置和更换,并检查是否有阴道溃疡或瘘管。治疗任何类型阴道萎缩。

手术治疗

手术治疗的患者需要通过多学科诊疗团队讨论。患者可能存在多种脱垂需要治疗。一期修复采用可吸收间断支撑物缝合。合成补片在脱垂修复中的作用目前正在研究中,因为补片可能与严重的并发症有关,包括慢性骨盆疼痛、性交困难、挤压和需要进一步的干预,建议避免在一期修复中使用合成补片[4]。补片可用于修复复发性筋膜缺损,可将补片按大小裁剪后缝合于筋膜缺损处,也可直接采用预先设计的补片。已使用补片有不可吸收和可吸收的合成网片。

前盆腔脱垂

在中线处切开阴道黏膜,并解剖深层组织至膀胱。缝线修补术(阴道前壁缝合)使用间断可吸收缝线缝合脱垂膀胱两侧的残余筋膜,使其复位。多余的组织可以切除,然后缝合修复。该术式可以用于原发性和复发性脱垂修复。

补片是根据缺损的大小修剪,将其缝合在缺损处,并将组织缝合。相关研究建议使用补片时要谨慎,由于使用补片存在发病率升高风险,目前还缺乏证据支持使用补片[5]。其他研究报告表明在疗效、生活质量和并发症(与补片相关的除外)方面,补片并没有优于天然组织修复,而且天然组织修复的风险更低[6]。目前已有一些补片产品进行了召回。

● 预后:缝合修复的失败率为29%,而不可吸收补片修复的失败率为9%[7]。

● 并发症:出血、感染、新发膀胱过度活动症、尿失禁、尿潴留、膀胱或尿道损伤、性交困难、瘘管以及需要再次治疗。

● 补片相关并发症:补片挤压移位入阴道、尿道或膀胱,性交困难和慢性疼痛。

若并发SUI,选择包括脱垂修复和植入尿道吊带。目前还不清楚这些手术操作是同时进行获益更大还是分开进行合适。或者,一期阴道壁尿道悬吊术对于治疗这两个问题都是有用的(但存在15%的后盆腔脱垂的风险)。

后盆腔脱垂

手术方式同上,修补术采用缝合技术或补片。手术失败率在15%~20%左右。手术风险包括:肠损伤、肠道症状、性交困难、补片挤压和疼痛。

中盆腔脱垂

- **子宫脱垂**：选择包括经阴道或经腹子宫切除术。对于希望保留子宫的妇女来说，另一种选择是**阴道骶骨固定术**。可以采用开腹手术或腹腔镜手术，在子宫颈周围放置一圈网状补片，然后将其缝合到骶骨。

- **穹窿脱垂术式选择包括：**

  - **骶棘固定术**——（单侧）经阴道后入路将阴道穹窿（或宫颈）悬吊至骶棘韧带，用两根缝线缝合。

  - **阴道骶骨固定术**——阴道穹窿前后方用条状补片和不可吸收缝线悬吊至骶骨，然后用腹膜覆盖以避免肠粘连（开腹或腹腔镜手术）。

  - **子宫骶韧带悬吊术**——将子宫骶韧带缝合于阴道端。

阴道闭合术是一种局限性手术，只适用于无性生活但有明显脱垂的女性，其基本步骤是切除部分阴道前壁和后壁皮肤，然后缝合阴道残端闭合。

参考文献

1 Olsen AL, Smith VJ, Bergstrom JO, *et al.* (1997). Epidemiology of surgically managed pelvic organ prolapse and urinary incontinence. *Obstet Gynecol* 89:501–6.

2 DeLancey JOL (1992). Anatomic aspects of vaginal eversion after hysterectomy. *Am J Obstet Gynecol* 166:1717–28.

3 Baden WF, Walker TA, Lindsay HJ (1968). The vaginal profile. *Tex Med J* 64:56–8.

4 NHS England (2017). *Mesh Oversight Group Report.* Available from: https://www.england.nhs. uk/wp-content/uploads/2017/07/mesh-oversight-group-report.pdf.

5 Maher C, Feiner B, Baessler K, *et al.* (2016). Surgery for women with anterior compartment prolapse. *Cochrane Database Syst Rev* 11:CD004014.

6 Glazener C, Breeman S, Elders A, *et al.* (2016). Clinical effectiveness and cost-effectiveness of surgical options for the management of anterior and/or posterior vaginal wall prolapse: two randomised controlled trials within a comprehensive cohort study – results from the PROSPECT Study. *Health Technol Assess* 20:1–452.

7 National Institute for Health and Care Excellence (2008). *Surgical repair of vaginal wall prolapse using mesh.* Interventional procedures guidance [IPG267]. Available from: https://www.nice. org.uk/guidance/ipg267.

（罗洋　任芳　译　　陈方敏　顾朝辉　校）

第6章

感染和炎症性疾病

尿路感染:定义和流行病学

定义

尿路感染(UTI)

尿路感染是指膀胱(膀胱炎)、肾脏(肾盂肾炎)、输尿管(输尿管炎)或尿道(尿道炎)的感染。尿路感染是尿路上皮对细菌入侵的一种炎症反应,这种炎症反应导致了一系列临床症状。Kass 最初将中段尿标本中的每毫升(ml)尿细菌数≥10^5 个菌落形成单位(CFU/ml)定义为尿路感染,然而,较低的细菌计数也可产生相关临床症状。根据中段尿标本培养结果,尿路感染的诊断标准如表 6.1 所示。耻骨上膀胱穿刺获得的尿液样本中,只要观察到细菌存在,都可诊断为尿路感染。

- 细菌尿(bacteriuria):指尿液中存在细菌,可以伴有症状或无症状。无白细胞的菌尿指的是尿液中存在细菌,而不存在活动性的感染。

- 脓尿(pyuria):指尿液中存在白细胞,是尿路上皮对细菌感染的一种炎症反应,或缺乏细菌尿的一些其他病变,如原位癌、结核感染、膀胱结石或其他炎症情况。

- 单纯性尿路感染:是发生在尿路结构和功能均正常患者的感染。这些患者大部分为女性,而且对短期的使用抗生素均很敏感。

- 复杂性尿路感染:是指发生在存在潜在性解剖或功能异常患者的感染,如功能问题引起的膀胱不能彻底排空,包括脊髓损伤引起的BPO、逼尿肌括约肌协同失调、肾脏或膀胱结石、膀胱肠道瘘等。其他可能诱发尿路感染的因素包括糖尿病、免疫抑制、医院获得性感染、留置尿管、近期行经尿道相关治疗和标准治疗失败。男性中许多尿路感染与结构和功能异常有关,因此被定义为复杂性尿路感染。复杂性尿路感染在治疗上,抗生素的使用要比非复杂性尿路感染的使用时间长。而且,如果存在其他潜在性异常,那么尿路感染常会复发。

尿路感染分为孤立性、复发性或难治性。

- 孤立性尿路感染:两次感染至少间隔 6 个月。

- 复发性尿路感染:6 个月内感染发作大于 2 次,或 12 个月内感染发作大于 3 次。复发性尿路感染是由于感染复发(如被不同细菌引起的感染)或细菌持续存在(由来源于尿路感染源的同一种致病细菌引起的感染)。是由于细菌在结石(粪石)、慢性感染的前列腺中(慢性细菌性前列腺炎)、梗阻和萎缩感染的肾脏、膀胱瘘(与肠道或阴道的)或尿道憩室中持续存在。

- 难治性尿路感染:提示不合理的治疗和细菌自然或获得性抵抗治疗所引起的感染,感染是由不同的细菌引起的,或者是感染的快速复发。

表 6.1　尿路感染的诊断标准

尿路感染的类型	尿培养 / (CFU/ml)
女性急性单纯性尿路感染 / 膀胱炎	$\geq 10^3$
急性单纯性肾盂肾炎	$\geq 10^4$
合并尿路感染	女性 $\geq 10^5$;男性 $\geq 10^4$
无症状菌尿	$\geq 10^5$(连续两次间隔大于 24 小时的中段尿培养)
复发性尿路感染	$\geq 10^3$

获欧洲泌尿外科学会授权摘自 Grabe M,Bartoletti R,Bjerklund-Johansen TE,et al.*EAU Guidelines on Urological Infections*.European Association of Urology Guidelines 2015

表 6.2　尿路感染的患病率

年龄	女性	男性
婴儿期(<1 岁)	1%	3%
学龄期(<5 岁)	1%~3%	<1%
生育期	4%	<1%
老龄期	20%~30%	10%

尿路感染的患病率

尿路感染的患病率随着年龄的增长而增加(表 6.2)。大约 50% 的女性一生中会经历过一次或多次尿路感染。女性中的患病率约为每年 3%,其中 15% 为复发性尿路感染。

尿路感染的常见危险因素

- 女性。
- 年龄增加。
- 低雌激素状态(绝经)。
- 怀孕。
- 糖尿病。
- 尿路感染史。
- 养老院的老龄患者。
- 结石病(肾,膀胱)。
- 泌尿生殖道畸形。
- 排尿困难(包括梗阻)。
- 留置导尿管。每日尿路感染风险在 5% 左右。导管相关性尿路感染占医院获得性尿路感染的 80%。

参考文献

1 Kass EH (1960). Bacteriuria and pyelonephritis of pregnancy. *Arch Intern Med* **105**:194–8.

拓展阅读

Grabe M, Bartoletti R, Bjerklund-Johansen TE, *et al.* (2015). *Guidelines on urological infections.* European Association of Urology Guidelines 2015. Available from: https://uroweb.org/wp-content/uploads/19-Urological-infections_LR2.pdf.

尿路感染:微生物学

　　绝大多数尿路感染是由粪便等排泄物源的细菌,即兼性厌氧菌感染引起(兼性厌氧菌在无氧环境和有氧环境下均可生存)(表 6.3)。

表 6.3　与尿路和尿路感染相关的细菌及其他微生物的分类

球菌	革兰氏阳性需氧菌	需氧菌链球菌	非溶血性:肠球菌(粪肠球菌)
			α- 溶血性:病毒链球菌
			β- 溶血性链球菌
		葡萄球菌	腐生葡萄球菌(导致 10% 的年轻、性活跃女性产生有症状的下尿路感染)
			金黄色葡萄球菌
			表皮葡萄球菌
	革兰氏阴性需氧菌	奈瑟氏菌	淋病奈瑟菌
杆菌	革兰氏阳性	棒状杆菌	解脲梭菌
	耐酸	分枝杆菌	结核分枝杆菌
	革兰氏阳性厌氧菌	乳酸杆菌	(卷曲乳杆菌和詹氏乳杆菌是最常见的阴道共生生物)
			产气荚膜梭菌
	革兰氏阴性需氧菌	肠杆菌科非发酵菌	肠杆菌科大肠埃希菌,奇异假单胞菌,克雷伯菌属
			铜绿假单胞菌
	革兰氏阴性厌氧菌 *	拟杆菌	脆弱类杆菌
其他微生物		衣原体	沙眼衣原体
		支原体	人型支原体
		脲原体	解脲支原体(导致留置导管患者尿路感染)
		假丝酵母属	念珠菌属白色念珠菌

* 膀胱和肾脏的厌氧感染并不常见,厌氧菌是会阴、阴道和尿道远端的正常共生菌。但是,产生脓液的泌尿系统感染(例如阴囊,前列腺或肾周脓肿)可能是由厌氧菌引起(如拟杆菌属,还包括梭状芽孢杆菌属、厌氧球菌和产气荚膜梭状芽孢杆菌等细菌)。

非复杂性尿路感染

非复杂性尿路感染为泌尿系统功能和解剖结构均正常的尿路感染。大多数尿路感染是由细菌引起的。绝大多数尿路感染起源于细菌。最常见为大肠埃希菌(又称大肠杆菌),这种革兰氏阴性杆菌引起85% 的社区获得性感染和 50% 的医院获得性感染。其他常见机会性致病菌包括腐生葡萄球菌、奇异变形杆菌和克雷伯杆菌。

复杂性尿路感染

复杂性尿路感染即伴有尿道功能或解剖结构异常,伴有潜在危险因素或对治疗无反应的尿路感染。50% 的复杂性尿路感染是大肠埃希菌引起,其他致病菌包括肠球菌、葡萄球菌、假单胞菌、变形杆菌、克雷伯菌和其他肠杆菌。

感染途径

上行感染

绝大多数尿路感染由尿路逆行感染引起。细菌来源于大肠,寄居于会阴、阴道和下尿路,沿尿道上行至膀胱(女性因尿道较短更易感染),从而引起膀胱炎。然后沿输尿管继续上行累及肾脏(肾盂肾炎)。感染上行至肾脏不一定有尿液反流,但尿液反流和任何阻碍输尿管蠕动的因素(如输尿管梗阻、革兰氏阴性致病菌及内毒素和妊娠)会增加感染机会。当感染微生物具有 P 型菌毛(丝状蛋白附属物,允许细菌与上皮细胞表面结合)时,也更有可能发生累及肾脏的感染。

- **血液感染**:不常见,但可见于金黄色葡萄球菌、念珠菌和结核分枝杆菌(引起结核病)。
- **淋巴感染**:很少见,仅见于炎性肠病和腹膜后脓肿。

增加细菌毒力的因素

黏附机制

许多革兰氏阴性细菌体表有纤毛(也称菌毛),增加了对宿主尿路上皮细胞表面的黏附性。典型的带纤毛菌体有 100~400 个纤毛,每个纤毛直径 5~10nm,长约 2μm。大肠埃希菌有众多抗原性和功能性各异的纤毛,其他菌种只能产生一种纤毛,并且部分细菌无纤毛(例如与孕妇和儿童尿路感染患者相关的 Dr 黏附素)。纤毛按调节特定类型血细胞的血凝作用的能力分类,1 型纤毛为甘露醇敏感型,由大肠埃希菌产生,与膀胱炎有关。某些致病性大肠埃希菌也产生甘露醇耐受型纤毛,与肾盂肾炎有关。S 菌毛则与膀胱和肾脏的感染均有关。

逃避宿主防御机制

- **普通机制**:细菌外荚膜可降低细菌的免疫原性,抵御免疫吞噬(大肠埃希菌)。结核杆菌阻止巨噬细胞的融合,以抵御免疫吞噬。
- **毒素**:大肠埃希菌属产生的有活性的溶血素,对宿主红细胞直接产生病理性损害。
- **酶产物**:变形杆菌属产生的尿素酶将尿液降解产生氨,引起疾病进展(鸟粪石结石形成)。

抗生素耐药性

● **酶失活**:金黄色葡萄球菌、淋病奈瑟菌和肠杆菌可产生 β- 内酰胺酶(β-lactamase),该酶水解某些抗生素结构内的 β- 内酰胺键,从而使其失活。β- 内酰胺类抗生素包括青霉素、头孢菌素和碳青霉烯类。

● **渗透率改变**:通过受体活性或转运机制的改变来防止抗生素进入细菌。

● **结合位点的改变**:基因变异可能会改变抗生素靶点,导致耐药。

宿主抵御

宿主抵御尿路感染的因素。

普通机制

● 共生菌群:通过竞争营养素、分泌细菌素、刺激免疫系统和改变 pH 进行保护。

● 黏膜的机械完整性。

● 黏膜分泌物:溶菌酶分解革兰氏阳性菌细胞壁中的壁酸链;乳铁蛋白破坏细菌的正常代谢。

● 尿路的免疫球蛋白抑制细菌聚合。

特殊机制

● 尿液通过尿路的机械冲洗作用(如尿的顺行流动)。

● 膀胱壁的黏多糖覆膜(Tamm-Horsfall 糖蛋白)减少细菌黏附。

● 膀胱表面黏蛋白:糖胺聚糖(GAG)是一种抗黏附因子,防止细菌附着于黏膜。

● 尿液的低 pH 和高渗压抑制细菌生长。

● 女性共生菌群:嗜酸乳杆菌将糖原代谢为乳酸,降低阴道 pH。

● 在感染过程中,膀胱黏膜细胞的脱落速度加快,这加速了附着细菌的细胞清除。

下尿路感染：膀胱炎和尿路感染检查

膀胱炎（cystitis）是指膀胱出现的感染和／或炎症。

● 临床症状：尿频、排尿困难、尿急、尿液异味、耻骨弓上疼痛、血尿、发热和尿失禁。询问感染和触发因素的频率，并评估风险因素。这些对于尽力获得一个完整的病原学微生物感染史是有帮助的。

● 体格检查：检查是否有可触及的膀胱和尿液残留。女性患者需进行盆腔检查，以评估萎缩性阴道炎、盆腔器官脱垂和尿道憩室的存在。

尿路感染的常规检查

中段尿液检测试纸

白细胞（脓尿的间接检测）

白细胞酯酶活性试验用以检测尿液中有无白细胞。白细胞酯酶产生于中性粒细胞，可在涂片上使某种色原盐变色。不是所有菌尿患者都有明显的脓尿（尿液试纸检测感染敏感度为 75%~95%，即 5%~25% 的感染患者的白细胞酯酶检测呈阴性，错误地提示这些患者没有感染即假阴性）。

● 假阴性（临床表现为脓尿但尿液检测试纸阴性）——浓缩尿，含高糖尿，含尿胆原尿，消耗大量维生素 C 的病例。

● 假阳性（无脓尿但尿液检测试纸阳性）——标本污染。

应当注意，有许多原因导致脓尿（在尿液镜检中无细菌，而白细胞酯酶测试呈阳性）。这即所谓的无菌性脓尿，见于结核菌感染、肾结石、膀胱结石、肾小球肾炎、肾间质囊肿和原位癌。因此，无尿路感染，但白细胞酯酶试纸检测仍可能为阳性。

亚硝酸盐检测（菌尿间接检测）

人体尿液中通常没有亚硝酸盐，其出现提示菌尿的可能。许多革兰氏阴性细菌可以将硝酸盐还原成亚硝酸盐，尿液试纸的偶氮染料因而变红。此尿液亚硝酸盐检测试纸的特异度 >90%（标本污染会出现假阳性），敏感度为 35%~85%（常发生假阴性——存在活动性感染时，尿液试纸检测阴性）。每毫升尿液中细菌数量低于 10^5 时，准确性有所下降。因此，当亚硝酸盐试验呈阳性时，患者可能存在尿路感染，但阴性结果也可能存在感染。

尿液浑浊，并且白细胞和亚硝酸盐尿液试纸检测均为阳性，则高度怀疑存在感染。

血液

血红蛋白具有类似过氧化物酶的活性，导致尿液试纸检测时色原指示剂发生氧化，氧化后会变色。月经血和脱水会导致假阳性。

pH

尿液的 pH 通常在 5.5 到 6.5 之间(正常范围 4.5~8)。与尿路感染有关的持续碱性尿表明有结石的风险。产生尿素酶的细菌(如奇异杆菌)将尿素水解成氨和二氧化碳,导致镁、钙和磷酸铵结石即三重磷酸盐(triple phosphate)或磷酸铵镁结石。

中段尿显微镜检术

● 假阴性:细菌数量较少时很难确定有无细菌,因此容易出现镜检阴性而感染确实存在。

● 假阳性:没有感染的尿液中也可出现细菌。这是因为取中段尿时,易受远端尿路和会阴的细菌污染(女性尿液可含有来自阴道的数千个乳酸杆菌和棒状杆菌),这些细菌在显微镜下很容易见到,虽然是革兰氏阳性菌,但污染后常呈革兰氏染色阴性(革兰氏染色多样性)。

如果尿液标本含有大量鳞状上皮细胞(来自包皮、阴道或远端尿路上皮),提示标本存在污染,此时发现细菌可能为假阳性。发现脓尿和红细胞提示有活动性感染。

进一步检查

如果是健康个体一过性的感染,则不必做进一步检查。对无并发症的复发性尿路感染的女性患者,进一步检查发现其他疾病的诊断率较低。然而,以下情况需要进一步检查:

● 患者出现上尿路感染症状和体征(腰疼、不适和发热)、急性肾盂肾炎、肾积脓或怀疑肾周脓肿。

● 反复的尿路感染。

● 妊娠。

● 少见病原菌(变形杆菌),提示可能有感染性结石。

● 红旗征:尿路感染治疗后膀胱疼痛、尿潴留或血尿等症状持续存在。

进一步的检查包括超声检查(如果怀疑有结石,则选择 CT)和膀胱镜检查。

非感染性膀胱炎

膀胱炎的症状也可能是由以下原因造成:

● 盆腔放射治疗(放射性膀胱炎——膀胱镜可见膀胱容量降低,多发性黏膜毛细血管扩张)。

● 药物性膀胱炎,如环磷酰胺、氯胺酮和卡介苗(BCG)膀胱灌注治疗。

● 膀胱疼痛综合征/间质性膀胱炎。

尿路感染：一般治疗指南

抗菌药物治疗

其目的旨在消除尿液中的细菌生长。经验性治疗即针对临床表现和在细菌培养药物敏感性获得之前选用最有可能致病菌的抗生素。微生物部门根据当地和区域的细菌敏感性和耐药性为当地医院制定需要遵循的推荐用药。复杂性尿路感染的男性，如存在难以纠正的结构或功能异常，常需要治疗更长时间（如置入导尿管，神经性膀胱）。一旦细菌培养结果明确致病菌类型，应根据细菌药物敏感试验结果选用抗生素。轻 - 中度感染的患者可使用口服抗生素治疗，而重度感染且全身不适的患者需要住院接受静脉注射药物治疗，直到病情好转（体温和其他指标），随后可让患者口服抗生素以完成整个疗程（1~2 周）。

初始经验治疗的选择

如果局部耐药 <20%，尿路感染的选择包括：氟喹诺酮、氨苄西林 + 羟内酰胺酶抑制剂［即复方阿莫西林克拉维酸、头孢菌素（3b 组）和氨基糖苷类（即庆大霉素）］[1]。

尿路感染抗生素治疗的一般指南

见表 6.4。

细菌对药物治疗的耐药性

当细菌对临床推荐剂量尿液（或血清）中抗生素浓度敏感时，称该细菌对此药物"敏感"，反之则称为"耐药"。细菌耐药可能直接来源于首次抗菌治疗后产生的耐药变异株（如变形菌对呋喃妥因具有天然抗性），也可能是来源于菌株间 R 质粒的基因转移。引起复杂性尿路感染的抗生素耐药菌包括产生 AmpC 酶或超广谱 β- 内酰胺酶（ESBL）的革兰氏阴性杆菌，这些细菌通常具有多重耐药性，以及革兰氏阳性球菌，如耐甲氧西林金黄色葡萄球菌（MRSA）、耐甲氧西林凝固酶阴性葡萄球菌（MRCoNS）和耐万古霉素肠球菌（VRE）。为了避免增加耐药性，重点在于抗生素的管理——在没有尿路感染临床证据的情况下使用抗生素是不明智的（妊娠期无症状菌尿除外），应遵循当地微生物学推荐指南使用。

确定性治疗

一旦尿液或血液细菌培养结果明确致病菌类型，应根据细菌药物敏感性调整抗菌药物治疗。应予纠正潜在病因，如取出感染的结石、拔除导尿管、对感染和梗阻的肾脏进行造瘘引流。

一般性预防建议

鼓励大量饮水，确保膀胱充分排空，避免便秘。女性——性交前后排尿；避免使用盆浴或在盆浴时清洗会阴部（因为这会影响保护性共生菌——乳酸杆菌）。绝经后的妇女可从局部雌激素治疗中获益。

表 6.4 泌尿系感染抗生素治疗的一般指南推荐

感染	抗生素	疗程
急性单纯性膀胱炎	呋喃妥因口服	5 天
	替代方案：	
	甲氧苄啶[*]口服	5 天
	环丙沙星口服	3 天
	头孢菌素口服	3 天
急性，轻度 - 中度单纯性肾盂肾炎	氟喹诺酮口服	7~10 天
	替代方案：	
	头孢菌素口服	10 天
	阿莫西林克拉维酸钾[**]	14 天
急性，重度复杂性肾盂肾炎	氟喹诺酮	初始静脉注射抗生素
	替代方案：	临床症状改善后改为口服，完成 1~2 周疗程
	头孢菌素	
	阿莫西林克拉维酸钾	
	哌拉西林 / 他唑巴坦	
	庆大霉素	
	美罗培南	

[*] 如果已知当地的耐药类型（如：杆菌耐药 <20%）。

[**] 如果已知泌尿道病原体易感。

这些是从欧洲泌尿外科学会指南中摘录的一般性推荐建议，以适应英国的抗生素使用。泌尿外科医生应该按照当地微生物部门的推荐使用，同时参考英国国家处方集（BNF）简介，查找妊娠期间抗生素的禁忌证（见第 15 章）。还要注意，抗生素会影响口服避孕药的疗效，因此在治疗期间可能需要其他避孕方式。

参考文献

1 Grabe M, Bartoletti R, Bjerklund-Johansen TE, *et al.* (2015). *Guidelines on urological infections.* European Association of Urology Guidelines 2015. Available from: ⌕ https://uroweb.org/wp-content/uploads/19-Urological-infections_LR2.pdf.

复发性尿路感染

复发性尿路感染(rUTI)定义为6个月内有2次以上感染或12个月内3次感染。可能是由再感染(不同细菌引起)或细菌持续存在(尿路感染灶内的同种细菌)引起。

再感染

常在前次感染后一段时间(几个月)后,由不同于前次的致病菌引起的感染。

女性:再感染一般不存在潜在的尿路功能或器质性障碍,而与阴道黏膜对尿路病原体的接受性增加和粪菌属的寄生增加有关。不能治愈这些女性患者尿路再感染的易感因素,但可通过多种技术进行治疗管理(见下文)。经历过一次尿路感染的女性在未来6个月内有20%的风险再经历一次尿路感染。

男性:再感染可能存在潜在的膀胱出口梗阻(即由于良性前列腺增大或尿道狭窄),导致感染反复发作,但在感染期间尿液是无菌的(尿路感染症状发作间期没有细菌持续存在)。膀胱镜检查,残余尿量测定,超声检查,某些病例还需做尿动力学或尿道造影术,以便明确潜在病因。

男性和女性尿液中持续存在细菌,通常存在功能性或解剖学异常等潜在因素,如进一步明确这些异常并进行纠正,则复发性尿路感染将可能得到治愈。

女性复发性尿路感染再感染的处理

影像学检查包括进行肾脏超声检查和膀胱软镜检查,明确是否存在可疑细菌持续存在的因素(即确认这是一个"简单的"再感染病例,而不是一类致病细菌持续存在的情况),但上述检查通常是正常的。

女性预防性保守治疗

- 尽管证据有限,但大多数泌尿外科医生鼓励患者大量饮水。
- 避免使用带杀精剂的子宫帽或避孕套。杀精剂含有壬苯聚醛-9,可以减少阴道内乳酸杆菌的聚集,从而提高大肠埃希菌在尿道上皮的寄居。推荐一种合适的避孕方式。
- 避免在会阴部使用泡泡浴和香皂,因为这些洗浴用品会去除共生的"保护性"微生物即乳酸杆菌。
- 蔓越莓片或果汁:含有原花青素,可抑制细菌黏附。关于其临床疗效一直存在争议。
- 雌激素替代治疗:绝经后的妇女缺乏雌激素,可减少阴道内的乳酸杆菌,增加大肠埃希菌的寄居。雌激素的替代疗法可以形成阴道内乳酸杆菌的重新聚集,减少致病菌的寄居。

- 尿液碱化：使用柠檬酸钾或碳酸氢钠可以帮助缓解活动性膀胱炎的"灼热"症状。
- 阴道内乳酸杆菌：一些有益的证据。
- 维生素C（抗坏血酸）：引起尿液酸化和抑菌作用——一些有限的有利证据。
- D-甘露糖：在研究中，D-甘露糖可以阻止大肠埃希菌对尿路上皮细胞的黏附和侵袭，然而，作为预防的临床证据是有限的。
- 疫苗（Uro-Vaxom®）：每日口服胶囊，含18株大肠埃希菌，没有广泛使用。
- 马尿酸甲胺（Hiprex®）：一种具有广谱抗菌效果的避孕药（不用于治疗活动性感染）。在尿液中分解成甲醛，具有抑菌作用，避免细菌耐药性。酸性尿液是具有抗菌作用的必要条件。马尿酸甲胺可创造一个酸性环境（通过马尿酸），但需要高剂量维生素C。对神经源性膀胱或尿道异常的患者没有效果。预防性抗生素治疗复发性尿路感染的替代方法研究（简称ALTAR研究）是一项英国国家健康研究所（NIHR）卫生技术评估研究，其将患者随机分为两组，分别使用甲基氨和低剂量抗生素，以评估预防rUTI的效果（结果待定）。副作用：皮疹、瘙痒、胃和膀胱刺激。禁忌证：严重肾功能损害、肝损害、痛风、严重脱水和妊娠。避免与磺胺类、碱化剂和乙酰唑胺同时使用。
- 膀胱内糖胺聚糖类似物（透明质酸钠、硫酸软骨素）：作为单独治疗或联合使用（IaluRil®）。通过置入膀胱内导尿管完成诱导期灌注（每周1次，持续4~6周），如果效果好则继续维持（每月1次，持续4~6个月）。笔者倾向于在其他药物和抗生素预防只有部分效果或失败后使用该类似物。

抗生素管理

低剂量连续抗生素预防治疗

全剂量口服四环素、氨苄西林、磺胺、阿莫西林和头孢氨苄抗菌治疗，可以引起粪菌属的耐药性，从而引起尿路感染的耐药性增加。但是甲氧苄啶和呋喃妥因、低剂量的头孢氨苄、氟喹诺酮，都对粪便和阴道菌群的副作用较小。

- **预防的有效性：** 一篇Cochrane综述称显著降低微生物尿路感染至约1/4，和临床复发达13倍，预防一位有症状的rUTI患者需要治疗的数量为1.85[1]。预防性治疗仅需要小剂量抗生素，通常在睡前给药，连续6~12个月。如在预防性治疗期间出现感染症状，则需要使用全剂量，与预防性抗生素相同或不同的抗生素治疗。并重新开始计算用药时间。当停止预防性治疗时，若感染症状立即复现，则需要重新夜间预防性治疗。

- **甲氧苄啶（每日100mg）：** 肠道是寄居在尿道周围的细菌储存库，会引起年轻妇女的急性膀胱炎发作。甲氧苄啶可以清除肠道和阴道中的革兰氏阴性需氧菌,因此可以减少感染源中的致病菌。甲氧苄啶口服后可在尿中细菌聚集的地方浓集。副作用:胃肠道紊乱、皮疹、瘙痒、造血抑制和过敏反应。肾损害患者慎用,因为甲氧苄啶可以通过竞争抑制肾小管分泌升高肌酐。

- **呋喃妥因(每日 50~100mg)**:在上消化道完全吸收和 / 或降解或失活,因此对肠道菌群没有影响。呋喃妥因在尿中以高浓度浓集时间非常短暂,可以短时间内出现高药物浓度,反复用药可杀灭尿中的细菌。因此,呋喃妥因的预防性治疗并不会导致阴道内或肛门口的细菌寄居。由于缺乏对粪便中细菌的耐药性,阴道内寄居的细菌对呋喃妥因一直保持着敏感性。副作用:胃肠道紊乱、慢性肺反应(肺纤维化)、周围神经病变、过敏反应和肝损伤。这类药只能短期内使用。

- **头孢氨苄(睡前服用 125~250mg)**,是非常好的预防性药物,因为在这种低剂量药物治疗中,粪便中的细菌是不会发展成耐药性。副作用:肠胃不适和过敏反应。

- **环丙沙星(每日 125mg)**:短期消除粪便和阴道菌群中的肠杆菌。越来越多证据不鼓励(长期)使用环丙沙星,一些医院不允许常规用于缓解难辨梭菌的症状。副作用:肌腱损伤(包括断裂)可能在开始治疗的 48 小时内发生(罕见)。伴随使用皮质类固醇,肌腱破裂的风险增加。避免已知肌腱疾病的患者应用。

- **磷霉素**:虽然欧洲泌尿外科学会指南建议将其作为经验性抗生素使用,但在英国,磷霉素往往只在微生物学方面的证据才可用于处方,一般只适用于多耐药尿路感染。治疗剂量为单剂量 1g 时;预防措施是每 10 天口服 1g。

性交后抗生素预防

对于引起女性的急性膀胱炎来说,性交是一个非常危险的因素。此外,对于那些使用子宫帽的女性,比那些使用避孕药的女性更容易发生尿路感染。性交后使用抗菌药物治疗,如呋喃妥因、头孢氨苄或甲氧苄啶,只需使用单次剂量就可有效减少复发性感染的发生率。

自身启动治疗

女性在家中备用一些常用抗生素(如甲氧苄啶、呋喃妥因或氟喹诺酮),并在出现尿路感染症状时开始治疗(最好先将尿液样本送至全科医生进行细菌培养)。还可以向这些患者提供尿液检测试纸,以帮助确诊。

细菌的持续存在

细菌的持续存在通常会导致感染的频繁复发(在数天或数周内),而感染的微生物通常与之前感染的微生物相同。已发现泌尿致病性大肠埃希菌穿透尿道上皮细胞并形成静止的细胞内细菌池,可作为细菌持续存在和尿路感染复发的病原体。通常存在潜在的功能或解剖问题,在这些问题纠正前感染会一直无法解决。病因包括肾结石、慢性前列腺感染（慢性细菌性前列腺炎）、在梗阻或萎缩性肾脏内存在细菌、膀胱阴道或结肠瘘、尿道憩室内存在细菌。

男性和女性因细菌持续存在而导致复发性尿路感染的治疗

检查

这些旨在确定细菌持续存在的潜在原因

● KUB 平片可以检测到不透射线的肾结石。

● 肾超声检查可检测到肾盂积水、结石。如果积水存在但无输尿管扩张，通常考虑可能存在不透射线的结石梗阻在肾盂输尿管连接部或者肾盂输尿管连接部狭窄。

● 通过超声检查膀胱残余尿量。

● 如果怀疑结石，但在 X 线平片或超声检查没有发现，需要做静脉肾盂造影或 CT 检查。

● 膀胱镜可以证实复发性尿路感染的原因，如膀胱结石、潜在的膀胱癌（很少见）、尿道或膀胱颈狭窄、瘘道。

● 尿动力学——用于相关的排尿功能障碍。

治疗

依赖于是否存在功能性或器质性异常，这是细菌持续存在的原因。如果证实存在结石，就应取石；如果存在梗阻，如膀胱出口梗阻、肾盂输尿管连接部梗阻、由于脊髓损伤导致逼尿肌括约肌协同失调，应及时纠正这些问题。

参考文献

1 Albert X, Huertas I, Pereiro II, *et al.* (2004). Antibiotics for preventing recurrent urinary tract infection in non-pregnant women. *Cochrane Database Syst Rev* 3:CD001209.

上尿路感染：急性肾盂肾炎

定义：肾盂肾炎（pyelonephritis）是肾脏和肾盂的炎症。

临床表现

依据发热、腰痛、菌尿和脓尿，常伴有白细胞计数增多的临床表现进行临床诊断。临床还常表现为恶心和呕吐。可单侧或双侧肾脏发病。常伴有下尿路感染刺激症状（尿频、尿急、耻骨上疼痛、尿道灼烧或排尿疼痛），上行引起急性肾盂肾炎。

● **鉴别诊断：**胆囊炎、胰腺炎、憩室炎和阑尾炎。

● **危险因素：**女性大于男性，膀胱输尿管反流、尿路梗阻、结石、脊髓损伤（神经性膀胱）、糖尿病、先天畸形、妊娠、留置导尿管和尿路器械检查。

● **病理学和微生物学：**首先，肾实质出现中性粒细胞和细菌的片块状浸润。之后肾乳头拓展到肾盏，出现炎性带和肾皮质小脓肿。80%的肾盂肾炎继发于大肠埃希菌感染（产 P 纤毛的致病株）。其他致病菌有：粪链球菌、克雷伯杆菌、变形杆菌、葡萄球菌、铜绿假单胞菌。任何不利于输尿管蠕动的因素（如梗阻）都可能有助于细菌从膀胱到肾脏的逆行上升。

检查和治疗

● 患者仅有发热，无其他不适，可门诊治疗。进行尿培养，口服抗生素治疗（依当地常见致病菌选择敏感的抗生素）。欧洲泌尿外科学会指南建议[1]，一线药物为氟喹诺酮类（口服环丙沙星 500mg，每天 2 次，7~10 天）。大肠埃希菌耐药率 <10%。

● 患者存在全身不适，应行尿液细菌培养和血液细菌培养，进行静脉输液抗菌治疗，依当地常见致病菌选择敏感的抗生素。欧洲泌尿外科学会指南建议的一线选择是氟喹诺酮类药物（即环丙沙星 400mg 每天 2 次 IV），替代药物是头孢菌素类药物、复方阿莫西林克拉维酸、庆大霉素、哌拉西林与他唑巴坦或美罗培南。

● 行肾脏超声检查有无梗阻或结石，如有需要，可使用 CT 检查（如发现肾盂积水，可使用 CT 检查排除输尿管结石、肿瘤或血栓）。

● 如用敏感抗生素输液治疗 3 天仍无改善，需行泌尿系 CT 检查（± 延迟期尿路造影）。治疗无效，提示可能存在肾盂积脓（即肾脏脓液）、肾周脓肿或并发肾盂肾炎。肾盂积脓应行经皮肾脏穿刺，置入引流管。肾周脓肿应采用影像引导下的经皮穿刺置管引流。

● 如果患者对抗生素输液治疗有效，则在体温正常（即在感染控制或根本问题解决后）后改用敏感的口服抗生素，并持续 1~2 周。

.

参考文献

1 Grabe M, Bartoletti R, Bjerklund-Johansen TE, *et al.* (2015). *Guidelines on urological infections*. European Association of Urology Guidelines 2015. Available from: ℘ https://uroweb.org/wp-content/uploads/19-Urological-infections_LR2.pdf.

肾盂积脓和肾周脓肿

肾盂积脓（pyonephrosis）

肾盂积水感染后,在肾盂和肾盏形成积脓。与实质损害有关,导致肾功能丧失。病因为肾盂积水并发感染（如尿路结石梗阻和肾盂输尿管连接部梗阻）。

症状

肾盂积脓患者常伴全身不适、高热、肋腹痛和触痛。

危险因素

结石、既往泌尿系感染或手术。

检查

● 超声检查:显示扩张集合系统的梗阻证据（肾积水）,集合系统中的积液-碎石程度或气体情况。

● CT:肾盂积水,肾周脂肪受压和肾盂增厚。

治疗

静脉输液和静脉注射抗生素（用于严重肾盂肾炎）,可同时行急诊经皮穿刺引流（肾造瘘术）和/或输尿管支架管置入术。

肾周脓肿（perinephric abscess）

肾周脓肿是急性肾盂肾炎感染扩展到肾实质外的结果,皮质脓肿破裂,或肾感染梗阻积脓（即脓肾）没有及时排出引起的。更罕见的是,肾周脓肿是由远端感染或邻近器官（如肠）感染的血行播散引起的。脓肿发生在杰罗塔筋膜（Gerota fascia）内。

危险因素

糖尿病,免疫功能低下和梗阻的输尿管结石可促进肾周脓肿的发展。

病因

肾周脓肿是由金黄色葡萄球菌（革兰氏阳性）,大肠埃希菌和变形杆菌（革兰氏阴性菌）引起。

症状

患者临床表现为发热、单侧肋腹痛、症状较轻≥5天病史。当一位看似简单的急性肾盂肾炎患者如果在几天内静脉注射抗生素无效,也应怀疑肾脏内或周围存在脓液聚积,或因梗阻而感染。

可观察到肋腹部包块表面皮肤红斑和水肿。大腿伸展（伸展腰大肌）可能引发疼痛,腰大肌痉挛可引起反应性脊柱侧凸。

检查

● 全血细胞计数:显示白细胞和C反应蛋白升高。

● 尿液分析和培养。

- 血液培养：鉴定可血液播散的微生物（如金黄色葡萄球菌）。
- 超声检查或 CTU：可以评估腹膜后脓肿的大小、位置和范围，并允许影像学引导下经皮穿刺引流。

治疗

根据当地微生物学指南开始静脉应用广谱抗生素（即氨基糖苷和复方阿莫西林克拉维酸），直到通过细菌培养筛选出敏感抗生素。应通过影像学引导下穿刺进行脓液引流，如果脓液量较大则采用传统开放切开术进行引流。首先应使用静脉抗生素，然后口服抗生素，直到临床观察和重新影像学确认感染已吸收。肾脏广泛受累或受感染的无功能肾脏可能需要行肾切除术。

急性肾盂肾炎、肾盂积脓、肾周脓肿和复杂性肾盂肾炎——明确诊断

对所有拟诊断为急性肾盂肾炎的患者始终保持一定程度的怀疑精神是一件非常重要的原则，这样做有利于复杂性肾盂肾炎如肾盂积脓、肾周脓肿或气肿性肾盂肾炎的早期诊断。如果患者感觉十分不适，或有糖尿病，或既往有结石，可能不仅仅是单纯的急性肾盂肾炎。应特别询问几天前严重肋腹痛的发作情况，这可能是结石进入了输尿管，引起继发感染。对所有怀疑病例，行肾超声检查时，可以了解有无肾盂积水、积脓或结石，可使用 CT 随访（例如，肾积水）。

从开始治疗到起效的时间长短，也有助于明确肾感染的类型。绝大多数非复杂性急性肾盂肾炎患者的症状，一般持续不超过 5 天；如果有肾周脓肿等复杂性感染，则将超过 5 天，需要住院治疗。急性肾盂肾炎患者一般在有效抗菌治疗后 4~5 天内体温恢复正常，而肾周脓肿则持续发热。

其他类型的肾盂肾炎

气肿性肾盂肾炎（emphysematous pyelonephritis）

一种少见的、严重的，由产气细菌引起的急性肾盂肾炎。其特征是发热和腹痛。X 线或 CT 证实肾盂内和肾周积气（图 6.1）。常见于糖尿病患者，由尿路梗阻（如输尿管结石）诱发。高血糖状态为肠道细菌的生长提供理想条件，此过程产生的二氧化碳形成积气。气肿性肾盂肾炎通常由大肠埃希菌引起，较少由克雷伯杆菌和变形杆菌引起。

症状

严重急性肾盂肾炎（高热和全身紊乱），静脉注射抗生素 2~3 天无效。

检查

KUB X 线显示肾脏周围的气体呈新月形或肾形分布。肾超声检查常显示强烈的局灶回声，表明肾内有气体。CT 可以帮助这种疾病分类。Ⅰ 型表现实质破坏，缺乏脓液聚集，或从髓质到皮质有条纹状气体，预后较差。Ⅱ 型显示肾内气体和肾或肾周积脓，或集合系统气体，有较好的预后。

治疗

气肿性肾盂肾炎患者通常身体状况较差（许多患者不适合急诊肾切除术），死亡率很高。复苏后转到重症治疗病房（ITU）/ 重症康复病房（HDU）。治疗方法是静脉注射抗生素，静脉输液，经皮穿刺引流，以及控制好血糖。如果没有症状改善，应重新 CT 扫描，对于没有充分引流的感染"脓腔"，应考虑额外的经皮穿刺引流。在脓毒症控制不佳的情况下，可能需要急诊肾切除术。

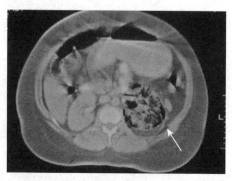

图 6.1　增强 CT 横断面显示受累左肾的气肿性肾盂肾炎。图片经 S.Reif 教授许可使用

黄色肉芽肿性肾盂肾炎

一种罕见的、严重的慢性肾脏感染。黄色肉芽肿性肾盂肾炎通常(不总是)伴有潜在的肾(鹿角)结石和梗阻。三种形式存在:局灶性(黄色肉芽肿性肾盂肾炎在肾皮质,不与肾盂连通)、节段性和弥漫性。慢性肉芽肿过程导致肾结构紊乱,导致肾功能不全。常见的致病菌是大肠埃希菌和变形杆菌。充满脂肪的巨噬细胞沉积在肾实质脓肿周围。感染限于肾脏或扩展到肾周脂肪。肾脏体积增大,肉眼可见黄色结节(脓)和出血性坏死。在影像学检查(如 CT)中,很难将此病与肾癌区别。事实上,大多数病例是怀疑肾癌,行肾切除后才证实为黄色肉芽肿性肾盂肾炎。

症状

肋腹痛、发热、乏力、血尿、下尿路症状和腹软包块。该病可发生在所有年龄组,女性比男性常见。与糖尿病有关。

并发症

瘘管(皮肤到肾,结肠到肾)、肾周脓肿和腰肌脓肿。

检查

血常规检查显示贫血和白细胞增多。尿液细菌培养中可发现细菌(大肠埃希菌,变形杆菌属)。肾超声检查显示内含回声物质的增大肾脏。CT 可观察到(梗阻的)肾或尿路结石、肾积水、肾皮质变薄和肾周脂肪炎症。可见非强化腔,内含脓液和坏死物。在放射性同位素扫描上,受累肾脏可能呈现功能减退或无功能。

治疗

发病时,因为一系列的症状和体征提示感染,这些患者通常开始使用抗生素。如全身不适,转到 ITU/HDU 治疗。当影像学检查如 CT 完成时,其表现通常提示肾细胞癌的可能。因此,当感染症状消失后,患者常会进行肾切除术。通常,只有在对被切除的肾脏进行病理检查后,才能明确诊断结果是感染(黄色肉芽肿性肾盂肾炎),而不是肿瘤。

慢性肾盂肾炎

本质上,这描述的是肾瘢痕,可能与既往泌尿道感染有关,也可能与既往泌尿道感染无关。这既可以是影像学或病理学诊断,又可以是一种描述诊断。

病因

- 因既往感染造成的肾瘢痕。
- 长期尿液反流的结果,伴或不伴重复感染。

患有尿液反流的儿童,特别是污染尿液的反流,会发展成反流性肾病,如双侧发病,会导致肾功能损害或衰竭。如果对儿童的肾脏进行影像检查(或行肾切除后进行病理检查),影像学家或病理学家会将其表现描述为"慢性肾盂肾炎"。

成人也可能由于存在反流或是伴有膀胱内压过高的膀胱出口梗阻,特别是污染尿液,发展为慢性肾盂肾炎的影像学和病理学特征。在这种情况的有效治疗出现之前,该病在患有重度联合免疫缺陷和性发育异常疾病的男性患者中常见。

发病机制

慢性肾盂肾炎本质上是长期反流(非梗阻性慢性肾盂肾炎)或梗阻(梗阻性慢性肾盂肾炎)的最终结果。这些过程损害肾脏,导致瘢痕,如果感染发生,损伤的程度和随后的瘢痕更明显。

症状

患者可无症状或出现继发性肾衰竭的症状。通常是在一般检查中偶然发现而诊断。通常没有活动性感染。经常伴血压升高。

影像学表现

超声检查、X 线、放射性核素扫描或 CT 都可显示出肾脏的瘢痕区域。瘢痕与肾盏变形密切相关。肾盏的扭曲和扩张是由于肾锥体的瘢痕。这些瘢痕通常影响肾脏上、下两极,因为这些部位更容易发生肾内反流。瘢痕区域的皮层和髓质较薄,因此肾脏变小、萎缩。

治疗

旨在诊断和治疗任何感染,预防进一步的尿路感染,并监测和优化肾功能和血压。

并发症

双侧肾损伤进展为终末期肾衰竭(通常仅当慢性肾盂肾炎伴有潜在的尿路结构或功能异常时)。

尿脓毒血症

定义

- **菌血症（bacteraemia）：**指血液中存在致病细菌。
- **全身炎症反应综合征（SIRS）：**对感染（或其他临床损伤）的全身反应。SIRS 必须满足以下条件中的两条：
  - 发热（>38℃）或低体温（<36℃）。
  - 心动过速（>90 次 /min，未使用 β 受体阻滞剂）。
  - 呼吸急促（呼吸频率 >20 次 /min 或血二氧化碳分压 <4.3kPa 或需要机械通气）。
  - 白细胞计数 >12 × 10^9/L，<4 × 10^9/L，或有 >10% 幼稚细胞。
- **脓毒症（sepsis）：**是与感染的系统性表现（即 SIRS）相关的感染诊断。
- **严重脓毒症（severe sepsis）：**脓毒症与器官功能障碍或组织灌注不足有关（特征包括乳酸性酸中毒、少尿或急性精神状态改变）。
- **脓毒症休克（septic shock）：**伴有循环性休克的严重脓毒症（液体复苏后仍出现低血压）器官功能障碍或灌注不足（特征包括乳酸性酸中毒、少尿或急性精神状态改变）。脓毒症休克是在给予 30ml/kg 等渗液体以纠正低血容量后诊断的。脓毒症性休克低血压的定义是：当患者是等容性贫血且其他原因已被排除或治疗后，收缩压低于 90mmHg 或 >1h 收缩压下降 40mmHg。由革兰氏阳性细菌毒素或革兰氏阴性内毒素引起的感染性休克，触发细胞因子［肿瘤坏死因子（TNF）、白介素 -1］、血管介质和血小板的释放，导致血管舒张（表现为低血压）和弥散性血管内凝血（DIC）。
- **难治性脓毒症休克（refractory septic shock）：**定义为脓毒症休克持续 >1 小时，且治疗（液体或药物治疗）无效。

尿脓毒血症的病因

在医院环境中，常见的原因是留置导尿管或相关操作、尿路手术（特别是内镜下的经尿道前列腺切除、经尿道膀胱肿瘤电切术、输尿管镜检查、经皮肾镜术）和尿路梗阻（特别是输尿管结石堵塞输尿管）。在接受膀胱出口手术的男性中，脓毒症发生率为 1.5%。糖尿病患者、重症监护室患者和免疫缺陷患者（化学治疗和类固醇治疗）更容易发生尿脓毒血症。

- **尿脓毒血症的病原微生物：**大肠埃希菌、粪链杆菌、金葡球菌、铜绿假单胞菌、克雷伯杆菌和奇异变形杆菌。

脓毒症的一般治疗

治疗原则包括早期识别，复苏，明确感染源，早期有效的抗生素治疗，以及去除感染源。从泌尿学的角度来看，对经尿道前列腺切除术后或取石术后的患者应给以足够重视，如出现术后发热、发冷和寒战、心动过速、呼吸过速(可引起呼吸性碱中毒)，可能伴有意识模糊、少尿，起初可表现为外周性血管扩张(肢端发热发红)，要考虑到有无泌尿系以外的感染源(如肺炎)。如没有其他部位感染征象，则应考虑是泌尿系脓毒症。

脓毒症的初步治疗

在诊断为脓毒症的最初 1~3h 内复苏并开始目标导向的治疗：

- 血液细菌培养(在使用抗生素之前)和评估感染源。
- 血液：全血细胞计数和连续动脉血气检查乳酸水平。
- 导尿并监测每小时尿量。
- 高流量吸氧。
- 静脉输液。脓毒症引起的组织低灌注和低血容量(或高乳酸盐≥4mmol/L)患者使用至少 30ml/kg 的等渗晶体。
- 静脉经验性应用广谱抗生素。

评估复苏反应——监测临床和血流动力学反应，每小时尿量和重复检测乳酸水平。

严重脓毒症/脓毒症休克的进一步治疗

诊断前 6 小时内完成：

- 对初始液体复苏无反应的低血压应用血管加压素治疗
- 液体复苏。
- 重复检测乳酸水平。

目标

- 保持平均动脉压(MAP)≥65mmHg。
- 尿量≥0.5ml/(kg·h)。
- 中心静脉压(CVP)8~12mmHg。
- 正常的乳酸。
- 混合静脉血氧饱和度≥65%。

其他检查

- 全血细胞计数：白细胞计数通常升高，血小板计数可能减少——提示可能出现弥散性血管内凝血(DIC)。
- 凝血功能筛检：如行感染源的引流或切除手术，必须查凝血状态。在不使用抗凝剂的情况下，升高的国际标准化比值(INR)>1.5 或活化部分凝血活酶时间(APTT)>60s 是器官功能障碍的标志。
- 尿素和电解质检测：作为肾功能和 C 反应蛋白(CRP)的基线测定，通常升高。血清肌酐>176mol/L(正常基线)是器官功能障碍的标志。
- 动脉血气(ABG)：鉴别缺氧和代谢性酸中毒的存在。乳酸≥2mmol/L 是器官功能障碍的标志，而≥4mmol/L 是休克的标志。

- 尿量监测:尿量 <0.5ml/(kg·h)持续 2h 为器官功能障碍的标志。
- 尿液培养:立即进行革兰氏染色可以帮助决定使用哪种抗生素。一旦细菌培养结果出来,就更换敏感抗生素。
- 血培养:如上所述,在使用抗生素之前。
- 影像学:以临床发现为指导。如胸部 X 线检查肺炎、肺不张和积液;肾超声检查可识别肾积水或肾盂脓肿;可疑肾结石、尿路异常或感染的肾周积水者行 CT 检查。

如果有脓毒症性休克,患者需要转移到重症监护室。有创性监测(中心静脉导管、动脉导管)可能需要肌力支持。如果复苏未能改善革兰氏阴性感染患者的临床状况,类固醇可作为辅助治疗。纳洛酮可能有助于纠正内毒素性休克。需要控制好血糖。这一切都应在专科医生的指导下进行。

治疗潜在病因。引流任何梗阻和拔除任何身体异物。如果输尿管内存在结石引起的梗阻,最好安排放置肾造瘘管引流缓解梗阻。如果患者稳定,另外一种方案是将患者转运至手术室插入输尿管支架管。送任何获得的尿液标本进行显微镜检术和细菌培养。

尿脓毒血症的经验治疗

这是基于导致脓毒症最可能病原体临床经验性的猜测而"盲目"使用抗生素。革兰氏阴性需氧杆菌是导致尿脓毒血症的常见原因(大肠埃希菌、克雷伯杆菌、柠檬酸杆菌、变形杆菌和沙雷菌)。肠球菌(革兰氏阳性需氧性非溶血性链球菌)有时也可引起尿脓毒血症。泌尿科手术中涉及肠道,厌氧菌也可能是导致脓毒症,而葡萄球菌(如金黄色葡萄球菌和表皮葡萄球菌)引起的伤口感染也是导致脓毒症的常见原因。

尿脓毒症治疗的推荐建议

参考当地的微生物学指南治疗。选择方案包括[1]:

- 氟喹诺酮类药物(如环丙沙星)对肠道杆菌和铜绿假单胞菌有效,但对葡萄球菌和肠球菌作用较弱。环丙沙星的胃肠道吸收效果不错,因此口服和静脉应用同样有效。
- 氨苄西林 -β 内酰胺酶抑制剂(如复方阿莫西林克拉维酸钾)。
- 第三代头孢菌素(如静脉用头孢噻肟、头孢曲松)。对革兰氏阴性菌有效,但对葡萄球菌和革兰氏阳性球菌作用较弱。头孢他啶对铜绿假单胞菌也有效。
- 氨基糖苷类(如庆大霉素)常与其他抗生素联合使用。氨基糖苷类对革兰氏阴性菌谱的治疗范围相对较窄。密切监测治疗水平和肾功能是重要的。氨基糖苷类对肠杆菌科和铜绿假单胞菌有效,而对链球菌和厌氧菌的疗效较差,因此理想情况下应与 β 内酰胺酶抗生素或环丙沙星联合使用。
- 如果对这些抗生素无效,考虑联合使用抗假性氨苄西林和 β- 内酰胺酶抑制剂［如哌拉西林和他唑巴坦（特治星®）］。这种组合对肠杆菌科、肠球菌和铜绿假单胞菌有效。

● 另一种二线药物是碳青霉烯类（如美罗培南、亚胺培南和厄洛培南）。广谱型，对革兰氏阳性菌和革兰氏阴性菌，包括厌氧菌有效。美罗培南和亚胺培南对铜绿假单胞菌也有效。可与庆大霉素联合使用。

● 如果存在厌氧菌感染，可以加用甲硝唑。

如果有临床症状改善，在感染得到控制（或消除复杂因素）后，应继续进行3~5天的非肠道治疗（静脉），然后口服一个疗程的抗生素。当从尿液细菌培养中获得药敏结果后（约48小时）再适当调整用药。

● **死亡率：**通过早期诊断和针对性干预，脓毒症和脓毒症休克的死亡率约为20%~30%。

参考文献

1 Grabe M, Bartoletti R, Bjerklund-Johansen TE, et al. (2015). *Guidelines on urological infections*. European Association of Urology Guidelines 2015. Available from: ⅋ https://uroweb.org/wp-content/uploads/19-Urological-infections_LR2.pdf.

拓展阅读

Dellinger RP, Levy MM, Rhodes A, et al. (2013). Surviving Sepsis Campaign: international guidelines for management of severe sepsis and septic shock: 2012. *Crit Care Med* **41**:580–637.

National Clinical Effectiveness Committee (2014). *Sepsis management*. National Clinical Guideline No. 6. Published Nov 2014. Available from: ⅋ http://www.hse.ie/sepsis.

富尼埃坏疽

富尼埃坏疽（Fournier gangrene）又称暴发性生殖器坏疽，主要发生于男性外生殖器和会阴的坏死性筋膜炎，感染组织坏死后形成坏疽。也称为自发性暴发性生殖器坏疽，属于泌尿科急症。

致病菌

感染组织的细菌培养提示有需氧菌（大肠埃希菌、肠球菌、克雷伯杆菌、金黄色葡萄球菌、链球菌）和厌氧菌的混合感染，两者以协同的方式生长。

易感因素有：

- 糖尿病。
- 慢性酒精过量。
- 外生殖器和会阴局部外伤（如拉链刮伤包皮、插管创伤或尿道器械创伤所致的尿道周围尿液外渗）。
- 外科手术（如包皮环切术）。
- 包茎。
- 肛周和直肠周感染。

病理生理学

富尼埃坏疽通常与最初的泌尿生殖道感染或皮肤创伤有关，或与直肠周围病灶直接蔓延有关。感染的传播是通过局部筋膜（肉膜即阴茎浅筋膜和 Buck 筋膜即阴茎深筋膜，阴囊的深筋膜，会阴区域的 Colles 筋膜即会阴浅筋膜，以及前腹壁浅筋膜的深层即 Scarpa 筋膜）播散。感染产生内毒素，导致组织坏死，可迅速扩散，厌氧病原体（拟杆菌）形成的脓液产生典型的腐败气味。

症状

既往体健的患者，在看起来微小的外阴部创伤后很短时间内出现全身不适。早期临床特征包括局部皮肤红斑、压痛和水肿，有时伴有尿路梗阻（排尿困难、尿道分泌物）。进展为发热和脓毒症，受累组织的蜂窝织炎和可触及的捻发音提示有产气菌形成的皮下积气。当受伤几小时后出现皮肤大水疱，患处坏死会扩展至邻近组织（如下腹壁）。

诊断

该病的诊断是基于对患者临床病情的充分认识和高度怀疑来确立。在疾病早期，腹部 X 线和阴囊超声检查或 CT 可显示组织中存在气体。CT 还可以显示疾病的程度。然而，大多数泌尿外科医生不会先安排给患者做影像学检查，而是直接进行手术治疗。

评估工具

- 坏死性筋膜炎实验室风险指标（LRINEC）通过检测不同实验室

的结果（血清 C 反应蛋白、白细胞计数、血红蛋白、肌酐、血钠和血糖），对临床评估不明确的患者给出一个总评分，以协助将患者按危险级别分类。LRINEC 评分≥6 应怀疑坏死性筋膜炎，评分≥8 应高度怀疑。然而，这是不可靠的，临床评估应优先考虑。

- 死亡风险可通过富尼埃坏疽严重程度指数（FGSI）评估[1]，基于 9 个临床参数：呼吸频率、心率、体温、白细胞计数、血细胞比容、钠、钾、肌酐和碳酸氢钠水平。每个参数的值在 0 到 4 之间，值越大，偏离正态的偏差越大。FGSI>9 与较高死亡率相关（46%~75%）[1,2]；FGSI<9 的生存率为 78%~96%[1,2]。

处理

- 不能延误治疗。
- 复苏患者：开放静脉通路，采集血液样本检测（全血细胞计数、尿素和电解质检测、肝功能检查、C 反应蛋白、血凝、血型鉴定和备血）并且进行血培养。开始静脉输液；给予输氧；检查和控制糖尿病患者的血糖。
- 根据当地微生物学指南，选用对革兰氏阳性和阴性需氧菌及厌氧菌都敏感的广谱抗生素（如联合使用复方阿莫西林克拉维酸＋庆大霉素＋克林霉素或甲硝唑）。
- 通知重症监护室／重症康复室。
- 尽快将患者转移到手术室进行坏死组织清创，直到观察到健康出血组织边缘。周围组织也一并切除，但一般不切除睾丸或阴茎深部组织，常予以保留。并送组织培养。
- 如果有广泛的会阴／肛周侵犯，可能需要行结肠造口术。
- 最后需要用双氧水冲洗伤口。
- 插入导尿管（尿道或 SPC）导尿，并监测尿量。
- 24 小时后麻醉状态下反复检查 ± 进一步清创残余坏死组织，然后根据临床进展进行指导。
- 如条件允许可行高压氧治疗，也许有益[3]。
- 治疗潜在的共存疾病或病因，如优化糖尿病控制。
- 真空辅助缝合伤口可以加速患者的康复。
- 当伤口完全愈合时，可以考虑重建。

死亡率在 20%~30% 左右。据研究具有一定免疫缺陷（糖尿病、酗酒）和肛门直肠或结肠直肠疾病／受累的患者死亡率较高。

参考文献

1 Laor E, Palmer LS, Tolia BM, *et al.* (1995). Outcome prediction in patients with Fournier's gangrene. *J Urol* 154:89.
2 Corcoran AT, Smaldone MC, Gibbons EP, *et al.* (2008). Validation of the Fournier's gangrene severity index in a large contemporary series. *J Urol* 180:944–8.
3 Pizzorno R, Bonini F, Donelli A, *et al.* (1997). Hyperbaric oxygen therapy in the treatment of Fournier's gangrene in 100 male patients. *J Urol* 158:837–40.

尿道周围脓肿

　　合并尿道狭窄疾病的患者,如伴有淋球菌性尿道炎或插尿管后,可引起尿道周围脓肿(peri-urethral abscess)。尿道球部是男性患者最常见的受累部位。细菌(革兰氏阴性杆菌、肠球菌、厌氧菌和淋球菌)通过Buck 筋膜(阴茎深筋膜)进入尿道周围组织。如不及时诊治,感染会蔓延至会阴、臀部和腹壁。在免疫缺陷的患者中[如感染人类免疫缺陷病毒(HIV)的患者],结核分枝杆菌也是致病微生物。

症状

- 阴囊肿胀。
- 会阴部或阴茎根部位红肿、疼痛。
- 发热。
- 尿潴留(>20%)。
- 尿道分泌物(10%)。
- 由尿道排出脓液(10%)。

并发症

　　脓腔渗出的尿液有导致蜂窝织炎和瘘管形成的风险。

治疗

　　需要急诊处理。脓肿需要切开引流,耻骨上留置导尿管,根据当地微生物学指南给予广谱抗生素(即静脉注射庆大霉素和头孢菌素或复方阿莫西林克拉维酸),药敏结果出来后再更换抗生素。任何失活和坏死组织都需要立即手术清创。

附睾炎和睾丸炎

急性附睾炎

附睾炎（epididymitis）是一种附睾的炎症,常累及睾丸（附睾睾丸炎）,通常由细菌感染引起,突然发病,临床病程小于 6 周,症状为附睾疼痛、肿胀和触痛。它可以发生在所有年龄阶段,往往是单侧的。

发病机制

感染起自尿道或膀胱。35 岁以下男性常见致病菌为奈瑟链球菌、沙眼衣原体或大肠埃希菌（引起尿道炎并上行至附睾）。儿童和老人的常见致病菌为大肠埃希菌。附睾结核较少见,附睾呈串珠状结节,BCG 灌注治疗膀胱癌后,也可能出现附睾炎和脓肿形成。

一种罕见的非感染性附睾炎,由抗心律失常药物胺碘酮在附睾内高浓度积聚引起炎症。胺碘酮附睾炎可以是单侧的或双侧的,停止用药即可缓解。儿童附睾炎的一些病例也是非感染性的（特发性或外伤所致）。

症状

发热;睾丸肿胀;阴囊疼痛,可放射至腹股沟（精索）和下腹;阴囊皮肤红斑;精索增厚;反应性阴囊积液;潜在相关感染的证据（尿道分泌物、尿道炎、膀胱炎或前列腺炎的症状）。

鉴别诊断

● 主要鉴别诊断的疾病是睾丸扭转。睾丸扭转时,疼痛和肿胀更为急迫和局限,而附睾炎主要以感染性症状出现,疼痛、触痛和肿胀倾向于局限在附睾。

如果不能确定是炎症还是睾丸扭转,探查最可靠。彩色多普勒超声可显示血流状况,也有助于鉴别,但睾丸扭转确诊率只有 80%（余下 20% 虽有睾丸扭转,但多普勒仍可显示正常）。彩色多普勒对睾丸炎确诊率为 70%。

● 睾丸附件扭转。

● 睾丸肿瘤的急性出血。

● 睾丸外伤。

● 腮腺炎性睾丸炎。

检查

● 全血细胞计数,尿素和电解质检测,C 反应蛋白和血液培养

● 尿液试纸 ± 培养［如果患者存在性传播疾病感染的风险,可进行初次尿核酸扩增试验（NAAT）］。

● 任何尿道分泌物的尿道拭子 / 尿道分泌物细菌培养。

● 阴囊超声检查。

治疗

卧床休息,镇痛,阴囊抬高和直到药敏结果出来前采用经验性抗生素(根据当地微生物学指南)。

- 对存在传染性病原体风险的男性(沙眼衣原体,淋病奈瑟菌),口服多西环素 100mg,每天 2 次,治疗 10~14 天,外加单剂量头孢曲松 500mg 肌内注射(IM)。
- 对伴有沙眼衣原体的男性患者(已排除淋病奈瑟菌)口服多西环素 100mg,每天 2 次,连续 14 天或氟喹诺酮类药物(即口服氧氟沙星 200mg,每天 2 次)连续 14 天。
- 患者应自行向泌尿生殖医学(GUM)科寻求获取更多信息以及性接触的追踪和治疗。
- 非性传播感染(STI)附睾炎,如果认为感染是由于肠道微生物引起(包括最近进行前列腺活检或其他泌尿道手术或干预的男性),给予环丙沙星口服 500mg 每天 2 次,10 天或氧氟沙星 200mg,每天 2 次,14 天。另一种选择是联合复方阿莫西林克拉维酸治疗 10 天。
- 当患者全身不适时,应予以液体复苏和静脉输注广谱抗生素,如庆大霉素联合头孢菌素或环丙沙星。当患者体温降至正常,改为口服抗生素,在细菌药物敏感试验结果的指导下,完成 14 天的疗程。应该发现和治疗任何感染的潜在原因(如膀胱出口梗阻),以防止进一步发作。

并发症

脓肿形成(需要切开和引流)、睾丸梗死、慢性疼痛和感染以及不育。

慢性附睾炎

表现为附睾和睾丸的长期疼痛,由急性附睾炎反复发作引起。体征可见附睾增厚,存在触痛。采用有效抗生素(根据细菌培养结果)治疗和止痛,严重难治性病例可行附睾切除术。

睾丸炎

即睾丸的炎症,常继发于细菌性附睾炎(附睾 - 睾丸炎)。病因有腮腺炎、结核、梅毒和自身免疫病(肉芽肿性睾丸炎)。睾丸肿胀、收紧,伴结缔组织水肿和炎性细胞浸润。以治疗潜在病因为主。

青春期后的腮腺炎感染,男性中 30% 会出现腮腺炎性睾丸炎,多在发病后 3~4 天出现,可引起生精小管萎缩。10%~30% 为双侧发病,并与睾丸萎缩和不育有关。

拓展阅读

British Association for Sexual Health and HIV (2010). *2010 United Kingdom national guideline for the management of epididymo-orchitis*. British Association for Sexual Health and HIV. Available from: https://www.bashhguidelines.org/media/1062/3546.pdf.

Centres for Disease Control and Prevention (2015). *2015 sexually transmitted diseases treatment guidelines: epididymitis*. Available from: https://www.cdc.gov/std/tg2015/epididymitis.htm.

National Institute for Health and Care Excellence (2017). *Scrotal swellings*. Clinical Knowledge Summaries. Available from: https://cks.nice.org.uk/scrotal-swellings.

前列腺炎:分型和病理生理学

前列腺炎(prostatitis)是指前列腺的感染和/或炎症,分为急性或慢性和细菌性或非细菌性。分型系统[1]来自美国国家糖尿病、消化和肾脏疾病研究所(NIDDK),该研究所是美国国立卫生研究院(NIH)的一部分。根据分段尿培养的结果,慢性非细菌性前列腺炎可进一步分为炎症性和非炎症性两种类型。

NIKKD/NIH 前列腺炎分类 *

Ⅰ	急性细菌性前列腺炎
Ⅱ	慢性细菌性前列腺炎
Ⅲ	慢性盆腔痛综合征(CPPS):慢性非细菌性前列腺炎
ⅢA	炎症性慢性盆腔痛综合征:EPS、VB3 或精液中有白细胞
ⅢB	非炎症性慢性盆腔痛综合征:EPS、VB3、精液中无白细胞
Ⅳ	无症状性前列腺炎(陈旧性前列腺炎)

分段尿培养

Meares 和 Stamey(1968)提出该技术,以协助前列腺炎的分类。该技术通过对尿道的不同部位进行取样,定位位于尿路特定部位的细菌,包括按摩前列腺产生前列腺按摩液(EPS)。如果细菌培养为阴性,显微镜下每高倍视野(HPF)(>10)的白细胞数有利于炎症性 CPPS 的诊断。

在检查前 30 分钟,患者应该饮水 400ml。标本采集前,上翻包皮,清理阴茎头。

● **初始尿液(VB1):**初始尿 10~15ml。培养阳性显示有尿道炎或前列腺炎。

● **中段尿液(VB2):**中段尿 10~15ml。阳性显示膀胱炎。

● **前列腺按摩液(EPS):**按摩前列腺,同时用无菌容器在阴茎头尿道口接取分泌物。阳性显示前列腺炎。

● **前列腺按摩后尿液(VB3):**前列腺按摩后的初始尿 10~15ml。阳性显示前列腺炎。

流行病学

约 50% 的男性会在其生命的某个阶段出现前列腺炎。据研究总体患病率为 5%~14%。20~50 岁和 70 岁以上高发。

---

* 经 Elsevier 许可摘自 Nickel JC, Nyberg LM, Hennenfent M, for the International Prostatitis Collaborative Network. Research guidelines for chronic prostatitis: consensus report from the first National Institutes of Health International Prostatitis Collaborative Network. *Urology* 1999;54:229-233.

病理生理学

细菌性前列腺炎

最常见的致病菌是革兰氏阴性杆菌（80% 为大肠埃希菌、克雷伯杆菌、变形杆菌和假单胞菌）。1 型和 P 菌毛都是促进感染的重要细菌毒力因子。5%~10% 的感染是由革兰氏阳性菌（金黄色葡萄球菌、腐生葡萄球菌、粪肠球菌）引起的。急性细菌性前列腺炎通常继发于感染的尿液反流到前列腺管，然后流入后尿道。由此引起的水肿和炎症会阻塞前列腺导管，附着尿路病原体并导致 75% 的患者发展为慢性细菌性前列腺炎。

炎性和非炎性前列腺炎

该型也称为慢性盆腔疼痛综合征（CPPS）或前列腺疼痛综合征。潜在的病因尚未完全了解，可能是多因素的。建立多学科方法盆腔疼痛研究项目（MAPP）是为评估不同"临床表型"对这类前列腺炎的重要性和影响。从本质上说，患者可能以其疾病的某些症状或状况为主，提示主要的潜在病因（即神经、内分泌、免疫、感染、神经肌肉和心理社会成分）。MAPP 研究的目的是识别与这些"临床表型"相关的潜在生物标志物，这将最终帮助诊断和指导特殊患者的治疗。

参考文献

1　Krieger JN, Nyberg LJ, Nickel JC (1999). NIH consensus definition and classification of prostatitis. *JAMA* **282**:236–7.

细菌性前列腺炎

急性细菌性前列腺炎

急性前列腺感染与下尿路感染和全身性脓毒症相关。应加以鉴别和治疗最初感染的潜在病灶或原因（如膀胱出口梗阻、尿道狭窄、排尿功能障碍和尿路结石）。

危险因素

易导致泌尿生殖道、前列腺细菌定植的因素有：

- 尿路感染。
- 急性附睾炎。
- 留置导尿管。
- 经尿道手术。
- 前列腺内导管反流。
- 包茎。
- 前列腺结石。

症状

- 急性起病，发热、寒战、恶心和呕吐。
- 疼痛：会阴 / 前列腺、耻骨上、阴茎、腹股沟和外生殖器。
- 尿路症状："刺激性"——尿频、尿急和尿痛；"梗阻性"——尿踌躇、尿线变细、尿流中断和尿潴留。
- 全身中毒症状：发热、心动过速和低血压。
- 耻骨上压痛，如果存在尿潴留可触及膀胱。
- 直肠指检：前列腺通常肿胀和触痛（但也可能是正常的）。

检查

- 血清血液试验：全血细胞计数，尿素和电解质检测，C 反应蛋白。
- 尿液分析，尿液培养或细胞学检查。
- 高热 / 全身不适时进行血培养。
- 尿道拭子（如需排除性传播疾病感染）。
- 残余尿量测定。

可根据患者症状和临床可疑病因进行个体化检查。虽然在一些指南中推荐分段尿培养，但在前列腺炎的急性疼痛期应避免前列腺按摩。

治疗

- 抗生素：参照当地微生物学手册。如果患者全身情况良好，口服氟喹诺酮（如环丙沙星 500mg 每天 2 次）10 天。对于全身情况较差的患者，静脉抗生素选择包括广谱青霉素、第三代头孢菌素或氟喹诺酮，并联合氨基糖苷（庆大霉素）作为初始治疗。当感染指标正常时，静脉抗生素可改为口服治疗，连续用药 2~4 周。

- 镇痛。
- **治疗尿潴留**：尿道导尿管、耻骨上造瘘管或间歇性导尿。

并发症

前列腺脓肿

对治疗无效（即在使用抗生素治疗期间症状持续存在和发热），提示已发展成为前列腺脓肿。大多数是由于大肠埃希菌感染。危险因素包括糖尿病、免疫缺陷、肾衰竭、经尿道手术和导尿。直肠检查显示前列腺疼痛，有波动。诊断前列腺脓肿的最佳方法是经直肠超声或 CT 扫描（如果前者过于痛苦）。经尿道脓肿切开术或开放切开脓肿引流是最佳的治疗方法。或者也可以尝试经皮穿刺引流。

慢性细菌性前列腺炎

- 定义为症状持续≥3 个月的细菌性前列腺炎。
- 由反复感染引起的。慢性疼痛、排尿障碍和射精障碍是其特点。

评估

询问可能导致感染的因素：尿道症状、肾结石史和提示结肠膀胱瘘症状的高危患者（气尿、憩室病史、盆腔手术或放射治疗史）。直肠指检显示，前列腺有轻压痛、增大、质软。

检查

- 尿液分析，尿液培养或细胞学检查。
- 分段尿液培养（见上一节）。
- 精液培养。
- 尿道拭子（以排除性传播疾病）。
- 尿流率和残余尿量测定。
- 个体化的进一步诊断检查（如尿路影像学成像鉴别结石）。

治疗

- 首先开始 2~4 周的抗生素治疗（氟喹诺酮或甲氧苄啶）*，然后重新评估。如果初始培养为阳性或患者治疗有效，抗生素可以持续 4~6 周。
- α-肾上腺素受体阻滞剂可能提供一些获益。α-肾上腺素受体阻滞剂作用于前列腺和膀胱颈 α 受体，引起平滑肌松弛，改善尿流率，减少前列腺内导管反流。

---

* 许多医院限制使用氟喹诺酮类药物，因为存在艰难梭菌感染风险。对于大多数感染，医院现在都有自己的抗生素方案，或者可与当地的微生物学家商议。替代抗生素包括甲氧苄啶，甲氧苄啶具有良好的前列腺穿透力。但甲氧苄啶对假单胞菌、部分肠球菌和部分肠杆菌科无效。

慢性盆腔疼痛综合征

　　亦称慢性非细菌性前列腺炎［即前列腺炎的炎症（ⅢA）和非炎症（ⅢB）类型］或前列腺疼痛综合征（prostate pain syndrome）。临床表现为"疼痛来自前列腺，通过前列腺触诊可诱发"，持续超过 3 个月。病因和病理生理学尚不清楚。

临床表现

- 盆腔局部疼痛≥3 个月（前列腺 / 会阴、耻骨上、阴茎、腹股沟、外生殖器和下背部）。
- 射精疼痛。
- 下尿路症状（排尿困难、尿频、尿急和尿流速慢）。
- 相关勃起功能障碍。
- 很难控制症状。该病且容易复发，严重影响患者的生活质量。年轻男性出现严重症状的风险更高。

基本评估

- 病史，包括相关疾病的调查和心理社会评估。
- 体格检查，骨盆底评估（包括压痛）和检查。
- 美国国立卫生研究院慢性前列腺炎症状指数（NIH-CPSI）问卷调查。从三个主要的症状方面进行评分：疼痛（位置、频率和严重程度）；排尿（梗阻和刺激症状）；生活质量影响。其他症状评分包括国际前列腺症状评分和国际勃起功能指数问卷表 -5。
- 尿流率和残余尿量测定。
- 分段尿培养和前列腺按摩液（EPS）检查。这些标本可能显示也可能不显示白细胞，但对于诊断，EPS 和前列腺按摩后尿液（VB3）培养不应该有任何细菌。

进一步评估（存在临床指征时）

- 精液分析与细菌培养。
- 尿道拭子培养（以排除性传播疾病感染）。
- 尿液细胞学检查（如怀疑膀胱恶性肿瘤）。
- 尿动力学（研究排尿功能障碍）。
- 膀胱镜检查（怀疑有尿道狭窄、尿漏或膀胱病理）。
- 经直肠超声检查（TRUS）。
- 前列腺特异性抗原（PSA）。

治疗

　　与其他患者比，某些患者将从特定疗法中获益更多。患者需要以其主要临床特征（表型）为指导，采用多模式治疗[1]。治疗选择包括：

- **保守治疗**：咨询、生物反馈、教育、减轻焦虑 / 压力、心理治疗、针对骨骼肌压痛的盆腔物理治疗、适度运动和避免加重因素（如某些食物或活动）。

- **α- 肾上腺素受体阻滞剂**：对伴有排尿症状和新诊断的疾病最有用。

- **抗生素**：对早期诊断为炎性 CPPS 的患者（如 4~6 周的环丙沙星和左氧氟沙星）有一定的疗效。抗生素对长期顽固性疾病似乎无效。

- **抗炎药**：非甾体抗炎药（NSAID）（如布洛芬）。

- **5α- 还原酶抑制剂**：选择性的患者中通过抗雄激素（即非那雄胺、度他雄胺）来减少前列腺腺体组织，改善导管内溢出和症状。

- **植物疗法**：槲皮素（具有抗氧化和抗炎特性的多酚类生物黄酮）；舍尼通（Cernilton）（花粉提取物）。

- **戊聚糖多硫酸钠（PPS）**。

- **镇痛**：疼痛专家团队诊疗。

- **神经调节疗法**：阿米替林、加巴喷丁（普瑞巴林）——显示可以改善平均 NIH-CPSI 和疼痛评分。

- **肌肉松弛剂**：地西泮。

- **前列腺按摩**：每周 2/3 次，持续 6 周，同时使用抗生素治疗（效果有限）。

- **局部热疗法**。

如果无确认病理，对初始治疗无效，建议转诊慢性疼痛团队治疗。

参考文献

1 Nickel JC, Shoskes DA (2010). Phenotypic approach to the management of the chronic prostatitis/chronic pelvic pain syndrome. *BJU Int* **106**:1252–63.

膀胱疼痛综合征

膀胱疼痛综合征（BPS）是以尿频、尿急、夜尿、膀胱和盆腔疼痛为特征的慢性衰弱性疾病。在排除所有其他导致症状的原因后，膀胱疼痛综合征是一种排除诊断（表 6.5）。典型的特征是膀胱壁的溃疡样改变即洪纳病变（Hunner lesion）又称洪纳溃疡和破坏性炎症，部分发展为全膀胱壁纤维变性或上尿路梗阻。非溃疡型则进展不同。

定义

膀胱疼痛综合征的术语已经更改很多次。膀胱疼痛综合征的正式名称是间质性膀胱炎（IC）。国际尿控学会（ICS）、欧洲膀胱疼痛综合征 / 间质性膀胱炎研究学会（ESSIC）和欧洲泌尿外科学会使用 "BPS"[1,2]。美国泌尿外科学会使用术语 "IC/BPS"[2,3]。

● 欧洲膀胱疼痛综合征 / 间质性膀胱炎研究学会定义：慢性（>6个月）盆腔疼痛、压迫感或不适，患者感觉与膀胱有关，伴有至少一种泌尿系症状，如持续的排尿冲动或尿频[1,2]。

● 美国泌尿外科学会定义：一种不愉快的感觉（疼痛、压迫和不适），感觉与膀胱有关，伴 LUTS>6 周，没有感染或其他可确认的原因。

流行病学

主要发病于女性（女性与男性患病率之比大于 5：1），报告的患病率差异很大，估计每 10 万女性中有 300 例患者，每 10 万男子中有30~60 例。

伴随疾病

肠易激综合征、过敏、纤维肌痛、慢性疲劳综合征、局灶性外阴炎、外阴痛、干燥综合征、炎症性肠病和系统性红斑狼疮（SLE）。

病因学

目前认为 BPS 是一种具有多因素影响的全身性躯体疾病，可能的因素包括：

● **肥大细胞**：常与 BPS 膀胱有关，位于逼尿肌、血管、神经和淋巴管周围。激活的肥大细胞释放组胺，引起组织疼痛、充血和纤维化。

● **C 纤维的活化与 P 物质的释放**。

● **缺损的膀胱上皮**：糖胺聚糖（GAG）层异常，使得尿液从腔面渗出，引起肌肉层炎症。

● **神经源性机制**：感觉神经的异常活动，释放神经肽，造成神经源性炎症。

● **膀胱反射性、交感神经营养障碍**：交感神经活动过强。

● **膀胱自身免疫应答**。

● **尿路毒素或过敏原**。

● **尿液抗增殖因子（APF）：** 由膀胱尿道上皮产生。尿液抗增殖因子可抑制膀胱细胞的繁殖，并可能使易感个体在其他膀胱损伤后易患BPS。

临床表现

尿频、尿急和夜尿伴耻骨上疼痛、压迫或与膀胱充盈相关的不适（通常通过排空膀胱缓解）。患者常表示盆腔疼痛（尿道、阴道、外阴和直肠）、下腹和背部疼痛。女性患者可能出现抗生素治疗失败的尿路感染/膀胱炎的症状（没有证实的菌尿）。

评估

首先要排除出现症状的其他原因（表 6.5）[4]。

● **病史**
● **注重体格检查**
● **频率 - 尿量表（FVC）即排尿日记**
● **尿液分析和尿液培养**（治疗任何感染并重新评估）。
● **O'Leary-Sant 间质性膀胱炎症状指数：** 用于评估基线症状和治疗效果。

进一步检查（如有临床适应证）

● **尿液细胞学。**
● **尿流动力学。**
● **膀胱镜检查：** 麻醉下有助于评估膀胱黏膜和膀胱容量的健康状况。也适用于血尿的检查及排除恶性肿瘤。虽然膀胱活检可用于帮助对疾病进行分类，但笔者仅在排除其他病理时实施此操作。

约 10% 的患者可能患有洪纳病变，在膀胱黏膜上可见粉红色或红色溃疡面，常伴有小血管向中心瘢痕辐射，偶尔有纤维蛋白沉积或凝块覆盖。瘢痕破裂，膀胱扩大，产生瀑布型出血。洪纳病变具有临床意义，因为其与疼痛症状和感觉急迫性直接相关，病变的破坏（电凝或切除）可以减轻症状。

● **低压水扩张：** 诊断和治疗策略。

在麻醉下，膀胱扩张两次（约 $80cmH_2O$ 压力，持续 1~2min），然后检查膀胱内壁出现的散发瘀点[2]；虽然目前认为水扩张后瘀点的存在或严重程度与 BPS 的任何主要症状都没有关系，3/4 个象限中，每个象限中瘀点超过 10 个具有诊断性。可用于帮助疾病分类[1]。

一线治疗

应该采用由医师、营养师、物理治疗师、疼痛专家、心理学家和患者支持组组成的多学科诊疗团队的治疗策略。目的是使用 UPOINT 系统个体化治疗症状（表型）。按其主要症状患者分类：泌尿系的（Urinary）、心理的（Psychological）、器官特异性的（Organ-specific）、炎症（Inflammation）、神经/系统（Neurological/systemic）、（肌肉）压痛（Tenderness）。

表 6.5　间质性膀胱炎的国家糖尿病、消化和肾脏疾病研究所诊断标准

诊断标准	1. 膀胱镜下见洪纳病变
阳性因素（支持诊断）	1. 膀胱充盈疼痛，排空即可缓解
	2. 疼痛（耻骨上、盆腔、尿道、阴道或会阴）
	3. 膀胱镜检观察到黏膜下点状出血点
	4. 尿动力学依从性降低
排除标准	1. <18 岁（有争议，儿童也可能受影响）
	2. 良性或恶性膀胱肿瘤
	3. 放射性膀胱炎
	4. 结核性膀胱炎
	5. 细菌性膀胱炎
	6. 阴道炎
	7. 环磷酰胺膀胱炎
	8. 尿道憩室
	9. 子宫癌、宫颈癌、阴道癌或尿道癌
	10. 活动性疱疹
	11. 膀胱或输尿管下段结石
	12. 白天 12 小时排尿次数小于 5 次
	13. 夜尿小于 2 次
	14. 使用抗生素、尿消毒剂和止痛药（如盐酸非那吡啶）可缓解症状
	15. 持续时间 <12 个月（现在的定义表明持续时间超过 6 周与 BPS 相关）
	16. 无意识性膀胱收缩（对尿动力学的影响）
	17. 膀胱容量 >400ml（无感觉急迫性）

值得注意的是，建议这些标准仅在临床试验中使用，因为该标准在临床使用过于严格。

数据来源于 Gillenwater JY, Wein AJ. Summary of the National Institute of Arthritis, Diabetes, Digestive and Kidney Diseases Workshop on Interstitial Cystitis, National Institutes of Health, Bethesda, Maryland, August 28-29, 1987. *J Urol* 1988;140;203-6.

● 患者教育和支持：膀胱训练，压力管理，盆底放松技术，针灸，经皮神经电刺激（TENS），推荐疼痛团队。避免患者接触诱发因素（如咖啡、柑橘类水果）。目的是提高生活质量和鼓励真实的患者期望。

● 多模式疼痛处理：最初使用简单镇痛（低效非甾体抗炎药）。在整个治疗过程中，应重新评估疼痛控制，并转诊疼痛专家会诊。

二线治疗

● **口服药物**：三环类药物（阿米替林）具有抗胆碱能、抗组胺和镇静作用；戊聚糖多硫酸钠（PPS）是一种合成的抗炎糖胺聚糖（GAG）类似物；西咪替丁（H2 组胺受体拮抗剂）和羟嗪（H1 拮抗剂）是抗组胺和抗炎药；加巴喷丁（抗癫痫药，用于疼痛障碍的辅助治疗）。一次服用一种药物。停止无效的治疗，尝试替代疗法。如果用一种药物仅适度的改善，可以增加辅助治疗。

● **重复性膀胱内药物灌注**：典型的治疗方案为每周 1 次灌注 4~6 周，每月 1 次维持治疗 4~6 个月。使用的药物有二甲基亚砜（DMSO）、戊聚糖多硫酸钠（PPS）、碱化利多卡因 ± 肝素、透明质酸钠、帕森鸡尾酒（Parson's cocktail）和硫酸软骨素。

三线治疗

● **手术**：经尿道切除、激光凝固或电凝治疗洪纳病变；膀胱水扩张疗法。

四线治疗

● **BTX-A 膀胱注射** + 水扩张疗法。

● **骶神经调节**。

五线治疗

● 口服环孢素。

六线治疗

重建术：对难治性疾病行尿流改道（回肠流出道术）或同时行与不行膀胱切除术。这可考虑为晚期的，小纤维性挛缩性膀胱的早期治疗策略。扩大膀胱成形术可用于由典型的洪纳病变引起的小容量挛缩膀胱，有 63% 的疼痛完全缓解，25% 的疼痛改善。可采用三角区以上膀胱切除术和回肠新膀胱术；但应告知患者手术可能无法减轻疼痛。

值得注意的是，建议患者在没有证实感染或有效的情况下不给予以下治疗：长期抗生素；膀胱内灌注卡介苗；膀胱内灌注树脂毒素；高压、长时间水扩张疗法；或者长期口服糖皮质激素。

参考文献

1　Van De Merwe J, Nordling J, Bouchelouche K, et al. (2008). Diagnostic criteria, classification and nomenclature for painful bladder syndrome/interstitial cystitis: An ESSIC proposal. *Eur Urol* **53**:60–7.

2　Hanno P, Lin A, Nordling J, et al. (2010). Bladder Pain Syndrome International Consultation on Incontinence. *Neurourol Urodyn* **29**:191–8.

3　Hanno PM, Burks DA, Clemens JQ, et al. (2011). AUA guidelines for the diagnosis and treatment of interstitial cystitis/bladder pain syndrome. *J Urol* **185**:2162–70.

4　Gillenwater JY, Wein AJ (1988). Summary of the National Institute of Arthritis, Diabetes, Digestive and Kidney Diseases Workshop on Interstitial Cystitis, National Institutes of Health, Bethesda, Maryland, August 28–29,1987. *J Urol* **140**:203–6.

滥用氯胺酮导致的泌尿系统问题

氯胺酮（ketamine）是一种镇静剂和止痛药，用于麻醉诱导和维持。作为一种毒品（B类），氯胺酮的滥用越来越多。氯胺酮是一种非竞争性N-甲基-D-天冬氨酸受体拮抗剂，其代谢物由尿液排出。氯胺酮有致幻作用，可产生一种被称为"K洞"（K-hole）的离开躯体的体验。大约20%~30%的氯胺酮滥用者患有LUTS。

病理学

症状少的患者膀胱可能正常。有症状的患者可能有膀胱上皮的炎症和尿路上皮的剥脱，并有研究称有膀胱的新生血管和出血[1]。组织学上与原位癌的特征类似[2]。膀胱壁增厚。损伤的确切机制尚不清楚。主要理论包括氯胺酮及其代谢物对泌尿生殖道的直接毒性作用、微血管反应和损伤以及自身免疫过程[4]。

临床表现

- 下尿路：氯胺酮相关性膀胱炎是一种为人熟知的现象，包括严重尿频、尿急、急迫性尿失禁、排尿困难和疼痛性血尿。膀胱排空和尿流率似乎未受影响。
- 上尿路：继发于输尿管透壁性炎症和狭窄形成的单侧和双侧肾盂积水、输尿管反流、乳头状坏死和肾衰竭。

有研究称这些症状与肝功能障碍相关[3]。

评估

完整的泌尿症状和吸毒史十分重要，包括使用剂量和使用时间，这些对预后有影响。患者经常同时使用其他物质。

检查

- 肾功能（尿素和电解质检测，GFR）。
- 中段尿试纸±显微镜和培养检测和指导UTI的治疗。
- 频率-尿流表，即排尿日记。
- 尿动力学：逼尿肌过度活动和膀胱顺应性降低。
- 超声检查或CTU：评估上尿路受累情况。
- 麻醉下膀胱镜检查±活检：清楚记录任何病理变化（如尿路上皮的剥脱）并测量膀胱容量。

治疗

- 必须强烈建议患者停止使用氯胺酮。每周服用药物>3次可显著降低排尿量[4]。与短时间使用相比，使用氯胺酮>24个月的患者盆腔疼痛、尿急和尿频明显增高[4]。症状评分改善，直接与戒断用药时间长短有关[4]，早期功能改变有可能在氯胺酮戒断1年后恢复正常[4]。如果氯胺酮的使用频率较高或持续时间较长，戒断的效果就会降低。

停药后症状会持续 1 年。也有其他的因素,甚至在停止使用后,大约 2/3 的患者可能会有持续的症状,甚至报告有更严重的下尿路症状。

- 当地戒毒服务机构的支持。
- 镇痛来控制症状。镇痛策略包括丁丙诺啡贴片和氨酚待因片[3]。
- 残留症状可采用与治疗膀胱疼痛综合征相似的药物治疗:阿米替林;抗炎(西咪替丁、羟嗪);口服戊聚糖多硫酸钠(PPS)(Elmiron®),或膀胱内用药如 PPS、透明质酸钠等。症状往往难以用抗生素、抗胆碱能药物和非甾体抗炎药治疗。
- 在手术治疗输尿管狭窄之前,肾脏造瘘术或输尿管支架管可保护肾功能。
- 对于难治性终末期疾病,可进行外科手术治疗,包括膀胱切除术和尿流改道(回肠流出道术或回肠新膀胱重建术)[3]或替代膀胱成形术来增加膀胱容量。这些手术方式可应用于那些已经戒断使用氯胺酮的患者。

参考文献

1 Chu PS, Ma WK, Wong J, et al. (2008). The destruction of the lower urinary tract by ketamine abuse: a new syndrome? *BJU Int* **102**:1616–22.

2 Oxley JD, Cottrell AM, Adams S, et al. (2009). Ketamine cystitis is a mimic of carcinoma *in situ*. *Histopathology* **55**:705–8.

3 Wood D, Cottrell A, Baker S, et al. (2011). Recreational ketamine: from pleasure to pain. *BJU Int* **107**:1881–4.

4 Mak SK, Chan MT, Bower WF, et al. (2011). Lower urinary tract changes in young adults using ketamine. *J Urol* **186**:610–14.

泌尿生殖系统结核

泌尿生殖系统结核(genitourinary tuberculosis)是由 M 型结核分枝杆菌引起的泌尿生殖系统特异性感染。以前,结核病主要出现在亚洲人群中,但现在在其他种族群体和免疫缺陷患者(即 HIV 感染患者)中发病率越来越高。男性多于女性。研究显示膀胱癌应用卡介苗膀胱灌注治疗也是泌尿生殖系统结核的另一个病因。

发病机制

- 原发性肺结核:原发性结节病灶常见于肺上叶中部。中央呈干酪样变,周围上皮样和朗格汉斯细胞包裹,伴有局部淋巴结干酪样变。早期细菌由血行播散至泌尿生殖道,但免疫应答很快使感染转为静止状态。结核杆菌的全身性急性播散,会引起全身粟粒样结核感染症状。

- 继发性结核:免疫功能下降(包括感染 HIV)触发结核感染的再发,从而引起感染的临床症状。

对泌尿生殖道的影响

- **肾**:肺外结核最常见的部位。血行播散引起肾皮质肉芽肿形成,伴有肾乳头干酪样坏死和肾盏变形,使细菌释放到尿液中。之后发展为愈合性纤维化和钙化,引起肾脏结构的破坏,导致肾脏萎缩、畸形。最终形成肾自截。

- **输尿管**:直接由肾感染引起,可导致输尿管(肾输尿管连接部、输尿管膀胱连部及其之间的输尿管)狭窄形成和膀胱输尿管炎。膀胱输尿管反流可能是由于输尿管口的变形而形成。

- **膀胱**:通常继发于肾脏感染。膀胱壁水肿、充血、发炎,伴有溃疡和结核结节(黄色粟粒样病变伴红晕)。病情进展导致纤维化和挛缩(膀胱容量减小)、梗阻、钙化和瘘管形成。

- **前列腺和精囊**:血行播散引起空洞和钙化,触之质硬。直肠或会阴可有瘘道形成。

- **附睾**:由肾下行感染或血行播散引起。特征为形成串珠状条索,可能伴有压痛,通常为单侧。并发症包括脓肿、感染扩散到睾丸和不育症。

- **输卵管**:之后可扩散至子宫。可表现为不育、盆腔疼痛、肿块或异常出血。

- **阴茎**:由于性接触或局部污染而传播的罕见表现,导致阴茎头溃疡或阴茎结节。通过活检明确诊断。

临床表现

早期症状包括发热、嗜睡、消瘦、盗汗和治疗无效的尿路感染。后期表现包括下尿路症状、血尿和肋腹痛。

检查

- **尿液检测试纸**：可检出血液和白细胞，但无亚硝酸盐。
- **尿液细菌培养**：至少需要 3 次晨尿检查。典型的发现是无菌性脓尿（存在白细胞，但无细菌生长）。齐 - 内染色（Ziehl-Neelsen staining）将识别这些抗酸和抗酒精杆菌［在罗氏（Lowenstein-Jensen）培养基上培养］。分析尿液的聚合酶链反应（PCR）技术是实现诊断的可靠且快速的方法，并且现在更常用。
- **尿液细胞学检查**：排除无菌脓尿的其他原因（如膀胱恶性肿瘤／原位癌）。
- **胸片及痰培养**。
- **结核菌素皮肤试验**：阴性，排除结核；检测阳性表明已暴露于结核病患者。
- **泌尿系造影**：应用 X 线和超声检查对肾脏、输尿管和膀胱进行初步检查。进一步检查尿路和并发症可包括 CTU。
- **膀胱镜检查及活检**。

治疗

内科治疗

采用多学科诊疗模式，包括来自呼吸科、感染病科和微生物科的同事。异烟肼、利福平、吡嗪酰胺和乙胺丁醇联合应用 2 个月，然后联合异烟肼和利福平持续 4 个月。对于并发症和耐药菌群，需要较长时间的治疗或替换药物治疗。

手术治疗

无功能的钙化肾可能需要行肾切除术。建议定期行影像学随访，监测输尿管狭窄，以便需要时置入输尿管支架管、肾造瘘或输尿管再植术。严重的膀胱病变，可能需要进行扩大手术、尿流改道，或膀胱切除术及重建。对于累及附睾者，如果药物治疗失败或存在范围较大的疾病，则考虑行附睾切除术或睾丸切除术。

寄生虫感染

泌尿系血吸虫病

该病是由称为血吸虫（*Schistosoma haematobium*）的寄生吸虫（或扁虫）引起的。发病于非洲（埃及）和中东。血吸虫病的其他病因包括曼氏血吸虫、日本血吸虫、湄公血吸虫和夹层血吸虫。血吸虫主要导致肠道类疾病。

血吸虫的生活周期

（见图6.2）

暴露于污染的水源可导致感染。寄生虫（尾蚴形式）穿透人类宿主的皮肤，脱落尾巴，变成血吸虫幼虫。血吸虫幼虫首先通过静脉循环移行至肺部，然后到肝脏成熟。成虫交配（有性繁殖阶段），迁移到膀胱静脉丛，并产下虫卵。大多数虫卵（通常有一个端刺）通过穿过膀胱进入尿液离开身体。一些卵被包埋在组织中，那些没有被宿主反应破坏的卵会钙化。卵在淡水中孵化出毛蚴，遇到中间宿主泡螺属螺，就主动侵入。通过无性繁殖阶段，在泡螺体内产生胞蚴。产生这些胞蚴并随后释放称为尾蚴的幼虫，该寄生虫阶段自由游动，是寄生虫的感染形式，并且开始寄生虫生命周期循环，并侵入到人类宿主中。该疾病有两个主要阶段：活跃期（成虫产卵时）和非活跃期（成虫死亡和对残余的卵有反应）。

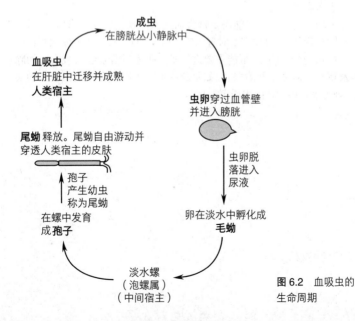

图6.2　血吸虫的生命周期

病理学

病变的发生是由于组织内死卵的钙化,引发纤维化反应。虫卵也刺激了 T 细胞介导的免疫反应,导致膀胱、子宫和生殖器形成嗜酸性肉芽肿。

临床表现

● 斑丘疹(尾蚴皮炎):可能发生在穿透尾蚴部位的皮肤上(数小时内,持续 3 天)。"游泳者瘙痒"可能发生在已经致敏并再次感染的个体中。

● 急性血吸虫病(Katayama 热):是与产卵开始有关的普遍性免疫反应。症状包括发热、不适、干咳、淋巴结病、肝脾肿大、血尿、尿频和终末期排尿困难(发病 3 周~4 个月)。

● 慢性和晚期疾病:宿主组织中虫卵的慢性局部炎症反应通常在数年后导致炎症和梗阻性尿路后遗症。梗阻性特征包括膀胱纤维化和蛋壳样钙化、尿潴留、输尿管狭窄、肾盂积水、肾衰竭和结石。累及精囊可产生"块状精液"。

检查

● **中段尿涂片**:尿液中可能检出虫卵(含有一个明显的端刺)。也许粪便中检出虫卵。

● **全血细胞计数**:急性感染中嗜酸性粒细胞增多;慢性和晚期疾病的贫血和血小板减少。

● **尿素和电解质检测**:晚期疾病(肾损害)肌酐升高。

● **血清学试验**[**酶联免疫吸附试验(ELISA)**]:鉴定特异性抗体。

● **膀胱镜检查**:检查膀胱三角区有无虫卵(沙丘样斑点)。

● **膀胱和直肠活检**:可以识别虫卵(如果在尿液或粪便中尚未发现)。

● **X 线或 CT 检查**:可显示钙化、挛缩的膀胱和梗阻性尿路疾病证据。

● **超声检查**:在已确诊的疾病中可表现为肾盂积水和增厚的膀胱壁。

治疗

吡喹酮 40mg/kg 单次或分次口服。皮质类固醇是用于治疗 Katayama 热(淡水接触后 2 个月内)的辅助治疗。患者应在 2 个月和 6 个月时进行尿分析和临床评估。

并发症

● 膀胱鳞状细胞癌——由感染发展到恶性肿瘤可能需要 20 年左右的时间。

● 膀胱挛缩、钙化和溃疡。

● 梗阻性尿路疾病。

● 肾衰竭。

● 继发性细菌性泌尿系感染。

泌尿生殖系统包虫病

- 摄入犬寄生虫棘球绦虫（*Echinococcus granulosus*）后感染致病。羊是中间宿主。发生在中东、澳大利亚和阿根廷。虫卵通过门脉系统、心脏和肺循环后停留在泌尿生殖道。
- 巨大（包虫）囊肿形成，伴或不伴肋腹痛。囊肿会影响肾脏、膀胱、前列腺、精囊和附睾。
- 外周嗜酸性粒细胞增多，包虫补体结合试验阳性。
- 超声检查具有诊断性价值；X 线和 CT 扫描显示为钙化厚壁的含液囊肿。
- 药物治疗使用阿苯达唑、甲苯达唑或吡喹酮。
- 对适合手术切除的，可以先用氯己定、酒精或过氧化氢消毒囊肿。
- 建议术前和术后进行药物治疗以降低复发率。
- 围手术期囊肿破裂或囊肿内容物外溢可引起全身过敏反应。

生殖器官丝虫病

淋巴性丝虫病由吴策线虫（*Wuchereria bancrofti*）感染致病，常见于热带地区，通过蚊传播。泌尿生殖系统症状包括精索附睾炎、睾丸炎、鞘膜积液、阴囊和阴茎象皮炎以及阴囊淋巴水肿，症状可迟发至 5 年出现。诊断可通过厚血涂片、血清学或活检。药物治疗是用乙胺嗪。生殖器象皮炎可能需要手术切除纤维化和水肿组织。

泌尿外科的人类免疫缺陷病毒

人类免疫缺陷病毒（HIV）

导致免疫系统出现缺陷引起一系列疾病。在发展中国家,HIV-1大范围流行,有很高的致死率。HIV-2 的致病性较低,主要分布在西非。传播途径包括非保护性生活、污染针头、母婴传播、受感染的血液和血液制品（输血传染的风险现已降至最低）。

发病机制

HIV 是一种逆转录病毒。HIV 产生的逆转录酶可以使 RNA 转录成 DNA,整合入宿主细胞基因组。HIV 与辅助 T 淋巴细胞（CD4 细胞）、单核细胞和神经细胞上的 CD4 受体结合。经过 8~10 年的潜伏期后,CD4 数量减少。获得性免疫缺陷综合征（AIDS）指 HIV 阳性,CD4 淋巴细胞计数 $<0.2 \times 10^9/L$。HIV 相关免疫抑制将增加机会性感染和肿瘤的风险。

诊断

血清酶联免疫吸附试验（ELISA）显示有无 HIV 抗体。第二项确认试验是蛋白印迹法（western blot）。检测需要知情同意。

HIV 感染的集合系统转归

肾

- **机会性感染**：包括巨细胞病毒（CMV）、曲霉病、分枝杆菌和隐球菌感染。会导致肾盂肾炎、急性肾小管坏死（ATN）和脓肿形成。
- **肾损害和衰竭**：HIV 和 AIDS 相关肾病。
- **肾结石**：继发于茚地那韦治疗（抗逆转录病毒治疗）。
- **肿瘤**：卡波西肉瘤和淋巴瘤。

膀胱

- **排尿功能障碍**：尿潴留（与弓形体病有关）,膀胱过度活动或低活动。
- **机会性感染导致 UTI**。
- **肿瘤**：鳞状细胞癌,卡波西肉瘤和淋巴瘤。

尿道

- 与 HIV 病相关莱特尔综合征（尿道炎、结膜炎和关节炎）。
- 细菌性尿道炎。

前列腺

- 细菌性前列腺炎和脓肿（机会性致病菌）。
- 前列腺癌的进展率升高。

外生殖器

- 慢性或复发性生殖器疱疹。

- 非典型梅毒。
- 睾丸和附睾的机会性感染。
- 睾丸肿瘤(生殖细胞和非生殖细胞肿瘤以及淋巴瘤的风险增加)。
- 睾丸萎缩或性腺功能减退。
- 阴囊和阴茎卡波西肉瘤(见紫色/红色病灶)。
- 富尼埃坏疽。
- 性功能障碍:由于潜在的 HIV 病理(HIV 神经病变、脑病或脂肪营养不良)和/或由于 HIV 药物治疗(抗逆转录病毒疗法)。

值得注意的是,已证明包皮环切可降低异性恋男性感染 HIV 的风险。

职业性针刺伤

经皮暴露于感染 HIV 的血液后感染 HIV 的风险为 3/1 000 次[1]。如果患者有晚期 HIV 相关综合征,医护人员损伤较深,导致损伤的器械上有肉眼可见的血液,和损伤的针刺部位位于患者静脉或动脉,则传染率增加[1]。在皮肤黏膜暴露后,风险 <1/1 000。[1]

处理

立即清洗好伤口,并挤压穿刺伤口至流出血。用水冲洗暴露的黏膜。向职业医疗机构(急诊室或等效的非工作时间服务部门)报告风险评估和用于储存的基线血样。处理感染源患者并进行 HIV 病毒检测提供知情同意。建议医疗卫生工作者在暴露后 12 周和 24 周进行随访检测(或如果进行抗逆转录病毒预防后 24 周)。向医疗机构感染中心报告职业性 HIV 暴露。

如果在职业上与已知感染 HIV 或被认为感染 HIV 的高风险患者或其他来源的血液或其他高风险体液有显著接触(但在 HIV 检测的结果阴性或不能获得)建议采用暴露后预防(PEP)。理想的 PEP 应在 1 小时内开始,并持续至少 28 天。PEP 启动包包含 1 片舒发泰(Truvada®)片(替诺福韦和恩曲他滨)一天服用 1 次,加上 2 片克力芝(Kaletra®)(洛匹那韦和利托那韦)一天服用 2 次。[1]

参考文献

1 Department of Health (2008). *HIV post exposure prophylaxis: Guidance from the UK Chief Medical Officers' Expert Advisory Group on AIDS.* Available from: ℘ http://www.dh.gov.uk/publications.

包茎

指包皮过紧并无法翻开暴露阴茎头的状态。出生时由于包皮内板的上皮和阴茎头间有粘连,存在生理性包茎。阴茎的生长、勃起和包皮下上皮碎片(包皮垢)的积累导致内板和阴茎头的逐渐分离。3 岁时90% 的包皮可翻开、回缩[1],少数会推迟到成人期(1% 到 17 岁时还存在包茎)[2]。未割包皮的男性中复发性阴茎头炎和炎症性疾病,如干燥闭塞性阴茎头炎(BXO)[也称为硬化萎缩性苔藓(LSA)]可导致新的病理性包茎。

临床表现

生理性包茎(phimosis)通常无症状。患者可能会主述排尿时包皮鼓泡,以及无法完全缩回包皮,这对于有性活动的男性而言,也可能在性交时引起皮肤外伤。炎症或感染(阴茎头炎和阴茎头包皮炎)可引起出血、疼痛、分泌物或排尿困难。与干燥性阴茎头炎相关的包茎病表现为影响包皮和阴茎头的白色瘙痒斑块,并可能与排尿问题相关,因为包皮过紧和 / 或侵犯远端尿道,导致尿道外口狭窄或远端尿道狭窄。

治疗

● 成人:治疗任何相关感染。如果有症状或病理包茎,需行包皮环切术(见第 17 章)。对于较轻的病例,可选择包皮成形术(在包皮上纵切口,横向缝合)。50% 左右病例有效;对于那些无效的患者,包皮环切术是必须的。包皮成形术不适用于干燥性阴茎头炎患者。

● 儿童:患有包茎感染(阴茎头炎)的大龄儿童可以用抗生素和一个疗程的局部 0.1% 倍他米松(Betnovate®),其作用是软化包皮并促使包皮收缩。建议尽可能避免包皮环切术[1]。

儿童包皮环切术的适应证包括:复发性阴茎头炎相关包茎,干燥性阴茎头炎,(复发性)尿路感染与潜在尿路异常[如膀胱输尿管反流(VUR)[3]、后尿道瓣膜病(PUV)、神经源性膀胱],复发性尿路感染,UTI 药物治疗失败,结石疾病,以及宗教原因[3]。

(新生儿)包皮环切的禁忌证包括尿道下裂(± 阴茎弯曲或头巾状包皮)、小阴茎、巨大疝或鞘膜积液(在这些情况时包皮环切后修复可能导致阴茎包埋或继发包茎)。

包皮并发症

● 包皮嵌顿:包皮缩回阴茎头近端后,不能再次复位。存在的包茎和 / 或长期的紧缩在冠状沟处形成一致密的组织环,导致静脉充血、水肿和阴茎头肿胀,进而发展为动脉闭塞和坏死(见第 11 章)。

● 复发性阴茎头炎。

● 阴茎头包皮炎:严重的阴茎头炎和包皮的感染,炎症的分泌物和脓液局限在包皮。

- 慢性炎症。
- 阴茎癌(鳞状细胞癌):罕见,但在未行包皮环切的男性中其风险增加。
- 性传播感染(STI):未行包皮环切的男性中感染风险增加(包括 HIV 传播)。

参考文献

1 Gairdner D (1949). The fate of the foreskin. A study in circumcision. *BMJ* 2:1433–7.
2 Oster J (1968). Further fate of the foreskin. Incidence of preputial adhesions, phimosis, and smegma among Danish schoolboys. *Arch Dis Child* 43:200–3.
3 Singh-Grewal D, Macdessi J, Craig J (2005). Circumcision for the prevention of urinary tract infection in boys: a systematic review of randomised trials and observational studies. *Arch Dis Child* 90:853–8.

阴茎炎性疾病

阴茎头炎和阴茎头包皮炎

阴茎头炎(balanitis)是阴茎头的炎症。阴茎头包皮炎(balanoposthitis)是包皮和阴茎头的炎症。包茎和包皮过长的男性患病的风险增加。原因见表6.6。临床特征包括疼痛、红斑、分泌物、包皮回缩困难和排尿功能障碍。治疗任何明确的感染;注意卫生,避免刺激物。短期外用类固醇药膏(即0.1%倍他米松)可用于改善包皮的回缩性。反复感染者建议行包皮环切术。

硬化萎缩性苔藓

* 硬化萎缩性苔藓(lichen sclerosis et atrophicus)是一种病因不明的慢性炎症性皮肤病。在阴茎和包皮上,硬化萎缩性苔藓也被称为干燥闭塞性阴茎头炎(BXO)。

* 在包皮有BXO的男性中,大约10%的患者会累及阴茎头,1%的患者会累及尿道。

* 临床表现:包茎、瘙痒和不适,顶部扁平的白色丘疹在阴茎头和包皮上合并形成白色斑块。可能与排尿功能障碍有关。

* 并发症包括尿道外口狭窄、尿道狭窄和广泛粘连,导致包皮和阴茎头融合。

* 病理特征为上皮细胞变薄和角化过度,真皮上部角蛋白透明化,真皮淋巴细胞和浆细胞浸润,基底细胞层变性。

* 尽管罕见进展为鳞状细胞癌,但仍认为BXO是成人的一种癌前病变。在目前队列研究中,约28%阴茎癌患者中发现BXO[1],尽管更大的队列研究报告更低的发病率(2%)[2]。

* 治疗:局部使用皮质类固醇药物可用于轻微的情况,但男性一般需要包皮环切术(和/或尿道扩张)。

表6.6　阴茎头炎的原因

生活方式相关	卫生不良、局部刺激物(肥皂、杀精剂)
真菌感染	念珠菌属
细菌感染	非性传播:大肠菌群、B群链球菌
	性传播:淋病奈瑟菌、沙眼衣原体、梅毒、单纯疱疹
炎症性皮肤病	硬化性苔藓、扁平苔藓、Zoon阴茎头炎、莱特尔综合征、银屑病、湿疹、刺激性接触性皮炎
药物	如:阿莫西林、对乙酰氨基酚、水杨酸盐、四环素、普萘洛尔、奎宁和氯二氮䓬

● 包皮应该送检组织学分析。手术治疗可治愈,但是包皮环切术后任何残留的 BXO 都应进一步治疗,包括局部治疗等(类固醇、抗生素或抗真菌)。如果病变持续、进展或改变(尽管采用适当的治疗),可能需要活检。

Zoon 阴茎头炎

Zoon 阴茎头炎(Zoon's balanitis)也被称为"浆细胞阴茎头炎"。Zoon 阴茎头炎常发生在没有做过包皮环切手术的老年人患者。患者在阴茎头上表现为边界清晰、有光泽、潮湿、红斑(有时描述为"红辣椒"外观),包皮上有相应的病变。病理特征为慢性炎症细胞(浆细胞)浸润真皮。通常无症状,但可表现为刺激、疼痛或分泌物增多。需要与凯拉增生性红斑、扁平苔藓、固定性药疹或银屑病等疾病鉴别,皮肤活检可明确诊断。因为继发感染很常见,应使用拭子进行微生物分析,并应用抗生素治疗。保守治疗包括注意卫生、局部皮质类固醇(± 抗生素或抗真菌药物,视临床表现而定)。但疾病倾向持续或复发。最终的治疗方法是包皮环切术。二氧化碳激光治疗也有一定的疗效。

扁平苔藓

扁平苔藓(lichen planus)可发生在所有年龄段,可单独发生在阴茎上或作为全身性皮疹的一部分。扁平苔藓的临床表现为发痒的丘疹。淡紫色扁平丘疹的顶部上覆白色条纹(威克姆纹)。发生在屈侧皮肤(手腕、肘部)、生殖器(白色环状病灶或阴茎头红斑)、颊黏膜、腰椎和踝关节。可以做临床诊断;如果诊断不明确或病变对适当的治疗没有反应,可组织活检明确诊断。此病为自限性,局部应用类固醇药膏可减轻症状。

银屑病

慢性丘疹鳞状炎性皮肤病,表现为发痒,在毛发生长区域和伸肌表面(膝盖和肘部)有银白色鳞片覆盖的粉红色斑块。该病还会导致指甲凹陷。病变可能是雨滴形,环状,或区域性的。生殖器银屑病(Psoriasis)可能表现为腹股沟和阴茎头的瘙痒和疼痛,以及红色的阴茎皮疹。也可涉及包皮。可用局部润肤剂、肥皂替代品和短期局部低剂量类固醇药膏治疗。

莱特尔综合征(Reiter syndrome)

典型的三联症状是尿道炎、结膜炎和血清阴性关节炎。多发生于年轻男性。它可能是由性传播感染(**沙眼衣原体**)引起的,并且与 HIV 病毒有关。阴茎、口腔和皮肤可能会发生病变,可能会被误诊为银屑病。生殖器表现包括未切包皮男性的环状阴茎头炎(阴茎头上的环型、侵蚀性病变),在割包皮的患者中可能表现为结痂病变。应建议患者自行转诊接受性传播感染筛查。有自限性,通常可自愈。

白塞综合征(Behçet syndrome)

一种病因不明的罕见疾病,特征为生殖器疼痛(阴囊、包皮、阴茎头)和口腔溃疡、多关节炎、葡萄膜炎和神经系统综合征。局部外用类固醇(皮质类固醇)可治疗生殖器病变。

参考文献

1 Pietrzak P, Hadway P, Corbishley CM, *et al.* (2006). Is the association between balanitis xerotica obliterans and penile carcinoma underestimated? *BJU Int* **98**:74–6.
2 Depasquale I, Park AJ, Bracka A (2000). The treatment of balanitis xerotica obliterans. *BJU Int* **86**:459–65.

(于顺利 译　陈方敏 顾朝辉 校)

第7章

泌尿系肿瘤

基本病理学和分子生物学

肿瘤(肿瘤形成和生长)可能是**良性或恶性的**生长过程。根据局部侵袭或通过淋巴结或血管的远处转移,恶性肿瘤又分为**原发性**和**继发性**。通常认为肿瘤是由于单个异常细胞通过不受控制的异常分裂而克隆扩增产生的。该细胞可能是干细胞,而不是终末分化的细胞。肿瘤形成是由于分化或程序性细胞死亡(细胞凋亡)导致细胞分裂与细胞周期停滞之间失去平衡的结果。调节细胞增殖和相互作用的信号来自信使 RNA 编码的蛋白质,而信使 RNA 则是从基因组 DNA 转录而来。可能存在可识别的前体病变。

泌尿系肿瘤最常起源于泌尿生殖道的被覆上皮。来自腺上皮或移行上皮的良性上皮肿瘤分别称为腺瘤或移行细胞乳头状瘤。恶性上皮肿瘤称为癌;如果肿瘤是腺细胞或鳞状细胞或移行细胞,根据其产生的上皮细胞来源,可以通过在癌加前缀进一步在组织学上表述为腺癌、鳞状细胞癌和移行细胞癌。癌起源于非侵袭性上皮病变,其中一些在组织学上是可确认来源的——在膀胱,则是**扁平原位癌**(carcinoma in situ,CIS),而在前列腺,则称**前列腺上皮内瘤变**(prostatic intraepithelial neoplasia,PIN)。**结缔组织肿瘤**是根据其成分来描述的,增加良性称瘤(-oma)或恶性称肉瘤(-sarcoma)的后缀。如由血管、脂肪和平滑肌组成的良性肿瘤称**血管平滑肌脂肪瘤**(angiomyolipoma);由平滑肌组成的恶性肿瘤是**平滑肌肉瘤**(leiomyosarcoma)。泌尿生殖系统肉瘤是罕见的,占所有肿瘤的 1%。

也存在特殊情况。在睾丸中,最常见的原发肿瘤来自生精小管,被称为生殖细胞肿瘤(germ cell tumours,GCT)。起源睾丸的原发恶性淋巴瘤非常罕见。在肾脏中,儿童时期的肾母细胞瘤(Wilms' tumour)起源于后肾原基的胚胎间充质,目前认为良性嗜酸粒细胞腺瘤(oncocytoma)则是由集合管起源的。

泌尿系统的继发性恶性肿瘤并不常见。这些肿瘤可能是由邻近组织的直接侵袭引起的(如乙状结肠的腺癌可能侵袭膀胱)或来自远处部位(如肺)的血源性转移。

瘤形成(neoplasia)是一种遗传性疾病——**可能是遗传性的,也可能是散发的,**这取决于遗传异常是先天的(种系)还是后天的(体细胞)。与散发性肿瘤相比,遗传性肿瘤的发病年龄更小,而且由于潜在的自身基因突变,肿瘤往往具有多灶性。

遗传和表观异常可能在许多方面促进肿瘤的发展或生长:
- 编码转录因子的激活(通过点突变,缺失,易位或过表达),如 *c-myc*。

● 肿瘤抑制基因的失活（表达降低）；肿瘤抑制基因的多种蛋白质产物可稳定细胞，确保其分化并发挥其控制细胞寿命的功能。此类基因缺失或突变使其功能失活可能导致这种负生长调控丧失。例如，PTEN（10q 染色体）是一种前列腺肿瘤抑制基因，其编码对蛋白质和脂质底物具有活性的磷酸酶。PTEN 存在于正常的上皮细胞中，但由于染色体 10q 的等位基因缺失，通常在前列腺癌中减少。PTEN 抑制细胞内信号传导途径 PI3 激酶 -Akt，这对细胞周期进程和细胞存活至关重要。因此，PTEN 的失活促进了细胞永生化和增殖。

● 肽生长因子（peptide growth factors）的过表达，如前列腺癌中的 IGF 1 型或肾癌中过表达的血管生成性血管内皮生长因子（VEGF）。

● 编码解毒酶的基因启动子甲基化或乙酰化失活，如 GSTP1。

● 基因融合：在有丝分裂过程中发生易位，使启动子基因与特定染色体上的转录因子基因相邻，导致该因子的过表达和异常的正生长控制，如在至少 50% 的前列腺癌中发现 TMPRSS2-ERG 融合体。

● 微 RNA（microRNA）：组织特异性，非编码，短单链 RNA；通过与信使 RNA 相互作用调节基因表达；多功能，可测量且可能可逆的；认为是个体化癌症治疗的关键。

对泌尿外科肿瘤的分子病理学兴趣已开始促进遗传性疾病筛查试验、诊断性或预后性基因谱分析，以及新的治疗策略的发展。最近，越来越多的学者将免疫疗法用于各种癌症，包括治疗性疫苗（如 sipuleucel-T）、溶瘤病毒疗法、免疫检查点抑制剂（值得注意的是 CT1A4 和 PD1 抑制剂）、过继性细胞疗法、辅助免疫疗法、细胞因子和单克隆抗体。

肾母细胞瘤和神经母细胞瘤

肾母细胞瘤（Wilms 瘤）

由德国外科医生 Max Wilms（1867—1918）首次描述，属于一种罕见的儿童肿瘤，每 10 000 名儿童中就有 1 名患病。然而，肾母细胞瘤是儿童期最常见的腹腔内肿瘤（占所有儿童期恶性肿瘤的 20%），占影响 15 岁以下儿童的所有泌尿生殖道肿瘤的 80%。男孩和女孩受到同等影响；20% 为家族性，而 5% 为双亲。75% 患者在 5 岁以下。非洲人后裔的风险最大。

病理学和分期

肾母细胞瘤是一种质软的白灰色肿瘤（大体外观看起来像大脑组织）。瘤体包含后肾胚基，原始肾小管上皮和结缔组织成分。提出两种不同的组织学亚型：良好型（分化良好）和间变型（分化差）。

在至少 20% 的病例中，染色体 11p13 *WT1* 肿瘤抑制基因的两个拷贝（等位基因）的突变或缺失会导致肿瘤发生。家族性疾病表现出常染色体显性遗传，但在细胞水平上是隐性遗传。受影响的家庭成员带有种系 *WT1* 突变，具有易感性。致病还需要一次进一步"打击"，必须同时进一步两次"打击"才导致散发性疾病。这就解释了为什么遗传性肾母细胞瘤比多发性肿瘤更倾向于多灶性发展，并且发病年龄稍小。另外三个基因 *WT2*(11p15.5)、*WTX*（在 X 染色体上）和 *CTNNB1* 的突变占 30%。染色体 1p 和 16q 等位基因的缺失代表了一个预后较差的亚组。

Ⅰ 期肾母细胞瘤（占 36% 的患者）

必须至少满足以下条件之一：

● 肿瘤仅限于肾脏并且可以完整切除。
● 肾包膜的表面完好无损。
● 肿瘤在切除前未破裂或活检（开放或穿刺）。
● 未累及肾外或肾窦淋巴管。
● 切除边缘外无明显残留肿瘤。
● 至未发现肿瘤转移淋巴结。

Ⅱ 期肾母细胞瘤（占 22% 的患者）

必须至少满足以下条件之一：

● 肿瘤超出肾脏，但已完整切除。
● 在切除边缘处或超出切除边缘没有明显的残留肿瘤。
● 以下条件也可能存在：
　• 肿瘤累及肾窦和 / 或肾实质外部的血管。
　• 肿瘤在切除前已经进行了活检，或者在手术过程中局部溢出，局限于肋腹部。

- 肾窦软组织广泛的肿瘤累及。

Ⅲ期肾母细胞瘤(占24%的患者)

必须至少满足以下条件之一：

- 无法切除的原发肿瘤。
- 淋巴结转移。
- 肿瘤位于手术切缘。
- 肿瘤溢出涉及腹膜表面,无论术前或术中或横断的肿瘤血栓。

Ⅳ期肾母细胞瘤(占18%的患者)

- 定义为腹部盆腔区域以外存在血源性转移(肺、肝、骨或脑)或淋巴结转移。

Ⅴ期肾母细胞瘤(占5%的患者)

- 规定为初次诊断时肿瘤累及双侧肾脏。

临床表现：

百分之九十有肿块,33%的患者有腹部或腰部疼痛；多达30%的患者会出现血尿,而50%的患者存在高血压。15%的患者表现出其他异常,如马蹄肾、半肥大/巨口畸形(贝-维综合征又称脐疝-巨舌-巨大发育综合征)、性腺发育不全/肾病(Denys-Drash syndrome)、无虹膜/发育迟缓[11p缺失综合征(WAGR syndrome)即肾母细胞瘤/无虹膜/泌尿生殖系异常/智力低下综合征]和胎儿过度生长(Perlman综合征)。

检查

对腹部有肿块或血尿的患儿进行的一线检查是超声检查,该检查能检出肾脏肿瘤。CT除获得诊断成像外,还可以获得临床分期,包括胸部。避免穿刺活检。

治疗与预后

患有肾肿瘤的儿童应由专门的儿科肿瘤学中心进行治疗。无论是否进行术前或术后化学治疗患者的按临床分期肾切除术仍然是治疗的主要手段。最常用的化学疗法是长春新碱和多柔比星。肋腹部放射治疗可用于晚期肿瘤。根据临床分期和组织学的不同,总体生存率一般为92%(55%~97%)。

神经母细胞瘤

儿童最常见的颅外实体瘤。80%患者诊断时<4岁。肿瘤起源于神经脊；50%发生在肾上腺,其余大部分发生在交感神经干上。

临床表现

常见全身症状和体征：发热、腹痛/腹胀、肿块、体重减轻、贫血和骨痛。眶转移可能会导致眼球突出。

影像学检查和分期：

首选超声检查；胸腹部CT。肿瘤中的钙化有助于将神经母细胞瘤与肾母细胞瘤区分开。间碘苄基胍(MIBG)扫描对于神经母细胞瘤的诊断非常敏感(表7.1)。

表 7.1　影像学及分期

1 期	肿瘤仅限于起源器官并完全切除
2 期	单侧肿瘤切除术后残留疾病或淋巴结肿大
3 期	穿过中线或对侧结节的肿瘤
4 期	区域性疾病以外的转移性疾病;生存率 6%
4S 期	单侧转移灶仅限于肝,皮肤或骨髓的肿瘤;生存率 77%

治疗和预后

外科切除术;放射治疗;联合化学治疗,可能需要自体骨髓移植。4S 期肿瘤患者也许没有或很少有治疗方法。除 1 期和 4S 期患者外,预后差。

肾脏肿块的放射学评估

　　腹部超声是腰痛或怀疑肾脏肿块患者的一线检查。超声检查肾脏肿块的直径分辨率为 1.5cm，表现出不同的回声类型。超声检查也可以检查出肾囊肿，多为单纯性：壁光滑，圆形或椭圆形，不伴内部回声，并且完全传播，后面带有强的声影。如果囊肿具有实性的囊内成分、分隔、不规则或钙化的壁，则需要进一步 CT 扫描。10%~25% 的肾细胞癌（RCC）含有囊肿。耶鲁放射科医生 Morton Bosniak 对肾脏囊肿提出以下放射学分类，并对 Ⅱ 型进行了修改，如表 7.2 所示[1]。

　　如果通过超声检测到肾脏肿块，在静脉注射对比剂前后薄层或螺旋 CT 扫描是获取其特征和分期的最重要检查。大约 90% 的实性增强的肾脏肿块可能是肾细胞癌。10% 的肾细胞癌中可能含有钙化或脂肪。甚至相对无血管的肾癌也会增加 10~25Hu 的 CT 值[*]。

　　偶尔会观察到一个等密度但增强的肾脏区域，这常称为"伪肿瘤"，可能对应无危害，肥大的皮质柱或畸形肾段。由于"部分容积效应"，CT 可能错误地提示肝脏侵犯（罕见）；实时超声更加准确。>2cm 的淋巴结常提示转移。

　　磁共振钆对比剂增强扫描可以用于侵犯腔静脉，局部进展性肿瘤或肾功能不全或对碘对比剂过敏的患者。多普勒超声还可以评估腔静脉瘤栓。在诊断时很少使用肾脏动脉造影，但可能有助于显示出肾脏动脉的数量和位置，有利于保留肾单位手术或马蹄形肾脏手术的准备。

表 7.2　肾囊肿的放射学分类

I	单纯性囊肿（请参见文本中的条件）；良性；无需随访
Ⅱ	很少薄的隔膜，钙化良好，<3cm，不增强；良性；无需随访
ⅡF	较多薄的隔膜（＋最小增强），最小的增厚和钙化，没有软组织增强；建议随访影像学检查（15% 恶性）
Ⅲ	复杂；边缘不规则，隔膜增厚并增强；厚的不规则钙化；不确定病灶性质的手术探查，除非有外伤或感染史（>50% 恶性）
Ⅳ	不规则囊肿的边缘不规则，内部实性增强；囊性肾癌，除非有其他良性证据；需要手术治疗（>90% 恶性）

数据来源于 Bosniak MA（1986）The current radiological approach to renal cysts. *Radiology* 158：1-10.

---

　　* 亨氏单位（Hu）是用于 CT 扫描的 X 射线衰减测量：-1 000 单位等于空气，0 单位等于水，+1 000 单位等于骨。

表 7.3　肾肿块的影像学分型

单纯囊肿	复杂囊肿	脂肪肿块	其他（罕见除外）
囊肿	肾癌	血管平滑肌脂瘤	肾细胞癌
多发囊肿	囊性肾瘤	脂肪瘤	转移
肾盂旁囊肿	出血性囊肿	脂肪肉瘤	淋巴瘤
肾盏憩室	转移		肉瘤
	肾母细胞瘤		脓肿
	感染性囊肿		结核病
	淋巴瘤		嗜酸细胞腺瘤
	结核病		黄色肉芽肿性肾盂肾炎
	肾动脉瘤		嗜铬细胞瘤（肾上腺）
	动静脉畸形		肾母细胞瘤
	肾盏积水		移行细胞癌

超声或 CT 引导细针穿刺术或穿刺活检

采用监测随访或微创消融治疗来管理小肿块的趋势越来越得到证实。而且，在用系统治疗无法手术的患者之前，通常需要组织学诊断。穿刺活检对于检测恶性肿瘤具有很高的特异性，但敏感性较低 - 在经验丰富的医生中，超过 90% 的活检可诊断。重复活检诊断为 80%~100%。还存在出血（5%）和肿瘤播散 / 种植（罕见）的风险。细针穿刺术（FNA）可用于抽吸肾脓肿或感染的囊肿或诊断可疑的淋巴瘤或转移性病变。表 7.3 显示了肾脏肿块的实用放射学分类。

尽管英国目前尚无肾细胞癌筛查计划，但为高风险人群提供超声检查，如希佩尔 - 林道综合征（VHL）患者的亲属是符合适应证的。

参考文献

1　Bosniak MA (1986). The current radiological approach to renal cysts. *Radiology* **158**:1–10.

良性肾肿物

最常见的良性肾肿物（benign renal masses）（70%）是单纯性囊肿，>50% 的患者年龄 >50 岁。很少存在症状，患者也很少考虑通过抽吸或腹腔镜去顶减压术进行治疗。

所有肾脏肿瘤中有 15% 是良性的；临床上最重要的两类是嗜酸细胞腺瘤和血管平滑肌脂肪瘤（AML）。

嗜酸细胞瘤

不常见，占肾肿瘤的 3%~7%。男性通常是女性的 2 倍。在 7%~32% 的病例中，嗜酸细胞瘤与肾细胞癌同时发生。

病理

嗜酸细胞瘤呈球形，有包膜，为褐色 / 棕褐色，平均大小为 4~6cm。一半包含中心瘢痕。嗜酸细胞瘤可能是多灶性的和双侧的（4%~13%），而 10%~20% 会突到肾周脂肪中。从组织学上讲，嗜酸细胞瘤包含嗜酸性细胞的聚集体，认为是由集合管的间叶细胞产生的。细胞内充满线粒体。有丝分裂是罕见的，并且存在大的核仁。通常认为嗜酸细胞瘤是良性的，不易转移。Y 染色体经常缺失。

临床表现

嗜酸细胞瘤通常（83%）表现为偶然发现腰痛或血尿。

检查

主要的鉴别诊断是肾细胞癌，因为透明细胞癌和 2 型和 3 型乳头状嗜酸细胞变异体均表现出嗜酸性细胞质。通常无法通过放射学方法将嗜酸细胞瘤与肾细胞癌区分开。嗜酸细胞瘤可能与肾细胞癌共存。罕见的是，嗜酸细胞瘤在 CT 扫描中显示出"辐轮征"图像，这是由星状中心瘢痕引起的。如果高度怀疑该诊断，则偶尔建议进行经皮穿刺活检，尽管高达 22% 无诊断意义。

治疗

临床监测对于经活检证实的嗜酸细胞瘤是安全的。可疑诊断时，建议肾部分切除术，如局限性 T1 期肾细胞癌。无需采取后续随访。对于无法排除肾细胞癌可能性的较小肿瘤，可以考虑采用微创技术，如射频消融术（RFA）或高强度聚集超声治疗（HIFU therapy）。

血管平滑肌脂肪瘤

这些良性间充质肿瘤（以前称为错构瘤）中 80% 为偶发，大部分发生在中年女性。20% 与结节性硬化症有关，结节性硬化症是一种常染色体显性综合征，特征在于智力低下，癫痫，皮脂腺瘤和其他错构瘤。存在抑癌基因结节性硬化症基因 1（*TSC1*）和 2（*TSC2*）的突变。多达 80% 的结节性硬化症患者发展成血管平滑肌脂肪瘤，平均年龄 30 岁，

66% 女性,常为多灶性和双侧。也合并肾囊肿和偶见癌变。

病理

血管平滑肌脂肪瘤由包含血管、未成熟的平滑肌和脂肪的血管周围上皮样细胞(PEC)组成。尽管已经在静脉系统,肺门淋巴结和肝脏中发现存在肾外血管平滑肌脂肪瘤,但始终认为血管平滑肌脂肪瘤是良性的。从大体标本上观察,血管平滑肌脂肪瘤看起来像是界限分明的脂肪块。孤立性多见于右肾。

临床表现

在超声或 CT 扫描中,血管平滑肌脂肪瘤经常作为偶然发现时(>50%)检出。患者可能会发生胁腹疼痛,明显的肿块或无痛性血尿。多达 10% 的病例发生严重且危及生命的腹膜后出血(Wunderlich 综合征)。

检查

超声检查时由于脂肪对超声的反射等,因此具有特征性的明亮回声图形。这些组织不会产生"声影",有助于区分血管平滑肌脂肪瘤和结石。CT 在 86% 的血管平滑肌脂肪瘤中显示为低密度(<10 亨氏单位)的脂肪肿瘤。如果脂肪所占比例低,则不能做出明确的诊断,因为其他肾脏肿瘤可能也含有脂肪成分。测量的肿瘤直径与治疗方案有关。

治疗

在研究中,>4cm 的患者中 52%~82% 是有症状的,而只有 23% 的患者肿块较小。因此,如果 <4cm,则可以在无症状 AML 的情况下进行连续超声检查,而出血或 >4cm 或育龄妇女则应进行积极治疗。在急性出血的情况下,选择性肾栓塞术或部分 / 全肾切除术可以挽救生命。也可以选择射频消融术。在 3cm 以上的肿瘤中,可以在接受哺乳动物雷帕霉素靶蛋白(mTOR)抑制剂依维莫司 96 周以上治疗中的 64% 患者使肿瘤体积缩小 50% 以上,且具有可耐受的毒性。应当对患有肾衰竭的患者进行高血压监测(如果发现高血压,应进行治疗),并避免使用肾毒性药物,如某些止痛药和静脉注射对比剂。在存在多个双侧病变的结节性硬化症患者中,应尝试每年进行肾脏超声和保守治疗。

肾细胞癌：病理、分期和预后

　　肾细胞癌（RCC）是一种肾皮质的腺癌，常认为起源于近曲小管（PCT）（尽管大部分 *VHL* 基因缺失发生在远端小管）。通常黄褐色、分叶状和实性；7% 为多灶性，1%~2% 为双侧，10%~20% 为钙化；10%~25% 含有囊肿或主要为囊性。可能有出血、坏死和瘢痕的区域。很少有肉眼浸润，肿瘤通常由压缩组织的假包膜覆盖。

　　转移途径：直接蔓延肾上腺（>5cm 肿瘤的 7.5%），突破肾包膜（25%），侵犯肾静脉（高达 44%）、下腔静脉（5%）和右心房；经淋巴管转移至肺门及腹主动脉旁淋巴结；血行转移至肺（75%）、骨（20%）、肝（18%）和脑（8%）。

肾细胞癌的组织学亚型分类

- 透明细胞癌（cRCC）：占 80%；富血管；透明细胞（糖原、胆固醇）或颗粒状细胞（嗜酸性细胞质、线粒体）；包括 *VHL*、*PBRM1* 和 3 号染色体上其他基因的缺失；10% 为多病灶；临床认为小的偶发肿瘤可能基本等同于"良性腺瘤"。透明细胞癌预后相对较差，除了罕见的多房囊变（4%）（约 50% 的 Bosniak Ⅲ 型病变）。

- 乳头状癌（pRCC）：10% 至 15%；周围有假囊，常合并坏死；存在三个亚型，每个亚型在生物学上都不相同。1 型与酪氨酸激酶 MeT 途径的改变有关；2 型与 NRF2- 抗氧化剂反应元件信号通路的激活有关；3 型是粒细胞性的（存在争议）。7,16,17 三体；Y 染色体缺失。

- 嫌色细胞癌（chRCC）：5%；起源于乳糜泻的皮质部分；具有核周的微泡晕；次二倍体，缺失染色体 1、2、6、10、13、17 和 21。预后较好。

- 集合管癌：罕见，年轻患者，预后较差。

- 髓质细胞癌：罕见，起源于肾盏上皮；镰状细胞年轻患者；预后较差。

　　组织学提示任何亚型的"肉瘤样"浸润性，低分化亚型，预后较差。凝集性坏死占 30%。在石蜡包埋的肿瘤组织可很好的采用基于基因阵列芯片的核型分析，用于鉴定形态学具有挑战性的肾肿瘤中的特征性染色体突变。

　　组织评分采用 Fuhrman 分级系统（1= 分化良好；2= 中度分化；3 和 4= 低分化），基于核大小、胞外和核仁。这是一项独立的预后因素。

　　在下一节描述了与肾细胞癌相关的遗传基因改变。

　　肾细胞癌是一种免疫原性肿瘤，表达多种抗原[如晚期糖基化终末产物受体 1（RAGE1）、MN-9]。对免疫疗法的自发消退，长期稳定和完全反应的研究结果支持这一观点。肿瘤浸润淋巴细胞很容易从肾细胞癌中获得，包括 T 辅助细胞、树突状细胞、天然杀伤细胞和细胞毒性

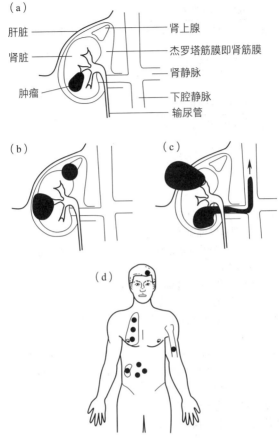

图 7.1 肾细胞癌分期。(a) 原发肿瘤局限于肾脏 (T1/T2)。(b) 侵犯原发性肾筋膜 (T3a) 或肾上腺 (T4) 的肿瘤。(c) 原发性肿瘤长到膈肌下方的肾静脉或下腔静脉 (T3b);在膈肌上方 / 进入右心房 (T3c);在肾筋膜外 (如进入肝,肠或腹后壁) (T4)。(d) N 和 M 分期:多个主动脉旁 / 下腔静脉旁淋巴结节;肺、骨或脑转移 (T1~4N2M1)。

T 细胞。正如大家所知道的,肾细胞癌是富含血管性的,可表达多种血管生成因子,主要是血管内皮生长因子 (VEGF),但还有碱性成纤维细胞生长因子 (bFGF) 和转化生长因子 -β (TGF-β)。

分期

　　通过组织学确认诊断后按 TNM 分类进行分期 (图 7.1) (有关 TNM 分期,请参见 www.uicc.org)。所有这些都依赖于体格检查和影像学检查——病理分类 (前缀 "p") 对应于 TNM 类别。

表 7.4   肾细胞癌:5 年生存率

器官局限性 T1 N0M0(AJCC Ⅰ 期)	70%~94%(取决于组织学分级)
器官局限性 T2 N0M0(AJCC Ⅱ 期)	50%~75%
局部进展期 T3 或 N1(AJCC Ⅲ 期)	22%~70%(T3c 中 25%,下腔静脉壁侵犯)
远处转移 T4,N2 或 M1(AJCC Ⅱ 期)	5%~40%

AJCC,美国癌症联合委员会。

预后

（请参阅表 7.4。）

完全恢复:56% 的患者生存期 >5 年;50% 的患者生存期 >10 年（英国,2011 年）。影响肾细胞癌生存的因素包括:

● TNM 分期是肾细胞癌最重要的预后指标。

● 淋巴结受累:发生率范围从 T1~T2 肿瘤的 6%,T3a 的 46% 和晚期疾病的 62%~66%。

● Fuhrman 分级系统,肾细胞癌亚型,坏死或肉瘤样特征。

● 患者的体能状态和全身症状。

● 血液检查:贫血、血小板计数和血浆纤维蛋白原升高（正在研究中）。

● 研究与其相关的分子因素:血管内皮生长因子（VEGF）,缺氧诱导因子 1（HIF-1）,磷酸酶和张力蛋白同源物（PTEN）,CD44,基因表达谱分析——不常规使用。

● Leibovich 评分（肾切除术后）。

一种预后线图用于预测新发肾细胞癌患者 5 年治疗失败可能性,具体详见:www.mskcc.org/cancer-care/types/kidney/prediction-tools.

肾细胞癌：流行病学和病因学

肾细胞癌（RCC）（又称肾上腺样瘤，因为曾错误地认为肾细胞癌起源于肾上腺、透明细胞癌和 Grawitz 肿瘤）是最常见的肾肿瘤，占所有癌症的 2%~3%。肾细胞癌是一种腺癌，占肾恶性肿瘤的 85%。其余的恶性肿瘤是移行细胞癌（10%），肉瘤，肾母细胞瘤和其他罕见肿瘤（5%）。肾细胞癌以散发（常见）和遗传（罕见）形式出现。

发病率、死亡率和生存率

在英国，发病率和死亡率均在上升，已诊断出 11 900 例患者（1999年为 3 676 例患者），2013 年死亡 4 400 例。在过去十年中，发病率增加了 38%，这可能与使用横断面影像学成像进行诊断有关。肾细胞癌是所有泌尿外科肿瘤中最致命的，有 50% 的患者死于该病。肾细胞癌是癌症死亡的第十大最常见原因，占所有癌症死亡的 3%。在英国，患者的 5 年生存率（56%）在很大程度上取决于诊断时患者的肿瘤分期，而10 年生存率降至 50%。肾细胞癌的生存率正在提高。

病因学

男性患病是女性患病的 1.5 倍。50% 的患者年龄在 70 岁以上。

环境

研究表明，与肾细胞癌相关的因素包括吸烟、抽烟或抽雪茄（风险为 1.4~2.3 倍）、咀嚼烟草、**肾衰竭**和**移植受者**及**透析**（风险为 6~30 倍）、肥胖（BMI>25）、**高血压**（风险为 1.4 到 2 倍）、城市住宅、低社会经济地位、职业性**石棉和镉暴露**、止痛酚钠、二氧化物和镰刀状细胞性状（仅髓样癌）。目前认为**营养**是很重要的；亚裔移民到西方国家的肾细胞癌风险升高。维生素 A、C 和 E 以及水果 / 蔬菜的食用具有保护作用。解剖上的危险因素包括多囊肾和马蹄肾。

遗传

2%~4% 的肾癌是遗传性的。患者一级亲属的发病风险为 2.5 倍。确定以下家族状况：

● 希佩尔 - 林道综合征（简称 VHL 综合征）：患有常染色体显性遗传综合征（特征为嗜铬细胞瘤，肾和胰腺囊肿以及小脑血管母细胞瘤）的人群中，有 50% 会发展为肾细胞癌，通常为双侧和多灶性。患者通常出现在 20~50 岁。VHL 综合征的发生是由于在 3p25-26 号染色体上一个抑癌基因的双拷贝均存在缺失。该基因和其他 3p 基因（*RASSF1A*，*PBRM1*）可能导致超过 80% 的散发性肾细胞癌。VHL 基因的失活导致对基因转录的影响，包括 HIF-1 和 2 的失调，细胞内蛋白质在细胞对缺氧和饥饿的反应中起重要作用。

上述基因缺失进而导致肾细胞癌中最重要的血管生成因子 VEGF

的上调,这解释了为什么这些肾细胞癌具有富血管性,从而使靶向药物治疗成为可能(见后文治疗部分)。

● 遗传性乳头状肾癌(HPRCC):是常染色体显性遗传疾病,其特征是 7 三体性和 17 三体性,并激活 *c-MET* 原癌基因。c-MeT 是肝细胞生长因子的受体酪氨酸激酶(RTK),可调节包括正常肾脏在内的多种器官的上皮增殖和分化。

● 遗传性平滑肌瘤病肾细胞癌相关的肾细胞癌:是常染色体显性家族性疾病,由 1q 号染色体上的富马酶水合酶基因缺陷引起。患者患有多发性皮肤和子宫平滑肌瘤,其中 33% 患有肾细胞癌。

● 伯特 - 霍格 - 迪贝综合征(Birt-Hogg-Dubé syndrome):17p 号染色体上卵泡素基因(*FLCN*)的突变导致常染色体显性遗传。这种罕见的疾病的特征是毛囊(主要是面部)的良性肿瘤、肺囊肿、气胸和肾肿瘤,包括嗜酸细胞腺瘤和肾细胞癌。

● 结节性硬化症;肾方面表现包括血管平滑肌脂肪瘤(AML)、肾囊肿、肾细胞癌,呈下降趋势。

肾细胞癌的筛查

除进一步检查上尿路的无症状镜下血尿原因之外,几乎没有任何征象支持用超声检查对人群进行肾细胞癌筛查的证据,因为对 10 000 多名 40 岁以上男性进行的大规模研究仅发现 0.1% 的肾细胞癌。

肾细胞癌:临床表现和检查

至少有一半的肾细胞癌是在进行腹部影像学中偶然发现,即在对模糊或不相关的症状进行检查时。因此,自 20 世纪 80 年代开始常规使用超声和 CT 扫描以来,诊断时患者的分期较以往更为早期。

临床表现

● **病史**:诊断为肾细胞癌有症状的患者中,有 50% 的患者出现血尿,40% 的腰部疼痛,25% 注意到肿块,还有 30% 的患者出现转移性疾病或体征,包括骨痛、盗汗、疲劳、体重减轻、呼吸困难和咯血。不到 10% 的患者表现出典型的血尿,疼痛和腹部肿块三联征。较不常见的表现特征包括:不明原因的发热(9%),静脉血栓栓塞(VTE),左肾静脉内的肿瘤阻塞生殖静脉引起的急性精索静脉曲张(2%~5%),静脉阻塞引起下肢水肿。30% 的患者由于肿瘤分泌异位激素而导致副肿瘤综合征。这些可能与任何疾病阶段有关(表 7.5)。

● **临床体格检查**:可能显示腹部肿块、颈淋巴结肿大、精索静脉曲张未减轻或下肢浮肿(均提示静脉受累)。

检查

● **放射学**:详见前文描述使用 CT 评估血尿、腰痛和肾肿块以及针刺活检的作用。

● **肾脏 MRI 成像**:可用于对比剂过敏,肾衰竭或妊娠的患者

● **正电子发射断层显像(PET)**:目前尚未在临床中使用。

● **尿细胞学和培养**:应正常。

表 7.5　副肿瘤综合征

与肾细胞癌有关的综合征	原因
贫血(30%)	血尿,慢性疾病
红细胞增多(5%)	促红细胞生成素异位分泌
高血压(25%)	肾素异位分泌,肾动脉受压或动静脉瘘
低血糖	胰岛素异位分泌
库欣综合征	促肾上腺皮质激素(ACTH)异位分泌
高钙血症(10%~20%)	甲状旁腺激素(PTH)样物质异位分泌
男性女性型乳房,闭经,性欲减退,脱发	促性腺激素异位分泌
Stauffer 综合征又称肾源性肝功能异常综合征:肝功能不全,发热,厌食	未知;肾切除术后 60%~70% 的患者可治愈

- **全血细胞计数**：可能显示红细胞增多症或贫血。
- **血清肌酐和电解质、钙浓度、凝血和肝功能检查**：必不可少。

放射学诊断为肾细胞癌后，将行胸部 CT 检查进行分期，临床指征需要时可进行骨扫描。CT 结果累及肾静脉或累及下腔静脉，进一步行多普勒超声检查或 MRI 检查。CT 血管造影可能有助于规划肾栓塞、肾部分切除术（PN）或马蹄肾脏手术。

通过 CT 对比剂的摄取和排泄及血清肌酐 /eGFR 评估对侧肾脏功能。如有必要，可使用同位素肾图（isotope renography）。

肾细胞癌：治疗 I

在过去的二十年中，对较小的早期肾细胞癌的诊断越来越多，微创手术（MIS）和血管介入技术的进步以及晚期肾细胞癌的减瘤手术的概念已对手术治疗策略产生了重大影响。手术是可手术切除肾细胞癌的"治愈性"治疗方法的主要手段，但肾动脉栓塞可能使症状减轻，身体虚弱和不适。本文后续部分将讨论主动监测和微创选择。

肾部分切除术是 cT1 肿瘤的金标准

不含肾上腺切除术的保留肾单位肾部分切除术（PN）适应证如下：

● **绝对适应证**：解剖性／功能性孤立肾的肿瘤；双肾肿瘤；

● **相对适应证**：多灶性肾细胞癌，尤其是 VHL 综合征患者，旨在避免肾脏替代治疗；对侧肾脏受到另一种疾病的影响。

● **选择性适应证**：对侧肾脏正常的 T1 期肿瘤（最大 7cm），除非肿瘤靠近肾盏系统。与根治性肾切除术相比，公认的优势包括保留肾功能和降低心血管事件的风险。

CT 重建可术前为外科医生提供对动脉解剖结构的辨认。常使用开放式或腹腔镜经腹腔或腰部（腹膜外）途径。血管阻断钳夹闭肾动脉，肾周围充满碎冰（开放手术时）以避免热缺血损伤。功能性恢复发生在局部热缺血 20 分钟后的几小时内，以及 30 分钟后的几天内。夹闭 60 分钟后可能需要数周时间。如果手术切缘干净未发现肿瘤，切缘的深度（>1mm）不会影响局部复发的风险（高达 10%）。T2 期肾细胞癌的部分切除术具有局部升高复发的风险。特殊的并发症包括尿液从集合系统漏出，可能需要延长引流时间或放置输尿管支架管以促进愈合，以及超滤性肾损伤，最终可能需要肾脏替代治疗—蛋白尿是一种预后指标。长期的肿瘤学结局与根治性手术相当。

机器人辅助 PN 的 MIS 已成为首选方法。根据英国泌尿外科医师协会（BAUS）2015 纳入数据，英国国立临床规范研究所（NICE）在 2016 年批准，超过了开放 PN，将腹腔镜 PN 降到了第三位。MIS 的肿瘤学结局与开放性 PN 相当。腹腔镜 PN 导致更长的（最长 30 分钟）热缺血时间，而使用达芬奇®时则更少。已证实使用肾动脉或输尿管逆行输注或在内袋中压碎冰来尝试实现冷缺血的方法既困难又费力。一些学者正在尝试"零缺血"腹腔镜肾部分切除术并承受术中大量失血。MIS PN 的优点包括更少的疼痛、失血、住院时间缩短和较快重返工作岗位。

根治性肾切除术

除了少数位于肾边缘的 T2 肿瘤外，对于不适合 PN 的患者，根治性肾切除术（radical nephrectomy）仍然是 T2~4 肾细胞癌和 T1 肾细胞癌的金标准治疗。除非临床上肾上腺被肿瘤侵犯,否则不需要进行肾上腺切除术。仅当淋巴结临床侵犯时,才需要进行区域淋巴结取样以进行分期。常规淋巴结清扫术尚无治疗益处处。扩大淋巴结清扫术会增加手术时间和失血量,且在大约95%的病例中淋巴结未见明显肿大,因此不推荐淋巴结清扫术。

对于特定的手术入路而言,结果并无差异。因此对于T2/T3a肾细胞癌,现在常规为腹腔镜手术。手术入路是经腹腔或腹膜后。通过髂窝切口用标本取出袋将标本完整取出。与开放式手术相比,其优点包括失血量少、疼痛少、住院时间减少以及恢复正常活动更快。研究报告显示死亡率约8%~38%,包括肺栓塞和对肾功能的难以理解的影响。长期结果(10年)等同于开放手术获得的结果——在美国的混合队列中,癌症特异性生存率(CSS)为92%。

仅对于巨大或局部进展性的非转移肾细胞癌患者,开放手术才是必需的。目的是切除所有肿瘤保证外科切缘足够干净,即沿杰罗塔筋膜(即肾筋膜)切除肾脏,所有静脉血管的肿瘤血栓、肾上腺(如果影像学检查表明有侵犯)和有限的区域性淋巴结清扫以便进行分期。手术方法是经腹膜(可轻松进入肝门血管)或胸腹(适用于非常大或T3c/T4的肿瘤)。病变累及IVC、右心房、肝脏、肠或腹后壁的疾病需要特殊的手术技巧。在某些特殊的患者中,积极的外科手术方法包括多学科诊疗的手术切除以达到切缘阴性,以便可以提供生存获益。尝试优化这种高风险手术的其他措施包括术前IVC滤器放置或肾动脉栓塞,术中血管旁路术(静脉、心肺)或深低温体外循环性停搏。随着肾脏游离(避免肿瘤操作)后,离断输尿管;理想情况下,应在结扎和离断肾静脉之前进行肾动脉或多支动脉的结扎和离断,以防止肾脏的血源性肿胀。并发症包括因肿瘤血栓和肠道的出血或栓塞,胰腺、脾脏或胸膜损伤导致的死亡率高达2%。

术后随访旨在发现局部或远处复发,如果需要,可以进行进一步治疗;T1N0M0肾细胞癌的复发率为7%,T2N0M0的复发率为20%,T3N0M0的复发率为40%。在肾部分切除术后,关注的焦点也将放在残余肾脏的复发上。目前尚无关于最佳治疗方案的共识,通常是阶段性的6个月临床评估以及5~10年的每年胸部和腹部CT成像。

手术后的预后

Leibovich评分系统癌症特异性生存期(CSS)根据肿瘤的分期、大小、核分级、坏死的存在和区域性淋巴结状况,将患者在术后1、3、5、7和10年发生转移分为低,中或高风险。这在选择进行辅助治疗的患者时特别有用[1]。

针对新诊断肾细胞癌患者预测5年治疗失败的预后线图可通过www.mskcc.org/cancer-care/types/kidney/prediction-tools获取。

参考文献

1 Leibovich BC, Blute ML, Cheville JC, *et al.* (2003). Prediction of progression after radical nephrectomy for patients with clear cell renal carcinoma: a stratification tool for prospective clinical trials. *Cancer* **97**:1663–71.

肾细胞癌：治疗 II

局限性和局部进展性肾细胞癌辅助治疗

通常认为肾细胞癌是放射不敏感性肿瘤，因此放射疗法不用作手术的辅助治疗（或新辅助治疗）。肾切除术后辅助性全身治疗的试验结果显示，有关改善无病生存期（DFS）的结果相互矛盾。ASSURE 试验将 1 943 名在肾切除术后存在高复发风险的患者随机分配至辅助用药舒尼替尼、索拉非尼或安慰剂。三组的中位 DFS 均约为 6 年，非安慰剂组因毒性引起的停药率较高[1]。包括 615 名患者在内的 S-TRAC 数据刚刚发布，比较了舒尼替尼与安慰剂对高危肾细胞癌的疗效，证实辅助治疗有长达 14 个月 DFS 的临床获益。目前正等待英国 SoRCe 试验的结果，即在相似的实验分组下比较索拉非尼与安慰剂。

局部肾细胞癌——外科治疗的替代方法

- 肾动脉栓塞术：适用于不适合治愈性手术的肉眼血尿患者。
- 主动监测：对于年老或不健康的个体，较小（T1a；<4cm）的实性肾脏肿块可进行连续腹部成像（对比增强的肾脏 CT 或超声检查）。<3cm 的肿块很少发生转移。每增加 1cm 大小，转移的估计患病率就会增加 3.5%。在 178 例患者中，有 101 例做了肾活检，其中 55% 为恶性，12% 良性和 33% 为非诊断性。这些组织学分组的平均增长率相似：约 0.15cm/年。在至少 2 年的时间里，有 25 例（12%）局部进展（即长至≥4cm 或在≤12 个月内体积增加了一倍），只有 2 例（1.1%）发生了骨/肺转移[2]。在生活质量研究中，患者的焦虑不受主动监测时间的影响。
- 冷冻治疗：这种微创治疗（MIT）是通过术中超声以开放，经皮或腹腔镜途径进行的，已成为一种保留肾单位的治疗方法。尽管通过冷冻手术尤其是使用经皮手术显著减少了住院时间，但许多研究将其与肾部分切除术（PN）进行比较，报告了较差的中，长期肿瘤学结果，尤其是癌症特异性和无转移生存期。
- 图像引导下经皮射频消融（RFA）：通过经皮或腹腔镜方法实施的微创治疗 MIT，在许多质量较差的研究中已显示出与冷冻手术同样有效。一项对 100 名患者进行的非随机研究比较了 RFA 和根治性肾切除术，结果显示 RFA 组的总生存率显著降低，尽管患者的平均年龄比 RFA 组大 13 岁。
- 高强度聚集超声治疗（HIFU therapy）：经皮或体外途径的这种MIT 可作为保留肾单位治疗选择来评价。

以上三项微创治疗优势是基于门诊患者，低并发症发病率和可重复性。目前仅建议将其用于那些不适合或不愿接受手术的患者（因为当前数据显示复发率更高)，最好在临床试验时使用。

局限性肾细胞癌——治疗后随访

患者需要进行随访以监测肾功能，处理术后并发症并评估局部复发或转移性病灶。根据接受的治疗方法，PN 患者的切缘阳性率和 Leibovich 评分，对成像强度进行风险分层。手术后低危患者宜 5 年内每年选择性进行超声和 CT 扫描，而高危患者，尤其是 MIT 术后，应该在术后 6 个月进行 CT 扫描，然后每年进行一次，在术后 5 年后减少到 2 年一次。

局限性肾癌——局部复发的治疗

尽管不常见，但如果根本性肾切除术后在肾床或区域淋巴结局部复发，同时未发现远处转移的证据，则手术切除仍是首选治疗选择。PN 术后局部复发较为普遍，可以通过进一步的 PN 或根治性肾切除术对其进行治疗。

转移性肾细胞癌的手术治疗

约 20% 的肾细胞癌患者出现转移灶；肾切除术后此阶段的进一步进展为 30%。有关这些患者非全身治疗的所有决定应在 MDT 协商的基础上逐案做出。

尽管肾切除术后有可能发生转移灶自发消退(<5%)，除为缓解局部疼痛或血尿症状外，几乎很少采取这种措施，直到 2004 年，有报道称在免疫治疗(IFN-α)之前接受减瘤性肾切除术治疗的良好状态患者中位生存期达 10 个月。目前正在进行关于酪氨酸激酶抑制剂与减瘤性肾切除术是否具有类似益处的研究。当前，标准做法是不推荐这样做，但在可能的情况下，应招募患者参加研究减瘤性肾切除术的研究。如果无法手术，则肾动脉栓塞可能会有所帮助。

对于具有治愈意图的某些患者，可以考虑联合切除单发或寡转移灶，或至少延迟全身治疗的需要。对于少数患者，最好是在肾切除术后几个月，切除单发或寡转移瘤是合适的选择，以确保病灶仍然是孤立的。有限的非随机研究大多显示了从几个月到几年不等的生存获益，尤其是涉及肺、肝、胰腺和骨等的转移灶切除术。

立体定向放射疗法或放射治疗可用于缓解骨骼和大脑中有症状的转移灶，并与外科手术结合用于治疗脊髓压迫。

参考文献

1　Hass N, Manola J, Uzzo RG, et al. (2005). Adjuvant sunitinib or sorafenib for high-risk, non-metastatic renal cell carcinoma (ECOG-ACRIN E2805): a double-blind, placebo-controlled randomised phase 3 trial. *Lancet* **387**:2008–16.

2　Jewett MAS Mattar K, Basiuk J, et al. (2011). Active surveillance of small renal masses: progression patterns in early stage kidney cancer. *Eur Urol* **60**:39–44.

肾细胞癌：治疗 Ⅲ

转移性肾癌：系统治疗

- 预后风险分层：可基于以下条件使用纪念斯隆 - 凯特琳癌症中心（Motzer）晚期肾癌预后模型：
  - Karnofsky 行为状态评分 <80%。
  - 从诊断到治疗的时间 <1 年。
  - 血红蛋白低于正常。
  - 乳酸脱氢酶（LDH）> 上限的 1.5 倍。
  - 校正后钙 >2.4mmol/l。

不存在上述因素可提高患者的生存风险 - 中位生存时间达 20 个月；1~2 个因素提示中等风险——中位生存期 10 个月；>3 个因素生存风险较低——中位生存期 4 个月。

第一代免疫治疗

肾细胞癌的免疫原性已在前文讨论。第一种用于激活抗肿瘤免疫应答和治疗的细胞因子是干扰素（IFN），随后是白细胞介素 -2（IL-2）。1990 年代的随机对照研究表明，全身免疫治疗后，单独使用或联合使用这些细胞因子，其应答率不高（10%~20%）；且上述药物毒性可能很严重。表现良好状态，既往肾切除术和转移灶少的患者更有可能对药物有反应。IFN-α 与甲羟孕酮的 MRC 试验表明，免疫治疗组具有 2.5 个月的生存优势。受体酪氨酸激酶（RTK）抑制剂的研发已造成免疫疗法的使用减少，尽管 IL-2 在特定选择的一组患者中仍然发挥着作用（状态较好的患者，仅小体积的肺转移灶，且无先前治疗）。

血管生成和受体酪氨酸激酶抑制剂

如前所述，大多数肾细胞癌是富血管的，因此幸运的是已成为血管生成抑制剂的良好治疗靶点。通过其细胞表面受体血管内皮生长因子受体（VEGFR），VEGF 是促血管生成肽生长因子，可激活磷酸肌醇 3（PI3）激酶 /AKT 信号转导途径，这是三大主要受体酪氨酸激酶（RTK）信号转导途径之一。由于 HIF-1 过表达，导致 VEGF 在肿瘤组织中过表达，这是由 VHL 肿瘤抑制基因失活引起的（在 61% 的散发性肾细胞癌中）。在随机试验中，已证明与 α 干扰素（IFN-α）或安慰剂相比，两种耐受性良好的口服多重 RTK 抑制剂舒尼替尼和帕唑帕尼在转移组一线治疗中具有显著益处，转移性肾细胞癌患者的无进展生存期（PFS）延长了 6 个月。英国国立临床规范研究所（NICE）分别于 2009 年和 2011 年批准上述两药。完全反应很少，适度部分反应（30%~40%）；这些药物还可以稳定 30% 患者的疾病[1,2]。

贝伐单抗是与 VEGR 结合的人源化单克隆抗体。一项 Ⅲ 期随机试验表明，与单独使用干扰素 α 相比，贝伐单抗 + 干扰素 α 的中位应答率为 31%，对于中低风险患者而言，具有 4.8 个月无进展生存期的优势。这种组合很少用于一线治疗。一项与 α 干扰素相比的随机试验表明，替西罗莫司［一种胞质 mToR 激酶抑制剂（同一通路的下游分子）］在转移性肾细胞癌患者中具有 >3 个月的生存优势[3]。这仍然是一线治疗低危疾病的选择。对于二线治疗，依维莫司是口服 mToR 抑制剂——当用于上述治疗失败的患者时，依维莫司比安慰剂具有 2 个月的 PFS 优势。但是，由于毒性和成本原因，NICE 尚未批准其使用（2011 年）*，因此在撰写本文时，二线治疗表皮生长因子受体（EGFR）抑制剂阿西替尼在英国常规使用，与另一种 RTK 抑制剂索拉非尼相比，具有更高的生存率。

卡博替尼是另一种口服多种 RTK（包括 VEGFR、MET 和 AX1）抑制剂，在 MeTeoR 研究中作为二线药物已显示出 PFS 优于依维莫司（7.4 个月 vs3.8 个月）[4]。NICE 预计将于 2018 年 7 月支持此适应证**。

二代免疫治疗

肿瘤免疫学的最新进展具有改变医学肿瘤学临床实践的潜力。已经开发出针对 PD-1/PD-L1 和 CT1A-4 途径的免疫检查点抑制剂，即抑制 T 细胞功能的抑制性调节剂的抗体。此类的一种药物纳武利尤单抗已显示出比依维莫司具有 5.4 个月的总体生存优势，且毒性较低，这是 RTK 或 mToR 抑制剂治疗失败的患者的二线治疗，其客观缓解率分别为 25% 和 5%[5]。NICE 已于 2016 年 10 月批准纳武利尤单抗，这很可能会改变二线治疗的前景。一期和二期临床试验类似药物包括阿替利珠单抗和伊匹木单抗也显示出良好的应答率（22%~45%）和可接受的毒性。

还存在将免疫检查点抑制剂与 RTK 抑制剂结合的研究，其可以通过减少肿瘤浸润的调节性 T 细胞来增强 PD-1 途径阻断的抗肿瘤功效。最后，正在进行研究来探索包含树突状细胞和肿瘤相关肽的免疫刺激疫苗（immune-stimulatory vaccines）的功效。

- 化学疗法：在肾细胞癌中作用不大；因高耐药性 P 糖蛋白表达而无效。

- 姑息治疗：类固醇（如地塞米松 4mg，每日 4 次）可改善食欲和精神状态，但不太可能抑制肿瘤的生长。泌尿外科、姑息治疗和初级保健的多学科诊疗对于治疗这些患者及其亲属至关重要。

---

* 译者注：依维莫司已于 2018 年被批准使用，仑伐替尼联合依维莫司是二线治疗用药。

** 译者注：卡博替尼已在 2018 年被 NICE 批准适用于治疗中低危晚期肾细胞癌。

参考文献

1 Motzer RJ, Hutson TE, Tomczak P, *et al.* (2007). Sunitinib versus interferon alfa in metastatic renal carcinoma. *N Engl J Med* **356**:115–24.
2 Sternberg CN Davis ID, Mardiak J, *et al.* (2010). Pazopanib in locally-advanced or metastatic renal cell carcinoma: results of a randomized phase III trial. *J Clin Oncol* **28**:1061–8.
3 Hudes G, Carducci M, Tomczak P, *et al.* (2007). Temsirolimus, interferon alfa or both for advanced renal cell carcinoma. *N Engl J Med* **356**:2271–80.
4 Choueiri TK, Escudier B, Powles T, *et al.* (2015). Cabozantinib versus Everolimus in advanced renal cell carcinoma. *N Engl J Med* **373**:1814–23.
5 Motzer RJ, Escudier B, McDermott DF, *et al.* (2015). Nivolumab versus everolimus in advanced renal-cell carcinoma. *N Engl J Med* **373**:1803–13.

上尿路上皮癌

上尿路上皮癌（UTUC）也称上尿路移行细胞癌（UUT-TCC）占上尿路肿瘤的 90%，其余为内翻性尿路上皮乳头状瘤、纤维上皮息肉、鳞状细胞癌（伴有长期的鹿角状结石）、腺癌（罕见），以及各种罕见的非尿路上皮肿瘤，包括肉瘤。

肾盂的尿路上皮癌并不常见，占肾肿瘤的 10%，占所有尿路上皮癌的 5%。输尿管尿路上皮癌很少见，仅占所有新发尿路上皮癌的 1%。一半为多灶性，75% 位于远端，而只有 3% 位于近端输尿管。同时患膀胱癌的比例为 17%。

危险因素与膀胱尿路上皮癌相似（见下一节）。

- 男性患病是女性的 3 倍。
- 发病率随年龄增加。
- 吸烟会带来 7 倍的风险，并且有多种职业原因。
- 服用非那西丁。
- 巴尔干国家某些村庄的家庭中的 UTUC 发生率很高（"巴尔干肾病"），其与坊氏马兜铃和铁线莲属植物有关，也在中草药相关肾病中观察到。
- Lynch 综合征（遗传性非息肉性结肠癌）是由 DNA 错配修复缺陷引起的常染色体显性疾病；它与多种癌症有关，包括 UTUC，大多数发生在中年女性。

病理和分级

肿瘤通常具有乳头状结构，但偶尔为实体状。发生双侧的概率为 2%~4%。UTUC 起源于肾盂内，较少发生在肾盏或输尿管。在组织学上，表现为尿路上皮癌的特征；分级与膀胱尿路上皮癌相同。扩散是通过直接浸润，包括进入肾静脉和下腔静脉；淋巴管扩散到主动脉旁、下腔静脉旁和盆腔淋巴结；和血源性扩散，最常见的是转移至肝、肺和骨骼。在诊断时，约 60% 肾盂源的和 25%~45% 的输尿管源的尿路上皮癌是侵袭性的。

表现

- 无痛性全程血尿（80%）。
- 腰部疼痛（30%），通常是由血凝块通过输尿管时引起的（"输尿管绞痛"）。
- 诊断时并无症状，与伴发的膀胱尿路上皮癌相关（占 4%，占 UTUC 的 15%）。

检查

超声检查对于发现常见的肾实质肿瘤非常有效，但对检出肾盂或输尿管肿瘤不敏感。

通常分别通过尿液细胞学检查和 CTU 进行诊断,分别发现恶性细胞和肾盂或输尿管的充盈缺损。如果存在疑问,则应进行选择性输尿管尿液细胞学检查,逆行输尿管造影或输尿管软镜检查(准确性为 90%)。一些外科医生倾向于在治疗之前明确组织学证据的恶性肿瘤。通过胸部 CT 以及偶尔进行同位素骨扫描可获得更多分期信息。

分期 使用 TNM(2017) 分类(有关 TNM 分期请参见 www.uicc. org),根据组织学确认诊断[世界卫生组织(WHO)2004 分级:低恶性潜能乳头状尿路上皮瘤,低级别和高级别的癌]。淋巴结扩散到主动脉旁、下腔静脉前和同侧的髂总和盆腔淋巴结。

处理

如果分期信息提示对侧正常肾功能下的非转移性肿瘤,则具有根治性目标的金标准治疗方法是根治性肾输尿管切除术(RNU)并膀胱袖状切除。术后单剂量丝裂霉素 C(MMC)灌注降低膀胱肿瘤复发的风险(ODMIT-C Trial,2011)。

腹腔镜手术的重点是腹膜外游离肾脏和上段输尿管;通过吉布森切口(Gibson incision)切除带有膀胱袖口的下段输尿管,进而通过该切口取出整个标本。对于腹腔镜肾切除术,其优势包括减轻术后疼痛和快速康复。肿瘤溢漏和穿刺通道部位的转移是理论上的缺点。长期随访结果等同于开放手术。

开放入路可采用较长的经腹腔中线切口,亦可采用单独的腰窝和髂窝切口。切除带袖状膀胱组织的全长输尿管,因为 50% 复发发生在输尿管残端。

对于功能性孤立肾,双侧病变或 <1cm 的单侧低级别肿瘤或其他原因不适合根治的患者,可采用经皮肾镜、分段切除或输尿管肾镜切除 / 激光消融等微创方法。尽管尚未证实其益处,可随后通过肾造瘘术或输尿管导管局部灌注 BCG 或化学疗法(如 MMC)。这种保留肾单位的方法比根治性手术更不可能治愈,达 1/3 的患者可能复发。

RNU 后的随访应至少持续 5 年,以发现异时发生的膀胱癌(50%)和 UTUC(5%):

● Ta/Tis:3 个月时进行膀胱镜检查和尿液细胞学检查,然后每年一次,再加上每年的 CTU。

● T1~4:在 3 个月时进行膀胱镜检查和尿液细胞学检查,然后每年一次,在最初的 2 年中每 6 个月,然后每年一次。

● 保肾手术后的随访应包括 3 个月、6 个月,然后每年一次的尿液细胞学检查和 CTU,加上 3 个月的膀胱镜和输尿管镜检查,然后 6 个月一次,随访 2 年,此后每年一次。

表 7.6　UTUC 5 年生存率

非浸润性(Ta,Tis)	100%
器官局限性(T1,2)	73%~97%
局部进展(T3,4)	<10%~41%
淋巴结阳性(N+)	10%
肺,骨转移(M+)	10%

转移性患者

- 全身联合化学治疗(以铂类为基础):用于不可切除或存在转移灶,以中度毒性为代价,伴有 30% 的总的或部分反应率。
- 姑息性手术或动脉栓塞:对顽固性血尿很有必要。放射疗法通常无效。

预后因素

(参见表 7.6。)

肌层浸润性 UTUC 占新发的 60%,预后较差。以下是公认的预后因素,重要性从高到低:

- 肿瘤分级和分期。
- 相关的 Tis。
- 年龄。
- 淋巴血管浸润。
- 肿瘤 >1cm 或多灶性。
- 广泛的肿瘤坏死。
- 肿瘤位置。
- 分子标记物,如上皮钙黏蛋白、缺氧诱导因子 1A(HIF-1A)、端粒酶 RNA 和酪氨酸激酶蛋氨酸(TK MET)。

膀胱癌：流行病学和病因学

发病率、死亡率和存活率

膀胱癌是男性第二常见的泌尿系统恶性肿瘤，也是第八常见的癌症。自 20 世纪 90 年代中期以来，所有年龄段的英国发病率均下降。2014 年诊断出 10 100 名患者。自 20 世纪 90 年代初以来，死亡率下降，男性比女性更为明显，2014 年占英国 5 400 例死亡。这使其成为第六大癌症死亡原因，占英国所有癌症死亡人数的 3%。减少吸烟可能是引起这种下降趋势的原因。这些数据表明，约一半新诊断患者是可治愈或可控制的疾病；因此，10 年生存率女性约为 50%，男性接近 60%[1]。

危险因素

● **男性**：罹患该疾病的可能性是女性的 2.5 倍，其原因尚不清楚，但可能与膀胱中残留的尿液较多或吸烟人群有关。

● **年龄**：增加风险；膀胱癌最常见于 80 岁，在 50 岁以下很少见。

● **环境致癌物**：尿中沉积物是膀胱癌的主要原因：

● **吸烟**：是发达国家膀胱癌的主要环境原因。与不吸烟者相比，吸烟者患膀胱癌的风险是其 2~4 倍，随后的复发和死亡率与吸烟数量和持续时间成正比。戒烟者降低发生风险。据估计，英国有 37% 的膀胱癌是由吸烟引起的。卷烟烟雾中含有致癌物 4- 氨基联苯（4-ABP）和 2- 萘胺（图 7.2）。N- 乙酰基转移酶和谷胱甘肽 S- 转移酶 M1（GSTM1）对 4-ABP 的缓慢肝脏乙酰化（解毒）或诱导细胞色素 p450 1A2 脱甲基化酶似乎增加了尿路上皮致癌性暴露。戒烟后风险缓慢降低（20 年随访）。

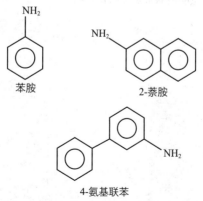

图 7.2 已知会增加膀胱癌风险的致癌物

- 家族病史：一级亲属的患病风险为 1.8 倍，通常认为共同吸烟习惯是原因，而不是遗传联系；
- 职业接触：致癌物，特别是芳香烃，如苯胺，是膀胱癌的公认病因，与 6% 的病例有关。知识框 7.1 显示了"有风险"的职业。暴露和致癌之间存在 25~45 年的潜伏期。
- 膀胱黏膜的慢性炎症：膀胱结石，长期留置导尿管（如 SCI 患者）以及埃及血吸虫的卵与膀胱鳞状细胞癌的发展有关。
- 药物：非那西丁、环磷酰胺、吡格列酮（糖尿病患者）。
- 种族：黑人的发病率低于白人，但未知原因造成预后较差。
- 盆腔放射治疗：对于前列腺癌（外照射或近距离放射治疗）或妇科恶性肿瘤，在膀胱中继发第二原发性恶性肿瘤的相对风险为 1.4~4。电离辐射与 3% 的英国膀胱癌有关。
- 克罗恩病（Crohn's disease）患者：风险增加 2 倍。
- 肾移植患者：风险增加 3 倍。
- 肥胖：风险增加 10%~30%。

知识框 7.1　与膀胱癌有关的职业（括号中的 % 为增加的风险）

- 橡胶制造，如轮胎或电缆（29%）。
- 油漆和染料制造（29%）。
- 芳香族多环碳氢化合物（化石燃料）：煤矿工人（31%），机械师（21%~27%）。
- 暴露在内燃机车排出废气中的驾驶员（8%）。
- 铁和铝加工。
- 美发师。
- 皮革工人（27%）。
- 水管工人。
- 油漆工（28%）。
- 慢性砷暴露。

尽管已发现许多体细胞遗传异常，但尚无遗传相关基因病因的证据。最常见的细胞遗传异常是染色体 9p、9q、11p、13q 和 17q 的缺失。癌基因（*p21 ras*、*c-myc*、*c-jun*、*erbB-2*）的激活/扩增，肿瘤抑制基因的失活（*p53* 突变似乎使治疗后的生存率降低，视网膜母细胞瘤和 p16 细胞周期蛋白依赖性激酶抑制剂），在尿路上皮癌研究中发现血管生成因子表达增加（如 *VEGF*）。

参考文献

1　Cancer Research UK. Available from: ⅋ https://www.cancerresearchuk.org/#/

膀胱癌：病理、分级和分期

膀胱**良性肿瘤**并不常见，包括内翻性尿路上皮乳头状瘤和肾源性腺瘤。

绝大多数原发性膀胱癌是恶性和上皮起源的：

- 超过 90% 是尿路上皮癌。
- 1%~7% 是鳞状细胞癌（SCC）；75% 的 SCC 发生在血吸虫病流行地区；
- 腺癌占 2%；
- 鳞状细胞癌和梭形细胞癌（罕见）；
- 其他罕见的原发性肿瘤包括嗜铬细胞瘤、黑色素瘤、淋巴瘤和发生在膀胱肌肉内的肉瘤；
- 继发性膀胱癌大多由腺癌直接扩散，这些腺癌来自肠道，前列腺，肾脏或卵巢，或者是子宫颈鳞状癌。

肿瘤扩散方式：

- **直接蔓延**：肿瘤生长浸润逼尿肌、输尿管口、前列腺、尿道、子宫、阴道、膀胱周围脂肪、肠或盆腔侧壁。
- **种植**：切口 / 经皮导管通道。
- **淋巴浸润**：髂血管和腹主动脉旁淋巴结。
- **血源性蔓延**：最常见的是肝脏（38%）、肺部（36%）、肾上腺（21%）和骨骼（27%）。任何其他器官都可能累及。

尿路上皮癌可以是单发或多发。由于 5% 的患者将具有同步上尿路上皮癌，并且几年后可能会发生异时性复发。因此，多克隆性尿路上皮"土壤改变"理论比肿瘤单克隆的种植性转移（播种）理论更让学者们接受。

原发性尿路上皮癌可分为非肌层浸润性（NMI）或肌层浸润性（MI）：

- 70% 的肿瘤是乳头状的，通常是 G1 或 G2，表现出至少七层覆盖纤维血管核心的移行细胞（正常的移行上皮细胞有约 5 层细胞）。乳头状尿路上皮癌通常是非肌层浸润性，局限于膀胱黏膜（Ta）或黏膜下层（T1）。随后有 10% 的患者发展为肌层浸润性或转移灶。然而，G3 T1 肿瘤更具侵袭性，随后有 40% 的患者肿瘤分期进展。
- 10% 的尿路上皮癌具有乳头状和实性的混合形态，而 10% 是实性。这些通常是 G3，其中一半表现为肌层浸润性。
- 尿路上皮癌的 10% 是平坦的原位癌（CIS）。原位癌属于分化较差的癌，但局限于上皮并伴有完整的基底膜。50% 的原位癌是孤立发生的；其余与肌层浸润性膀胱癌有关。通常在膀胱黏膜上表现为平坦的红色天鹅绒样的肿块；此类病灶中有 15%~40% 为原位癌，其余为病因不同的局灶性膀胱炎。细胞的紧密性差，高达 100% 的原位癌患者尿液细胞学阳性，而 G1/2 乳头状尿路上皮癌的检出率非常低（17%~72%）。

● 未经治疗的原位癌病变中有 54% 会发展为 MI TCC，使原位癌成为最具侵袭性的浅表性尿路上皮癌类型；对膀胱灌注 BCG 无反应会将这种风险增加到 66%。

● 5% 的 G1 或 G2 尿路上皮癌患者和至少 20% 的 G3 尿路上皮癌患者（包括原位癌）存在淋巴管和血管浸润（LVI）。

组织学分级传统上分为：良性尿路上皮乳头状瘤和分化良好，分化中等和分化差（分别为 G1、G2 和 G3）的癌（1973 年 WHO 分类）。大多数回顾性研究，临床试验和指南均基于此分类。2004 年 WHO 分级使用细胞学／结构学标准来区分扁平病变（增生、不典型增生和原位癌）和凸起病变［尿路上皮乳头状瘤，低度恶性潜能的尿路上皮乳头状肿瘤（PUNLMP），低级别和高级别尿路上皮癌］。PUNLMP 包括良性和大多数 G1 肿瘤，而低级包括剩余的 G1 和大多数 G2，而高级别包括剩余的 G2 和 G3 肿瘤。2004 年分级系统具有更高的可重复性，但尚未证明比 1973 年的分级系统具有更好的预后价值。因此，这两种分类系统都在当前的临床实践中使用，G2 肿瘤被称为低级 G2 或高级 G2。

LVI 与病理分期进展有关，是 T1 期肿瘤的不良预后因素，因此在切除标本中有常规报告。其他尿路上皮癌组织类型包括肉瘤、浆细胞样、巢状、微乳头状和腺样，所有这些类型预后较差。**分子标记物**，尤其是 FGFR3 突变状态显示出前景，但仍在研究中。

按 TNM（2017）分类进行分期（图 7.3）（有关 TNM 的分期，请参见 www.uicc.org）。临床分期依赖于体格检查和影像学检查，以及与 TNM 类别相对应的病理分类（前缀 "p"）。

转移性淋巴结尿路上皮癌的检出率：Tis 占 0%，Ta 占 6%，T1 占 10%，T2 和 T3a 占 18%，T3b 和 T4 占 25%~33%。

鳞状细胞癌通常是实性或溃疡性的，表现为肌层浸润性。在英国鳞状细胞癌仅占膀胱癌的 1%。膀胱中的鳞状细胞癌与慢性炎症和尿路上皮鳞状化生有关，而不与原位癌有关。在埃及，80% 的鳞状细胞癌是由埃及血吸虫卵所诱导。长期留置导尿管的截瘫患者中有 5% 会发展为鳞状细胞癌。吸烟也是鳞状细胞癌的危险因素。与非血吸虫鳞状细胞癌相比，血吸虫鳞状细胞癌的预后更好，这可能是因为血吸虫鳞状细胞癌患者分级较低，并且较少发生转移。

腺癌罕见，通常为实性／溃疡性和 G3 级，预后较差。三分之一起源于脐尿管，尿囊的残余部分，位于膀胱穹窿部的膀胱黏膜深处。腺癌是一种长期（10~20 年以上）的膀胱外翻和肠道代泌尿道并发症，特别

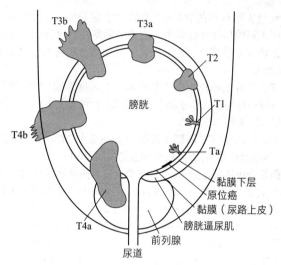

图 7.3 膀胱癌的 T 分期

是在膀胱切除术后膀胱替代和回肠流出道术。与腺性膀胱炎有关,而与原位癌无关。如前所述,膀胱继发性腺癌主要由直接扩散引起。

膀胱癌:临床表现

症状

● 最常见的症状(85% 的病例)是无痛性肉眼血尿。应排除尿路感染,因为这是血尿的最常见原因。如果肿瘤位于膀胱颈或尿道前列腺部,则血尿可能是初始的或终末的。对肉眼血尿症状患者,>45 岁者中有 4~12%(风险随着年龄的增长而增加)、<45 岁者中有 1%~2% 患有膀胱癌。有吸烟史或职业接触史。

● 在常规尿液检测试纸法中发现无症状镜下血尿(a-NVH)占少数,仅预测 40~59 岁患者和 60 岁以上患者的膀胱癌分别为 0.79% 和 1.6%。高达 16% 的女性和 4% 的男性有尿液检测试纸血尿阳性。英国国立临床规范研究所(NICE)(2015)[1]已将紧急转诊的年龄限制提高到 60 岁,其中必须包括以下附加发现之一:

● **排尿困难**(4.5% 患有膀胱癌)。

● **白细胞升高**(3.9% 患有膀胱癌)。

● 储尿期下尿路症状(LUTS),如尿急或耻骨上疼痛。几乎总是存在镜下或肉眼血尿。即所谓的"恶性膀胱炎"是典型的原位癌患者。

● 复发性尿路感染可预测 0.5% 的患者患有膀胱癌。

● 由恶性结肠瘘管引起的气尿,虽然良性原因(憩室和克罗恩病)较少见。

● 脐尿管腺癌可伴有血液或脐带粘液分泌物或脐下深部包块。

● 进展期膀胱癌可能由于淋巴 / 静脉阻塞而导致下肢肿胀、骨痛、体重减轻、厌食症、精神错乱和无尿(双侧输尿管梗阻导致肾衰竭)。

● 患者即使存在上尿路梗阻,通常也不会出现疼痛症状,因为梗阻和肾脏恶化会逐渐发生。

体征

常规体格检查可能视诊到面色苍白,表明由于失血或慢性肾功能不全引起的贫血。腹部检查可能在局部进展病例中发现耻骨上肿块。直肠指检可能会发现前列腺上方或累及前列腺的盆腔肿块。如果该肿块是可移动的(在全身麻醉进行的双合诊检查最好),那么肿块很可能局限于膀胱内并且可以手术治疗。

尽管在 50 岁以下的患者中诊断出膀胱癌的可能性很小,但应该详细检查所有具备这些特征的患者(详见下一节)。

参考文献

1 National Institute for Health and Care Excellence (2015). *Suspected cancer: recognition and referral.* NICE guideline [NG12]. Available from: ℛ https://www.nice.org.uk/guidance/NG12/evidence

膀胱癌：血尿、诊断和经尿道膀胱肿瘤切除术

血尿检查

根据英国国立临床规范研究所（NICE）指南（2015），年龄≥45 岁的患者，如果没有感染的证据，或在感染治疗成功后血尿持续或复发，应对肉眼血尿原因进行进一步查因。年龄≥60 岁且有排尿困难或白细胞升高的患者应进一步检查原因不明的肉眼不可见血尿。

肉眼血尿需要考虑尿液变色的其他（罕见）原因（肌红蛋白尿，血红蛋白尿，甜菜尿症，药物变色——利福平、多柔比星）。22% 的肉眼血尿患者存在泌尿系统恶性肿瘤。肉眼不可见血尿进一步细分如下：

- 有症状肉眼不可见血尿（s-NVH）：排尿期下尿路症状，尿等待，尿频，尿急和排尿困难。

- 无症状肉眼不可见血尿（NVH）：在没有下尿路症状或上尿路症状的情况下进行偶然检出。

肉眼不可见血尿患者中有 5% 可能存在泌尿系统恶性肿瘤，>40 岁以上的患者更常见。

试纸与显微镜

不含防腐剂的新鲜排出尿液样本的尿液试纸法是检测血尿的灵敏方法。尿试纸法血尿无需常规显微镜检查确认。虽然尿液试纸的敏感性可能因制造商的不同而有所差异，1+ 或更高认为是有意义血尿，或者未溶血或者溶血引起的（限定血尿为阴性）[1]。

- 泌尿外科检查：根据患者年龄和症状进行定制：

  - ≥40 岁肉眼血尿：急诊 CTU，膀胱镜检查和细胞学检查。

  - VH<40 岁肉眼血尿：急诊泌尿系超声检查，然后进行计算机体层摄影 - 肾脏、输尿管和膀胱曲面重建成像（CT-KUB），膀胱镜检查和细胞学检查。

  - 40 岁以上肉眼不可见血尿：CT-KUB，然后进行泌尿系超声检查，膀胱镜检查 ± 尿液细胞学检查。

  - 40 岁以下非肉眼血尿：CT-KUB，然后进行泌尿系超声检查，膀胱镜检查 ± 尿液细胞学检查。

在检测肾脏（实质和尿路上皮）和输尿管肿瘤方面，CTU 比超声检查或 IVU 更快，更灵敏。但是，CTU 具有更高的辐射量，并且价格更高。CTU 还可以检测到一些膀胱肿瘤，但可能会将膀胱壁增厚假阳性误诊为肿瘤，并且会遗漏平坦的原位癌和尿道病灶，因此 CTU 不能代替膀胱镜检查。CT-KUB 所需的放射线辐射量更少，在结石多于恶性肿瘤的患者中更可取。

如果所有检查均正常，则应考虑可能引起血尿的肾病，如肾小球肾

炎。建议对血压、尿液分析和 eGFR 进行年度监测。对于持续存在镜下血尿 ± 蛋白尿和高血压或 eGFR<60ml/min 的患者，建议转诊至肾脏科医生。

如果肉眼血尿（CTU 提示）或肉眼不可见血尿持续存在且有症状，则需要进一步转诊至泌尿科检查。有储尿期 LUTS、耻骨上疼痛或复发性 UTI/ 气尿的患者也应进行尿液细胞学检查和膀胱镜检查。

持续性肉眼不可见血尿的原因

泌尿外科病因

常见的

- 前列腺增生（BPH）。
- 肿瘤（膀胱、肾脏、前列腺和输尿管）。
- 结石病或肾结石病。
- 膀胱炎或肾盂肾炎。
- 前列腺炎或尿道炎。
- 埃及血吸虫感染。

较少见

- 放射性膀胱炎。
- 尿道狭窄。
- 结核病。
- 髓状海绵样肾。
- 环磷酰胺诱发的膀胱炎。

少见

- 动静脉畸形（AVM）。
- 肾动脉血栓形成。
- 多囊肾病（PKD）。
- 任何原因的乳头状坏死。
- 腰痛 - 血尿综合征。

肾病病因

常见

- IgA 肾病（又称 Berger 病）。
- 薄基底膜疾病（又称薄基底膜肾小球病）。

不常见 / 罕见

- 急性肾小球疾病
  - 感染性肾小球肾炎。
  - 急进性肾小球性肾炎。
  - 系统性狼疮肾炎。
  - 血管炎。
  - 肺出血 - 肾综合征（又称 Goodpasture 综合征）。
  - 过敏性紫癜综合征（Henoch-Schönlein purpura syndrome）。

- 溶血性尿毒症。
- 慢性原发性肾小球肾炎
  - 局灶节段性肾小球肾炎。
  - 血管毛细血管性肾小球肾炎。
  - 膜性肾病。
  - 系膜增生性肾小球肾炎。
- 家族性原因
  - 遗传性肾炎（奥尔波特综合征）。
- 多囊肾（常染色体显性或隐性）。

尿细胞学检查

对于在泌尿道中任何部位的高级别尿路上皮癌和原位癌患者，采用新鲜尿液的脱落细胞进行检查最敏感（90%~100%）。费用是昂贵的，在其他检查正常的情况下，仅通过细胞学就能检测不到 1% 的癌症。乳头状尿路上皮癌患者经常出现假阴性细胞学检查结果（40%~70%），同时由于感染、炎症、结石、器械和膀胱灌注（如化学治疗）可能会导致假阳性细胞学检查。指南并未指定是否以及何时使用尿细胞学检查，因此临床实践中会有所不同。

尿液分子标记

与尿细胞学检查尿路上皮癌相比，检测膀胱癌抗原（BTA）或核基质蛋白 22（NMP22）等泌尿肿瘤特异性标志物的酶联免疫吸附法（ELISA）具有更高的敏感度，但特异性较尿细胞学降低。其他尿液检查包括 ImmunoCyt 和 UroVysion（使用针对染色体 3、7、17 和 9p21 的探针进行荧光原位杂交）。由于缺乏临床试验和所涉及的费用昂贵，因此尚未明确这些试验（单独还是联合进行）是否可以代替任何关于血尿的标准检查。

膀胱癌的诊断和初步治疗

TURBT 通常能提供明确的组织学诊断、分级以及临床和病理分期，是第一种（有时是唯一的）治疗方法。这是在全身或硬膜外麻醉下进行的；在膀胱肿瘤切除术之前和之后强制进行双合诊检查，以评估肿瘤大小、位置和活动性（即分期）。如果可能，外科医生应完整切除包括肌层在内的肿瘤。如果肿瘤较大，则应分块切除，如果肿瘤 <1cm，则应整体切除。病理学专家应报告肿瘤的类型、分级和分期。尤其应注意是否存在固有肌层组织，因为不存在固有肌层将难以准确判断 T 分期。红色区域分别进行活检；如果正在考虑行膀胱切除术后新膀胱重建术，则对尿道前列腺部进行活检。在膀胱穹窿部切除肿瘤时要特别小心，因为可能会发生腹膜内膀胱穿孔，特别是女性患者膀胱壁薄。切除后外侧肿瘤时，由于靠近闭孔神经，也要格外小心；除非患者处于完全麻醉状态，否则刺激可能会导致"肌收缩"闭孔反射，这可能导致膀胱穿孔和 / 或难以处理的出血。

窄带成像（NBI）和光动力检测（PDD）

● NBI：是一种光学图像增强技术，其中窄带宽的光被血红蛋白强烈吸收，并且仅穿透组织表面，与正常的尿路上皮相比，增加了富血管癌组织的可见性。

● 许多小样本量研究表明，NBI 在检测新发和复发肿瘤方面优于标准白光膀胱镜检查。

● PDD（荧光膀胱镜检查）：将蓝光（400nm）与基于卟啉的光敏剂六氨基乙酰丙酸（HAL；Hexvix®）结合使用。在膀胱癌细胞中，由于高水平的血红素中间产物原卟啉IX，导致红色荧光（640nm）。几项随机研究显示原位癌和进展中的乳头状肿瘤，使用标准白光进行肿瘤检查和切除时无法观察到。如，在 58 例患者中，共有 113 例原位癌，通过 PDD 检测出 104 例（占 92%），通过白光膀胱镜检出 77 例（占 68%），仅通过肉眼可见的正常黏膜活检发现 5 例[2]。乳头状瘤 1 年的复发风险降低 9%~27%。尽管 PDD 在尿液细胞学检查阳性且膀胱黏膜正常的患者以及复发的患者和高级别肿瘤史的患者常规治疗中占有一席之地，但其改善进展率或生存率有关的价值仍有待证实。

除非有临床指征，否则通常只对活检证实为肌层浸润性膀胱癌的患者进行**分期检查**，因为非肌层浸润性膀胱癌和原位癌很少与转移相关。

参考文献

1 Kelly JD, Fawcett DP, Goldberg LC (2009). Assessment and management of non-visible haematuria in primary care. *BMJ* **338**:a3021.

2 Fradet Y, Grossman HB, Gomella L, *et al.* (2007). A comparison of hexaminolevulinate fluorescence cystoscopy and white light cystoscopy for the detection of carcinoma *in situ* in patients with bladder cancer: a phase III, multicenter study. *J Urol* **178**:68–73.

膀胱癌（非肌层浸润性尿路上皮癌）:手术和复发

TURBT

在上一节已经讨论了经尿道膀胱肿瘤切除术（TURBT）的诊断作用。对于 70% 新发 Ta/T1 表浅性膀胱癌（现称非肌层浸润性膀胱癌），作为主要治疗方法，视觉上完整地切除肿瘤就足够了。其余 30% 的患者可能早期复发，仍有 15% 的患者发生分期进展。因此，作为标准治疗，所有新患者均应接受术后单次膀胱灌注化学治疗（通常是丝裂霉素；见下一节）的辅助治疗。TURBT 的**并发症**并不常见，包括出血、脓毒症、膀胱穿孔、不完全切除和尿道狭窄。

TURBT 的替代方案

当不需要组织学检查时，经尿道膀胱电凝或激光治疗是可接受的、更快、伤害更小的汽化表浅复发的方法。

荧光和 NBI 膀胱镜检查已在上一节进行了讨论。

TURBT 的后续治疗

- 二次电切:应尽早重复 TUR（2~6 周内）:
  - 如果第一次切除不完整。
  - 当病理报告切除的标本不含固有肌层，或
  - 如果病理为高级别，但明显是非肌层浸润性肿瘤，病理结果已经报告为 T1 期肿瘤，由于这些 G3pT1 肿瘤中多达 25%（如果第一次组织标本中没有包括肌肉，则为 45%）是分期不足的 T2 肿瘤，并且高达 55% 的 T1 和 41% 的 G3 肿瘤患者的肿瘤将持续长期存在。

该策略改善了无复发生存期和预后。

如果没有进行二次电切的适应证，则在 3 个月时进行膀胱镜检查。如果膀胱镜证明复发，则 70% 会再次复发。如果不是，则仅 20% 会再次复发。如果随访时膀胱壁光滑，则应在 9 个月时于局部麻醉下进行后续膀胱镜检查，然后每年进行一次，持续 5 年（低危尿路上皮癌患者），或直到患者不再适合接受治疗（高危患者）。

G3 T1 尿路上皮癌和原位癌患者存在较高复发风险，随后有 40% 患者的分期将发生进展。一些患者经历了持续的症状性多灶性 G1/2，Ta/1 复发性尿路上皮癌，需要频繁的随访操作治疗。在这种情况下，符合辅助治疗的适应证（见下一节）。

尽管欧洲泌尿外科学会指南[1]建议对高危肿瘤患者进行年度影像学检查（CTU），但尚不可接受针对膀胱尿路上皮癌病史的患者进行上**尿路主动监测**的操作指南。

表 7.7 膀胱癌治疗和随访一览表

组织学	TURBT 术后复发风险(%)	分期进展的风险(%)	进一步的治疗	泌尿科随访
G1/2,Ta/1,尿路上皮癌	30%	10%~15%	术后即刻单剂量膀胱灌注化学治疗	三个月时开始复查膀胱镜
复发性多灶 G1/2,Ta/1 尿路上皮癌	70%+	10%~15%	膀胱内化学治疗 ×6 周剂量	三个月时开始复查膀胱镜
G3,Ta/Tl Tc	80%	40%	第二次电切;膀胱内 BCG×6 周剂量;对于复发患者考虑膀胱切除	6~12 周时开始复查膀胱镜
原位癌(严重上皮内发育不良)	80%	40%	膀胱内 BCG×6 周剂量 ± 维持;对于复发患者考虑膀胱切除术	3 个月开始膀胱镜检查 + 活检和细胞学
pT2/3,N0,M0 尿路上皮癌,鳞状细胞癌或腺癌	通常经尿道电切不完全	N/A	膀胱切除术或放射治疗 ± 新辅助化学治疗或姑息性 TURBT(不合适)	如果保留膀胱则进行膀胱镜检查。尿道冲洗用于细胞学检查
T4 或转移性尿路上皮癌,鳞状细胞癌或腺癌	通常经尿道电切不完全	N/A	全身化学治疗;多学科诊疗讨论减轻全身症状	局部膀胱症状的姑息治疗

预测 Ta/T1 尿路上皮癌的复发和进展

欧洲癌症研究与治疗组织(EORTC)[2]提出了基于以下多因素并经过验证的评分系统:

- 肿瘤数量(如:1=0 分;2~7=3 分;≥8=6 分)。
- 肿瘤直径(<3cm vs>3cm)。
- 先前的复发次数 <1 vs 每年 >1。
- T 分期(Ta vs T1)。
- 肿瘤分级(G1 vs G2 vs G3)。
- 伴随有原位癌。

该系统将表浅性膀胱癌在 1 年或 5 年时复发和进展分为低风险(50%)、中风险(35%)或高风险(15%)。评分表和风险计算器可从以下网站获取:www.eortc.be/tools/。

英国国立临床规范研究所(NICE)指南(2015)将患者分为低危(原发性孤立 pTaG1/2<3cm 或 PUNLMP),中危或高危(pTaG3,pT1G2/3,原位癌,微乳头或巢状变异型癌)。

表 7.7 为按肿瘤级别和分期对膀胱癌进行的治疗和随访一览表。

参考文献

1 Babjuk M, Oosterlinck W, Sylvester R, et al.; European Association of Urology (EAU) (2011). EAU guidelines on non-muscle-invasive urothelial carcinoma of the bladder, the 2011 update. *Eur Urol* **59**:997–1008.

2 Sylvester RJ, van der Meijden AP, Oosterlinck W, et al. (2006). Predicting recurrence and progression in individual patients with stage Ta T1 bladder cancer using EORTC risk tables: a combined analysis of 2596 patients from seven EORTC trials. *Eur Urol* **49**:466–77.

膀胱癌(非肌层浸润性尿路上皮癌):辅助治疗

膀胱灌注化学治疗[如丝裂霉素 C(MMC)40mg 溶于 40ml 生理盐水,膀胱灌注 1 小时]用于 G1~2,Ta 或 T1 肿瘤和复发性多灶性尿路上皮癌。MMC 是一种源自淡紫色链霉菌的抗生素类化学治疗剂,可抑制 DNA 合成。在试验研究中,丝裂霉素 C 可能导致小乳头状尿路上皮癌缩小,因此对于经尿道膀胱肿瘤切除术(TURBT)后的镜下残留病变应具有细胞毒性。一篇纳入 7 项随机试验的荟萃分析表明[1],与单独使用 TURBT 相比,在首次 TURBT 后 24 小时内给予单次剂量灌注可显著降低肿瘤复发的可能性(24%),从 48% 降至 36%。目前这是TURBT 之后所有新发乳头状膀胱肿瘤的标准治疗方法。

对于许多低复发风险的患者而言,单剂量灌注化学治疗可降低的风险与从 TURBT 后最多 2 周开始灌注,每周灌注 1 次,连续 6 周,降低的风险相同。除高级别 Ta/1 尿路上皮癌或原位癌患者需要灌注外,对于具有较高复发风险或多灶复发的患者,也建议使用较长周期的灌注治疗。

膀胱灌注化学治疗从未显示出能够阻止其进展为肌层浸润,并且对延长生存期没有影响。膀胱灌注化学治疗通过导尿管给药,在膀胱中保留 1 小时,如果有持续的血尿或怀疑膀胱穿孔,则不应使用。

- MMC 的毒性:研究提示 15% 的患者存在暂时性储尿期 LUTS;偶尔会在外生殖器或手掌上出现皮疹,出现时必须停止治疗。MMC 很少有全身毒性。

- 膀胱灌注卡介苗(BCG):其是牛分枝杆菌的减毒株。临床上可获得的菌株包括巴斯德(Pasteur)、康诺特(Connaught)和泰斯(Tice)。卡介苗充当免疫刺激剂,上调膀胱壁中的细胞因子(如 IL-6 和 IL-8),从而激活免疫效应细胞。

卡介苗可在 60%~70% 的患者中产生完全反应。卡介苗与化学疗法一样有效地辅助治疗中低风险的 G1/2,Ta/1 尿路上皮癌;因此,由于其额外的毒性,不经常使用(除非作为二线治疗)。对于多发 G2T1,高级别 G2 或 G3 Ta/T1 或原位癌等高风险患者,在降低复发风险方面,BCG 优于化学疗法的益处是显而易见的,这是标准治疗。卡介苗从TURBT 后至少 2 周开始,进行 6 周诱导期。通过导尿管给药,将 81mg卡介苗溶于 50ml 生理盐水中,并在膀胱中保留 1 小时。

一篇纳入 24 项试验的荟萃分析表明,基于 2.5 年的中位随访,卡介苗可将分期进展(肌层浸润)的风险降低 27%[2]。该疗效仅在接受维持性卡介苗灌注的患者中可观察到(即在最初的 6 周诱导后 3 年内连续进行 30 次灌注治疗),目前这已成为高级别 Ta/T1 或原位癌初始反应者的标准推荐方案。对于复发性高级别 Ta/T1 期或原位癌,如果不进行维持灌注治疗,可提供第二周期的 BCG 疗程,有约 50% 会产生疗效。有 66% 的 BCG 无反应者和 10%~20% 的初始反应者最终将进展为 MI 尿路上皮癌。因此,即使维持灌注卡介苗或第二疗程,仍未见反应或诊断复发,应立即进行根治性膀胱切除术。治愈率为 90%。

虽然费用较低且疗效更好,但 BCG 较膀胱灌注化学治疗有更多毒性反应,大于 90% 患者诱发膀胱炎症状和 25% 患者出现低热伴肌痛。有 6% 危重患者发展为持续性高热,需要采用异烟肼联合维生素 B_6 或标准三联治疗(利福平、异烟肼和乙胺丁醇)抗结核治疗 6 个月。因 BCG 脓毒症、肉芽肿性前列腺炎和附睾睾丸炎等并发症而死亡的病例少见。

膀胱灌注卡介苗的禁忌证

- 应用免疫抑制剂患者。
- 孕妇或哺乳期妇女。
- 血液系统恶性肿瘤患者。
- 外伤性导尿管置入者。
- 症状性尿路感染或肉眼血尿。

卡介苗灌注后过早进行膀胱镜检查将表现出膀胱广泛炎症反应。BCG 灌注后 3 月膀胱镜检查和活检仍可能表现为慢性肉芽肿性炎症。

参考文献

1 Sylvester RJ, Oosterlinck W, van der Meijden AP (2004). A single immediate postoperative instillation of chemotherapy decreases the risk of recurrence in patients with stage TaT1 bladder cancer: a meta-analysis. *J Urol* 171:2186–90.

2 Sylvester RJ, van der Meijden AP, Lamm DL (2002). Intravesical BCG reduces the risk of progression in patients with superficial baldder cancer: a combined analysis of results of published clinical trials. *J Urol* 168:1964–70.

膀胱癌(肌层浸润性):局限性(pT2/3a)膀胱癌的分期和外科治疗

这是一组膀胱癌危险的分期阶段;未经治疗患者的 5 年生存率仅为 3%。需要多学科诊疗模式讨论制定肌层浸润性膀胱癌患者的治疗方案,包括泌尿外科医生、放射治疗科医生和肿瘤科医生逐个病例讨论,并需要得到病理科医生、放射科医生和癌症专科护士的支持。

分期检查

● 局部:CT 和 MRI 在评估膀胱壁外肿瘤侵犯,上尿路梗阻和淋巴结转移(盆腔淋巴结 >8mm,腹部淋巴结 >10mm)方面效果相当。肿瘤的 T 分期与膀胱切除术时病理结果的相关性为 65%~80%。这两种影像技术都将遗漏 70% 显微镜下的淋巴结转移。

● 远处转移:虽然评估肝转移最好通过 MRI 扫描,CT 可以更好地评估肺转移。同位素骨扫描或 MRI 可发现骨转移(肌层浸润性尿路上皮癌患者的 5%~15%)。如果存在 CT 或 MRI 不能确诊的病变或存在转移性病变高风险(如 T3b 病变),则可在根治性治疗之前为患者推荐 [18]F- 氟代脱氧葡萄糖(^{18}F-fluorode-oxyglucose,[18]F-FDG)PET-CT 检查。

● 上尿路上皮癌:排泄期 CTU 可显示上尿路上皮癌存在(总体为 1.8%,如果原发肿瘤位于三角区,则为 7.5%)。

缺少比较手术和非手术治疗的前瞻性随机试验,对于新诊断为局限性肌层浸润性膀胱癌(MIBC)的患者的选择是:

● 保留膀胱:
 • 姑息性 TURBT ± 姑息性放射治疗(RT):用于年老 / 身体不适的患者。
 • 膀胱部分切除术 ± 新辅助全身化学治疗。
 • TURBT 加上确定性 RT(见下一节):鳞癌和腺癌较少选择,因为鳞癌和腺癌几乎对放射线不敏感。

● 根治性膀胱切除术:
 • 回肠流出道术型尿流改道。
 • 输尿管乙状结肠吻合术尿流改道。
 • 可控性尿流改道。
 • 新辅助化学治疗:存在一些获益的证据(见后文)。
 • 新辅助放射治疗:不存在临床获益的证据(见见后文)。

膀胱部分切除术 对于小的单发的靠近穹窿部的肿瘤和脐尿管癌是一项很好的选择。并发症发生率低于根治性膀胱切除术,且不需要尿流改道。手术标本应包括覆盖有膀胱外的脂肪层,肉眼大体观察肿瘤周围 1.5cm 正常膀胱壁全层。膀胱其他部位活检不应存在原位癌证据。必须无张力缝合膀胱壁,并留置导尿管 7~10 天,便于吻合处愈合。

术后必须复查膀胱镜检查,以确保没有肿瘤复发。

根治性膀胱切除术加尿流改道

对于肌层浸润性尿路上皮癌,鳞状细胞癌和腺癌,根治性膀胱切除术加尿流改道是最有效的主要治疗方法,如果放射治疗失败,也可作为挽救性治疗方案。该手术也是 G3T1 尿路上皮癌和原位癌中对 BCG 难治性膀胱癌的治疗方法。由原发性肿瘤侵犯引起的任何输尿管梗阻可同时通过尿流改道处理。但是,这是患者和外科医生的一项重大任务,需要得到癌症专科护士、造口治疗师或尿控医师的支持。不需要术前肠道准备,并且作为快速康复外科的一部分,鼓励尽早进食。

手术步骤

沿腹中线经腹腔或腹膜外入路,进行双侧盆腔淋巴结清扫术。淋巴结清扫术的范围从标准清扫即髂总动脉分支(包括髂内、髂外、闭孔和骶前淋巴结),一直延伸到扩大淋巴结清扫即向上扩展到主动脉分支或肠系膜下动脉(没有证据表明扩大淋巴结切除术可提高生存率)。已证明清扫出 ≥10 个淋巴结足够达到分期目的,并能改善总体生存率,其中阳性淋巴结高达 30%。

然后切除整个膀胱、膀胱周围的脂肪、血管蒂和脐尿管,以及前列腺 / 精囊或阴道前壁 / 子宫。除非有活检表明膀胱颈部或尿道前列腺部存在肿瘤,否则不切除前尿道(约 37% 发生复发)。靠近膀胱处离断输尿管,必要时通过冰冻切片组织学确保其无瘤状态,并吻合到选定的尿流改道造瘘口中(见后文)。

多个医学中心率先开展**腹腔镜和机器人辅助根治性膀胱切除术**。潜在的优势包括较少失血量,较少术后镇痛药需要量以及缩短住院时间。然而,较长的手术时间,较高的成本和技术要求可能会限制这种技术的广泛应用。目前正等待来自比较开放手术与机器人膀胱切除术的大型多中心 RCT 的结果(iROC 研究)。

25% 的膀胱切除术患者可能发生主要并发症。这些并发症包括围手术期死亡(1.2%)、再次手术(10%)、出血、血栓栓塞、脓毒症、伤口感染 / 裂开(10%)、肠梗阻或延迟性肠梗阻(10%)、心肺疾病和直肠损伤(4%)。膀胱切除术后由于海绵体神经损伤可能导致勃起功能障碍(ED)。

尿路改道的并发症见后文讨论。

术后管理

● 大多数患者术后 24 小时需在高度依赖病房(HDU)又称重症康复病房或重症治疗病房(ITU)中观察。

● 日常临床评估,包括检查切口(和造口,如果存在)、体液平衡、尿液和引流液排出量、血球计数、肌酐 / 电解质和白蛋白。

● 预防应用广谱抗菌药物。

● 静脉血栓弹力袜(TEDS)、下肢气压治疗和皮下注射低分子量肝素(LMWH)(对肾功能不全患者使用普通肝素)28 天以预防静脉血栓

表 7.8 仅膀胱切除术的 5 年生存率

T1/CIS 期	90% 以上
T2,T3a 期	55%~63%
T3b 期	31%~40%
T4a 期(侵犯前列腺)	10%~25%
TxN1~2 期	30%
T0 期	70%
T1 期	50%
T2,3a 期	25%

● 如果可能,应在 24 小时内尽早下床活动。

● 胸部物理疗法和足够的镇痛对吸烟者和胸部合并症的患者尤为重要。

● 尽早开始进食,这是快速康复理念不可缺少的一部分;然而,在出现胃肠道并发症或延迟性肠梗阻时,患者可能需要胃肠外营养。

● 引流管通常位于盆腔和输尿管引流吻合处附近;输尿管支架管从肾盂经过尿液输出道经皮排出。导尿管引流(除了回肠代输尿管的情况除外),从尿道或耻骨上引流。

● 大多数患者住院医院时间为 10~14 天。

从技术上来说,挽救性根治性膀胱切除术是一种更困难、疾病状态更严重的手术。初始 RT 失败的患者中仅较少患者相对适合再次治愈的机会;这些膀胱癌患者触诊一般为具有活动性的临床局限性肿瘤。

根治性膀胱切除术的疗效

治愈失败可能是由于原发肿瘤切除不足或转移灶的存在(表 7.8)。如果可能,应避免延迟治疗;与延迟手术 3 个月以上相比,在诊断(T2尿路上皮癌)的 3 个月内进行膀胱切除术可以显著提高生存率[1]。多达 40% 的病例会发生初始时病理分期进展。T1 期时发生淋巴结转移率为 10% 和 T3~4 期中高达 33%。有关肌层浸润性膀胱癌使用新辅助化学治疗内容在后文讨论。

参考文献

1 Lee CT, Madii R, Daignault S, *et al.* (2006). Cystectomy delay more than 3 months from initial bladder cancer diagnosis results in decreased disease specific and overall survival. *J Urol* **175**:1262–7.

膀胱癌（肌层浸润性）：根治性放射治疗和姑息治疗

肌层浸润性膀胱癌患者的治疗要求进行多学科诊疗（MDT）模式，包括泌尿外科医生、放射治疗师和肿瘤内科医生对每个病历进行逐病历的讨论，并得到病理学专家、放射学专家和癌症专科护士的支持。

对于不适合或不愿接受膀胱切除术但仍希望有治愈机会的患者，**根治性外照射放射治疗**（EBRT）是 pT2~4 尿路上皮癌的较好选择。通常，总治疗量 66Gy 分 30 次，6 周以上时间。靶区域仅包括膀胱，允许移动安全裕度为 1.5cm。

患者的 5 年生存率为 40%~60%，比膀胱切除术低，但膀胱得以保留，且其并发症的发生率显著减少（表 7.9）。高级别肿瘤往往预后较差，这可能是因为在放射区域之外存在未发现病变。除此之外，依靠随访时膀胱镜检查和活检还很难预测放射治疗（RT）反应。约 30% 的患者发生局部复发。在局部进展性（pT3b/4）疾病中使用**新辅助或辅助基于顺铂的化学治疗**联合放射治疗可能获益较小（见下一节）。

使用铯或铱源的**间质近距离放射疗法**可以与 RT 和保留膀胱手术相结合，用于治疗小的 T2 尿路上皮癌。这种技术的使用并不广泛。

原位癌、鳞状细胞癌和腺癌对 RT 敏感性较差。对于肌层浸润性尿路上皮癌，行膀胱切除术前 RT 没有优势。

70% 的患者出现**并发症**，95% 患者的并发症属于自限性。这些疾病包括放射性膀胱炎（储尿期 LUTS 和排尿困难）和直肠炎（腹泻和直肠出血），通常仅持续几个月。难治性放射性膀胱炎和血尿很少需要采取姑息性的措施，如膀胱内灌注明矾、福尔马林、高压氧、髂动脉栓塞甚至姑息性膀胱切除术。

如果疾病持续存在或复发，则经适当选择的患者仍可成功进行挽救性膀胱切除术，其 5 年生存率为 30%~50%（见上一节）。否则，可考虑进行细胞毒性化学疗法（见下一节）和姑息治疗。

表 7.9　放射治疗的疗效：5 年生存

T1 期	70%（辅助化学治疗）
T2 期	40%
T3a 期	33%
T3b 和 T4 期	10%~20%
TxN1~2 期	7%

姑息性治疗

放射治疗（30Gy）可有效治疗**转移性骨痛**或缓解局部肿瘤的症状（出血）（40~50Gy）。

难治性血尿可通过膀胱灌注内福尔马林或明矾、高压氧、双侧髂内动脉栓塞或结扎或姑息性膀胱切除 / 尿流改道来控制。

输尿管梗阻可通过经皮肾造瘘术和顺行支架管置入术来缓解（见本章前列腺癌部分和第 11 章）。

姑息治疗团队的参与对患者和家属可能非常有帮助。

膀胱癌：局部进展性和转移性膀胱癌的治疗

肌层浸润性膀胱癌患者的治疗要求进行多学科诊疗模式，包括泌尿外科医生、放射治疗医生和肿瘤内科医生对每个病例进行逐病历的讨论，并得到病理学专家、放射学专家和癌症专科护士的支持。

局部进展性膀胱癌（pT3b/4）

许多为达到治愈目的接受了一线治疗即膀胱癌根治术或放射治疗的患者因肿瘤切除不彻底或微转移而进展为转移性病变。多达 50% 的患者发生转移，其中 70% 发生远处转移。在此阶段，5 年生存率仅为 25%。为了提高治疗效果，医生对扩大一线治疗措施很感兴趣。

新辅助和辅助 RT

随机对照研究表明，在进行膀胱切除术前 4~6 周使用放射治疗（RT）（25 次，总剂量 45~50Gy）可改善局部控制（降低病理学分期），但无生存获益。膀胱切除术后放射治疗的基本原则是，已证实残留或淋巴结转移的患者可从局部区域治疗中受益。然而，它导致了不可接受的高发病率，并且没有明显的优势。在 RT 患者中，治疗后肠梗阻的发生率是通常的 4.5 倍。

辅助性膀胱切除术

两项研究表明，与单独进行 RT 相比，采用 RT 术后行膀胱切除术治疗局部进展性病变时，局部控制有所改善，并具有生存优势。但是，这种治疗策略在当前的英国临床实践中并未开展，这可能是由于在前期推广时手术的并发症发生率较高。

膀胱切除术的新辅助化学治疗

非转移性 T2~T4a 期膀胱癌的可手术患者越来越多地接受术前化学治疗。在分期较晚患者难以接受手术之前，化学治疗可使临床分期降低并治疗微转移病灶。一篇纳入 10 项试验的荟萃分析[1]表明，与单独进行膀胱切除术相比，在膀胱切除术前使用基于铂类的联合化学治疗可提高 5%~7% 的生存期。不论临床分期如何，绝对获益是相同的：T2 期患者从 55% 增至 60%，T3 期患者从 40% 增至 45%，T4 期患者从 25% 增至 30%。因此，高级别患者的相对获益更大。一项随机试验显示，与单独接受膀胱切除术组相比，新辅助联合化学治疗组的中位生存期为 31 个月[2]。符合条件的患者必须具有良好的身体表现状态（<2，即能离床活动和能够进行轻度工作）和肾功能（GFR>60ml/min）。应与在膀胱切除术前怀疑患有局部进展的或微转移性灶的合适患者讨论这种治疗方案。

辅助化学治疗

膀胱切除术后化学治疗的基本原则是，如果未接受新辅助化学治疗,且已证实肿瘤残留或淋巴结转移膀胱癌的患者可从全身化学治疗中获益。由于研究方案问题、样本数量少、干扰化学治疗效果的外科手术并发症,以及在无法预测疾病的情况下难以评估药物反应,因此阻碍了临床试验的进行。然而,4 项研究中的 2 项已表明,使用基于顺铂的治疗方案,治疗组的生存获益接近 2 年。

RT 时新辅助或辅助化学治疗

尽管存在争议,当采用 RT 作为确定性治疗方案时,基于顺铂的新辅助化学治疗联合保留膀胱治疗可产生 42%~72% 的 5 年生存率。在临床检查和影像分期检查后怀疑患有局部进展的患者可推荐此方案。

转移性膀胱癌

诊断时多达 15% 的患者存在转移性病灶。

全身化学治疗

尿路上皮癌是化学治疗敏感性肿瘤;推荐患有无法切除,广泛转移的可预测疾病的患者使用。联合化学治疗比单药治疗更有效。在接受 MVAC 方案(甲氨蝶呤、长春碱、多柔比星和顺铂)的患者中,有 15% 观察到完全有效,尽管 20% 的患者出现了中性粒细胞减少症,而 3% 的患者则因脓毒症死亡。中位生存期为 14 个月。英国大多数中心都单独使用抗代谢药物吉西他滨或联合顺铂。据报告有 25%~40% 的患者完全反应,并且比 MVAC 耐受性更好,毒性死亡率为 1%。如果存在顺铂禁忌证(如体力状态为 2 或 GFR<60ml/min),则可以使用卡铂。紫杉烷类(紫杉醇和多西紫杉醇)是微管分解抑制剂。单独使用或联合使用这些药物,其反应率为 25%~80%。

预测对化学疗法反应的预后因素包括行为状态、内脏转移、血红蛋白 <10 和碱性磷酸酶升高。根据因素的数量,中位生存期从 9 到 30 个月不等[3]。将来,可能会出现预测化学治疗敏感性的分子标记物,如肿瘤 p53 的状态。不幸的是,目前尚无生物标志物可用于预测疗效,推动治疗决策或监测对治疗的反应。

放射治疗

放射治疗的作用包括减轻转移性疼痛、血尿和脊髓压迫。

手术

在膀胱外转移灶的治疗中外科手术没有治疗作用。对于严重的局部症状,姑息性膀胱切除术或尿流改道是合理的。

参考文献

1 Advanced Bladder Cancer Meta-analysis Collaboration (2003). Neoadjuvant chemotherapy in invasive bladder cancer: a systematic review and meta-analysis. *Lancet* 361:1927–34.

2 Grossman HB, Natale RB, Tangen CM, *et al.* (2003). Neoadjuvant chemotherapy plus cystectomy compared with cystectomy alone for locally advanced bladder cancer. *N Engl J Med* 349:859–66.

3 Bajorin DF, Dodd PM, Mazumbar M, *et al.* (1999). Long-term survival in metastatic transitional cell carcinoma and prognostic factors predicting outcome of therapy. *J Clin Oncol* 17:3173–81.

膀胱癌:膀胱切除术后尿流改道

尿流改道的选择需要同时考虑**临床和生活质量**问题。应告知计划进行膀胱切除术的患者可能供选择的尿流改道术式。可控性尿流改道重建手术的禁忌证包括加剧神经系统和精神病患者虚弱、预期寿命短以及肾或肝功能不全。拟行可控性尿流改道重建手术患者必须有积极想法并能够进行间歇性自我导尿。原位新膀胱的禁忌证包括前列腺部尿道肿瘤、广泛的原位癌和尿道狭窄疾病。

大多数患者在尿流改道后总体生活质量评分良好。与回肠流出道术相比,重建手术被期待具有更好的社交功能。通常,尽管可控性尿流改道患者在身体形象、社交活动和躯体功能等方面得分更高,大多数生活质量评分研究并未表现出显著差异。

输尿管乙状结肠吻合术

该术式可追溯到 1821 年,是最古老的尿流改道方法,将输尿管吻合到乙状结肠,或以自然未去管化形态或经去管化后重建为乙状结肠直肠膀胱术(Mainz pouch Ⅱ)。这种尿流改道方式不需要任何护理材料(造口袋、导尿管),因此在发展中国家仍然很流行。然而重建尿流通道后,患者可能容易出现上尿路感染,并有长期肾脏功能恶化、高氯代谢性酸中毒和大便溏稀的风险。低压和大容量的 Mainz Ⅱ式储尿囊可减少但不会避免这些并发症。

回肠流出道术

回肠流出道术(ileal conduit)是在 20 世纪 40 年代由圣路易斯市的 Eugene Bricker 提出的;回肠流出道术仍然是英国最流行的尿流改道形式。沿肠系膜选取 15cm 长的末端回肠,将输尿管吻合到回肠近端(端侧吻合每侧输尿管,Bricker 法或两侧输尿管吻合后再一起吻合到回肠输出道,Wallace 法)。回肠远端沿右髂窝取出,作为排出口。剩余回肠重新吻合获得肠道连续性。

回肠膀胱术的并发症(占总的 48%)为:

- 延迟性肠梗阻。
- 尿漏。
- 肠漏。
- 肾盂肾炎。
- 输尿管回肠吻合口狭窄(2%~5%)。
- 造口问题(20%——皮肤刺激、狭窄和造口旁疝)。
- 上尿路扩张(30%)。
- 尿石症(38%)。

患者需要进行造口治疗支持,有些患者难以调整自己的生活方式

以适应造口袋。代谢并发症并不常见,但在回肠流出道术患者出现不
适时必须考虑。

在放射治疗后挽救性治疗的患者中,由于担心回肠放射性损伤后
的愈合问题,使用空肠或结肠代膀胱术。输出道可从上腹部引出,由于
可能出现钠离子流失和高钾血症,患者需要仔细监测电解质。

可控性尿流改道

优点是无需外部收集尿液装置。可控性尿流改道有两种类型。

● 一个**可控性储尿囊**是由 60cm 的去管化回肠或右半结肠重建而
成。输尿管通常通过抗回流的黏膜下隧道进入低压球状的储尿囊。患
者通过可控性输出道造瘘术将其排出(如在右侧髂窝中造瘘的阑尾或
输卵管)。

● 可以将类似重建的储尿囊与患者尿道吻合,作为**原位新膀胱**,这
样就可以建立自然排尿并且不需要造瘘。患者通过放松其外部括约肌
并进行增加腹压(Valsalva 动作)来排尿。除非储尿囊太大且无法充分
排空,否则新膀胱不需要留置导尿管。在出现无法排空时,患者必须准
备进行间歇性自我导尿。

常用的回肠新膀胱术包括 Studer 术(图 7.4)、Camey Ⅱ术和 Kock
术。回盲储尿囊包括 Indiana 术和 Mainz Ⅰ术。选择哪种新膀胱术式
往往取决于外科医生的偏好。上述术式具有类似的并发症发生风险。
以前接受过放射治疗患者的肠管可以安全地用于新膀胱重建手术,不
过并发症的可能性更高。

储尿囊和新膀胱术有关的**并发症**分为早期(12%)和晚期(37%)。
这些并发症包括:

● 尿漏和腹膜炎。
● 盆腔脓肿。
● 结石形成。
● 导尿困难和造瘘口狭窄。
● 尿失禁(尤其是新膀胱尿失禁,夜间尿失禁可达 30%)。
● 储尿囊输尿管反流和尿路感染。
● 输尿管储尿囊吻合口狭窄。
● 晚期新膀胱破裂。

代谢异常包括早期的液体和电解质失衡;后期尿液电解质的吸收
可能导致高氯酸中毒,而且小肠的缺失可能导致维生素 B_{12} 缺乏。肾
功能正常的患者发生代谢性酸中毒的可能性较小;用碳酸氢钠和柠檬
酸钾治疗。应当进行年度维生素 B_{12} 检测,并在必要时进行补充。

从长期来看,由于尿亚硝胺的致癌细菌代谢,**腺癌**可能在回肠流出
道术、回肠新膀胱或乙状结肠黏膜中发生(5%)。这往往发生在输尿管
开口尿液流入附近。因此,建议在 10 年后对尿流改道进行年度目视监
测。如果尿道仍在原位,则每年的尿道镜检查和细胞学检查很重要。

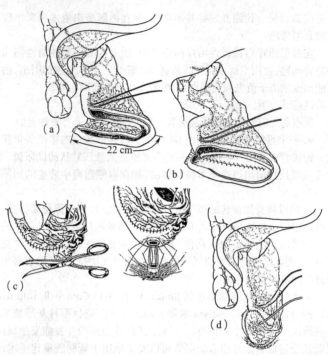

图 7.4 （a）选取 40~44cm 末端回肠,用剪刀沿系膜对缘剪开。铲型劈开输尿管,4-0 滑线端侧吻合至传入的未去管化回肠的近端。留置输尿管支架管。（b）用单层浆肌层连续缝合切开后回肠远端段 U 形的两内侧边缘。U 的底部折叠在 U 的两端之间。（c）在完全缝合储尿囊之前,在储尿囊最尾部切一 8~10mm 的切口(左图)。在储尿囊上述切口的吻合区域的浆肌层和膜部尿道口六根缝线吻合(右图)。置入 18F 导尿管。（d）在完全缝合储尿囊之前,进行新膀胱造瘘术将导尿管在靠近耻骨上切口处引出。经 Springer-Verlag 许可转载自 Studer UE,Danuser H,Hochreiter W,et al.(1996)Summary of 10 years'experience with an ileal low-pressure substitute combined with an afferent tubular isoperistaltic segment.*World J Urol* 14:29-39

（冯勇杰 詹永豪 译 张雪培 顾朝辉 校）

前列腺癌：流行病学和病因学

激素、生长因子与饮食

像良性前列腺上皮组织一样，前列腺癌（PC）的生长在很大程度上受到**睾酮**及其有效代谢物双氢睾酮的促进作用。睾丸切除术剥夺雄激素会导致程序化的上皮细胞死亡（凋亡）和前列腺退化。在行睾丸切除手术的人群或先天性 5AR 缺乏者中未见 PC。如果血清睾酮没有被完全抑制（<50ng/dl），PC 患者对去势治疗的效果可能不是最佳的。

雌激素，包括在亚洲和东方饮食中发现的植物雌激素异黄酮类（染料木黄酮和黄豆苷元），对 PC 具有类似的负增长作用。这可以解释为什么这些种族的男性很少罹患前列腺癌（或死于前列腺癌）。饮食中其他可能的**抑制因子**包括维生素 D、抗氧化剂番茄红素（存在于煮熟或加工的西红柿中）和多酚（石榴、蓝莓、绿茶和红酒）、十字花科蔬菜（豆芽和西蓝花）中的异硫氰酸盐，以及鲭鱼和其他油性鱼类中存在的omega-3 不饱和脂肪酸类。相反，花生四烯酸、亚麻酸以及 omega-6 多不饱和脂肪酸（存在于高脂肪红肉中）在体内促进 PC 细胞生长，并在前瞻性队列研究中有增加晚期 PC 的风险。肥胖不会增加罹患 PC 的风险，但似乎与更严重的疾病状态有关。

值得关注的是纯素食和不含乳制品的饮食与循环中低 IGF-1 水平相关，因为血清高 IGF-1 水平会增加罹患前列腺癌的风险。一项涉及142 000 名男性、随访 8 年的泛欧洲研究显示，摄入大量的乳蛋白 / 钙会增加患前列腺癌的风险（见后文）。

其他危险因素

- **年龄**：年龄是发生组织学 PC 的重要危险因素，根据尸检研究，该病在 40 岁以下很少见，但是随着年龄的增长而越来越普遍。PC 的发病率在 40~49 岁的男性中为 29%，但在 80~89 岁的男性中便上升为67%。前列腺上皮内瘤变（PIN）（公认的癌前病变）早于前列腺癌 20多年出现。但是，大多数 PC 并没有被临床认可或危及生命。75% 的PC 患者为 65 岁以上的男性，发病高峰为 70~74 岁。自 20 世纪 70 年代以来，50~59 岁男性的发病率增加了三倍。

- **地域差异**：该病在西方国家比较常见，尤其是北欧日耳曼语系的国家（可能与当地的光照不足和维生素 D 合成不足有关）和北美。这种疾病在亚洲和远东地区很少见，但是来自亚洲和日本的美国移民患该病的风险是亚洲人群的 20 倍。这表明环境因素，如西方饮食，可能也是很重要的危险因素。

- **种族**：黑人罹患前列腺癌的风险最大，其次是高加索人；亚洲人和东方人种族很少患前列腺癌，除非他们移居到西方。世界上发病率最高的是非洲裔美国人和牙买加人;关于非洲土著男子的数据很少。英国最近的一项研究表明,非洲裔欧洲人罹患 PC 的风险是当地白人的三倍,尽管两者的 PC 死亡率相似。

● **家族史**:目前认为 5% 的 PC 是遗传的。遗传性 PC 倾向于发生在有家族病史的年轻男性(<60 岁)中。如果有一位直系亲属患有 PC,则其后代患 PC 的风险将是原来的两倍,而如果有两位亲属,则患 PC 的风险将是四倍。全基因组关联研究已确定了超过 100 种常见的基因变异类型,包括染色体 2p(MSH2)、8p(MSR1)、10q(PTEN)、17q(HOXB13)、Xp 和 Y 上的异常。最近的研究重点在遗传性 DNA 修复基因突变上,在局限性和转移性癌症中分别存在 4.6% 和 12%;其中包括 13q 的遗传性乳腺癌基因乳腺癌相关基因 2(*BRCA2*)。

● **运动**:似乎起保护作用减少 PC 发生。众所周知,运动可以降低血清 IGF-1、EGF 和胰岛素,同时刺激胰岛素样生长因子结合蛋白 1(IGFBP-1)的合成,增强抗氧化保护途径和免疫功能。至少有两项研究表明,与对照血清相比,运动过的男性血清会减慢 LNCaP 细胞的生长。几项病例对照研究将运动与降低 PC 风险显著相关——在其中最大的一项研究中,对 47 000 名年龄大于 65 岁的男性进行了为期 14 年的随访。研究显示每周 3 小时的剧烈运动与降低患高级别、转移性和致命性 PC 的风险有关。在另一项针对 190 名接受活检的受试者研究中,校对 PSA 和其他变量后发现,每周进行相当于 1 小时剧烈运动的男性被诊断为 PC 的可能性较小,并且大于 1h 的轻度 / 中度运动降低了患高级别 PC 的风险。

● 目前有一些围绕着**性活动**、感染性因素和输精管结扎术是否会导致发生 PC 风险的争议。但是当前数据与学者观点的权衡与这些假定的风险因素相悖。关于镉暴露会增加患 PC 的风险这一观点,自 20 世纪 60 年代以来一直没有新的数据公布。高酒精摄入似乎与患 PC 风险有关,而吸烟则不相关。但是,吸烟似乎会增加致命 PC 的风险。

前列腺癌：发病率、患病率、死亡率和生存率

发病率

每年诊断为前列腺癌（PC）的人数都在增加，这可能是由于对有症状和无症状患者越来越多地使用血清前列腺特异性抗原（PSA）检测技术，以及前列腺活检方案的广泛使用。在英国和美国的男性中，PC 是最常见的癌症（皮肤癌除外）。在 1999 年，英国诊断出患有 PC 的男性有 24 714 名。到 2014 年，这一数字达到 46 700 人。据估计，男性发生 PC 的终生风险估计为 1/8。年龄在 65~79 岁的男性大多数在确诊的时候都是原位癌。关于危险因素和病因的讨论见上一节。

患病率

虽然 PC 的发病率持续上升（现在占所有患癌男性的 8%），但对死于其他与前列腺癌无关因素的男性进行尸检可发现前列腺癌真实的流行情况。尸检后组织学证据显示，男性在 20~29 岁之间罹患 PC 的概率为 10%，在 40~49 岁之间为 34%，在 80~89 岁之间便上升到 67%。1954 年的一项研究表明，年龄在 90 岁以上的男性 100% 都有 PC，教科书中经常引用这些数据，但这仅是基于两例男性的样本量！人们担心，这种"潜在的"或无侵袭性并且发展缓慢的 PC 可能会通过 PSA 筛查被发现，并在年龄较老的人群中进行不必要的治疗。由于 PC 的发病率很高，并且 5 年生存率约为 70%~80%，因此，在英国估计有 215 000 名诊断为患有 PC 的男性仍存活。

死亡率

据估计，有 3% 的男性死于 PC。2014 年，英国的 PC 死亡人数为 11 300 人，是第二常见的患癌男性死亡形式（占总数的 13%）。由于大多数死亡发生在 80 岁以上的男性中，因此与一些不那么常见的癌症相比，因为 PC 死亡所损失的生命年数很低。在全球范围内，2014 年 PC 夺走了 307 000 人的生命，而死亡率最高的地区是非洲南部和北欧。

20 世纪 70 年代和 80 年代，英国和美国的 PC 死亡率缓慢上升，在 1990 年达到每年 3% 的峰值。然而，在 1991 年，美国的死亡率开始以每年 2% 的速度下降。在英国，自 1992 年以来，粗死亡率略有上升，而标准化死亡率却一直在稳步下降。这可能是由于死亡证明的书写方式或对该疾病的治疗方式发生了变化，如对进展期前列腺癌更早的使用激素治疗或对局限性前列腺癌进行根治性治疗。

存活率

在过去的 30 年中，PC 的存活率一直在提高。发现更多的潜伏性、早期和缓慢生长的肿瘤对存活率具有有益的影响。同时，由于接受了更多的全面医疗保健，PC 患者的总体预期寿命也得到了改善。2011

年,确诊男性患者的 10 年生存率为 84%,而在 1971—1975 年确诊患者的 10 年生存率仅为 21%。诊断为转移性 PC 的男性患者的 5 年生存率已从 25% 提高到 35%[1]。

参考文献

1 Cancer Research UK. *Prostate cancer survival*. Available from: ℛ http://www.cancerresearchuk.org/health-professional/cancer-statistics/statistics-by-cancer-type/prostate-cancer#heading-Two

前列腺癌:预防

尽管在临床上很少发现 50 岁以下的男性患者,但是多达 32% 的男性在 40~49 岁之间会被检查出存在组织学 PC,这提示采取一定的预防策略是有必要的。

饮食和生活方式干预

尽管随机对照前瞻性试验很少,而且大多研究是小样本量,但越来越多的流行病学和实验数据支持饮食和生活方式干预。

- 高脂肪消耗:导致胰岛素和 IGF 的产生。在前瞻性队列研究中,富含饱和脂肪(如花生四烯酸、亚麻酸和 ω-6 脂肪酸)的饮食可促进体内 PC 细胞生长并增加罹患晚期 PC 的风险。肥胖男性通常具有较低的 PSA,但是一旦确诊后,肥胖患者的临床表现可能会更明显,治疗后更容易复发、转移,并且死于高级别病理类型或癌细胞远处转移的风险较高。

- 大豆制品:含有植物雌激素,包括异黄酮染料木黄酮。金雀异黄素是酪氨酸激酶受体的天然抑制剂,并抑制 PC 细胞的生长。与本土中国人相比,华裔美国人患 PC 的风险是其 24 倍,这可能是由于他们的饮食差异。

- 番茄红素:存在于煮熟的番茄和番茄制品中,认为可降低 PC 病情发展的风险并抑制前列腺癌细胞生长。

- 硒补充剂:在一项黑色素瘤预防试验中,已证明其(0.2mg/d=2 个巴西坚果)可减少患 PC 的风险。硒是抗氧化剂所需的微量元素。它在欧洲土壤中的浓度相对较低,可以使用脚趾甲碎片来测定其在体内的含量。研究表明,补充维生素 E 可减少芬兰吸烟者 PC 的发生率。它是一种抗氧化剂。然而,最近一项大型的前瞻性北美随机试验(SELECT)显示,单独使用或联合使用这些药物,均无降低风险的作用。

- 维生素 A(维 A 酸)和维生素 D:都能抑制 PC 细胞系的生长,但是维生素 D 受体多态性似乎使某些人容易患 PC。

- 石榴汁:对于高危疾病 RP 治疗后复发期间,石榴汁似乎可以减少 PSA 倍增时间。

- 绿茶:包含多酚、儿茶素和抗氧化剂化合物。一项针对超过65 000 名未经筛查的日本男性的队列研究,并对这些男性随访 14 年,观察到患 PC 的风险与摄入的绿茶量成反比。一项针对前列腺上皮内瘤变(PIN)男性患者的随机试验表明,每天随机服用 600mg 绿茶儿茶素的男性被诊断为继发性癌症的概率较低。

- 咖啡:饮用咖啡与预防 PC 和改善效果有关,尤其是每天饮用 4

杯未经过滤的咖啡,其中含有二萜类咖啡因和卡威醇以及已证明具有抗肿瘤活性的抗氧化剂。

- 欧洲癌症和营养前瞻性研究(EPIC)表明,食用蔬菜的人群(包括素食者)的 PC 发病率并未降低。相反,食用肉类的人群并没有表现出更高的患 PC 的风险。同一项研究确实表明,每周食用一份十字花科蔬菜(如西兰花)可将 PC 的发生率降低 40%。其他有益的饮食成分包括姜黄和黑胡椒。

- 运动:根据实验室和前瞻性队列研究,运动对 PC 的发展具有预防 / 保护作用。

研究表明 25%~40% 的 PC 患者正在接受某种形式的辅助治疗,这些患者认为这是有保护性的,大多数情况下都没有告知医生。但是这些产品通常缺乏有益的临床证据,有时甚至可能有副作用,如一种现已被停售的称为 PC-SPES 的“中草药”混合制剂,经常引起血栓栓塞。

输精管结扎术或性活动与 PC 之间没有明确的联系。研究表明,**早期性行为**会增加患 PC 的风险,而频繁手淫会降低其风险,但这些都需要临床证据来证明。

药物预防

抗雄激素

鉴于大多数 PC 最初都是雄激素依赖性疾病,因此对其预防的重点主要集中在抗雄激素上。虽然非甾体类抗雄激素药物具有不可接受的副作用,但 5α- 还原酶抑制剂(5ARI)可能是可行的药物预防剂。前列腺癌预防试验(PCPT)招募 18 000 名没有临床或生化证据证明 PC 和 PSA<3ng/ml 的男性[1]。这些患者随机接受安慰剂或非那雄胺 5mg,每天服用 5mg,疗程长达 7 年。如果发现这些患者 PSA 升高,直肠指检异常或在研究结束时会进行前列腺活检。在安慰剂和非那雄胺组中分别有 24% 和 18% 的受试者检测到 PC,这表明非那雄胺可将患 PC 的风险降低 25%。但是,在非那雄胺组中,Gleason 7+ 的癌症发生率明显更高。尽管这可能是由于 5α- 还原酶抑制剂对组织结构的影响或由于腺体收缩引起的选择性伪影,但尚未批准使用 5α- 还原酶抑制剂预防 PC 的许可。评估度他雄胺药物预防作用的 REDUCE 研究在 PSA 为 3~10ng/ml 且既往前列腺活检为阴性的男性人群中也获得了相似的结果[2]。表 7.10 比较了这两项研究。对这些数据的谨慎解释表明 5α- 还原酶抑制剂不会降低临床上有意义 PC 发生的风险。

二甲双胍

这种用于治疗 2 型糖尿病的相对便宜、无毒的口服双胍类药物可以预防和 / 或改善二甲双胍对前列腺癌和其他几种类型癌症干细胞的抑制作用所介导的结果。前瞻性研究正在进行中。

表 7.10　PCPT 和 REDUCE 研究的比较

	PCPT(2003):非那雄胺与安慰剂	REDUCE(2010):度他雄胺与安慰剂
招募人数;年龄	18 882;>55 岁	8 231;50~75 岁
患者特征	直肠指检正常;PSA<3ng/m	PSA 2.5/3.0~10ng/ml;6 个月前一次活检阴性
研究持续时间/方案驱动活检的时间	7 年/7 年	4 年/2 年和 4 年
癌症数/%	803(18)和 1 147(24) P<0.001	659(20)和 858(25) P<0.001
活检时 Gleason 评分 7~10 分的癌症(占所有检测出的癌症的比例)/%	280(37)和 237(22) P<0.001	220(33)和 233(27) P=0.81
在随后的根治性前列腺切除术中检出的 Gleason 评分 7~10 分的癌症(在活检中正确预测的比例)/%	31(70)和 19(50)	N/A

他汀类

他汀类药物是 3-羟基-3-甲基-戊二酰辅酶 A(HMG-CoA)还原酶抑制剂,是降低胆固醇水平和预防心血管事件的常用药物。他汀类药物可通过抑制 IGF-1 受体表达来诱导 PC 细胞凋亡和生长停滞。他汀类药物还可以减轻 PC 组织中的炎症。在一项以年龄在 40~79 岁的男性为基础的队列研究中,随访了 17 年,发现 634 名他汀类药物使用者中有 38 名被诊断为 PC,而 1 813 名非他汀类药物使用者中有 186 名(10%)诊断为 PC。在其他研究中,他汀类药物的使用显著降低了 PSA 升高、穿刺活检阳性和罹患高级别 PC 的风险,并且结果与他汀类药物使用的持续时间有关。在一项针对 7 042 名接受过治疗的 PC 患者的队列研究中,随访 4 年,结果显示他汀类药物或非甾体抗炎药的使用降低 PC 患者死亡的风险。

参考文献

1　Thompson IM, Goodman PJ, Tangen CM, *et al.* (2003). The influences of finasteride on the development of prostate cancer. *N Engl J Med* 349:215–24.

2　Andriole GL, Bostwick DG, Brawley OW, *et al.* (2010). Effect of dutasteride on the risk of prostate cancer. *N Engl J Med* 362:1192–202.

前列腺癌:病理学——腺癌

1536 年,威尼斯解剖学家 Nicolo Massa 首次描述 PC,大致同时期帕多瓦的 Vesalius 绘制出第一幅前列腺解剖图。1786 年,John hunter 证明,阉割幼小的雄性动物会阻止前列腺的生长。1817 年,George langstaff 在伦敦发表的一篇有关真菌线虫的论文中首次对 PC 进行了详细的描述。1853 年,J.Adams 首次对 PC 进行了组织学描写。在当时,由于人们的预期寿命较短并且检测方法也较落后,认为 PC 是一种罕见的疾病。

到目前为止,最常见的(>95%)原发性 PC 是腺癌,腺泡或导管上皮的一种腺上皮恶性肿瘤。缺乏基底细胞层,侵袭前列腺纤维肌间质的恶性细胞破坏了基底膜。从大体上讲,虽然存在产生的软的黏蛋白,但前列腺癌往往是硬质和白色的。膀胱尿路上皮癌可能会侵袭前列腺尿道,腺管或间质。前列腺**肉瘤**,其中最常见的是横纹肌肉瘤,很少见,多见于儿童。来自身体其他原发部位的转移癌很少见。

前列腺腺癌

大部分(75%)腺癌位于外周带,绝大多数(85%)是多灶性起源的。RP 标本中的平均病灶数量为 7 个。20% 发生在移行带靠前的部位,而 5% 出现在胚胎学上独特的中央区。肿瘤通过浅薄的前列腺包膜(在腺体的尖部和基底部不存在)由局部扩散到周围组织中,称该阶段为"局部进展性"。前列腺癌可能侵犯尿道括约肌,阴茎体,精囊或膀胱三角区(包括输尿管远端),但很少通过迪氏筋膜(Denonvillier's fascia)即腹膜会阴筋膜侵犯直肠。局部扩散通常沿着自主神经走行,即所谓的神经周围浸润。最常见的**转移**部位是闭孔窝、髂内、髂外、髂总动脉以及骶前区域的骨和淋巴结。肺、肝、睾丸和脑中的软组织转移较少见。骨转移瘤的特征是成骨性,很少为溶骨性。轴向骨骼(脊柱,肋骨和骨盆)最常见,其次是近端长骨、锁骨和头骨。

PC 是一种复杂的疾病,存在**遗传**、**形态学**、**异质性**等方面,并随着分期和肿瘤分级的增加而增加。在 90% 的 PC 和 70% 的 PIN 病变中都可以观察到表观遗传学变化如解毒酶 *GSTP1* 基因的高甲基化失活,提示这可能是癌变的早期事件。多达 50% 的 PC 患者携带 21 号染色体重排,从而导致雄激素依赖性蛋白酶 *TMPRSS2* 基因与 ERG 转录因子融合转位(然后前列腺癌自身成为雄激素依赖性)。据推测,这种"基因融合"重排可能是促成泌尿生殖系统肿瘤发生的早期启动步骤。常见的遗传变化包括体细胞内 16 号和 18 号染色体上等位基因的缺失，肿瘤抑制基因 *pTEN*（10q 染色体）、*MSR-1*（染色体 8p）和 *p53*（染色体 17p）的失活以及 *c-myc* 和 *bcl-2* 原癌基因的激活。越来越多的证据表明，前列腺基底上皮细胞的亚组可能具有致瘤性，同时认为该细胞是永生的、未分化的干细胞。

前列腺癌:病理分级

前列腺腺癌的病理分级采用 Gleason 评分系统(图 7.5),该系统由 Minneapolis 市病理学家 Donald Gleason 博士于 1966 年提出。使用低倍镜观察,腺癌根据腺体的分化程度分为 1~5 级。由于大多数 PC 是多灶点的和异质性的,因此可以通过将两种代表肿瘤的主要和次要组织类型等级评分相加得到 2 到 10 之间的分数。如果仅观察到一种组织学类型,则将该等级加倍以便给出该分数。该系统适用于对细针穿刺活检,TURP 和 RP 的标本进行分级。

认为 Gleason 评分的总分为 2~6 时属分化较好的;7 属中等分化的,8~10 属低分化的。在实际的临床工作中,有 75% 的 PC 等级为 6 或 7,<5% 的等级为 2~5,而 20% 的等级为 8~10。认为 Gleason 总分 8~10 是**高级别**,但是因为病理组织学分类评分 4 的存在,通常认为 7 分才具有 "临床意义"。在专家级病理科医生中,镜检者之间的 Gleason 评分具有良好的可重复性。但是,PC 患者穿刺活检的分数很少 <3+3=6,因为很少会观察到 1 级和 2 级。在 30%~40% 的病例中,穿刺活检得分低于随后的 RP 样本的得分,而穿刺活检评分过高的情况并不常见(5%)。如果看到少数病理组织学分类 5 的病理分化,病理科医生将在其报告中将其称为第 3 级,因为与没有该组织学类型的 Gleason 评分相比,其预后较差。

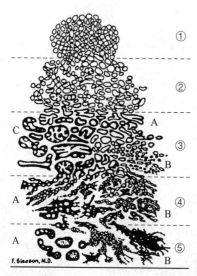

图 7.5 前列腺癌 Gleason 分级系统的示意图。等级取决于前列腺的结构及其与基质平滑肌的关系

表 7.11　公认的 Gleason 评分的五级简表

级别分组	Gleason 评分	描述
1 级	3+3=6	仅单个离散的、结构良好的腺体
2 级	3+4=7	以结构良好的腺体为主,其次是结构不良的、融合的或筛状腺体
3 级	4+3=7	以结构不良、融合或筛状腺体为主,而结构良好的腺体较少
4 级	4+4、3+5 和 5+3=8	仅为形态不佳的、融合的或筛状腺体;或主要形态良好但有部分未分化的腺体;或主要是未分化但有较少形态良好的腺体
5 级	4+5、5+4=9 和 5+5=10	未分化的腺体或者有组织坏死的腺体,有或没有形态不佳的、融合的或筛状腺体

获 Elsevier 授权摘自 Epstein, Zelefsky, Sjoberg et al 'A contemporary prostate cancer grading system: a validated alternative to the Gleason score' (2016) *European Urology* 69(3):428-35.

- 组织学类型分级 3:大小和形状各异的独立腺体单位,浸润在非肿瘤性腺泡中;学者认为多数临床意义不大,无转移能力;有争议的是,有学者质疑该组织学类型是否应该被称为癌!
- 组织学类型分级 4:腺体有融合、筛状、肾小球状或非管腔性亚型。
- 组织学类型分级 5:无腺体分化;实性片状、索状和粉刺样癌(中央坏死)。

在 2016 年,WHO 将 Gleason 分数简化分为 5 个"级别分组"(表 7.11)。

Gleason 评分(以及现在的级别分组)的重要性在于,Gleason 评分与患者的预后、分期密切相关,进而可以更好地管理患者。事实上,在进行根治性治愈治疗之后,Gleason 评分仍然是最重要的预后指标。2016 版系统的优点是患者更容易理解。

一些患有低级别肿瘤的男性会在数年后会发展为高级别肿瘤。这可能是由于高级别肿瘤细胞的克隆扩增,而不是低级别肿瘤细胞的去分化。通常,大容积肿瘤(如多灶性原发性 PC 中的"标志"的肿瘤)比小容积肿瘤更有可能是高级别肿瘤,但偶尔会出现例外。

当用 Gleason 评分对已经接受过一定干预措施包括放射治疗和去势治疗的癌组织评分时要特别小心。学者们认识到,用雄激素剥夺治疗后的 PC 癌组织类型存在和 Gleason 评分为 8~10 的癌组织类型相似的变化。使用 5α- 还原酶抑制剂(5ARI)治疗 BPH 可能会对腺体中存在的癌组织的 Gleason 评分产生不利影响。因此,病理科医生希望了解相关的临床治疗方法的细节,并且不愿为此类患者提供 Gleason 评分。

尽管在该分级系统中涉及细胞学特征,但需要腺泡基底细胞缺失才能诊断,包括基底细胞标记物 p63(肿瘤抑制基因 p53 的同源物)和细胞角蛋白 34βE12 免疫组织化学染色缺失。此外,病理科医生在 PC 和 PIN 中常规使用过表达的 α- 甲基酰基辅酶 A 消旋酶(AMACR,或简称消旋酶)阳性染色来辅助诊断。

与 Gleason 评分一样,肿瘤分期和 PSA 水平也是 PC 的独立预后指标。

前列腺癌：分期和影像学检查

采用 TNM 分期的前列腺癌分期。［TNM 分期系统详见 www.uicc.org 中的临床（前缀 c）或病理类（前缀 p）］

通过直肠指检、影像学检查（TRUS、MRI）或根治性前列腺切除术（RP）标本检查来评估 **T 分期**（图 7.6）。目前影像的分辨率还不能准确的发现前列腺外扩散的微小病灶。在 TRUS 上仅可检查出 60% 的癌症，并且仅 40% 的 pT3 肿瘤会被检测到。

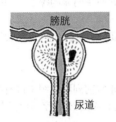

T1
早期（不可触及）前列腺癌，仅在 TURP 或针刺活检标本中显微镜检时发现

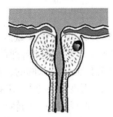

T2
早期（可触及）前列腺癌——仍局限在包膜内

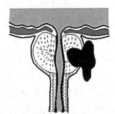

T3
局部进展性前列腺癌——侵犯前列腺周围脂肪或精囊

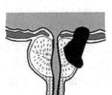

T4
局部进展性前列腺癌——侵犯膀胱、直肠、阴茎尿道或骨盆侧壁

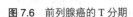

图 7.6　前列腺癌的 T 分期

近年来,**多参数磁共振成像**(mpMRI)应用在诊断准确性和 T 分期方面的发展大大改善前列腺影像学。使用的三项参数是 T2 加权成像(解剖学),弥散加权(水分子运动与细胞密度相关)和钆对比剂的动态对比增强(血管生成)。放射科医生使用前列腺影像报告和数据系统(PI-RADS)系统对可疑区域(ROI)进行评分,评分范围从 1 到 5,病理类型范围从良性肿瘤到高级别癌。现在,大多数英国泌尿科医生都在对可疑 PC 进行活检之前都进行 mpMRI 检查。使用这项技术,针对 ROI 的活检比传统活检的准确率高 20%。

对于检测前列腺前部和尖部病变 mpMRI 特别有帮助,而系统穿刺活检在对这些部位取样时存在腺体样本不足。但是,在 PIRADS 1~2[1] 的病例中,有 5%~25% 的患者可能观察不到明显的癌变,因此许多泌尿科医生建议在这种情况下继续进行活检。

在 RP 中发现的较高病理分期(即 pT3 疾病)也可以通过以下方式预测:

- 活检阳性率更高(>66%)。
- 活检组织中癌细胞侵入脂肪(正常前列腺组织中没有脂肪)。
- 如果精囊受累风险较高,可能影响后续治疗,则可以进行精囊活检。
- 前列腺癌细胞有周围神经浸润。

可以通过影像学检查(通常为 MRI)或组织学检查来评估 N 和 M1a 分期。盆腔淋巴结清扫术是评估 N 分期的金标准,即使在前列腺活检显示单侧癌的情况下,盆腔淋巴结清扫也应是双侧的,因为此类病例中多达三分之一的患者存在对侧淋巴结阳性。在进行 RP 时,这通常涉及闭孔窝淋巴结清扫术(OLND)。由于低风险患者的转移灶风险小于 10%,因此当前欧洲泌尿外科学会指南不推荐这些患者进行 OLND。相反,扩大盆腔淋巴结清扫术(EPLND)成为中高危患者的标准方案;一项针对高危病例实施 RP 的研究表明,<40% 的患者将通过 OLND 校正分期。EPLND 包括髂外、髂内和髂总分叉淋巴结;甚至连骶前淋巴结也有 9% 呈阳性。关于 EPLND 的潜在治疗价值的争议不断,一些研究认为其与改善无生化复发的生存期(BRFS)相关,并提出清扫阳性淋巴节的数目与癌症特异性生存期(CSS)相关,而其他研究则没有发现出这种相关性。已经发表一项预测 EPLND 淋巴结浸润风险的列线图[2]。

- MRI 或 CT 扫描可以显示肿大的淋巴结;放射科医生报告最大直径 >8mm 的淋巴结。然而,大于该直径的淋巴结通常不包含肿瘤,而正常大小的淋巴结中也可能存在微转移。敏感度范围为 0%~70%,阳性预测值仅为 50%。在实践中,MRI 盆腔成像仅限于中高危患者(cT3 或 PSA>10 或 Gleason≥7)。
- 学者对应用[11C]-胆碱 PET/CT,特别是[68Ga]前列腺特异性膜抗原(PSMA)PET/CT 改善 N 和 M1a 分期很有兴趣,特别是在进行根治治疗后 PSA 水平升高但仍 <5ng/ml 时。目前,成本限制了这项技术的广泛使用,在英国,每次扫描的费用约为 1 400 英镑。

- *M1b/c* 期可通过体格检查、影像学检查(MRI 或同位素骨扫描、胸部 CT、肝脏超声)和生化检查[包括肌酐和碱性磷酸酶(在 70% 的骨转移患者中升高)]进行评估。骨髓 MRI 成像比同位素骨扫描更敏感。在临床实践中,除非组织穿刺活检的 Gleason 评分≥4+3=7,PSA>20ng/ml 或有临床指征(发现有远处转移的概率 >5% 时),否则不需要进行骨成像。PSA>100ng/ml 可预测几乎 100% 存在转移灶。

参考文献

1 Ahmed HU, El-Shater A, Brown L, *et al.* (2017). Diagnostic accuracy of multi-parametric MRI and TRUS biopsy in prostate cancer (PROMIS): a paired validating confirmatory study. *Lancet* **389**:815–22.

2 Briganti A, Larcher A, Abdollah F, *et al.* (2012). Updated nomogram predicting lymph node invasion in patients with prostate cancer undergoing extended pelvic lymph node dissection: the importance of percentage of positive cores. *Eur Urol* **61**:480–7.

前列腺癌：临床表现

自从 20 世纪 80 年代后期开展血清 PSA 检测以来,大多数新患者在肿瘤未发生转移时就能确诊。下面列举的是按疾病阶段临床分期分组的各个阶段的临床表现。

局限性前列腺癌(T1~2)

- 无症状,仅表现为血清 PSA 升高或异常升高、直肠指检发现偶然异常。
- 由于其他原因就诊,在 MRI 或 PET-CT 上偶然发现前列腺异常。
- 下尿路症状(在大多数情况下,由并存的 BPH 引起 BOO)。
- 血精症。
- 血尿(大多数情况下是由并存的 BPH 引起)。
- 会阴部不适或排尿不适(可能是由同时存在前列腺炎引起)。

局部进展期非转移性前列腺癌(T3~4N0M0)

- 无症状;仅表现为血清 PSA 升高或异常升高的、直肠指检发现偶然异常,也可从影像学中检查出来。
- 下尿路症状。
- 血尿症状。
- 会阴部不适或排尿不适。
- 输尿管梗阻引起的肾衰竭 / 无尿症状。
- 阴茎异常勃起(罕见)。
- 直肠梗阻(罕见)。

转移性前列腺癌(N1 或 M1a,b,c)

- 无症状("隐匿性疾病");仅表现为血清 PSA 升高或升高的、偶然异常的直肠指检,也可从影像学中检查出来。
- 经活检确诊的淋巴结转移(如颈部,腹股沟)。
- 由于淋巴管堵塞而导致下肢肿胀。
- 骨痛,病理性骨折。
- 厌食症,体重减轻。
- 下肢神经症状 / 体征(脊髓受压)。
- 贫血;出血倾向(凝血障碍)。
- 呼吸困难,黄疸。

关于直肠指检的注意事项

由于大多数 PC 起源于前列腺的外周带和底部,因此在直肠指检的临床诊治过程中应该可以经直肠指检触诊发现前列腺异常结节者。异常直肠指检的定义为不对称、活动性小的和凹凸不平的肿块。大约 50% 的异常直肠指检与 PC 相关,其余由良性前列腺增生,前列腺结石,慢性前列腺炎或放射治疗后改变引起。由直肠指检诊断出的癌症中,仅有 40% 是局限在器官内没有发生转移的。存在"正常"PSA (<4.0ng/ml) 的直肠指检异常的患者最后确诊为 PC 的概率为 30%,这一事实强调了其在临床实践中的重要作用。

前列腺癌：筛查

筛查的定义是"系统地进行一项检测或询问，以便识别出有充分风险的某种特定疾病的个体，保证进一步检查或直接采取预防措施，而这些个体中未因为某种疾病的症状而寻求医学关注"（英国国家筛查委员会，2001 年）。

作为对英国乳腺癌筛查计划导致恶性程度低的乳腺疾病过度治疗批评的回应，目前这一定义已修改如下："筛查是确定可能患有某种疾病或身体状况表面上健康的人群过程。然后可以为上述人群提供信息，通过进一步的检查和适当的治疗，以降低其风险和／或疾病或状况引起的任何并发症。确保正确考虑筛检的好处和缺点很重要"（英国国家筛查委员会，2014 年）。

适用于 PC 筛查的合适候选检测是血清 PSA。

通过早期筛查和治疗，使用 PSA ± 直肠指检对 50 至 70~75 岁年龄段的男性人群进行筛查可显著降低 PC 死亡率和发病率。建议筛查者说，这些可接受且相对便宜的评估将发现具有临床意义并且可治愈的（局限性）疾病。筛查诊断与因症状而进行的临床诊断之间的领先时间估计为 9~12 年，应该能够足够诊断和治愈更多的局限性前列腺癌。然而，由于 PSA 的特异度低（40%）且潜伏性 PC 的患病率很高，因此反对筛查的学者认为许多男性会遭受不必要的焦虑，活检，过度诊断和过度治疗。除此之外，这种筛查会提高发病率，并增加大多数发达国家已经负担过重的卫生保健系统的费用。数学模型表明，与 70 岁或 80 岁的男性相比，60 岁的男性很少会被过度诊断，年轻的男性在预期寿命方面会获得更多的好处。

从学术角度来看，前列腺癌筛查时不能满足 Wilson 和 Jungner 在 1968 年提出的十项筛查标准中的一些标准，包括进行高敏感性和特异性的检测以及对疾病自然史的清晰理解。

2009 年发表关键性的欧洲和北美随机试验的结果：欧洲前列腺癌筛查随机试验（ERSPC）和美国前列腺癌、肺癌、结直肠癌和卵巢癌筛查（PLCO）试验[1,2]。癌症特异性生存（CSS）是这两项试验中关键的结果指标。尽管在 ERSPC 中 8 年的平均随访显示，筛查组的癌症特异性生存优势优于对照组，但在 PlCO 试验中两组之间没有差异。即使具有癌症特异性生存期优势，ERSPC 得出的结论是挽救一位生命所需的（男性）人数［需要治疗的人数（NNT）］为 48 名男性，因此特别强调了对过度治疗的担忧。有趣的是，ERSPC 的瑞典子集（平均随访 14 年）报告说，筛查组的癌症特异性生存优势为 40%，NNT 降至 12[3]。这表明筛查从长远看来的益处还是不错的。尽管如此，2011 年 Cochrane

随机试验的荟萃分析得出结论, PSA 筛查没有癌症特异性生存优势。ERSPC 进行了更新, 平均随访 11 年——调整了不依从性, 筛查组中的癌症特异性生存降低了 29%, 挽救一位生命所需的检测(癌症)数量即 NND 已降至 33。ERSPC 还报告, 在随访 11 年后, 筛查组的转移率减少 30%[4]。

英国的一项多中心试验 ProTecT 在 1999—2009 年之间招募 82 500 名年龄在 50~69 岁之间的男性, 其中 2 664 名 PSA<20ng/ml 的男性被诊断为临床局限性前列腺癌。其中, 有 1 643 名患者被随机分配到 RP 组, RT 组或"主动监测"组, 而与肿瘤级别无关。在中位随访 10 年时, 记录 17 例 PC(1.03%)死亡, 在三组中统计结果均相同[5]。但是, 与任何一个治疗组相比, 监测组的转移进展的发生率是前者的两倍, 这表明随着随访时间的延长, 监测组和治疗组之间可能会出现生存差异。同样值得注意的是, 试验开始时制定的监测政策比现在的主动监测更为宽松, 因此进展中的疾病很容易错过有效治疗。

目前, 在英国对 PC 筛查计划的支持很少。卫生部推荐无症状男性在要求接受 PSA 筛查检测之前应得到医疗咨询(见后文)。这构成 2002 英国国民健康服务(NHS)前列腺癌风险管理项目的基础, 并于 2016 年进行修订, 可通过以下网站获取: https://www.gov.uk/government/publications/prostate-cancer-risk-management-programme-psa-test-benefits-and-risks。

参考文献

1 Schröder FH, Hugosson J, Roobol MJ, et al. (2009). Screening and prostate-cancer mortality in a randomized European study. *N Engl J Med* **360**:1320–8.

2 Andriole GL, Grubb RL, 3rd, Buys SS, et al. (2009). Mortality results from a randomized prostate-cancer screening trial. *N Engl J Med* **360**:1310–19.

3 Hugosson J, Carlsson S, Aus G, et al. (2010). Mortality results from the Göteborg randomised population-based prostate cancer screening trial. *Lancet Oncol* **11**:725–32.

4 Schröder FH, Hugosson J, Roobol MJ, et al. (2012). Prostate cancer mortality at 11 years of follow-up. *N Engl J Med* **366**:981–90.

5 Hamdy FC, Donovan JL, Lane JA, et al. (2016). 10-year outcomes after monitoring, surgery or radiotherapy for localized prostate cancer. *N Engl J Med* **375**:1415–24.

前列腺癌：前列腺特异性抗原

有关血清前列腺特异性抗原(PSA)检测的介绍，请参阅第 3 章。在 20 世纪 80 年代末开发出商用血清 PSA 分析之前，PC 的唯一血清标志物是酸性磷酸酶。这对转移至骨骼的前列腺癌具有高度特异性，但在检测较低进展前列腺癌时缺乏敏感性，在 >20% 的骨转移前列腺癌患者中是正常的。在 PSA 时代之前，大多数前列腺癌患者在确诊时病情都已经发展为无法治愈的癌症晚期。尽管 PSA 在筛查中的使用仍存在争议，但 PSA 彻底改变前列腺癌的诊断和管理。表 7.12 显示了 PSA 和直肠指检对系统活检中前列腺癌诊断的预测值。

一款先进的在线前列腺癌预测工具，该工具考虑到家族史、下尿路症状、种族和既往穿刺阴性史，可通过以下网址获取：http://www.prostatecancer-riskcalculator.com/seven-prostate-cancer-risk-calculators.

除将血清 PSA 用作诊断 PC 的血清标志物外，血清 PSA 还可帮助于 PC 患者的分期，咨询和监测。通过使用统计派生的列线图和人工神经网络，PSA 检测联合临床(直肠指检)T 分期和 Gleason 评分一起用于预测肿瘤病理分期和根治性治疗后的结果。这里有些证据：

● 尽管小部分低分化肿瘤不能表达 PSA，但 PSA 通常随肿瘤的分期进展和肿瘤体积增大而增加。

● 单次 PSA≤1.0ng/ml，60 岁时 PC 死亡的风险为 0.2%，85 岁时罹患 PC 并转移的风险为 0.5%。

● 在 5α- 还原酶抑制剂(5ARI)治疗 BPH 后，若 PSA 从其最低点开始升高，应明确是否存在 PC 和考虑进一步活检。

● 如果 PSA>10ng/ml，则 >50% 的患者患有前列腺外转移灶。

● 如果 PSA<20ng/ml，则 <5% 的患者发生闭孔淋巴结转移，只有 1% 的患者通过同位素骨扫描存在骨转移。

● 如果 PSA>50ng/ml，则有 66% 的患者存在淋巴侵犯，90% 的患者存在精囊侵犯。

● 对于仅局限于腺体内并未发生转移的肿瘤，在 RP 治疗后应检测不到 PSA(在许多实验室中 <0.01ng/ml)。

表 7.12　PSA 和直肠指检对 TRUS 活检诊断前列腺癌的预测价值

PSA/(ng/ml)	0.1~1.0	1.1~2.5	2.6~4.0	4~10	>10
直肠指检正常 /%	10	17	23	26	>50
直肠指检异常 /%	15	30	40	50	>75

表 7.13　除前列腺癌外引起 PSA 升高的疾病

PSA 升高的原因	轻微升高 <1.0ng/ml	中度升高 1.0~20ng/ml	明显升高 20~100ng/ml
良性前列腺增生	√	√	
尿路感染		√	√
急性前列腺炎		√	√
慢性前列腺炎	√	√	
留置／插入导尿管		√	
活检和 TURP		√	√
射精和剧烈运动	√	√	

- RP 后 PSA 升高比转移性灶提前平均 8 年。80% 的转移性前列腺癌患者在开始雄激素剥夺治疗后的 4 月内 PSA 降至正常水平;在开始激素治疗后的平均 18 个月内 PSA 开始升高,提示疾病进展。

PSA 是前列腺组织特异性的,而不是前列腺癌特异性的标记物。表 7.13 显示了血清 PSA 升高的其他原因,其中最常见的是良性前列腺增生。

如果存在感染或使用医疗器械刺激腺体的情况下,应在事件发生后至少 28 天再检测 PSA,以免产生假阳性结果,否则可能导致不必要的焦虑。理想情况下,不应在射精或剧烈运动两天内检测 PSA。一些研究并未观察到正常直肠指检时 PSA 值会发生显著变化。

前列腺癌：PSA 衍生物和动力学

游离 PSA/ 总 PSA（F：T）比值的测定可提高总 PSA 的特异性，因为男性 PC 患者的比值低于男性良性前列腺增生的患者。这可能有助于决定是否对先前病理活检为良性的患者进行重新影像学检查或重新活检。虽然总体而言，直肠指检正常且 PSA 为 4~10ng/ml 的男性患 PC 的风险为 25%（表 7.12），但如果 F：T 比值为 10%，则该风险上升至 60%，而如果 F：T 比值 >25%，则下降至 10%。F：T 比值在总 PSA 范围在 2.5~4ng/ml 内也可能有用。慢性前列腺炎也可能导致 F：T 比值降低。该检测的一个重要局限是游离 PSA 的不稳定性。血清必须在 3 小时内测定或在 −20℃ 下冻存；否则，游离成分减少并且报告的比值较低，可能导致不必要的穿刺活检。

已研发出在首次活检之前采用血清分析的测量 4K 评分和 "前列腺健康指数"（phi）[1]{phi=（[−2]proPSA/fPSA × $\sqrt{tPSA}$）Beckmann Coulter 联合分析法}，尽管研究称为比总 PSA 的准确性更高，但尚未确立其在临床实践中的地位。4K 评分基于四种激肽释放酶和临床资料；该分数与 20 年后发生高级别病变的风险和转移的可能性相关。phi 得分 <30 表示在活检中诊断为 PC 的可能性为 25%，而 40~49 分表示活检结果为阳性的可能性为 50%。在英国，前列腺 mpMRI 在首次活检之前已广泛使用，而不是使用这两种产品中的任何一种。

由于体积较大的良性前列腺是 PSA 轻度升高的最常见原因，因此需要考虑前列腺的体积。血清总前列腺特异性抗原值与前列腺体积的比值 = 前列腺特异性抗原密度（PSAD）。已经提出了各种不同密度值用来提高总 PSA 在预测通过活检诊断 PC 的特异性，如 >0.15。如果确诊为 PC，则 PSAD>0.19 时可预测 50% 的病例中存在 pT3 和高级别病变。如果确诊时的 PSAD>0.15，也预示着接受主动监测患者 PC 的早期进展。

发生血清 PSA 的短期变化，其原因可能是技术上的或生理上的。从长期来看，由于 BPH 引起的 PSA 缓慢上升（每年 <0.3ng/ml），而由于 PC 引起的则上升更快。每年的增长率是前列腺特异性抗原速率（PSAV）。尽管目前在未经治疗的男性中使用 PSA 速度存在争议，但一项标志性的研究还是在 1992 年提出 PSA 速度的概念。该研究表明，在 4~10ng/ml 的 PSA 范围内（至少相隔 6 个月进行 3 次测量），每年 PSA 增加 >0.75ng/ml 有 95% 的可能与数年后诊断 PC 有关。未罹患癌症男性只有 5% 表现出这样的速度[2]。每年 >20% 的 PSA 速度也应建议进行活检，但是较慢的速度并不能排除癌症的存在。学者提出，根治性治疗 PC 前一年的 PSA 速度 >2ng/ml/y 与较差的癌症预后有关。

PSA 倍增时间(PSADT)是 PSA 倍增所需的时间。PSA 倍增时间的计算公式为:$PSADT=log2×dT/(logB−logA)$,其中 A 和 B 分别是初始(A)和最终(B)PSA 测量值,而 dT 是两次 PSA 测量值日期之间的时间差。

PSADT 可能是预测 PC 存在或预估疾病进展速度的最佳指标。几次连续测量可降低混杂的生理变异性。不总是容易计算,PSADT 可通过以下网址获得:http://nomograms.mskcc.org/Prostate/PsaDoublingTime.aspx

PSADT 用于推动 PC 治疗后的临床管理。Johns Hopkins 的研究证实,在对经历前列腺癌根治术后生化复发(BCR)的 379 名患者进行中位数为 10 年的随访,PSADT 与癌症特异性生存(CSS)相关。显著的危险因素包括 PSADT≤3 个月,Gleason 评分 >7 和 BCR 时间≤3 年。如,PSADT<3 个月患者的中位生存期为 6 年;如果患者的 Gleason 分数 >7,则中位生存期减少到只有 3 年。相反,没有上述危险因素的患者的 CSS 为 100%。这些患者中有 21% 死于 PC 而 6% 死于其他原因。只有 15% 的 PC 死亡患者的 PSADT≤3 个月,而大多数(60%)的死亡患者的 PSADT 为 3~9 个月。大于 15 个月的 PSADT 更有可能因竞争性其他疾病原因而死亡[3]。

临床实践中 PSADT 的其他示例包括:<5 年时对 PC 的怀疑增加。<3 年通常会推荐患者主动接受主动监测治疗;≤6 个月应推荐根治性治疗后进行激素治疗。

参考文献

1 Loeb S, Catalona WJ (2014). The Prostate Health Index: a new test for the detection of prostate cancer. *Ther Adv Urol* **6**:74–7.

2 Carter HB, Pearson JD, Metter EF, *et al.* (1992). Longditudinal evaluation of prostate specific antigen levels in men with and without prostate disease. *JAMA* **267**;2215–20.

3 Freedland S, Humphreys EB, Mangold LA, *et al.* (2007). Death in patients with recurrent prostate cancer after radical prostatectomy: prostate specific antigen doubling time subgroups and their associated contributions to all-cause mortality. *J Clin Oncol* **25**:1765–71.

前列腺癌：PSA 检测前咨询

在向**无症状**的男性提供血清前列腺特异性抗原（PSA）检测和直肠指检之前，必须进行咨询，特别是要强调检测结果异常时的潜在缺点。必须权衡这些因素与在没有这些评估的情况下更早诊断出具有临床意义前列腺癌的潜在益处。目前尚无明确证据表明通过筛查 PC 会获益（详见前文"筛查"小节）。这构成英国卫生部国民健康服务（NHS）前列腺癌风险管理计划（2016）的证据基础，其中只有要求进行检测并且得到恰当的咨询的男性才应该进行测试。在有症状的患者检查时，这种临床咨询就不那么重要，因为 PC 的诊断可能会改变其临床治疗。但是，在考虑进行 PSA 检测时，应告知所有患者。

在为**无症状**男性提供临床 PSA 检测咨询时，应注意以下几点：

- 在接受筛查的男性中，只有不到 5% 的男性会发现癌症。
- PC 筛查的获益仍存在争议。
- 敏感度为 80%——可能出现假阴性结果；无法测出 PSA 水平可以排除 PC。
- 特异度为 40%~50%——可能会产生假阳性结果；年龄相关的良性前列腺增生和泌尿系感染是最常见的原因。
- 前列腺 MRI 检查可能引起痛苦 / 幽闭恐惧症。
- 前列腺活检引起不适感（尽管局部麻醉），并且有败血病或大量出血的风险，每种并发症发率为 0.5%。
- 前列腺活检可能会漏诊癌。
- 可能需要推荐重复穿刺活检［存在前列腺上皮内瘤变（PIN）、非典型小腺泡增生（ASAP）、持续的临床疑诊、MRI 发现异常或血清 PSA 值升高］。
- 治疗可能为非必需性的。
- 治疗可能无法治愈。
- 与治疗相关的发病率可能导致生活质量降低。

前列腺癌：分子诊断和预后指标

鉴于 PSA 的局限性，目前正在进行相当大的努力，以在直肠指检后在血清和首次排尿中识别出更好的诊断和预后标志物。这些标记物大多数是前列腺癌组织中过度表达或表达降低基因的 RNA 或蛋白质产物。目前商业上更多的样本试剂盒用于前列腺 MRI 扫描未普及的卫生系统中（反之亦然）。

诊断基因组标记

● SelectMDx®：是尿液中的前列腺分泌物的生物标记物检测方法，结合临床参数，可测量 *HOXC6* 和 *DLX1* 基因信使 RNA 的表达。研究认为 SelectMDx® 可以准确预测高级别 PC 的存在，具有 98% 的阴性预测值，因此临床实用性主要集中在建议患者是否进行初次穿刺活检。

● 锯齿状同源异型盒蛋白 2（EN2）：是一种转录因子，在男性的前列腺癌细胞系中表达和前列腺癌患者可分泌到尿液中。收集直肠指检后尿液，并通过酶联免疫吸附测定（ELISA）测量 EN2 蛋白。一项对 82 位 PC 男性和 102 位对照男性的研究表明，尿液中 EN2 的存在可高度预测 PC，其敏感度为 66%，特异度为 88.2%。与 PSA 水平无关。有必要进行一项大型的多中心研究，来进一步评估 EN2 的诊断潜力[1]。

● β- 微精蛋白（MSMB）：位于染色体 10q 上，可调节细胞凋亡；使用全基因组关联研究，*MSMB* 启动子中的 rs10993994 单核苷酸多态性与发生 PC 的风险有关。可以检测良性和恶性前列腺组织、尿液和血清中的 MSMB 表达。前列腺癌患者的前列腺组织和尿液中的 MSMB 水平大大降低。在所有 Gleason 分级的男性前列腺癌患者中，尿 MSMB 在区分男性前列腺癌方面优于尿 PSA。MSMB 的表达与前列腺癌的临床进展平行，并且调整后的血清 MSMB 的水平与前列腺癌风险相关[2]。因此临床应用可能会用来建议患者是否进行初次穿刺活检。

● 前列腺癌抗原 3（PCA3）：尽管其功能尚不清楚，但在 95% 的 PC 中过表达。商业名为 Progensa®，可以从尿沉渣中扩增和检测 RNA 转录物。与仅接受血清 PSA 检测的男性相比，已经进行过一次阴性活检的男性 PC 诊断的特异性得到改善，尽管在建议患者是否接受重复活检时，无论 PSA 变化如何，50%~60% 的敏感度（即假阴性结果至少 40%）仍然是一个问题。通过将 PCA3 的检测与其他分子靶点的检测结合使用，探索潜在的提高敏感度的研究，如 *TMPRSS2-ERG* 融合转录检测正在进行中。

● ConfirmMDx®：评估组织中三个基因的 DNA 超甲基化，包括还原酶谷胱甘肽硫转移酶 P1（GSTP1）（*GSTP1* 是前列腺癌基因中最常见的表观遗传异常，在 90% 的前列腺癌和 70% 的前列腺上皮内瘤变中失活）和临床信息。ConfirmMDx® 用于首次穿刺活检为阴性的患者是否建议再次进行活检的评估方法。

预后基因组生物标志物

这些是可用于从穿刺活检组织获得预后信息检测基因突变的基因组合（gene panel）：

● OncotypeDX®：基因组前列腺评分是基于 17 个基因的基因组合，使用多种遗传通路检测来预测根治前列腺切除术有助于病理学的可能性。OncotypeDX® 目前正在使用中，特别是在美国，用于建议对明显的低风险 PC 患者进行主动监测。

● Prolaris®：基于 31 个细胞周期进程基因的检测。已发表与根治性前列腺癌术后观察等待和生化复发后前列腺癌死亡率的相关性研究，可用于在上述情况下的治疗决策。

● Decipher®：在根治性前列腺癌组织标本上检测 22 种 RNA 生物学标志物的表达，这些标志物涉及与侵袭性前列腺癌相关的多种分子通路。Decipher® 可以明显预测 5 年内转移的风险，因此可以决定患者是否需要辅助性放射治疗。

参考文献

1 Morgan R, Boxall A, Bhatt A, *et al.* (2011). Engrailed-2: a tumour specific urinary biomarker for the early diagnosis of prostate cancer. *Clin Cancer Res* **17**:1090–8.

2 Sjöblom L, Saramaki O, Annala M, *et al.* (2016). Microseminoprotein-beta expression in different stages of prostate cancer. *PLoS One* **11**:e0150241.

前列腺癌：经直肠超声检查和穿刺活检

前列腺癌（PC）诊断的最常见方法是经直肠超声检查（TRUS）引导经直肠穿刺活检（图 7.7）或（越来越多）经会阴穿刺活检。TRUS 使用测量直径为 1.5cm 的 7.5mHz 双剖面直肠探头对前列腺和精囊进行成像。经直肠超声可观察到前列腺腺体内的外周带 / 移行带，囊肿和钙化。尽管大多数 PC 是等回声的并且无法识别，但外周带的低回声和高回声病变可能是由于 PC 或炎症引起的。也可以通过比较精囊的不对称性进行识别。

仅用于 TRUS 的适应证

- 估计前列腺体积值［cm³］= 前后距离（cm）× 宽度（cm）× 矢状长度（cm）× 0.52。
- 男性无精症引起的不育症，探查是否因结石或米勒管（Müllerian duct）囊肿引起精腺囊和射精管梗阻造成的。
- 怀疑前列腺脓肿。
- 检查慢性盆腔疼痛病因，探查前列腺囊肿，脓肿或结石。

TRUS 穿刺活检的适应证

- 直肠指检异常和 / 或 PSA 升高 *。

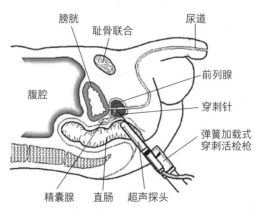

图 7.7　经直肠超声检查（TRUS）。将超声探头插入直肠后以便引导活检穿刺针到正确的位置，进而可以从前列腺的不同分区进行多个核芯针穿刺活检

---

　　* 前列腺癌也可通过临床（无组织学）或经尿道前列腺切除术（TURP）的组织学诊断。例如，可能没有必要在开始姑息性激素治疗前对一个不规则、质地坚硬腺体且 PSA>100ng/ml 的体弱老年男性，或对于伴有严重下尿路症状 / 尿潴留的膀胱出口梗阻需要 TURP 的患者进行活检。

- 前列腺 mpMRI 异常。
- 既往的活检显示多灶性 PIN 或 ASAP。
- 既往的活检正常,但 PSA 升高且直肠指检异常或 mpMRI 异常。
- 既往的活检显示低风险的局限性 PC。
- 作为低风险的局限性 PC 主动监测的一部分。
- 如果正在采用挽救治疗,则在治疗后可确认是否存在有活力的前列腺癌组织。

2014 年英国国立临床规范研究所(NICE)前列腺癌指南(可通过以下网址获取:www.nice.org.uk/guidance/CG175)强调讨论穿刺活检的风险和益处以及个体危险因素的重要性,并让患者在手术之前有足够时间进行决策。

患者通常会觉得穿刺活检过程不舒服,甚至有些痛苦。整个过程大约需要 5 分钟,并在门诊接受局部麻醉下进行穿刺。金标准是在超声引导下在前列腺周围注射 10ml 1%~2% 利多卡因。选择肛周三硝酸甘油酯(GTN)膏剂或吸入一氧化二氮 / 空气(entonox®)的效果较差。在插入穿刺针之前必须先进行直肠指检。使用沾有碘水溶液的海绵棒消毒清洁直肠壁可降低因经直肠穿刺活检后引起脓毒症的风险。在手术前至少 30 分钟(经典做法是在手术后 48 小时内)预防给予广谱抗菌药物(通常为口服喹诺酮 + 甲硝唑)。

可能会出现氟喹诺酮耐药肠菌群,根据位置的不同,其发生率在 5% 至 18% 之间变化,这也推动了涉及活检前粪便培养和有针对性的抗生素预防的研究;并呼吁采用经会阴穿刺活检的方法代替经直肠穿刺活检的方法。

穿刺活检方案

采用 18G Tru-cut 穿刺活检针进行系统活检,外加 2~3 针针对任何可触及或 MRI 显示病灶的核心穿刺。传统的六针法方案(每侧的矢状旁基底部、中央腺体和尖部)已被 8、10 或 12 针活组织检查方案所取代,并从外围区外侧增加了样本(图 7.8)。研究表明,这些额外的活检可检测出多达 15% 的癌组织。将活检的穿刺针数与前列腺体积联系起来是合乎逻辑的;学者已尝试优化此概念,如维也纳列线图(Vienna nomogram)(表 7.14)[1]。

当患者由于 PSA 升高而进行重复穿刺活检时,可以对移行区每部位进行额外的活检。如果重复穿刺活检无法在 PSA 持续升高的情况下诊断出癌症,则可以在全身麻醉下使用模板网格经直肠或经会阴进行**饱和穿刺活检**(20 至 40 针之间)。这样可以穿刺活检到充足前部腺体和尖部的样本。或者,也可以进行**经尿道电切活检**检查,尤其是如果患者有膀胱出口梗阻或没有肛门进行 TRUS 的患者。精囊活检有时会增加分期信息,如果结果阳性则可能影响治疗选择。存在基底部结节或 PSA>15ng/ml 可能增加精囊侵袭的可能性。

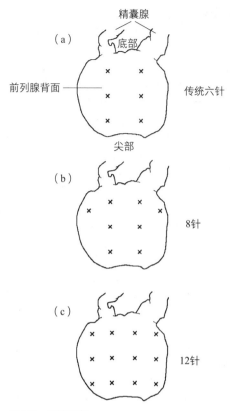

图 7.8 活检方案

表 7.14 维也纳列线图:在 TRUS 引导下的前列腺活检中最佳核心穿刺针数

基于 TURS 前列腺体积 /ml	患者年龄			
	<50 岁	50~60 岁	60~70 岁	>70 岁
0~29	8	8	8	6
30~39	12	10	8	6
40~49	14	12	10	6
50~59	16	14	12	10
60~69	–	16	14	12
≥70	–	18	16	14

经 Elsevier 授权摘自 Remzi M et al The Vienna nomogram:validation of a novel biopsy strategy defining the optimal number of cores based on patient age and total prostate volume.*J Urol.*2005;174:1256-60.

经会阴模板引导下穿刺

许多医学中心正为考虑局部治疗的患者和 PSA 升高且 mpMRI 正常进行主动监测的患者开展经会阴定位模板的前列腺投影穿刺活检,以便能达到 mpMRI 目标区的前方。经会阴穿刺活检的其他适应证包括既往经直肠穿刺活检后脓毒症和免疫抑制患者,因为其与经直肠途径比,经会阴穿刺发生感染并发症的风险非常低。缺点是需要更多的时间和成本。患者通常在手术室全身麻醉后进行,患者取截石位;插入导尿管以帮助确定尿道的位置,并向会阴部注射含肾上腺素的局部麻醉药,以最大程度地减少术后疼痛和血肿。

多参数磁共振成像靶向穿刺活检

随着放射科医生越来越有经验,以弥散加权成像和动态对比增强(钆)成像为补充 T2 加权像的 MRI 越来越受欢迎。NICE(2014)推荐在既往系统穿刺活检阴性但仍怀疑的情况下使用。许多英国医院都例行进行穿刺活检前 MRI 检查。有证据表明,与仅进行系统穿刺活检相比,该方法可将检测出具有临床意义的癌症的概率提高 20%~30%。反过来,在大约相同穿刺针数下,这应该使重复穿刺活检的需求减少,从而提高经济上以及临床上的获益。根据可疑的水平(详见前面小节前列腺癌影像学相关内容),mpMRI 能达到 90% 的敏感度和 88% 的特异度发现 >0.5cm^3 的癌块[2]。根据研究方法的不同,有 5%~25% 的 PC 患者的 MRI 检查结果无异常[3]。

靶向穿刺活检

可以在局部或全身麻醉下通过经直肠或会阴途径进行,或者外科医生穿刺时大脑"感知"(通过在 TRUS 引导下进行活检之前穿刺外科医生研究 MRI 图像在大脑中感知病灶位置,通常看起来完全正常)或应用图像融合平台,将 mpMRI 病变融合到 TURS 实时图像上。后一种技术的成本更高(购买融合超声穿刺平台的费用从 5 万到 25 万英镑不等),花费的时间更长,但增加了对 MRI 发现的可疑病变进行精准穿刺采样且不会被遗漏的信心。

抗凝剂

目前认为对使用低剂量阿司匹林的患者进行活检是安全的。对使用华法林患者进行活检是不安全的;停药至少 5 天,且国际标准化比值(INR)应小于 1.5。氯吡格雷通常停药 10 天;其他凝血抑制剂(如阿哌沙班、达比加群)应停止 2~3 天。当不再有明显直肠出血和血尿,通常在 48 小时内,即可恢复使用抗凝剂。对于有金属心脏瓣膜,近期冠状动脉支架置入术或复发性静脉血栓栓塞病史的患者,可能需要每天注射低分子量肝素进行桥接治疗;应当为此类患者寻求方案。

前列腺穿刺活检的并发症

- 穿刺手术后偶尔出现血管迷走神经性"晕厥"。
- 出现败血病或前列腺脓肿等可能危及生命的并发症的发生率为

0.5%（TRUS 和经直肠穿刺活检）。

- 出现严重直肠出血风险的发生率为 0.5%（TRUS 和经直肠穿刺活检）；可通过直肠指检使用浸泡在 1∶10 000 肾上腺素的海绵或直肠球囊导管进行治疗。

- 出现急性尿潴留的发生率为 2%~11%（经会阴穿刺活检后）。

- 出现尿路感染的概率为 5%（TRUS 和穿刺活检）。

- 可能有轻度的血精症（最多 3 周）和血尿；尿中血凝块引起尿潴留的风险为 0.1%（经直肠或经会阴穿刺活检）。

- 勃起功能障碍,慢性疼痛（罕见）。

参考文献

1 Remzi M, Fong YK, Dobrovits M, *et al.* (2005). The Vienna nomogram: validation of a novel biopsy strategy defining the optimal number of cores based on patient age and total prostate volume. *J Urol* **174**:1256–60.

2 Villers A, Peuch P, Mouton D, *et al.* (2006). Dynamic contrast enhanced, pelvic phased array magnetic resonance imaging of localised prostate cancer for predicting tumor volume: correlation with radical prostatectomy findings. *J Urol* **176**:2432–7.

3 Ahmed HU, El-Shater A, Brown L, *et al.* (2017). Diagnostic accuracy of multi-parametric MRI and TRUS biopsy in prostate cancer (PROMIS): a paired validating confirmatory study. *Lancet* **389**:815–22.

前列腺癌：可疑病变

　　两种既不是良性前列腺增生、炎症也不是前列腺癌（PC）的组织学病变值得讨论。

前列腺上皮内瘤变（PIN）

- PIN 由结构上为良性的前列腺腺泡和由细胞学上非典型细胞排列的导管组成。
- 尽管基底膜可能会碎裂，但仍存在基底细胞层。
- 以前称 PIN 为导管发育不良，或病理科医生报告称为"可疑癌"。
- 根据明显核仁的存在，将 PIN 分为低级（轻度）和高级（中度至重度）形式。随后，病理科医生同意只报告高级别的 PIN，因为低级别的 PIN 报告没有临床价值。
- 认为 PIN 是中高级别 PC 的癌前病变。
- 在前列腺内其与年龄相关的患病率类似于尸检研究中 PC 的患病率，但早于发生前列腺癌前 20 多年就开始发生，这为 PIN 是癌前病变的理论提供支持。
- PIN 似乎不影响血清 PSA 水平。
- 在前列腺穿刺活检样本中发现 PIN 的概率为 10%~15%。
- PIN 病灶位置并不预示随后诊断出癌灶的位置，而且发生癌变的前列腺腺体内也不一定存在 PIN。
- 在 6 针法前列腺穿刺活检时代，PIN 在随后的穿刺活检中预测 PC 的可能性为 30%~40%。但是，通过使用更广泛的穿刺活检方案，单位点 PIN 可以忽略不计，一些研究报告称重复穿刺活检的阳性率等于或低于原发癌的检出风险。

非典型小腺泡增生（ASAP）

- 病理科医生将这种活检结果称为"可疑癌症"，应予以认真对待。
- 含有小腺泡的病灶通常很小，平均直径为 0.4mm。
- 腺泡内排列着细胞学上异常的上皮细胞，并可能表现出萎缩。
- 根据高分子量细胞角蛋白免疫组织化学染色法，柱状细胞具有明显含有核仁的细胞核，而基底层则局灶缺失。
- 患者中可能同时存在 PIN，但临床治疗不受此影响。
- 研究表明，穿刺活检中的 ASAP 可以在超过 40% 的病例中预测随后活检中的癌变。

前列腺上皮内瘤变和非典型小腺泡增生的临床管理

　　直到最近，如果在穿刺活检或 TURP 标本上报告任何孤立的 ASAP 或多发 PIN，建议进行重复的系统穿刺活检是一种标准做法。重复进行穿刺活检的时机各不相同，尽管对首次穿刺活检后出现对抗生素耐药的肠道菌群的担忧导致一些权威学者建议两次检查之间的间隔为 12 周。如果报告了单发 PIN 病灶,则大多数学者认为只需要进行进一步的 PSA 监测而无需再次进行活检。

随着 mpMRI 的出现,针对靶向活检中 PIN 或 ASAP 的发现给临床医生带来新的矛盾,没有推荐指南的依据。根据针对感兴趣区(ROI)的充分靶向穿刺的置信水平,选择包括重复穿刺活检,在 6~12 个月后重复 mpMRI 监测 ROI,ROI 可能会增加或消失,或者像对穿刺活检结果良性一样简单地监测 PSA。

前列腺癌：观察等待和主动监测

从发病率、死亡率和生存数据可以理解，经常引用的说法"**患有前列腺癌的男性死亡人数比因为前列腺癌死亡的更多**"是正确的。这是因为大多数前列腺癌生长缓慢，并且大多数男性确诊年龄 >70 岁，通常合并其他疾病。对于一些诊断为非转移性前列腺癌的男性将内分泌治疗推迟到进展为转移灶时，这是观察等待的基础。

在 10~15 年观察等待后，可以根据活检病理级别，使用已发表的数据分析预测该疾病发生转移和死亡的风险。表 7.15 汇总了这些数据。Albertsen（2005）研究中数据图片是按诊断年龄和 Gleason 评分进行分层，在诊断后 20 年内，观察到 PC 和其他原因的生存率和累积死亡率[1]。

观察等待（WW）患者的选择

观察等待是患有局限性 PC 患者的最佳选择，同时需要满足以下条件：

- 在任何年龄段 Gleason 评分均为 2~4 的患者。
- Gleason 评分为 5~7 的老年或体质差男性、预期寿命 <10 岁和不考虑进行根治性治疗的患者。
- PSA 值正常的 T1a 期患者（只有 17% 的 pT1a 患者会进展，而 pT1b 患者则为 68%）。

观察等待方案

大多数局限性 PC 的观察等待患者每 6 个月进行一次临床病史和检查，包括直肠指检和血清 PSA 检查（直肠指检之前或之后）。如果在随访期间疾病进展，建议姑息治疗（如雄激素剥夺治疗）。传统上，治疗的指征是出现进展性疾病的症状和体征时，如背部疼痛和骨扫描发现转移灶。但是，PSA 动力学的使用（如 PSA 倍增时间 <12 个月），早期使用激素治疗受益的证据以及患者的选择参与使治疗更加提前。因此，PSA 升高但无症状的患者可以选择是否治疗疾病并接受带来的副作用，或者在不治疗疾病的情况下维持当前的生活质量。

表 7.15　未经初始治疗的局限性前列腺癌的自然病史

活检分级	转移率（10 年）	前列腺癌死亡率（15 年）	预计寿命损失年数
2~4	19	4~7	<1
5	42	6~11	4
6	42	18~30	4
7	42	42~70	5
8~10	74	56~87	6~8

主动监测(AS)

随着越来越多已诊断的低危前列腺癌患者的出现,学者们担心我们正在过度治疗临床上无关紧要的疾病,从而导致患者不必要的生活质量下降和医疗护理资源的浪费。因为非必要性的基于人群PSA筛查的经历,则可能会放大该问题。AS与WW的目标不同,AS是要发现和治疗可以治愈的明显进展的局限性癌,同时避免对大多数患者进行过度治疗。目前尚无AS与即刻治疗的随机试验研究。

多伦多AS队列试验是最大样本量和最成熟的研究。中位随访时间为6.4年(范围0.2~20),在933例患者中有149例死亡(15%),其中15例因前列腺死亡(1.5%)。大多数死亡是由于非PC原因造成的。另有1.3%的患者在治疗期间发展成转移性前列腺癌。在随访的第5、10和15年,仍有76%、63%和55%的男性接受AS[2]。约有三分之一的患者因疾病进展接受手术治疗,其中50%随后复发。尽管选择和评估方案有所差异,英国、美国和欧洲正在进行的其他队列研究也显示出相似的结果。

2008年NICE指南将AS作为可能考虑进行治愈性治疗的低危男性(T1c~T2a期和Gleason评分≤6且PSA<10ng/ml)的"首选"选择。多伦多数据证实,AS的风险在于,在某些情况下该疾病可能会进展到无法治愈的程度,或者最初低估该疾病分期。这促使一些医学中心在招募AS患者之前进行模板活检。颇有争议的是,许多泌尿外科医师会用AS治疗那些在技术上是"中危"的,小体积Gleason评分3+4=7的患者。据估计,该组的中位治疗时间从15年减少到5年,转移风险在15年内从4%增加到16%。

2014年NICE指南(CG175)通过推荐将前列腺mpMRI纳入评估方案发展AS的最初概念。有证据表明,通过对病灶进行靶向活检,这可以更早地将更具侵袭性的患者重新分类,并减少进行活检的总次数。通常,AS患者进行以下评估:每3个月进行一次PSA检测(用于计算PSA速度或PSA倍增时间),计算初始PSA密度计算,每6月一次直肠指检,在入院时或入院后进行mpMRI,第一年内重复活检,和每2年一次的mpMRI(±活检)重复以评估疾病进展。重复活检时阳性活检组织核心穿刺组织长度的增加或级别增加,MRI病变的大小增加,PSA速度>1ng/(ml·年)和前列腺特异性抗原倍增时间(PSADT)<3年则认为是进展的证据,这提示治愈性治疗的建议。

参考文献

1　Albertsen PC, Hanley JA (2005). 20-year outcomes following conservative management of clinically-localised prostate cancer. *JAMA* 293:2095–101.

2　Klotz L, Vesprini D, Sethukavalan P, *et al.* (2015). Long-term follow-up of a large active surveillance cohort of patients with prostate cancer. *J Clin Oncol* 33:272–7.

前列腺癌：前列腺癌根治术和盆腔淋巴结清扫术

根治性（全）前列腺切除术（RP）是指切除整个前列腺，包括尿道前列腺部和精囊。1867年，维也纳的Billroth对PC进行了第一次经会阴前列腺切除术。随后，在1904年由Young（Johns Hopkins，巴尔的摩）进行推广。1945年Millin（伦敦）首先开展经耻骨后入路，并在1980年代由Patrick Walsh主导进行了改良，已成为局限性PC的金标准治疗方法。前列腺切除后，进行膀胱颈重建和膀胱尿道吻合完成整个手术。

RP的适应证为预期寿命超过10年的局限性PC患者（有治愈意图）的治疗。Gleason评分≤6的患者以长期主动监测作为治疗方法也获得良好预后。2008英国国立临床规范研究所（NICE）指南仅推荐只在实现'长期疾病控制的确切希望'条件下的高危前列腺癌患者（PSA≥20或Gleason评分≥8或cT3）和建议AS并被拒绝后的低危前列腺癌患者（PSA<10，Gleason分数≤6，cT1~2）行RP。在临床试验中，为局部进展性和寡转移PC患者提供RP的兴趣逐渐增加，因其具有减瘤和局部控瘤优势。外科医生应参与每个病例的多学科诊疗模式会诊。术前，患者应考虑所有可用的治疗选择和RP的并发症。

RP可以通过经开放式耻骨后，经会阴，腹腔镜或机器人辅助腹腔镜根治性前列腺切除术（RARP）入路进行。在美国和英国目前最常用的手术方式是RARP，当前大约80%以上的RP是通过机器人手术系统完成的。这意味着当前的受训练外科医生很少经历开放式手术入路经验，如果术中必须中转为开放手术，这可能成为一个潜在的安全问题。除经会阴入路外，所有入路均允许同行盆腔淋巴结清扫术。

自2000年开展以来，RARP已在全球范围广受欢迎。与腹腔镜前列腺切除术一样，RARP同属于微创手术，具有减少出血、疼痛和恢复时间的优势。与开放RP后标准3~4天的住院时间相比，患者有望在手术后第二天出院。除此之外，患者获益情况仍然不确定。这里仅有一项已发表的随机试验比较开放性RP与RARP[1]。共有326名患者被随机分配至两种治疗组。术后12周时，两组在排尿或性功能、并发症或手术切缘阳性方面无显著差异。

由于达·芬奇™手术系统凭直觉式"机械腕（EndoWrist）"器械，外科医生受训练时"学习曲线"较腹腔镜更为陡峭。RARP的主要缺点是成本，目前购买该系统的费用约为100万英镑，加上每年的维护费用为10万英镑。随着更多类似系统的开发和销售，该成本可能会降低，但是目前仅有此系统可用。手术时间也比开放RP的手术时间长1~2小时。NICE 2014推荐委员会基金中心每年至少完成150台机器人手术。

机器人辅助 RP 的标准步骤

● 患者麻醉后,置入导尿管,取头低脚高仰卧位(Trendelenberg位),头部向下 30°;必须注意体位,以避免下肢循环系统并发症,如骨筋膜室综合征。

● 放置六个腔镜穿刺通道孔:内镜穿刺通道位于脐带正上方的中线,左侧的两个机械臂穿刺通道孔,右侧的一个机械臂穿刺通道孔以及右侧的 11mm 和 6mm 辅助穿刺通道孔。

● 达·芬奇手术系统的患者机械臂手术平台系统的 4 臂"泊放"在患者双腿之间。

● 外科医生坐在手术室内的主控制台旁,以保持与团队其他成员的视觉联系,而助手则坐在患者右侧。

● 沿前面和侧面侧切开腹膜,离断脐尿管和脐内侧韧带(闭塞性脐动脉),膀胱"下垂"和暴露耻骨后间隙。

● 清除前列腺前面脂肪,可以同前列腺一起送病理组织学检查。

● 切开盆腔内筋膜和解剖分离前列腺筋膜与两侧肛提肌之间的平面,任一侧均需暴露前列腺尖部和尿道膜部。

● 离断膀胱颈,并辨认输尿管口。

● 助手钳夹导尿管并向前方悬吊,便于解剖离断输精管和游离后方精囊腺。

● 顺行从基底部向尖部游离前列腺,离断外侧神经血管束,在其后表面打开迪氏筋膜,以避免切入前列腺腺体和小心避免损伤后方直肠。

● 如果保留神经,则需要对两侧神经血管束的解剖进行改良,如下所述。

● 结扎和离断背深血管复合体(从耻骨弓下方的阴茎经过)暴露尿道膜部,在前列腺尖部与迪氏筋膜一起离断,从而游离前列腺。

● 将前列腺(及附着的精囊腺)放入取物袋中,随后在手术结束关闭切口前通过内镜穿刺通道切口将其取出。

● Rocco 提出通过缝合迪氏筋膜切缘——称为"后重建缝合",将膀胱颈口拉向尿道残端。

● 用连续可吸收线行膀胱尿道吻合术,留置 16 号导尿管支撑吻合口并引流,通常保留尿管 10~14 天。

● 有时需要重建膀胱颈口至膜部尿道内口的近似直径。

● 如果 PSA>10 或 Gleason 评分为 7 或更高,则进行双侧局限性(闭孔)淋巴结清扫术;高危患者应进行扩大的(髂外和髂内)淋巴结清扫术。

● 通过左侧穿刺通道放置盆腔引流管。

● 机器人脱机;直视下取出穿刺套管并使用可吸收缝合线关闭切口。

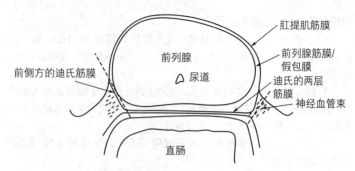

图 7.9 前列腺筋膜解剖结构的横断面视图。左侧显示为筋膜间分离平面,而右侧显示为筋膜外分离平面

保留神经的改良方法是通过在顺行游离前列腺时最大程度地减少海绵体神经损伤(从前列腺外侧筋膜两侧的自主神经盆腔神经丛传出),以便降低术后勃起功能障碍(以及可能的尿失禁)的风险。与开放式方法相比,通过改善手术视野(减少出血),在前列腺包膜和覆盖筋膜的内层之间进行解剖(图 7.9),有利于实现上述操作。在直肠指检或大体积病变的情况下,不应尝试使用 NS,因为保留神经可能会不利于癌症的控制。在与患者进行术前讨论时,最好根据患者的肿瘤分期和期望做出 NS 的决定。NS 可以单侧或双侧进行,分别约有 40% 和 80%的患者恢复勃起。切开含有这些神经的前列腺筋膜层,并用最小化的热损伤将其从真正的前列腺包膜上剥离下来,以使这些神经血管束得以保留,并浪漫地命名为"阿佛洛狄忒面纱"技术(veil of Aphrodite)。神经保留的程度各不相同,具体取决于前列腺筋膜在前列腺上是否完好无损(非神经保留),或者是否该面纱仅包括提肌筋膜外层和筋膜间血管(部分神经保留),还是直至真正的前列腺包膜外的所有组织(完全筋膜内神经保留)。

腹腔镜前列腺癌根治术(LRP)

于 20 世纪 90 年代末在一些欧洲中心率先开展。经腹腔或腹膜外进行,后者与经耻骨后开放手术有很多共同之处。腹膜外腹腔镜前列腺癌根治术(LRP)通过五个穿刺通道孔(头低位 20°~25°)分 12 个步骤进行。如下所示,不同技术难度水平(Ⅰ~Ⅴ)[2]:

1. 穿刺器(Trocar)的放置和腹膜前间隙的解剖:Ⅰ。
2. 盆腔淋巴结清扫术:Ⅱ。
3. 切开盆腔内筋膜和解剖耻骨前列腺韧带:Ⅰ。
4. 结扎前列腺静脉丛:Ⅲ。
5. 游离膀胱颈前面,外侧面:Ⅱ,膀胱颈背侧面游离:Ⅲ。
6. 解剖和离断输精管:Ⅲ。
7. 解剖游离精囊腺:Ⅲ。

8. 迪氏筋膜后部筋膜切开——从直肠前游离前列腺的背侧：Ⅲ。

9. 解剖前列腺蒂：Ⅲ。

10. 保留神经操作：Ⅴ。

11. 解剖前列腺尖部，离断尿道：Ⅳ。

12. 膀胱尿道吻合术；背侧周缘（4、5、6、7、8 点钟缝合）：Ⅳ；3 点钟和 9 点钟缝合：Ⅱ；膀胱颈闭合以及 11 点钟和 1 点钟的缝合：Ⅲ。

对经验丰富的外科医生来说，LRP 的手术时间与开放式 RP 相当。

双侧盆腔淋巴结清扫术（BPLND）

现在已经没有医学中心对淋巴结进行行术中冰冻切片分析，以便在阳性情况下终止 RP；除了冰冻切片病理评估的技术问题外，至少有两项研究表明淋巴结侵犯（LNI）的患者中，与未接受 RP 相比，接受了 RP 的癌症特异性生存有所提高。2012 欧洲泌尿外科学会指南建议低危病例（因为 LNI 的风险 <5%）不建议双侧盆腔淋巴结清扫术。高危局限性前列腺癌和 cT3 分别与 15%~40% 和 45%LNI 的风险相关。局限（闭孔窝）BPLND 不适用于中高危前列腺癌，与包括额外的髂内外淋巴结的扩大 BPLND 相比，局限（闭孔窝）BPLND 漏掉的 LNI 高达 60%。

扩大双侧盆腔淋巴结清扫术（EBPLND）应该清扫出 >20 个淋巴结。因此，扩大 BPLND 提供更准确的病理淋巴结分期并指导进一步治疗方案的选择。但是，扩大 BPLND 增加手术时间和并发症（淋巴水肿、出血、深静脉血栓和肺栓塞）。来自研究者从 EPLND 获得治疗益处患者的建议是有争议的。没有随机试验表明扩大 BPLND 后可改善预后；或研究显示清扫的淋巴结数量（无论状态）与无生化复发期和癌症特异性生存相关；或一项研究称清扫的阳性淋巴结数量与癌症特异性生存相关。

参考文献

1　Yaxley JW, Coughlin GD, Chambers SK, *et al.* (2016). Robot-assisted laparoscopic prostatectomy versus open radical retropubic prostatectomy: early outcomes from a randomized controlled phase 3 study. *Lancet* 388:1057–65.

2　Stolzenberg JU, Schwaibold H, Bhanot SM, *et al.* (2005). Modular surgical training for endoscopic extraperitoneal radical prostatectomy. *BJU Int* 96:1022–7.

前列腺癌——前列腺癌根治术：术后护理和并发症

机器人辅助腹腔镜 RP 术后的常规护理

术后第一天：下床活动；检查全血细胞计数和肌酐及电解质；指导饮食；拔除引流管；指导导尿管护理；出院回家。如果引流管引流出大量液体或患者活动受限，则可推迟出院时间。

开放式 RP 术后 3 天通常需要待在病房，因为下床活动通常比微创手术要慢。导尿管留置时间在 7~14 天；如果计划提前拔除导尿管（<7天）或出现尿液渗漏或持续性血尿，则应进行膀胱造影。

RP 的并发症

普通并发症

任何高难度手术的常见并发症（很少见，占 1%~2%）：需要再次手术的出血和 / 或输血，**感染，静脉血栓栓塞**（VTE）和下肢骨筋膜室综合征（在 RARP 后很少见）。通过仔细止血、预防性抗菌药物、保护性体位和尽早下床活动，可将风险降到最低。预防 VTE 的方法包括防血栓弹力袜，下肢气动压缩装置和预防性低分子量肝素（肾功能不全患者使用普通肝素）；英国国立临床规范研究所（NICE）（2010）推荐术后 28 天内持续使用肝素。理疗和鼓励深呼吸可预防胸部感染，尤其是在吸烟者中。估计 500 例患者中术后死亡 <1 例。

特定并发症——早期

● 围手术期输尿管或直肠损伤（均为罕见，<0.5%）；一旦发现应立即进行处理：输尿管再植术；一期直肠修补伴或不伴袢式结肠造口术。

● 围手术期遇到既往手术史引起的肠粘连、严重出血、机器人故障以及高体重指数（尤其是 >35）引起的麻醉相关呼吸并发症，都是将微创手术中转为开放手术的潜在原因。

● 术后导尿管发生移位（罕见）；如果在 48 小时内，小心更换导尿管；如果发生移位 >48 小时，尿道造影可能显示不存在吻合口漏。

● 术后引流尿漏或淋巴漏（通过尿糖试纸或肌酐浓度来区分）（偶尔，5%）；通过延长导尿管留置时间、膀胱造影和伤口引流来处理。尿漏总能在没有手术干预的情况下自愈。有症状的淋巴囊肿可能需要经皮穿刺引流；四环素硬化剂治疗法，或者极少数情况下如果持续存在，进行开窗手术。

● 肠道切口疝嵌顿可引起肠梗阻，需要剖腹手术。

特定并发症——晚期

● 性功能障碍：50%~90% 的患者发生 ED；术后自发勃起恢复需要 3年。年龄 >65 岁或已有 ED 的男性可能恢复时间更长。保留神经技术可改善结果。在 6 月时，40% 到 70% 的患者对口服 5 型磷酸二酯酶（PDE5）

抑制剂有效，而其他则需要尿道内或海绵体内前列腺素 E_1（前列地尔）、真空泵装置或很少使用假体治疗。还应告知患者将不会射精，并且会失去生育能力，阴茎可能会轻微缩短，性高潮可能会感觉不同，有时会感到疼痛。

● 尿失禁（压力型）：6 月后，5% 的患者每天需要超过 1 个尿垫；这是由于在游离过程中尿道外括约肌的损伤和对背深血管复合体的结扎止血所致。尽管术后 6 月似乎没有差异，但大多数学者都认为机器人入路与控尿能力恢复有关。易感因素包括年龄 >65 岁和出血过多。术前进行盆底训练有助于恢复尿控；有时需要尿道周围注射填充剂，尿道吊带或人工尿道括约肌（AUS）植入。尿失禁也可能继发于膀胱颈挛缩或逼尿肌不稳定。尿流率、残余尿测定、尿动力学和膀胱镜检查可能会有帮助。

● 膀胱颈挛缩：或尿道狭窄影响 4% 的患者。膀胱颈口挛缩通常出现在术后 3~9 月，患者主述尿流变细，尿频或尿急。易感因素包括大量出血、术后尿漏和先前曾行 TURP。可行经内镜膀胱颈切开术治疗，很少复发。

● 腹股沟疝：2%~4%。

前列腺癌:前列腺癌根治术的肿瘤学结果

对严格按适应证筛选的患者接受根治性前列腺切除术(RP)术后观察到非常好的长期疗效,特别是对那些患器官局限性前列腺癌和因膀胱出口梗阻导致下尿路症状的患者。RP 后数天测量血清 PSA,然后每 6 月测量 1 次。血清 PSA 值应降至 <0.01ng/ml。腹腔镜根治性前列腺切除术(LRP)和机器人辅助根治性前列腺切除术(RARP)的 5 年结果与开放 RP 相似。对于临床局限性前列腺癌(PC),开放 RP 后的 10 年 PSA 进展率(通常定义为血清 PSA>0.2ng/ml)约为 30%。其中 80% 会在 RP 的 3 年内进展,仅 5% 会在 RP 的 10 年后进展。如果不进行额外的治疗,从 PSA 进展到临床疾病进展的平均时间为 8 年[1]。据研究显示 20 年的临床无病生存率为 60%[2]。结果与 Gleason 评分、术前 PSA、病理性 T 分期和手术切缘状态相关。尽管明显降低手术切缘阳性的发生率,但新辅助激素疗法(RP 之前 3 个月进行的激素疗法)并没有改变无生化复发生存期(BRFS)。

可通过术前或术后因素(PSA、前列腺特异性抗原倍增时间(PSADT)、pT 分期和 Gleason 评分)使用各种表格[3,4]、列线图[5,6](图 7.10)或使用在线评估预测患者 RP 后影像学无进展生存期(rPFS)和癌症特异性生存(CSS)的可能性,网址:www.mskcc.org/nomograms/prostate/post_op 和 www.mskcc.org/nomograms/prostate/biochemical-recurrence。

预后性组织标志物还可预测 PSA 进展,如活检或 RP 标本中 p53 的异常表达[7]。前文分子诊断部分介绍的商业化基因组标志物,如 Decipher® 或 oncotypeDX®,可能在 RP 术后协助进行有关辅助治疗的决策中发挥作用。到目前为止,这些标志物尚未在英国获得医疗基金批准,但已在美国使用。

与其他治疗方法进行比较的结果

最近,前列腺癌症筛检和治疗试验(ProtecT)是多中心随机对照试验,通过筛选的 1 643 名经诊断患有 PSA<20 的临床局限性 PC 的英国人群中,对 10 年 RP 结果与 RT 结果和主动监测结果进行了比较[8]。在癌症特异性死亡率方面未发现三组患者之间存在差异,癌症特异性死亡率较低(1.03%)。然而,与两个治疗组(两组相等)相比,监测组在随访期间发生 PC 转移的可能性达两倍。

早前,瑞典 SPCG-4 研究对非筛选的年龄小于 75 岁的中低风险男性 695 名 RP 或 WW 随机分为 RP 组和 WW 组[9]。中位随访 12.8 年后,证实了癌症特异性生存(CSS)降低 48%[20.4%WW vs 14.6%RP(P=0.01)和总体生存率降低 26%[53%WW vs 46%RP(P=0.007)]。挽

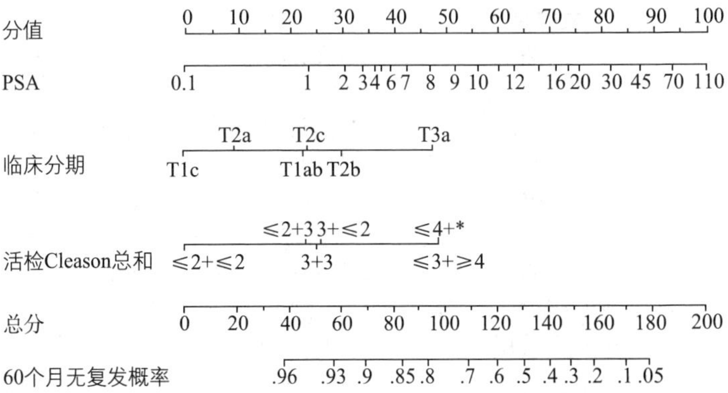

给医生的指导: 在 PSA 轴上找到患者的 PSA 值。通过 PSA 值,画一条向上分值轴的直线,以确定复发分值。对临床分期和活检组织 Gleason 总和轴重复此过程,每次直线向上画到分值轴。对每个预测因素获得的点求和,并在总分轴上定位这个和。画一条直线向下,找出患者在 60 个月内无复发的概率,假设该患者不是首先死于其他原因。

注:此列线图不适用于非根治性前列腺切除术的患者,只能用于已选择根治性前列腺切除术治疗前列腺癌的患者。

给患者的指导: "某先生,如果有 100 名像你一样的男性,预计根治性前列腺切除术后 5 年内不复发的概率在列线图预测百分数 ±10% 之间,5 年后复发的概率非常低。"

©1997 Michael W.Kattan and Peter T.Scarsino

Scott Department of Urology

图 7.10 根治性前列腺切除术后前列腺癌复发的术前列线图。获美国临床肿瘤学会许可摘自 Kattan,Wheeler,and Scardino(1999)'Postoperative nomogram for disease recurrence after radical prostatectomy for prostate cancer' *J.Clin.Oncol* 17(5):1499-507.

救一位患者所需的 RP 总数为 15 例,但对于 <65 岁的男性而言,只有 7 例。此外,据研究,RP 组的转移和局部进展减少 40% 和 66%。高级别患者被排除在该试验之外。

对 RP,RT 或观察等待治疗的 >400 000 例局限性 PC 患者的回顾性分析显示,尽管 70~79 岁的高危 PC 患者无论哪种方式治疗生存率均相同,但 80 岁以下患者采用手术治疗时 CSS 最好[10]。

一项纳入 731 名中低危 PC 患者随机分组的美国 PIVOT(RP 与观察等待的 RCT)研究,中位随访时间为 10 年。两组之间没有发现明显的 CSS 差异[RP 5.8%vs 8.4%(P=0.09)],尽管 RP 与 PSA>10 的男性的总生存率改善有关(P=0.04),可能与中危患者的总生存率有关(P=0.07)[11]。

RP后生化复发的治疗

RP后生化复发(PSA升高)的定义存在争议,尤其是当许多中心使用超灵敏测定法可以检测低至0.01ng/ml的PSA时。然而,大多数学者仍然同意>0.2ng/ml作为临界值,因为有证据表明低于此浓度的PSA值可能表明存在良性残留的前列腺组织。

影像学越来越多地影响生化复发的治疗。多参数磁共振成像(mpMRI)可能有助于局部复发的成像,但对微转移灶的成像缺乏敏感性。不推荐对膀胱尿道吻合处进行活检。研究表明,除非PSA>7ng/ml,否则CT和同位素骨扫描很少有助于发现转移性前列腺癌。即使PSA<1.0,通过使用^{11}C-胆碱、^{18}F-胆碱、^{18}F-氟氯喹或^{68}Ga-前列腺特异性膜抗原(PSMA)配体,结合PET/CT的混合成像技术目前是区分局部复发和远处复发的主要方法。在这些示踪剂中,特别是当PSA<1.0时,认为后两种对转移敏感性和特异性更高,但费用更昂贵。

当前的治疗方法包括:

- 观察PSA上升是否减慢。
- 挽救性骨盆放射治疗(66Gy)。
- 如果在PET成像中检测到局部淋巴结转移或孤立性骨转移,则采用整骨盆或立体定向RT。
- 如果发现局部淋巴结转移,则应进行盆腔淋巴结清扫术;由于缺乏持续获益的证据而很少实践;支持者认为,这可能会使对激素治疗的需求延迟一年以上。
- 激素疗法——抗雄激素单一疗法(比卡鲁胺每天150mg)或雄激素剥夺。

在以下情况下,可能挽救性盆腔放射治疗有良好的效果:

- PSA升高延迟在RP后>1年。
- 前列腺特异性抗原倍增时间(PSADT)>12个月。
- PSA<1ng/ml。
- 低分级和低分期前列腺癌。

如果PSA从未低于0.2,或者在第一年以小于10个月的倍增时间上升,则对盆腔RT的反应通常令人失望。

可以在线找到有关6年无进展率的个体预测工具:www.mskcc.org/nomograms/prostate/salvage_radiation_therapy。

辅助性vs挽救性RT

如果在RP后PSA连续升高至0.2ng/ml以上,英国的标准治疗就是采用挽救性RT。目前尚不清楚存在复发风险的患者是否能从即刻(辅助)放射治疗后在总生存率方面获益。然而,三项随机试验(EORTC 22911、German intergroup和SWOG 8794)结果显示出无生化疾病生存(BDFS)显著改善,而SWOG 8794试验证明辅助性RT(与挽救性RT比)无转移生存期改善,适用于pT3和切缘阳性的患者。在英国，人们正在等待 RADICALS 试验最终结果。许多可能永不复发的患者可能接受过度治疗以及辅助放射治疗对 RP 后尿失禁恢复的不利影响令人担忧。

参考文献

1　Pound CR, Partin AW, Eisenberger MA, *et al.* (1999). Natural history of progression after PSA elevation after radical prostatectomy. *JAMA* **281**:1591–7.

2　Swanson GP, Riggs MW, Earle JD, *et al.* (2002). Long-term follow-up of radical retropubic prostatectomy for prostate cancer. *Eur Urol* **42**:212–16.

3　Khan MA, Partin AW, Mangold LA, *et al.* (2003). Probability of biochemical recurrence by analysis of pathological stage, Gleason score and margin status for localized prostate cancer. *Urology* **62**:866–71.

4　Freedland SJ, Humphrys EB, Mangold LA, *et al.* (2007). Death in patients with recurrent prostate cancer after radical prostatectomy: PSA doubling time subgroups and their associated contributions to all-cause mortality. *J Clin Oncol* **25**:1765–71.

5　Kattan MW, Eastham JA, Stapleton AM, *et al.* (1998). A pre-operative nomogram for disease recurrence following radical prostatectomy for prostate cancer. *J Natl Cancer Inst* **90**:766–71.

6　Kattan MW, Wheeler, Scardino PT, *et al.* (1999).Postoperative nomogram for disease recurrence after radical prostatectomy. *J Clin Oncol* **17**:1499–507.

7　Brewster SF, Oxley JD, Trivella M, *et al.* (1999). Pre-operative p53, bcl-2, CD44 and E-cadherin immunohistochemistry as predictors of biochemical relapse after radical prostatectomy. *J Urol* **161**:1238–43.

8　Hamdy FC, Donovan JL, Lane JA, *et al.* (2016). 10-year outcomes after monitoring, surgery or radiotherapy for localised prostate cancer. *N Engl J Med* **375**:1415–24.

9　Bill-Axelson A, Holmberg L, Ruutu M, *et al.* (2011). Radical prostatectomy versus watchful waiting in early prostate cancer. *N Engl J Med* **364**:1708–17.

10　Abdollah F, Sun M, Thuret R, *et al.* (2011). A competing-risks analysis of survival after alternative treatment modalities for prostate cancer patients. *Eur Urol* **59**:88–95.

11　Wilt TJ, Brawer MK, Jones KM, *et al.* (2012). Radical prostatectomy versus observation for localized prostate cancer. *N Engl J Med* **367**:203–13.

前列腺癌:根治性外放射治疗

自 1980 年代初以来,局限性和局部进展性前列腺癌(PC)的放射治疗进展包括线性加速器的出现以及适形和调强放射治疗(IMRT)的出现,可以最大程度地减少对直肠和膀胱的损伤。标准治疗是增加剂量,使用多叶准直仪调整光束强度以及通过 TRUS 引导插入金基准标记物以更精确的图像定位引导治疗。尽管一项随机对照试验表明,对于中危局限性前列腺癌患者接受 6 个月(新辅助、同时联合辅助治疗各 2 个月)雄激素剥夺疗法(ADT)治疗的 5 年总生存率为 10%,在高危或局部进展性并伴有 24~36 个月的新辅助/辅助 ADT 的病例中,采用外放射治疗(EBRT)可以达到治愈目的[1]。

适应证

所有预期寿命 >5 年的男性,临床局限性和局部进展性非转移性 PC,Gleason 评分≥6。2014 英国国立临床规范研究所(NICE)指南建议应首先对低危局限性前列腺癌(PSA<10,Gleason 得分≤6,cT1~2)进行主动监测。

在有盆腔淋巴结转移的高危和局部进展性前列腺癌的情况下,STAMPEDE 试验还证明除 ADT 外的 EBRT 可以使疾病进展率或死亡率降低 49%,其中使用 EBRT 男性患者 3 年无复发生存率 71% 而未使用 EBRT 的患者为 47%[2]。

禁忌证

- 严重的下尿路症状(LUTS)。
- 炎症性肠病。
- 盆腔放射治疗史。

共识

NICE 指南推荐适形部分(每次治疗最高 2Gy),最小总剂量为 74Gy。然而,最近 CHHIP 试验结果显示[3],使用 60Gy 20 次分割的大分割放射治疗不逊于使用 74Gy 37 次分割的常规分割,并已推荐前者成为新的治疗标准。

副作用

- 短暂的中度/重度储尿期 LUTS(常见,很少为永久性的)。
- 血尿,膀胱挛缩 4%~23%;放射性膀胱炎可能非常麻烦,但很少需要行膀胱切除术。
- 中度到重度的胃肠道症状、血便、疼痛和直肠狭窄 3%~32%。
- ED 以 30%~50% 的比例逐渐发展。
- 再次发生盆腔恶性肿瘤(膀胱、直肠)的风险估计为 300 人中有 1 人,长期幸存者 70 人中有 1 人。

EBRT 的结果

- **治疗失败的定义**:2005 年的 Phoenix 定义是 PSA 比最低点升高 2ng/ml 或更多的时间。这成功替代复杂且有缺陷的 1996 年美国放射肿瘤学会(ASTRO)的定义,该定义要求间隔超过 4 个月,三次 PSA 测得的最低点连续上升。

  - **治疗前的预后因素**:PSA、Gleason 评分、临床分期和活检阳性率。采用 81Gy 调强放射治疗(IMRT)的 10 年无生化疾病生存(BDFS)为:

  - **低危前列腺癌患者**(T1~2a,PSA<10ng/ml,Gleason≤6)为 **81%**。

  - **中危前列腺癌患者**(T2b 或 PSA 10~20 或 Gleason 7)为 **78%**。

  - **高危前列腺癌患者**(T2c,或 PSA>20ng/ml,或 Gleason 8~10)为 **62%**。

EBRT 后 PSA 复发的治疗

在这种情况下,无论以抗雄激素或雄激素剥夺治疗的激素疗法,都是主要治疗手段。但是,局部挽救治疗似乎很有吸引力,如果不能在重新分期中证实转移灶,则可能提供另一种治愈的机会。在对前列腺进行挽救治疗之前,应使用通过 MRI 或 PET/CT 进行骨盆和骨骼成像(对于较低的 PSA 值时效果更好)来排除转移灶。因为并发症发生率高和令人失望的肿瘤学结局,很少进行挽救性 RP。使用机器人辅助手术已经引起新的兴趣,但是尿失禁率和狭窄率分别约为 25% 和 10% 仍然令人难以满意。其他局部挽救治疗包括**近距离放射治疗**(BT)、**冷冻疗法**和**高能聚焦超声治疗**(HIFU)[3](参见后两节),也与偶发性严重并发症(包括直肠瘘)相关。如果正在考虑采用挽救性局部治疗,则应重新进行前列腺活检以证明存在有活力的肿瘤细胞。这应该在 EBRT 后至少 18 个月,因为被放射线致命性破坏的细胞可能会在一些细胞分裂后仍存活。

参考文献

1 D'Amico AV, Manola J, Loffredo M, *et al.* (2004). 6-month androgen supression plus radiotherapy vs radiotherapy alone for clinically-localised prostate cancer: a randomised controlled trial. *JAMA* 292:821–7.

2 James ND, Spears MR, Clarke NW, *et al.* (2016). Failure-free survival and radiotherapy in patients with newly diagnosed nonmetastatic prostate cancer: data from patients in the control arm of the STAMPEDE trial. *JAMA Oncol* 2:348–57.

3 Dearnaley DP, Syndkus I, Mossop H, *et al.* (2016). Conventional versus hypofractionated high-dose intensity-modulated radiotherapy for prostate cancer: 5-year outcomes of the randomised, non-inferiority, phase 3 CHHiP trial. *Lancet* 17:1047–60.

前列腺癌:近距离放射治疗

常用的低剂量率(LDR)近距离放射治疗(BT)是在超声引导下经会阴将放射性粒子(通常是 ^{125} 碘)植入前列腺。近距离放射治疗目前很流行,但在经直肠超声检查开展之前,早在 1970 年代这种方法曾经失败过。BT 是微创手术,需要全身麻醉,通常在一期完成。进行 ~150Gy 照射;在高危病例中,外放射治疗(EBRT)的协助治疗可以增强效果。另一种方法是高剂量率(HDR)BT,在 EBRT 之前或之后,在一项研究中应用原位放置 ^{192} 铱金属丝几个小时。由于耗材的成本,该治疗费用昂贵,大致相当于根治性前列腺切除术(RP)或 EBRT 的成本。

- **近距离放射治疗适应证**:低危和中危局限性前列腺癌,cT1~2,Gleason≤7,PSA<20;预期寿命 >5 年。2008 年英国国立临床规范研究所(NICE)指南建议,应首先为低危前列腺癌(PSA<10、Gleason 评分≤6 和 cT1~2 的患者)进行主动监测。
- **EBRT 联合 BT 适应证**:T1~3、Gleason7~8 分和 PSA<20 的前列腺癌患者。
- **BT 的禁忌证**:经尿道前列腺切除术(TURP)史(增加尿失禁的风险);除非使用肿瘤细胞减灭激素治疗,否则大体积前列腺(>60ml)会因耻骨弓干扰而导致难以放置粒子;中度至重度下尿路症状(LUTS),国际前列腺症状评分(IPSS)>12;尿流率下降,最大尿流率(Qmax)<15ml/s(增加尿潴留的风险)。

低剂量近距离放射治疗的并发症

- 会阴血肿(偶发)。
- LUTS(常见),由于植入后的前列腺水肿。
- 尿潴留(5%~20%);α 受体阻滞剂通常用于治疗 LUTS 并提高尿潴留患者成功拔除导尿管试验(TWOC)的机会。
- 会阴部慢性疼痛。
- 尿失禁(5%),通常在需要使用 TURP 来治疗尿潴留的情况下。
- 勃起功能障碍(ED)会逐渐影响多达 50% 的患者。
- 粒子移位。
- 第二原发癌:膀胱,直肠(罕见)。

近距离放射治疗的结果

在放入后的前三个月内出现 PSA 上升("PSA 反弹"),然后下降。与 EBRT 一样,美国放射肿瘤学会(ASTRO)或 Phoenix 定义(参见上一节)用于限定进展性。经常使用新辅助雄激素剥夺治疗。

- 低危前列腺癌(cT1c-2a、Gleason<7、PSA<10ng/ml)的 7 年生化无进展生存率(bPFS)为 80%~90%;低危疾病的 10 年 bPFS 为 60%。

- 中危前列腺癌的 7 年 bPFS（T2b、PSA 10~20ng/ml、Gleason7）为 70%~80%。
- 高危前列腺癌（T2c、PSA>20ng/ml、Gleason>7）的 7 年 bPFS 为 50%~60%。

近距离放射治疗联合外放射治疗的结果（通常是雄激素剥夺治疗）

- 低危前列腺癌的 15 年 bPFS 为 86%。
- 中危前列腺癌的 15 年 bPFS 为 80%。
- 高危前列腺癌的 15 年 bPFS 为 68%。

BT 或 BT 联合 EBRT 与仅 RP 或仅 EBRT 的比较

这些因治疗异质性所混淆。在非随机对照试验中，年龄和肿瘤匹配的根治性前列腺切除术研究在 8 年时无进展生存率为 98%，而仅近距离放射治疗时为 79%。PSA>10 且 Gleason 评分为 7~10 的男性，仅近距离放射治疗的结局与外放射治疗和根治性前列腺切除术相似。在 ASCENDE 随机对照试验中，中危或高危前列腺癌患者接受至少 12 个月的雄激素剥夺治疗加上 46Gy 骨盆放射治疗，然后随机分组进行 EBRT 或 LDR BT 治疗。随机分配给 LDR BT 组的患者生化复发明显减少[1]。

近距离放射治疗后 PSA 上升

如果怀疑局部复发，可以选择挽救性根治性前列腺切除术、外放射治疗、冷冻疗法或高能聚焦超声；计算前列腺特异性抗原倍增时间（PSADT）、重复活检和分期对于选择合适的病例是必要的。与初始治疗相比，其所有的并发症发生率更高（如前列腺直肠瘘的发生率≥5%，而初期病例为 1%）。如果怀疑或证明转移性前列腺癌，则进一步的局部治疗是不合理的。

在某些医学中心，EBRT 治疗失败后的**挽救性 BT** 越来越受欢迎。据报道，生化 5 年无病率为 34%~53%，中等副作用。

聚焦性近距离放射治疗是单侧前列腺癌的潜在诱人选择。与局限性 PC 的局部治疗的其他方式一样，还需要进一步持久的和获益的证据。

参考文献

1 Morris WJ, Tyldesley S, Rodda S, et al. (2017). Androgen Suppression Combined with Elective Nodal and Dose Escalated Radiation Therapy (the ASCENDE-RT Trial): an analysis of survival endpoints for a randomized trial comparing a low-dose-rate brachytherapy boost to a dose-escalated external beam boost for high- and intermediate-risk prostate cancer. *Int J Rad Onc Biol Phys* **98**:275–85.

前列腺癌——局限性和放射治疗复发性前列腺癌的微创治疗：冷冻疗法、高强度聚焦超声和光动力疗法

目前正在发展的局限性前列腺癌（PC）的微创治疗对患者及其医生均具有吸引力。支持的学者声称微创治疗住院时间短，并发症发生率低，是根治性手术或根治性前列腺切除术（RP）的替代治疗；因为大多数外科医生不会进行挽救性前列腺切除术，这些微创治疗也是根治性放射治疗后局限性复发性疾病"挽救性"治疗的唯一潜在治疗选择。

严格筛选的患者和指导培训对于取得良好效果非常重要。暂无随机对照研究结果的数据。2014年英国国立临床规范研究所（NICE）指南建议，这些技术应该仅用于临床对照试验。

冷冻疗法

该手术经会阴超声引导下放置低温探针，在 $-40\,^\circ\mathrm{C}$ 至 $-20\,^\circ\mathrm{C}$ 的温度下输送氩或液氮。经过两个冻融循环后，细胞会发生坏死。利用超声测量冰球的直径；采取预防措施如加热装置保护尿道、外括约肌和直肠壁。虽然这是一个可以重复进行的日间手术，但需要麻醉。

- 结果：通常在3个月内达到PSA最低点；25%~48%的局限性前列腺癌患者在3个月内PSA最低值 <0.1ng/ml，96%的患者在6个月内达PSA最低值 <0.2ng/ml。冷冻治疗后，8%~25%的患者活检呈阳性。

并发症

- 勃起功能障碍（40%~80%）；尿失禁（4%~27%）；尿道组织脱落引起的下尿路症状；盆腔疼痛；暂时性阴茎麻木；直肠尿道瘘（罕见）。

- 在挽救性治疗情况下，报告66%的男性显示短期PSA控制良好，但以显著的并发症发生率为代价，包括尿失禁和尿潴留（各70%）。在当前英国研究中，低、中、高危患者的5年无PSA进展率（美国放射肿瘤学会定义）分别为73%、45%和11%。前列腺活检和MRI扫描后准确的前列腺癌临床分期很重要；PSA<4ng/ml时效果最好。13%的患者出现持续性尿失禁，1%的患者出现直肠尿道瘘。

高能聚焦超声（HIFU）

- HIFU可以选择性破坏深度达4cm的组织，且不会破坏中间结构，最重要的是保护直肠壁。通过经直肠装置向前列腺传输高能超声，将组织加热至凝固性坏死点（超过 $85\,^\circ\mathrm{C}$）。并排的形成数个 6mm×2mm×2mm 雪茄形状的病变，以形成一个连续的被烧蚀的组织体积。虽然这是一个可以重复的日间手术，但需要麻醉。

- 结果：一项大型（n=463）法国研究显示，通常在4个月内达到PSA最低点；77%的患者PSA最低值达到0.5ng/ml或更低。在2年

的中位随访中,按照 Phoenix 的定义,64% 的患者仍然没有复发。一项日本纳入 181 名患者研究中,其中一半接受了新辅助雄激素剥夺治疗,低、中、高危前列腺癌的 3 年无生化疾病生存(BDFS)(ASTRO 定义)分别为 94%、75% 和 35%。

并发症

- 勃起功能障碍(50%)、尿潴留 8%、尿道狭窄(10%~25%)、压力性尿失禁(2%)和直肠尿道瘘(1%)。

- 挽救性 HIFU 治疗的数据很少。61% 的男性有良好的 PSA 控制,混合组患者中 38% 无疾病进展。在挽救性治疗情况中发病率上升,直肠尿道瘘或骨髓炎的发病率≥5%。

- 另一项技术——光动力疗法——在挽救性治疗中的作用也正在研究中。这涉及静脉注射叶绿素衍生光敏药物(Tookad®),然后使用经会阴模板引导的间质激光进行光激活。产生的自由基会导致附近血管系统血栓形成和缺血组织坏死。

局部治疗

虽然目前治疗的是整个前列腺,但上述技术可能适用于局限性前列腺癌的局部消融。这种治疗方法可以降低并发症发生率、治疗时间和成本。然而,一些权威学者认为前列腺癌是一种多灶性肿瘤,因此保留未经治疗部分的前列腺可能会有肿瘤残留 / 复发的不确定性。

最近报告一项局部光动力疗法(PDT)与主动监测对比的Ⅲ期试验——纳入 413 名低危 PC 患者随机分组,以前列腺癌进展为终点[1]。观察显示 PDT 可以使进展率减半,且并发症发生率最低,但尽管经过治疗,仍有 28% 的低危前列腺癌发生进展。

在 2014 年 NICE 前列腺癌指南中甚至没有提及已在私立医学中心广泛应用的局部治疗,并且仍在欧洲和美国进行临床试验研究。目前英国正在招募一项针对中危前列腺癌的局部高能聚焦超声与根治性前列腺切除术的随机对照试验。

参考文献

1 Azzouzi A, Vincendeau S, Barret E, *et al.* (2017). Padeliporfin vascular-targeted photodynamic therapy versus active surveillance in men with low-risk prostate cancer (CLIN1001 PCM301): an open-label, phase 3, randomised controlled trial. *Lancet Oncol* **18**:181–91.

前列腺癌:局部进展期非转移性(T3~4N0M0)和 N1 期前列腺癌的治疗

前列腺根治性切除术(RP)

在英国,传统上不鼓励临床 T3 期的患者行 RP。但是,作为多学科诊疗模式治疗计划的一部分,患有明显无转移的临床可行手术(在直肠指检时可以活动)的年轻男性前列腺癌可能会从手术中获益。支持的学者承认 50%~80% 的患者需要进一步治疗,但认为 27% 的临床 T3 期患者在病理上呈局限性(T1~2),可以通过手术治愈。病理 T3 期前列腺癌的减瘤手术可以降低局部进展的发病率和改善肿瘤学预后,同时扩大双侧盆腔淋巴结清扫术(BPLND)可以提供更多的分期和可能的治疗价值。

对于低级别的临床 T3 期前列腺癌患者在 RP 加双侧盆腔淋巴结清扫术(BPLND)之后的 10 年癌症特异性生存(CSS)为 73%,对于高级别前列腺癌降至 30%。PSA<10ng/ml 的患者预后较好。约 40% 的临床 T3 前列腺癌患者会发现淋巴结转移。有生存数据表明,如果在手术时发现淋巴结转移(不应行淋巴结的冰冻切片),不应放弃 RP,因为与 RT 相比,前列腺切除可以降低转移发生的风险[1]。2012 欧洲泌尿外科学会指南指出,对于临床 T3a 期前列腺癌,PSA<20ng/ml 和 Gleason 评分≤8 的充分知情且合适的患者,可以选择 RP。迫切需要在这一领域进行临床试验。

根治性外放射治疗(EBRT)

目前尚无随机对照试验可以证明 RP 和 EBRT 联合雄激素剥夺治疗(ADT)哪种治疗方案最佳。默认情况下,后者目前是英国非转移性临床 T3~4 期前列腺癌适合患者的金标准治疗。与单独使用 EBRT 相比,10 年生存率 15%~30%,EBRT 联合 ADT 始终显示出更好的结局。在一项欧洲随机研究中[2],ADT 组在 EBRT 前就进行了 3 年的 LH-RH 类似物的治疗。相对于单独 ADT 组治疗的总生存率为 62%,联合 EBRT 的 5 年总生存率为 79%;相对于单独 ADT 组 CSS 为 48%,联合 EBRT 的 5 年癌症特异性生存为 85%。一项针对 1 200 例临床 T3N0M0 期前列腺癌患者的单独雄激素剥夺治疗与 EBRT 加雄激素剥夺治疗的随机对照试验(MRC PR07)报告,联合治疗组在 8 年随访期癌症特异性生存明显改善[3]。ADT 应用的最佳时机和持续时间尚不清楚——2008 年英国国立临床规范研究所(NICE)指南推荐新辅助治疗联合 ADT 持续 3 到 6 个月,如果 Gleason 评分≥8,则增加最少 2 年。2011 欧洲泌尿外科学会指南推荐 EBRT 剂量≥74Gy,并同时联合 3 年 ADT 辅助治疗。

- **盆腔 EBRT**:根据 Roach 公式:2/3PSA+[10×(Gleason 评分-6)],

如果 N1 疾病的风险 >15%,则可以考虑盆腔 EBRT。局部进展期性前列腺癌患者从整个骨盆 EBRT 受益的既往证据难以令人信服。最近,STAMPEDE 的对照研究表明,淋巴结阳性患者在 ADT 中增加前列腺 /骨盆 RT 可以显著改善 DFS[4]。目前涉及当前患者的随机试验正在进行。

- 在临床试验之外,不建议使用如**低剂量近距离放射治疗**(LDR BT)、**高能聚焦超声治疗**(HIFU)和**冷冻疗法**等微创疗法。**高剂量率近距离放射治疗**(HDR BT)与 ADT 的联合治疗正在逐渐受到欢迎,尽管目前仍在等待长期的试验结果公布。

- 目前不建议使用双膦酸盐预防前列腺癌骨转移。

- 单独激素治疗:对于有症状的老年患者或不愿接受 EBRT 的患者,特别是如果前列腺癌灶体积大,PSA>25ng/ml 或前列腺特异性抗原倍增时间(PSADT)<1 年,这是一种选择方案。在这种情况下,非甾体类抗雄激素(如比卡鲁胺每日 150mg)具有与 ADT 同等的功效,且副作用减少。在这种情况下,作者使用他莫昔芬 40mg 每周两次,以减少痛苦的男性乳房发育症的发生率,这是大剂量比卡鲁胺的唯一常见且棘手的副作用。患者咨询时应向其解释激素治疗不是治愈性治疗。

- 观察等待:是老年无症状非转移性 T3 期前列腺癌患者的一种选择,这些患者可能希望避免治疗的副作用。

局部进展性前列腺癌的姑息治疗

对下尿路症状、尿潴留或血尿的患者,姑息性经尿道前列腺切除术(TURP),前列腺动脉栓塞或药物治疗可能是必要的。由于括约肌的受累,尿失禁可能是一个问题,尽管应该考虑膀胱出口梗阻和不稳定性膀胱。可能需要阴茎集尿器(即 Conveen®)或导尿管。患者可能会出现肾衰竭,通常是急诊治疗——需要经皮肾造瘘术或输尿管支架置入术解决输尿管梗阻。在这种情况下,ADT 可以减轻以前未经治疗患者远端输尿管的肿瘤压迫。很少出现需要进行结肠造口术来解决直肠狭窄的情况。姑息性 EBRT 可用于治疗持续性前列腺源性血尿或会阴痛。

参考文献

1　Zelefsky MJ, Eastham JA, Cronin AM, *et al.* (2010). Metastasis after radical prostatectomy or external beam radiotherapy for patients with clinically-localized prostate cancer: a comparison of clinical cohorts adjusted for case mix. *J Clin Oncol* **28**:1508–13.

2　Bolla M, Gonzalez D, Warde P, *et al.* (1997). Improved survival in patients with locally-advanced prostate cancer treated with radiotherapy and goserelin. *N Engl J Med* **337**:295–300.

3　Mason M, Parulekar WR, Sydes MR, *et al.* (2015). Final Report of the Intergroup Randomized Study of Combined Androgen-Deprivation Therapy Plus Radiotherapy Versus Androgen-Deprivation Therapy Alone in Locally Advanced Prostate Cancer. *J Clin Oncol* **33**:2143–50.

4　James ND, Spears MR, Clarke NW, *et al.* (2016). Failure-free survival and radiotherapy in patients with newly diagnosed nonmetastatic prostate cancer: data from patients in the control arm of the STAMPEDE Trial. *JAMA Oncol* **2**:348–57.

前列腺癌——进展期前列腺癌的治疗:激素治疗 I

转移性前列腺癌几乎是所有与前列腺癌相关死亡的原因。目前无法治愈,其 5 年生存率正在提高,目前为 35%。10% 的患者生存时间少于 6 个月,而 <10% 的患者生存时间超过 10 年。1941 年,芝加哥医师 Charles Huggins 和 Clarence Hodges 报告称,当接受去势或给予雌激素治疗时,转移性前列腺癌患者表现出良好的症状和生化反应(酸和碱性磷酸酶),便有了激素疗法的概念[1]。

多学科诊疗模式应协调所有前列腺癌患者的管理,尤其是这组治疗效果欠佳的患者。转移性前列腺癌的金标准系统治疗是雄激素剥夺激素治疗(ADT),在适当情况下早期进行多西他赛化学治疗,然后进行挽救性化学治疗,第二代激素治疗和用于进展期前列腺癌的新疗法(如生长因子抑制剂、血管生成抑制剂和免疫疗法)。

在最近研究中开展的是在高度筛选的"寡转移"病例中使用辅助 RP 或 RT[2]。≤3 处转移灶的前列腺癌患者通过基于减瘤手术和局部控制的理论受益,该概念在几年前曾引起很大争议。目前正等待随机对照试验的结果。

前列腺癌的激素依赖性

除极少数未分化干细胞和神经内分泌细胞外,所有前列腺上皮细胞都依赖于雄激素,并且在没有雄激素的情况下无法生长或导致程序性细胞死亡(凋亡)。同样,大多数未经治疗的 PC 细胞都依赖雄激素。在男性中,有 95% 的循环雄激素(主要是睾丸激素)是在黄体生成素(luteinizing hormone,LH)的作用下由睾丸间质细胞产生的。在下丘脑促黄体素释放激素(LHRH)刺激下垂体前叶合成 LH。在垂体促肾上腺皮质激素(ACTH)的作用下,肾上腺皮质由胆固醇合成剩余的 5% 循环雄激素(主要是脱氢表雄酮)。睾酮在 1 型和 2 型 5α- 还原酶作用下转化为 5 倍活性的双氢睾酮(DHT)。DHT 与细胞质雄激素受体结合,该受体转移至细胞核,从而激活雄激素反应性基因的转录,导致驱动细胞分裂或抑制细胞凋亡。

ADT 可使 >70% 的患者 PSA 降低和临床症状改善。但是,由于去势抵抗进展,大多数转移性前列腺癌患者仍会在 5 年内死亡。这可能是由于固有非雄激素依赖性细胞克隆的选择或通过细胞内雄激素生物合成或通过替代途径(如与 PTEN 缺失相关的 PI3- 激酶激活)激活雄激素受体。患有转移性前列腺癌的男性中,雄激素剥夺后前列腺癌进展的平均时间为 14 个月。

预后因素

激素治疗反应差的预测因素包括:

- 出现≥5个转移灶。
- 出现碱性磷酸酶升高。
- 出现贫血。
- 体力状态表现不佳（活动水平）。
- 出现血清睾丸激素水平低。
- 治疗后3个月内骨痛未能改善。
- PSA在治疗后的6个月内未恢复正常（至<4ng/ml）〔相反，PSA最低值（=最小值）<0.1ng/ml则预示长期效果〕。

参考文献

1 Huggins C, Hodges CV (1941). Studies on prostate cancer: I. The effect of castration, of estrogen and of androgen injection on serum phosphatases in metastatic carcinoma of the prostate. *Cancer Res* 1:293–97.

2 Bayne CE, Williams SB, Cooperberg MR, *et al.* (2016). Treatment of the primary tumor in metastatic prostate cancer: current concepts and future perspectives. *Eur Urol* **69**:775–87.

前列腺癌——进展期前列腺癌的治疗：激素治疗 II

雄激素剥夺治疗方法

- 手术去势：双侧睾丸切除术。
- 药物去势：
  - 促黄体素释放激素激动剂。
  - 促黄体素释放激素拮抗剂。
  - 雌激素。
- 雄激素最大限度阻断（MAB）：药物或手术去势联合抗雄激素；

两种方案的去势效果都有相同的疗效，因此可以供患者选择。雌激素既往是作为睾丸切除术的唯一替代方法，由于观察到明显的心血管疾病并发症发生率，雌激素已不用于一线治疗。MAB 在阻止肾上腺雄激素的作用方面比去势具有理论优势；试验的荟萃分析未显示出显著的临床优势（>5% 的 5 年生存率改善）。

双侧睾丸切除术（包膜下技术）

在有效的药物替代方案时代很少采用，这是一种通常在全身麻醉下施行的简单、快速的手术。通过阴囊中线切口，可以暴露两侧睾丸。切开每侧睾丸的白膜，并去除细精管，然后将囊腔封闭，保留附睾和睾丸附件。术后并发症包括阴囊血肿或感染（罕见）。血清睾酮在 8 小时内降至 <20ng/dl。

促黄体素释放激素（LHRH）激动剂

LHRH 激动剂（也称为类似物）是在 1980 年代开发的，为患者提供了双侧睾丸切除术的替代选择，在临床上认为两者具有同等的疗效。这些药物通过皮下给药或肌内给药，每月或 3 个月一次。常用药物包括戈舍瑞林、曲普瑞林和醋酸亮丙瑞林。6 月剂型曲普瑞林制剂目前是英国卫生服务中最便宜的选择。

当垂体前叶被 LHRH 激动剂过度刺激时，它会停止 LH 合成，尽管由于 LH 激增，血清睾酮在最初 14 天会升高。这可能会导致"肿瘤复燃"，在少数患者中会出现症状加重，包括严重的脊髓压迫。为防止反弹，建议在首次使用 LHRH 激动剂之前和之后 2 周内口服抗雄激素。学者们意识到，有时所有的 LHRH 激动剂都不能将血清睾酮水平抑制到去势水平，因此，如果患者对 LHRH 激动剂治疗的反应不足，通常要检查是否有适当的抑制作用。

有一种 LHRH 拮抗剂**地加瑞克**目前在欧洲和美国获得临床批准。通过每月皮下给药，该药可以将血清睾酮迅速降低至 <20ng/dl，从而消除了肿瘤复燃反应或需要抗雄激素药物的问题。迄今为止，尚无已发表的临床试验比较 LHRH 激动剂和拮抗剂的即时或长期疗效，尽管数

据表明应用地加瑞克可以降低心血管事件的发生率以及与延长疾病进展时间。在 2016 年,英国国立临床规范研究所(NICE)再次建议将地加瑞克作为用于治疗伴有脊柱转移性前列腺癌患者的"一种选择",但这取决于谈判价格,地加瑞克的使用成本是 6 月曲普瑞林的 2 倍多。

双侧睾丸切除术和 LHRH 激动剂 / 拮抗剂的副作用

- 性欲丧失和勃起功能障碍。
- 生殖器萎缩。
- 经常发生潮热和出汗给工作或社会交往活动带来麻烦。
- 体重增加。
- 嗜睡,疲劳。
- 男性乳房发育症。
- 贫血。
- 认知变化,抑郁和记忆力减退。
- 骨质疏松症和病理性骨折(尤其是髋部):长期(>5 年)治疗的患者可能继发于骨质疏松症。尽管一年一次的双膦酸盐唑来膦酸可以保持骨密度,但其临床优势尚不确定。
- 代谢综合征:糖尿病、肥胖、高脂血症、高血压和心血管疾病。

抗雄激素

这些是可口服可生物利用的雄激素受体阻滞剂。如比卡鲁胺(单药治疗剂量为每天 150mg,或用于复燃抑制的每日剂量为 50mg,或 MAB 与 ADT 联合使用)、氟他胺和醋酸环丙孕酮(CPA)。尽管许多这样的患者由于年龄和疾病的发展而已经存在勃起功能障碍,前两种药物会稍微升高血清睾酮水平,因此可以保持性欲和性能力。抗雄激素药未见骨质疏松,嗜睡和认知改变的副作用。

在治疗转移性前列腺癌方面,每天服用比卡鲁胺 150mg 的单药抗雄激素的疗效不及 ADT,但在非转移性局部进展性疾病方面疗效相当。它可以提供给不适合或拒绝放射治疗的患者,或用于根治性放射治疗后非转移性生化复发的患者。副作用包括常见的男性乳房发育症、乳房压痛和偶发的肝功能不全。每周两次他莫昔芬 40mg 可以减轻或预防令人讨厌的乳房毒性。氟他胺常引起腹泻,现在很少使用。同样,CPA 很少以全剂量(100mg)每天三次用作单一疗法,因为 CPA 的疗效不如雄激素剥夺。而且 CPA 会引起令人不快但可逆的呼吸困难。CPA 50mg 每天两次可能有助于预防去势治疗诱发的潮热。

前列腺癌——进展期前列腺癌的治疗：激素治疗 Ⅲ

ADT 期间的监测管理

通常，患者将接受基线 PSA、全血细胞计数、肝肾功能检查、肾脏超声检查以及 MRI 骨髓筛查或同位素骨扫描。如果 PSA 下降到可接受的最低点，则在 3 个月、6 个月后重复 PSA 检测，此后 6 个月一次，直到上升。如果使用抗雄激素单药疗法，则每月 3 次检查肝功能。当前患者为咨询早期应用多西他赛或阿比特龙治疗，在开始 ADT 后不久通常会就诊于肿瘤科医生，因此对疾病进展的监测将在肿瘤科医生的监督下应用，而不是泌尿外科医生。

评估疾病进展需要做的检查包括体格检查如直肠指检和血清肾功能，且有临床指征时进行影像学检查。虽然 PSA 作为反应和进展的标志物非常有用，但有 5% 的患者出现临床进展而 PSA 却没有升高。这可能发生在不能表达 PSA 的间变性肿瘤中。

治疗期间患者通常会咨询生活方式方面的建议。应鼓励患者运动和补充钙/维生素 D，以最大程度地降低骨质疏松并发症发生的风险。2014 NICE 指南推荐对骨转移患者进行骨折风险评估，如果风险高或有骨折或骨质疏松病史，则应进行骨密度测定并开具双膦酸盐处方。2014 NICE 还建议患者进行每周至少两次、持续 12 周的性活动方面的咨询及监督下的有氧运动，以对抗疲劳并保持骨骼和肌肉的力量。应建议椎骨转移患者对可能受压的脊髓症状和体征进行处理。这些患者中很多都需要专科护理和咨询帮助。

即刻与延迟激素治疗

在 ADT 开展后数十年，有症状的转移性前列腺癌患者仍一直保留此治疗方法。关于即刻应用的争论主要集中在其副作用和成本上。但是，对局部进展性和转移性前列腺癌患者的研究表明，早期（即在症状发作之前）进行 ADT 治疗时，疾病进展较慢，发病率降低。据报道即刻治疗时，无骨转移（且包括淋巴结阳性）的患者的生存率也有所提高。年龄小于 70 岁的患者，前列腺特异性抗原倍增时间（PSADT）小于 12 个月的患者以及基线 PSA 大于 50ng/ml 的患者亚组似乎受益最大。

间歇性激素治疗

当前列腺癌缓解（PSA<4ng/ml）时停止激素治疗，然后当 PSA 再次升高（至 10ng/ml 或 20ng/ml）时重新开始激素治疗的潜在优势是减少副作用，并在停药期间改善生活质量，节省成本；这些优势已在 Ⅱ 期临床试验中得到证明。

两项大型 Ⅲ 期临床研究比较间歇性 ADT 及连续性 ADT 或 MAB 在患有局部进展性或转移性前列腺癌男性患者中的长期结果，报告称使用间歇性 ADT 的等效性。在其中一项研究(SEUG9901)的最新更新中,中位随访 5.8 年后,癌症特异性生存(CSS)相当,连续组更容易死于与心血管相关的事件[1]。在该试验招募时仅 14% 的患者患有转移性前列腺癌。对根治性 RT 后生化复发患者进行的另一项随机试验显示,中位随访 7 年后总体生存率无差异[2]。

　　当前,尽管对于那些前列腺癌缓解且不耐受副作用的患者来说,间歇性 ADT 已经是一种选择,但 LHRH 激动剂 / 拮抗剂或抗雄激素用于间歇性治疗仍未获得指南的批准。

参考文献

1　Da Silva CF, Goncalves F, Kilment J, et al. (2017). Phase III study of intermittent monotherapy versus continuous combined androgen deprivation. J Urol **197 Supp**:e3674.

2　Crook JM, O'Callaghan CJ, Duncan G, et al. (2012). Intermittent androgen suppression for rising PSA level after radiotherapy. N Engl J Med **367**:895–903.

前列腺癌——进展期前列腺癌的治疗：去势抵抗性前列腺癌

去势抵抗性前列腺癌（CRPC）定义为进行雄激素剥夺治疗（ADT）后，出现 PSA 从其最低点连续两次升高，或尽管有良好的生化反应（去势血清睾酮水平 <20ng/dl）但症状进展。从生物学上讲，这种状态可能是由于雄激素非依赖性克隆的增殖，雄激素受体的扩增，雄激素依赖性转录途径的异常激活或雄激素撤退引起的凋亡的阻滞。公认的机制是，在癌细胞中发生细胞内雄激素合成，这为前列腺癌的治疗开辟新的治疗途径。在临床上，CRPC 是一种不可治愈状态，其虚弱的状况需要多学科诊疗模式讨论的，常为年老体弱的患者。

CRPC 生存期的预后因素与对激素治疗反应的预测因素相同（见前面小节），并且还包括从开始激素治疗到开始化学治疗的时间和内脏转移状态。此时的平均生存期从存在广泛转移性 PC 的 9 个月到无明显转移的无症状患者的 27 个月不等。

自 2004 年以来，CRPC 的治疗发生了模式转变。在此之前治疗是姑息性的，没有有效的系统性药物。2004 年，首次证明了一种细胞毒性剂（紫杉烷多西紫杉醇）具有 3 个月的生存期获益。紫杉烷类破坏细胞分裂所必需的微管，并通过 bcl-2 的磷酸化促进细胞凋亡。自 2010 年以来，发表了大量改变临床实践的试验，证明了多种药物的疗效和安全性。同时，已经涌现对前列腺癌感兴趣的新一代肿瘤学专家。其中两项临床试验 STAMPEDE（2016）和 CHAARTED（2015）已证明，在前列腺癌去势抵抗期之前与多西他赛同时使用雄激素剥夺治疗（ADT）具有更大的生存优势（10~14 个月），这在很大程度上减少了转移性前列腺癌随访患者的泌尿外科诊所就诊，体弱的老年人或不适合化学治疗的合并症（心脏相关疾病、肾功能不全或血液学异常）患者除外。

对于先前未接受多西他赛治疗的患者，CRPC 的治疗最初是采用二线激素治疗。25% 的患者通过增加抗雄激素，如比卡鲁胺每日 50mg，以便达到 MAB。如果从激素治疗开始就使用了 MAB，则抗雄激素的撤退在 25% 的患者中，会反常地引起良好的作用。2016 年的两项 STRIVE 和 TERRAIN 随机试验已证明在这种情况下使用恩杂鲁胺代替比卡鲁胺可获得 10 到 14 个月的无进展生存期优势，尽管在撰写本文时，尚未批准恩杂鲁胺的该适应证。

既往 PSA 的进一步升高需要三线激素治疗，如增加雌激素或皮质类固醇。如每天服用 1mg 的己烯雌酚和 75mg 阿司匹林用于血栓栓塞，可在多达 60% 的患者中起到作用。平均作用时间为 4 个月。然而，幸运的是，较新型第二代激素治疗已证明在化学治疗前和化学治疗后状况中（持续性 ADT）具有更高的疗效和安全性：

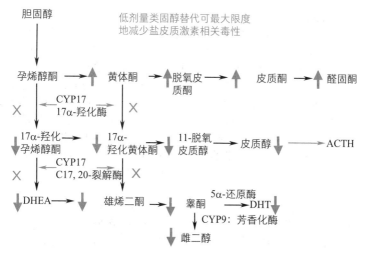

图 7.11　示意图显示肾上腺胆固醇代谢途径，阿比特龙抑制 17α- 羟化酶（CYP17）

- 阿比特龙：一种 CYP450c17 酶抑制剂，可阻断癌细胞内雄激素的生物合成（图 7.11）。与单独的泼尼松龙相比，口服泼尼松龙联合阿比特龙可将多西他赛治疗失败的男性的总生存期延长 3.6 个月[1]。在未进行化学治疗病例中，阿比特龙联合泼尼松龙与单独的泼尼松龙相比可将化学治疗时间缩短 8 个月[2]。盐皮质激素的副作用（低钾血症、高血压和心力衰竭）的发生率为 8%（严重的为 3%）。两种适应证获得英国国立临床规范研究所（NICE）的许可和批准，但仅限于每位患者使用一次。在撰写本文时，STAMPEDE 的雄激素剥夺治疗（ADT）/ 阿比特龙组的结果已显示出显著的无进展生存期优势，这可能提示阿比特龙在 CRPC 之前的治疗中与 ADT 同时开始。

- 恩杂鲁胺：一种口服可生物利用的雄激素受体拮抗剂，较比卡鲁胺的效价高 5 倍，恩杂鲁胺也抑制受体 - 激素复合物转运至细胞核的过程。多西他赛后 CRPC（AFFIRM，2012）男性患者的安慰剂随机对照试验显示中位生存期为 5 个月，且和单独多西他赛 CRPC（PREVAI1，2014）相比，则观察到化学治疗时间为延迟 17 个月。循环肿瘤细胞内具有雄激素受体剪接变异体 7（AR V-7）的患者显示药物反应不佳。两种适应证均获得 NICE 的许可和批准，但仅限于每位患者使用一次。

细胞毒性化学治疗

　　肿瘤内科医师可向符合适应证的 CRPC 患者提供系统化学治疗。根治性局部治疗和激素治疗失败的低肿瘤负荷的男性患者也可以进行化学治疗。治疗前必须纠正肾和骨髓功能障碍。

癌症控制

大多数学者都将前列腺癌单药细胞毒性化学治疗试验疗效反应定义为 PSA 值降低 >50%。据报道，在 20%~40% 的患者有疗效反应，但使用大多数药物有血液学毒性（尤其是中性粒细胞减少）。化学治疗后的中位生存期为 24~44 周。2004 年两项随机对照研究对比多西他赛 3 周周期与米托蒽醌加泼尼松龙的生存期的结果，表明多西他赛具有 2.4~3 个月的中位生存期优势。药物毒性包括中性粒细胞减少性发热（6%~15%）和血小板减少症（8%）。未批准使用多西他赛进行维持治疗，2016 年经 NICE 条件性批准（TA391）在临床上使用卡巴他赛的挽救方案（与米托蒽醌相比具有 2.5 个月的生存期优势）。

症状缓解

下一节将对此进行更详细的讨论。细胞毒性化学治疗可改善症状。在米托蒽醌加泼尼松龙与单独泼尼松龙的随机试验中，联合用药组有 29% 的患者疼痛和镇痛药使用减少，而泼尼松龙单独用药组只有 12%。PSA 反应不能预测缓解程度。在另一项研究中，多西他赛加泼尼松龙使 35% 的患者疼痛减轻，而接受米托蒽醌和泼尼松龙的患者中 22% 疼痛减轻，从而改善生活质量评分。

已证明双膦酸盐（尤其是唑来膦酸）可减少 CRPC 中的骨骼相关事件（SRE），如病理性骨折。但是，STAMPEDE 试验显示，将其与雄激素剥夺治疗一起使用没有生存优势。2014 NICE 推荐在其他缓解疼痛的方式失败时，为 CRPC 患者提供双膦酸盐。地诺单抗是一种抗溶骨的完全人类抗 RANK1 单克隆抗体，在预防 SRE 和减轻骨痛方面更为有效。NICE 建议仅在不能应用双膦酸盐的患者中使用该药。副作用可能包括低钙血症和（罕见）颌骨坏死。

其他姑息治疗可能包括阿片类止痛药，对有症状的原发性或转移性骨病变进行根治性外放射治疗（EBRT），全身性放射性核素（[89]锶）治疗广泛性骨痛，治疗尿路梗阻的外科手术或引流术以及治疗脊髓压迫的神经外科手术（见下一节，以及第 10 和 11 章）。

最新疗法

迄今为止，虽然酪氨酸激酶和内皮素 -1 受体拮抗剂的临床试验结果令人失望，但据报告称一些有效且相对耐受的 CRPC 新治疗方案前景乐观，包括以下药物：

- 普列威（Provenge®）（sipuleucel-T）疫苗：这是美国食品和药物监督管理局（FDA）批准的首例针对前列腺酸性磷酸酶的 CRPC 免疫疗法。在症状最小的 CRPC 男性患者中进行的一项随机对照试验（IMPACT，2010 年）显示，与安慰剂相比，具有 4 个月的生存期优势。3% 的患者发生严重的输液相关不良事件。估计三次治疗剂量的费用约为 6 万英镑。英国尚未批准使用。

- 氯化镭 -223（Alpharadin）：纳入 922 名 CRPC 患者的英国安慰

剂随机对照试验中（ALSYMPCA，2013 年），SRE 和骨痛降低，生存期延长 3.6 个月。NICE 已批准用于多西他赛后或不适合接受多西他赛的 CRPC 患者。

● 聚腺苷二磷酸核糖聚合酶（PARP）抑制剂：大约 30% 的 CRPC 患者存在 DNA 修复基因缺陷，包括 *BRCA1* 和 *BRCA2*。在仅纳入 16 例此类患者的试验中，有 14 例对口服耐受性良好的 PARP 抑制剂奥拉帕利有反应（TOPARP-A，2015 年）。这种有希望的靶向药物治疗途径尚待进行更大的临床试验。目前英国尚未获得许可或批准使用。

参考文献

1　Scher HI, Fizazi K, Saad F, *et al*. (2012). Effect of MDV3100, an androgen receptor signaling in-hibitor (ARSI), on overall survival in patients with prostate cancer postdocetaxel: results from the phase III AFFIRM study. *J Clin Oncol* **30 suppl 5**:LBA1.

2　Ryan CJ, Smith MR, de Bono JS, *et al*. (2013). Abiraterone in metastatic prostate cancer without previous chemotherapy. *N Engl J Med* **368**:138–48.

前列腺癌——进展期前列腺癌的姑息治疗

在前列腺癌的终末期阶段，通常需要肿瘤学专家、泌尿外科医师、癌症护理专家、姑息治疗和急性疼痛多学科诊疗团队的参与，以使患者的尊严、舒适感和生活质量最优化。

毫无疑问，**疼痛**是进展期前列腺癌最令人衰弱的症状。对该疼痛的发病机制了解甚少，但已知其具有破骨和成骨活性增加。表 7.16 对疼痛综合征及其治疗进行了分类。雄激素剥夺疗法对新发疾病有效。在**去势抵抗性前列腺癌**中，双膦酸盐（尤其是唑来膦酸）可以减轻多达 80% 的患者的骨痛以及骨骼并发症（如病理性骨折）的风险。化学疗法也具有缓解作用。

脊髓压迫

参见第 11 章。

下尿路症状 / 尿潴留 / 血尿

膀胱出口梗阻或尿潴留可能需要经尿道前列腺切除术。如果存在前列腺癌肿块体积大而固定，则器械操作可能会很困难。前列腺可能脆性增加并自然出血，导致顽固性血尿。尽管 TURP、前列腺动脉栓塞或姑息性放射治疗有助于长期控制，但患者经常因血块堵塞出现尿潴留需急诊室就诊，这可能会在留置导尿管和膀胱冲洗后暂时缓解。一些学者主张使用氨甲环酸。

表 7.16　疼痛综合征及其治疗

疼痛类型	初步治疗	其他选择
局灶性骨痛	药物：简单，NSAID，阿片类药物 单发放射治疗，8Gy（75% 的患者在 6 个月内有反应）	病理性骨折或广泛性溶解转移的外科固定
弥漫性骨痛	药物：NSAID，阿片类药物 多次放射治疗或放射性药物（如 ^{89} 锶）	类固醇；双膦酸酯（如唑来膦酸）；地诺单抗；氯化镭 -223 化学疗法
硬膜外转移和脊髓压迫	参见第 11 章	
神经丛病变（罕见——由直接肿瘤浸润引起）	药物：NSAID，阿片类药物，RT，神经阻滞	三环类药物；抗惊厥药物
其他疼痛综合征：颅骨 / 颅神经、肝脏和直肠 / 会阴	RT 药物：NSAID，阿片类药物，类固醇	鞘内化学治疗治疗脑膜受累

即便在膀胱出口梗阻缓解后,也可能由于前列腺癌而使膀胱收缩造成痛苦。抗胆碱能治疗可能对此情况有效果,或者可能需要长期的经尿道或耻骨上留置导尿管,来治疗持续的排尿症状或复发性尿潴留。

输尿管梗阻

这是泌尿系肿瘤的急症,在第 10 章中进行阐述。局部进展性前列腺癌和膀胱癌可能引起**双侧输尿管梗阻**。患者表现出肾衰竭的症状或体征,没有明显可触及无尿的膀胱,偶尔出现脓毒症症状。肾脏超声检查将证实双侧肾积水和膀胱空虚。与患者及其家属商议将决定患者是否希望得到治疗;另一种选择是在肾衰竭中相对舒适的死亡,这对于一个非常虚弱的晚期前列腺癌患者可能是最好的治疗。

在治疗任何威胁生命的高钾血症时,可以选择双侧经皮肾造瘘术(PCN)或输尿管支架管置入术。在这种情况下,因为影响膀胱三角区的肿瘤会侵犯输尿管口,逆行插入输尿管支架通常是难以成功的。放射介入科医生在进行 PCN 之前需要进行凝血筛查和血型分析。PCN后顺行输尿管支架通常是成功的。如果先前未使用过激素治疗,则应开始激素治疗。

在发病早期或疾病进展时出现**单侧输尿管梗阻**。通常无症状,只要对侧肾脏正常,可以保守治疗。如果正在考虑进行细胞毒性药物化学治疗,那么改善肾功能至关重要。

贫血,血小板减少和凝血病

一些因肿瘤广泛置换骨髓的患者会迅速且有规律地出现贫血症状。这往往是正细胞正色素性贫血,通常无其他症状且肾功能正常。这些患者需要定期输血。出血 / 血小板减少症很少需要输注血小板。晚期前列腺癌患者可能会出现类似于弥散性血管内凝血(DIC)的临床症状,也导致无法处理的血尿。

尿道癌

原发性尿道癌（urethral cancer）非常罕见，常发生在老年患者中，与白人相比，在男性和非洲裔美国人中更为常见（监测、流行病学和最终结果数据）。危险因素包括尿道狭窄、尿道憩室和性传播疾病（STD）［人乳头瘤病毒（HPV）］。

病理学和分期

在女性，大多数癌灶发生在尿道近端（鳞状细胞癌 60%、尿路上皮癌 20%、腺癌 10%）。在男性中，60% 发生在尿道球膜部，30% 发生在尿道阴茎部，10% 发生在尿道前列腺部（尿路上皮癌 60%、鳞状细胞癌 20%、腺癌 15%），其他癌症包括肉瘤和黑色素瘤。

在 50% 的患者中，尿道癌从后尿道转移到盆腔淋巴结，并从前尿道转移到腹股沟淋巴结。按照 TNM 分期进行分期（有关 TNM 分期，请参见 www.uicc.org）。

临床表现

- 发现较晚；许多患者在主诉症状时已经出现转移。
- **无痛性血尿**，初始血尿，终末血尿或血性尿道分泌物。
- **排尿期下尿路症状**（LUTS）较不常见）。
- **会阴疼痛**（较少见）。
- 尿道周围脓肿或尿道皮肤瘘（罕见）。
- 既往有性传播或狭窄性疾病。

体格检查可能会发现女性尿道口或男性前尿道走形中有可触及的质硬的肿块。腹股沟淋巴结肿大，胸部体征和肝肿大可能提示尿道癌已转移。

男性的鉴别诊断是：

- 尿道狭窄。
- 会阴脓肿。
- 累及海绵体的转移性尿道癌。
- 尿道皮肤瘘。

女性的鉴别诊断为：

- 尿道肉阜。
- 尿道囊肿。
- 尿道憩室。
- 尿道疣（尖锐湿疣）。
- 尿道脱垂。
- 尿道周围脓肿。

表 7.17　尿道癌 5 年生存率

外科手术:前尿道	50%
外科手术:后尿道	15%
放射疗法	34%
放射疗法和手术	55%

辅助检查

尿液细胞学检查,尿道膀胱镜检查,活检和麻醉下双合诊检查可以获得诊断和局部临床分期。盆腔 MRI 和胸腹部 CT 可进行影像学分期。

治疗

对于局限性前尿道癌,可选择根治性手术或放射治疗(55~70Gy ± 近距离放射治疗)。前尿道肿瘤的预后更好。男性患者需要会阴尿道造口术。除非累及膀胱颈,否则由于外部括约肌机制的破坏而引起的术后尿失禁是极少的,但患者需要坐位才能排尿。对于后尿道癌或前列腺部尿道癌,符合条件的男性患者应考虑行尿道前列腺膀胱切除术,而女性则应考虑前盆腔器官切除术(盆腔淋巴结、膀胱、尿道、子宫、卵巢和部分阴道的切除)。在没有远处转移的情况下,如果可触及淋巴结,则进行腹股沟淋巴结清扫术,因为 80% 患者可能伴有淋巴结转移。

对于局部高级别肿瘤,建议术前放射治疗结合手术治疗。

对于转移性尿道癌,进行细胞毒性化学治疗是唯一的选择[如果是鳞状细胞癌,采用 5- 氟尿嘧啶(5-FU)+ 丝裂霉素 C 化学治疗;如果是尿路上皮癌,以顺铂为基础进行化学治疗]。

组织学确认诊断后,按 TNM(2017)分类进行分期(参见 www.uicc.org)。所有一切诊断都依赖于体格检查和影像检查,和对应于 TNM 类别的病理学分类(前缀"p")。

预后

(见表 7.17)

阴茎肿瘤：良性、病毒相关和癌前病变

良性皮肤病变

- **珍珠样阴茎丘疹**（pearly penile papules）：15% 的青春期后男性出现多发性小丘疹（约 1~3mm），分布在阴茎头冠状沟周围。它们没有传染性，可能被误认为是疣，不需要治疗。
- **Zoon 阴茎头炎**（Zoon's balanitis）：阴茎头或包皮内侧有鲜红色、有光泽的红斑。
- **扁平苔藓**（lichen planus）：平顶紫红色丘疹。
- **硬化性苔藓**（lichen sclerosus，LS）：也称为闭塞性干燥性阴茎头炎（BXO），这是一种常见的阴茎头和包皮硬化症状。硬化性苔藓发生在所有年龄段，最常表现为不可收缩性的包皮（包茎）。尿道和舟状窝可能受到影响，导致梗阻和排尿分叉。组织学诊断通常在包皮切除术后明确诊断，表现为上皮萎缩、网状结构缺失和真皮胶原化。
- **非特异性阴茎头炎**：阴茎头和包皮的炎症状态，可由细菌和念珠菌感染引起。
- **银屑病**（psoriasis）：表现为增厚的红色丘疹或斑块，边界清晰，皮肤常有鳞屑状表面。

良性皮下病变

- **佩伦涅斑块**（Peyronie's plaque）：出现在小血管微损伤的反应中。据强有力的证据表明，遗传因素和药物因素与其发生有关。
- **潴留性囊肿**
- 汗管瘤（汗腺瘤）。
- 神经鞘瘤。
- 血管瘤、脂肪瘤。
- 注射引起的医源性假性肿瘤。
- 注射引起的脓性肉芽肿。

病毒相关病变

- **尖锐湿疣**（condyloma acuminatum）：又称生殖器疣，与 HPV 感染有关。阴茎头、包皮和阴茎体上软的，通常为多发的良性病变；可发生在生殖器或会阴的其他部位。在用鬼臼树脂（podophyllin）局部治疗前需行活组织检查；5% 有尿道受累，可能需要电凝治疗。HPV 感染（特别是 16 型和 18 型）可能导致阴茎癌，尖锐湿疣与阴茎鳞状细胞癌有关。
- **鲍恩样丘疹病**（Bowenoid papulosis）：一种类似阴茎上皮内瘤变（PIN）的良性病变。阴茎皮肤上多发丘疹或扁平腺体病变。应对这些病变进行活检。HPV 是可疑病因。

- **卡波西肉瘤**（Kaposi sarcoma）：1972年首次报道，这种网状内皮细胞肿瘤已成为第二常见的恶性阴茎肿瘤。表现为隆起、疼痛、出血的紫罗兰色丘疹或有局部水肿的蓝色溃疡。生长缓慢、孤立或弥漫性生长。卡波西肉瘤发生在免疫功能低下的男性，尤其是患有艾滋病（AIDS）的同性恋患者。可能发生尿道梗阻。以姑息性治疗为主：病灶内化学治疗，激光或冷冻消融，或放射治疗。

癌前病变

认为一些组织学上具有恶性潜能或与阴茎鳞状细胞癌密切相关的良性病变。癌前病变能引起何种程度的鳞状细胞癌尚不清楚。

- **鲍恩样丘疹病**：一种类似阴茎上皮内瘤变的良性病变。阴茎皮肤上多发丘疹或或扁平病变。应对这些病变进行活检，HPV是可疑病因。

- **鲍恩病**（Bowen disease）：阴茎干或阴囊皮肤的PIN（角化PIN）。治疗方案包括广泛局部切除或使用5-FU（胸苷酸合成酶的抑制剂，为DNA合成的抑制剂）或咪喹莫特（咪唑醌四环胺）进行局部治疗。

- **凯拉增生性红斑**（erythroplasia of Queyrat）：被认为是包皮、阴茎头部或者体部的原位癌。一种红色的、柔软的、界限分明的无痛性病变，但可能溃烂引起分泌物和疼痛。治疗方法与Bowen病相同，但进展为侵袭性鳞状细胞癌的可能性是Bowen病的10倍。

- **巨大尖锐湿疣**（又称Buschke-Löwenstein瘤）：一种局部侵袭性肿瘤，与病毒感染有关。转移少见，但需广泛切除，以区别于鳞癌。可能导致尿道糜烂和瘘管的发生。

- **乳房外佩吉特病**（extramammary Paget disease）：一种罕见的慢生长疾病，主要见于老年人。乳房外佩吉特病是一种上皮内腺癌，累及富含大汗腺的区域。

- **疣状增生**（verrucous hyperplasia）：表现为疣状、外生性或内生性病变，通常发生在慢性刺激和炎症部位。这是一种癌前病变，可能转变为生长缓慢的疣状癌或鳞癌。

- **皮角**（cutaneous horn）：罕见的实性皮肤过度生长；极度角化，基底部可能为恶性；治疗方法为局部广泛切除。

阴茎头或包皮上的慢性红色或苍白病变始终令人担忧。应注意其颜色，大小和表面特征，并且应触诊双侧腹股沟区域的淋巴结。应用类固醇、抗菌或抗真菌药膏后应进行早期复查；如果持续存在，推荐进行急诊活检。

阴茎癌:流行病学、危险因素和病理学

鳞状细胞癌(SCC)是最常见的原发性阴茎癌,占阴茎恶性肿瘤的95%。其他还有卡波西肉瘤(3%),罕见的包括基底细胞癌(2%)、恶性黑色素瘤(2%)、肉瘤(<1%)和佩吉特病。膀胱、前列腺、直肠和其他原发部位肿瘤很少转移至阴茎。

鳞状细胞癌的发病率及病因

阴茎癌很少见,占男性癌症的1%。阴茎癌和PIN的发病率似乎都在增加,大多数发生在老年男性。英国每年报告大约600例阴茎癌新发病例和100例死亡病例。

鳞状细胞癌的危险因素

● 年龄:阴茎癌发病率从50岁开始上升,从80岁及以上达到高峰。40岁以下少见。

● 癌前病变:约40%的阴茎鳞状细胞癌患者报告有先前存在的阴茎病变相关病史。

● 包茎:阴茎癌在接受新生儿包皮环切术的男性中很少见。在以色列几乎不存在。研究者认为,包皮垢的慢性刺激、炎症(阴茎头炎)和较差的卫生条件都是致病因素。

● 地理:在亚洲、非洲和南美洲的部分地区更为常见,占男性癌症的10%~20%。巴拉圭是全球发病率最高的国家。

● 人乳头状瘤病毒(HPV):疣状病毒感染,特别是16型和18型,似乎与高达80%的病例有关。

● 吸烟史。

● 免疫功能缺陷的患者。

● 补骨脂素联合长波紫外线(PUVA)治疗病史。

阴茎鳞状细胞癌的病理学及分期

通常阴茎癌发生于癌前病变之后,是一种缓慢生长的乳头状、扁平或溃疡性病变,始于阴茎头(48%)、包皮(21%)、阴茎头和包皮(9%)、冠状沟(6%)、体部(2%)。其余类型的发病情况不确定。在浸润性生长前,阴茎癌会在表皮下面的表层局部扩散生长,之后侵入海绵体和尿道,最后侵入会阴、盆腔和前列腺。淋巴结转移呈阶梯状,先转移到腹股沟浅淋巴结,然后转移到腹股沟深淋巴结,最后转移到髂血管、闭孔淋巴结。皮肤坏死、溃疡和腹股沟淋巴结感染可导致脓毒症或股血管出血。出现转移风险为10%,最常见于肺部。

组织学上,鳞状细胞癌表现为角化、上皮珠形成和有丝分裂。组织学亚型包括典型、乳头状、基底样、疣状、肉瘤样和尖锐湿疣样。分级为G1(20%)、G2(50%)或G3(30%);分级与预后相关,血管侵犯程度也与

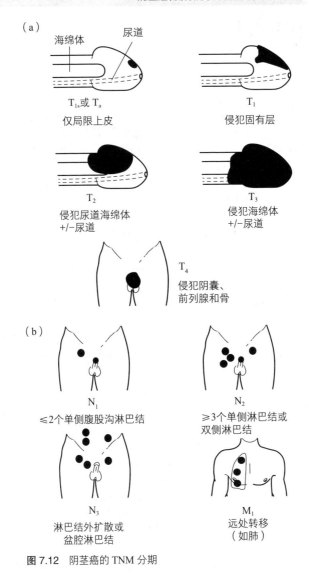

图 7.12　阴茎癌的 TNM 分期

预后相关。按 TNM 分类进行分期（图 7.12）（TNM 分期请参阅 www.uicc.org）。

阴茎鳞状细胞癌的预后因素

　　转移性淋巴结的存在是最重要的预后指标。对于淋巴结阳性患者，根据肿瘤部位、大小、组织学分级、浸润深度、是否存在阴茎体侵犯以及血管或淋巴侵犯进行危险分组。

阴茎癌：临床治疗

临床表现

最常见的临床表现是阴茎头或包皮内质硬、无痛性肿块。达 15%~50% 的患者由于隐私尴尬难以启齿，人为疏忽，恐惧或无知而推迟就诊时间超过 1 年。血性分泌物可能与血尿混淆。很少出现腹股沟肿块或尿潴留症状。检查发现包皮下或包皮内有坚实的，非压痛的肿块或溃疡。通常有局部感染的证据。在更晚期的阴茎癌中，生殖器甚至会阴部被真菌性肿瘤所取代。

体格检查

必须对腹部、外生殖器和腹股沟淋巴结进行彻底检查。

辅助检查

通常需要急诊活检。阴茎海绵体内注射前列腺素 E_1 的 MRI 检查用于肿瘤分期。对晚期患者进行胸部、腹部和盆腔 CT 扫描，以评估盆腔淋巴结和远处转移。

治疗

组织学确诊后，阴茎癌的治疗应在能够为这种罕见肿瘤提供外科和肿瘤学专业知识等多学科诊疗模式的跨区域医学中心进行。

原发性肿瘤

不管腹股沟淋巴结状况如何，阴茎癌的一线治疗是手术切除。**包皮环切术**适用于包皮上病变。阴茎上皮内瘤变（PIN）应每周局部使用 **5 氟尿嘧啶**或 **5% 咪喹莫特**治疗，每周 5 天，持续 4~6 周。复发时应行活检以排除浸润性癌，然后行**阴茎头切除术和移植皮瓣的阴茎头重建术**。

尽可能地建议进行保留阴茎的手术，以避免丧失男性特征、丧失性能力和性欲以及排尿功能障碍。建议对 Ta-1 和 T2（未浸润阴茎海绵体）肿瘤行**阴茎头切除术和移植皮瓣的阴茎头重建术**，以提供安全的肿瘤学以及良好的美容和功能效果。手术的替代方法包括**激光消融、冷冻消融、外放射治疗（EBRT）或近距离放射治疗（BT）**，但这些都有较高的复发率[1]。

对于 T3 肿瘤，可以进行部分切除术，具有良好的美容、功能和肿瘤学效果。在当前研究中，保留阴茎手术的复发率约为 2%~8%。

在病变范围更大的患者中，建议行完全阴茎切除并尿道会阴造口术。患者必须做好不能性交，需要坐着排尿的心理准备。如果切除边界 1~2mm 切缘干净，局部复发率 <5%。最常见的并发症是尿道口狭窄。EBRT 或 BT 是非手术治疗的选择，但局部复发率为 30%~50%；组织坏死 / 损伤可导致尿道口狭窄（15%~30%）、尿道狭窄（20%~35%）、毛细血管扩张（90%）、瘘和疼痛。

表 7.18　阴茎癌 5 年癌症特异性存活率

N0	90%~100%
N1	80%~95%
N2	60%~80%
N3	10%~20%
M1	0%

　　进展期阴茎癌患者可考虑顺铂 + 氟尿嘧啶 + 多西紫杉醇 / 紫杉醇化学治疗,化学药物治疗反应良好者可选择手术治疗。

淋巴结转移

　　对于那些无法触及淋巴结和低危疾病(pTa、pTis 或 pT1G1)的阴茎癌患者,可以提供主动监测。但是,有 12%~25% 患者发生转移,与早期淋巴结清扫术相比延迟淋巴结清扫生存率降低(40% 比 90%)。因此,建议对所有临床上淋巴结无法触及的患者进行淋巴结评估,首先是超声检查扫描 ± 细针穿刺术(FNA)(如果阳性,则行腹股沟淋巴结清扫术),如果阴性,则应进行动态前哨淋巴结活检(DSLNB)。DSLNB 的假阳性率 <5%,包括手术当天早晨皮内(肿瘤部位)注射 30~70MBq ^{99m}Tc- 纳米胶体,术前立即注射专利蓝色染料,术中伽马照相机检测前哨淋巴结。

　　对于可触及淋巴结的患者,常规抗生素没有缩小作用,因为目前研究表明 >90% 的肿瘤已发生转移。这些患者应进行超声检查扫描 ± 细针穿刺抽吸或活检,然后行根治性腹股沟淋巴结清扫术。根治性腹股沟淋巴结清扫术的边界是腹股沟韧带、内收肌和缝匠肌,以及股动脉。尽管肥胖患者发病率更高,当前的并发症发生率约为 25%(淋巴水肿、淋巴囊肿、伤口感染和皮肤坏死)。

　　放射治疗和化学治疗是不适合手术、年老或无法手术的存在转移性淋巴结患者的替代或辅助治疗;5 年生存率 25%(表 7.18)[2]。

　　当 DSLNB 或腹股沟淋巴结清扫术中发现两个或多个腹股沟淋巴结阳性或通过 CT 扫描,按 CT 的标准显示盆腔淋巴结增大时,应考虑盆腔淋巴结清扫术;此处,盆腔淋巴结转移的可能性为 23%~56%,据研究治愈率为 14%~54%。

　　● 固定化腹股沟肿块:可考虑在新辅助化学治疗后进行挽救手术(有效率为 20%~60%),最好是在临床试验中进行。淋巴结转移可能会包裹股血管,并侵犯更深的肌内组织,很少会导致皮肤溃烂。在这种情况下,如果可行手术治疗,与整形外科医生和血管外科医生合作是很有必要性的。

　　● 远处转移性尿道癌:采用全身化学治疗和以顺铂为基础的化学治疗进行姑息治疗。疗效反应是局部的和短暂的。M1 原发肿瘤患者可接受姑息性手术治疗,本组患者预后极差。

随访

阴茎肿瘤初次手术后,每 2~4 个月进行一次全面的随访,以便及早发现和治疗局部复发(大多数复发发生在 3 年内)。患者应自我检查,临床上应检查阴茎和淋巴结。

盆腔、腹部和胸部的 CT 影像学检查对于那些因转移性阴茎癌而接受腹股沟淋巴结清扫术的患者是适合的。

参考文献

1 Solsona E, Bahl A, Brandes SB, et al. (2010). New developments in the treatment of localized penile cancer. Urology 76 Suppl 1:S36–42.

2 Pizzocaro G, Algaba F, Horenblas S, et al. (2010). European Association of Urology (EAU) Guidelines Group on Penile Cancer. Eur Urol 57:1002–12.

阴囊和睾丸旁肿瘤

阴囊癌

早在 1775 年,伦敦外科医生 Percivall Pott 就把鳞状细胞癌描述为"烟囱清洁工"癌。患者称其为"煤烟疣",这是第一个与职业相关的癌症。Pott 描述称:"阴囊癌是一种总是首先在阴囊下半部发作的疾病。阴囊癌会产生一个表浅的、疼痛性的,不规则坚硬和隆起的溃疡。在很短的时间内,阴囊癌会弥漫在阴囊的皮肤、肉膜和阴囊内膜上,并侵犯睾丸,睾丸会肿大、变硬,并彻底地变质。阴囊癌从那里沿着精索进入腹部,最常见的表现为硬结,并破坏腹股沟腺体:到达腹部后,阴囊癌会侵犯到一些内脏,然后很快导致疼痛性破坏。"

当前,这是一种较为罕见的肿瘤,阴囊皮肤长期暴露在煤烟、焦油或油中是其病因。先前的放射治疗、补骨脂素光化学疗法又称补骨脂素联合长波紫外线(PUVA)治疗或人乳头瘤病毒(HPV)(疣)感染史也可能引起。通常表现为阴囊壁上无痛性肿块或溃疡,多出现化脓性感染。如果位置靠后,患者躺着或坐着时,病变容易被遮挡。腹股沟淋巴结肿大可提示转移(50%)或感染反应。分期见表 7.19。

阴囊上肿块或溃疡的治疗方式是局部广泛切除,理想情况下切除离瘤灶边缘为 2cm。可以给予新辅助或辅助性放射治疗。可能需要植皮或组织瓣以实现闭合或覆盖睾丸。

如果存在淋巴结肿大,则要连续 6 周使用抗菌药物,然后重新评估腹股沟淋巴结肿大。如果淋巴结持续性肿大,可考虑进行腹股沟淋巴结清扫术,并辅以联合化学治疗。锁骨上淋巴结肿大和血源性、内脏和骨转移很少见,均采用联合化学治疗治疗,预后不良。

表 7.19　阴囊鳞状细胞癌的分期和说明

分期	说明
A1	局限于阴囊壁
A2	局部多发肿瘤侵犯邻近结构(睾丸、精索、阴茎、耻骨和会阴)
B	仅累及腹股沟淋巴结的转移性阴囊癌
C	转移性阴囊癌累及盆腔淋巴结,无远处扩散征象
D	盆腔淋巴结以外的远处器官转移性阴囊癌

数据源自 Lowe FC. 'Squamous cell carcinoma of the scrotum' (1983) *J.Urol* 130 (3):423-427.

睾丸附件肿瘤

起源于附睾和睾丸旁组织的上皮肿瘤很少。这些肿瘤大多是间质来源的。

- 腺瘤样肿瘤:附睾或白膜表面的小实体瘤;通常几年内无进展变化;良性空泡上皮和基质细胞,来源不明,治疗方式为局部切除。
- 附睾囊腺瘤:良性上皮增生;年轻人;常无症状;三分之一为双侧病变,与希佩尔 - 林道病(VHL)有关。
- 间皮瘤:表现为坚硬,无痛的阴囊肿块,伴有鞘膜积液,逐渐增大。发生在任何年龄段;15% 转移至腹股沟淋巴结;行睾丸切除术治疗并随访。

睾丸旁肿瘤

- **横纹肌肉瘤**:阴囊肿块发生在 10~20 岁;在精索中,压迫睾丸和附睾;淋巴扩散到主动脉旁淋巴结;治疗措施为根治性睾丸切除术,放射治疗和联合化学治疗的多模式治疗;5 年生存率为 75%。
- **平滑肌瘤 / 肉瘤**:阴囊肿块,年龄 40~70 岁;发生在精索中;30% 为恶性,70% 为良性;远处转移以血源性转移为主;治疗方法是广泛切除或根治性(原发性)睾丸切除术。
- **脂肪肉瘤**:精索肿瘤;70% 为恶性;治疗为广泛切除或根治性(腹股沟)睾丸切除术。

睾丸癌：发病率、死亡率、流行病学和病因学

发病率和死亡率

原发性睾丸癌（TC）是 20~45 岁男性最常见的实体癌之一，15 岁以下和 60 岁以上罕见，占所有男性癌的 1% 和泌尿系肿瘤的 5%，目前认为是最可能治愈的癌症。大多数欧洲国家的发病率正在上升（尽管最近，英国的发病率略有下降），而自 1975 年开始采用铂类化学治疗以来，死亡率从每 10 万人 1.3 例稳步下降到 0.2 例。在英国，2014 年共发现 2 200 例新病例，仅发生 60 例死亡。鼓励年轻男性进行睾丸自我检查（TSE）的公共卫生运动正在进行中。

流行病学和病因学

- **年龄**：生殖细胞肿瘤最常见受影响的年龄段是 20~45 岁。所有病例中有一半发生在 35 岁以下的男性中。非精原细胞性生殖细胞瘤常见发病年龄为 20~35 岁，而精原细胞瘤常见于 35~45 岁。婴儿和年龄在 10 岁以下的儿童很少发生卵黄囊肿瘤，患有睾丸癌的 60 岁以上男性有 50% 患有淋巴瘤。
- **种族**：居住在欧洲和美国的白高加索人风险最高。在美国，白人比黑人患上睾丸癌的可能性高出三倍。除了新西兰毛利人，睾丸癌在非高加索人中很少见。
- **睾丸癌病史**：发生异时性睾丸癌的风险是 12 倍。双侧睾丸癌发生率为 1%~2%。
- **隐睾症**：5%~10% 的睾丸癌患者有隐睾病史。这些睾丸在 3 岁时就出现了超微结构的变化，早期的隐睾下降固定术不能完全消除发展为睾丸癌的风险。根据瑞典的一项大型研究，隐睾中年龄 <13 岁的行睾丸固定术男性患者患睾丸癌的风险升高 3 倍，而年龄 >13 岁的行睾丸固定术男性患者患睾丸癌的风险升高 6 倍。单侧隐睾症患者对侧睾丸癌的风险增加一倍，而同侧睾丸癌的风险增加 6 倍。
- **生精小管内生殖细胞瘤（睾丸上皮内瘤）**：该病源于精原细胞的恶变，与原位癌相同。50% 的病例在 5 年内发展为侵袭性生殖细胞睾丸癌。发生率是 0.8%。危险因素包括隐睾、性腺外生殖细胞肿瘤、对侧睾丸萎缩、45XO 核型、克兰费尔特综合征（Klinefelter syndrome）、既往或对侧睾丸癌（5%）和不孕症。
- **人类免疫缺陷病毒（HIV）**：HIV 患者患精原细胞瘤的风险比预期高 35%。
- **遗传因素**：似乎发挥作用，因为睾丸癌患者的一级亲属有 4 倍（患病父亲）到 8 倍（患病兄弟）的高风险，但确切的家族遗传模式并不明显。家族史中非霍奇金淋巴瘤和食管癌病史增加发病风险。

- **基因因素**：在所有生殖细胞肿瘤亚型和**睾丸上皮内瘤（TIN）**中都报告存在 12p 的等臂染色体；66% 的 TIN 病变中存在 p53 的突变。
- **孕产妇的雌激素暴露**：妊娠期间高于正常雌激素水平似乎增加男性后代隐睾症、尿道异常和睾丸癌的风险。
- **身高非常高的男性**：患睾丸癌的风险高出 3 倍；原因不明。

尚缺乏确切的证据表明创伤和病毒引起的萎缩是睾丸癌的危险因素。目前也认为，在其他正常的超声检查报告中提示的睾丸微石症也不是睾丸癌的危险因素（尽管它可能存在于睾丸癌中）。

睾丸癌:病理与分期

90% 的睾丸肿瘤是恶性生殖细胞瘤,因临床目的将其分为精原细胞瘤和非精原细胞瘤(表 7.20)。精原细胞瘤是最常见的生殖细胞肿瘤(GCT),外观上显得苍白,且为同源性。畸胎瘤位于睾丸非精原细胞瘤(NSGCT)分类谱的分化末端——异源性,可能包含特殊的组织,如软骨或头发。睾丸内转移瘤占所有睾丸肿瘤的 1%,多来自前列腺(35%)、肺(19%)、结肠(9%)和肾(7%)的血行扩散。

右侧睾丸受累多于左侧睾丸;1%~2% 的病例累及双侧睾丸癌。肿瘤通过局部浸润扩散到附睾、精索,很少扩散到阴囊壁。通过睾丸血管发生淋巴扩散,最初到达主动脉旁淋巴结。附睾、精索或阴囊的受累可能导致盆腔和腹股沟淋巴结转移。一旦癌灶突破白膜,通过血行转移向肺、肝和骨骼的可能性更大。

睾丸癌使用 TNM(2017)系统分期(图 7.13)(TNM 分期见 www.uicc.org)。其中 T 分期通过病理学结果确定;N 分期通过临床检查(体格检查、腹部及胸部 CT 成像)或病理组织学确定;M 分期通过体格检查、CT 成像和生化检查确定。此外,S 为通过血清肿瘤标记物分期(见后面小节)。

表 7.20　世界卫生组织(WHO)睾丸肿瘤的组织病理学分类

生殖细胞肿瘤(90%)	其他肿瘤(7%)
精原细胞瘤(48%):	表皮样囊肿(良性)
精母细胞亚型、经典亚型和间变性亚型	腺瘤样瘤
睾丸非精原细胞瘤(NSGCT)(42%):	睾丸网状腺癌
畸胎瘤:	类癌瘤
分化 / 成熟	淋巴瘤(5%)
中等 / 不成熟	转移性肿瘤,来自另一个部位(1%)
未分化 / 恶性	
卵黄囊瘤	
绒毛膜癌	
混合性	
混合精原细胞瘤和 NSGCT(10%):	
性索间质肿瘤(3%)(10% 恶性)	
间质细胞	
支持细胞	
混合或未分类细胞	
混合生殖细胞 / 性索肿瘤(罕见)	

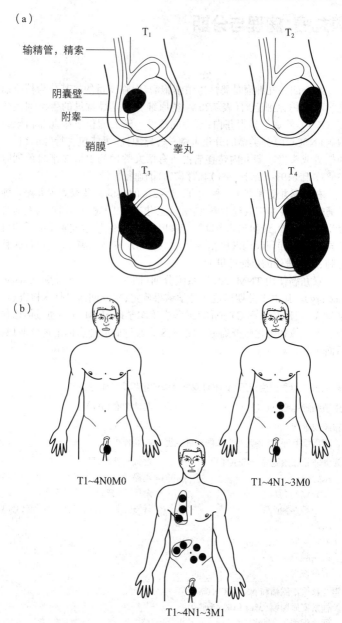

（a）

输精管，精索

阴囊壁

附睾

鞘膜　　　　睾丸

T_1　　T_2　　T_3　　T_4

（b）

T1~4N0M0

T1~4N1~3M0

T1~4N1~3M1

图 7.13　睾丸癌的病理分期。（a）原发肿瘤 T1~4。如果未进行根治性睾丸切除术，则使用 Tx。（b）淋巴结转移：CT 检查长轴测量的主动脉旁淋巴结肿大（上图）；锁骨上淋巴结肿大和 / 或肺转移——M1a，其他远处转移（如肝和脑）；M1b（下图）

生精小管内生殖细胞瘤(睾丸上皮内瘤)

作为大多数睾丸生殖细胞肿瘤(GCT)的癌前病变,可在睾丸癌细胞附近观察到睾丸上皮内瘤(TIN)。高达 9% 的睾丸癌患者对侧睾丸中存在 TIN。5 年内从 TIN 转为睾丸癌的风险为 50%。是否在所有病例都行对侧睾丸进行活检用以诊断 TIN 还存在争议。在英国,这并不是常规的检查。小睾丸(<12ml)、有隐睾病史、年龄 <30 岁的患者是发生TIN 的高危人群。如果确诊为 TIN,则采用睾丸切除术、放射治疗或规律主动监测治疗。因此需要与这些患者讨论不育症和激素替代问题。

睾丸癌:临床表现、检查和一线治疗

症状

　　大多数患者表现为阴囊肿块,通常为无痛性肿块。转诊至英国泌尿科诊所阴囊肿大的患者中诊断患有睾丸癌比例为 4%。延误就诊并不少见;这可能是由于患者因素(恐惧、自我忽视、无知、否认)或早期误诊造成的。5% 的患者因肿瘤内出血而出现急性阴囊疼痛,导致诊断困难。患者可能已自知肿块,有时是在轻微创伤后发现,或是由其伴侣发现。10% 的患者出现提示有晚期睾丸肿瘤的症状,包括体重减轻、颈部肿块、胸部症状或骨痛。

体征

　　外生殖器检查应在温暖的房间中患者放松情况下进行。视诊可能发现不对称或轻微阴囊皮肤变色。双手仔细触诊,首先检查正常侧,然后检查异常侧。这将发现睾丸中有坚硬、不柔软、不规则、不透光的肿块,或肿块占据整个睾丸。应谨慎评估附睾,精索和阴囊壁,这可能是正常的,或占 10%~15% 的受累。如果白膜被破坏,则很少有继发性鞘膜积液。常规检查发现恶性物质、锁骨上淋巴结肿大、胸部体征、肝肿大、下肢水肿或腹部肿块,均提示转移性睾丸癌。由于某些肿瘤的内分泌表现,在大约 5% 的睾丸癌患者中可见男性乳腺增生。

鉴别诊断

　　鞘膜积液、附睾囊肿(精液囊肿)、腹股沟斜疝、结核病或梅毒性树胶肿(两者在发达国家都极为罕见)和可触及白膜的微小增厚是引起无痛性阴囊肿块的原因。精索静脉曲张通常仅在患者站立时可见。大多数急性阴囊痛是由于附睾的“精子肉芽肿”,睾丸扭转和急性附睾丸炎导致。应该对每位患者进行相关检查,如有任何疑问,务必进一步检查。

检查

- **超声检查**:是任何阴囊肿块的一线检查,将确认可触及的病变是否在睾丸内,从而破坏正常的睾丸轮廓和内部回声。超声检查检测睾丸肿瘤的敏感度几乎为 100%,包括表现出全身症状和体征的难以触及 1~2mm 病变的患者和“隐匿性”原发肿瘤。白膜内的任何低回声区域都应引起怀疑。超声检查还可以将原发性鞘膜积液与继发性鞘膜积液区分开。睾丸微石症偶尔报告与睾丸癌有关。这种异常在正常睾丸中的重要性尚不确定,少数前瞻性研究未能证明其存在时发展为睾丸癌的风险升高。因此,没有理由向这些人推荐连续复查超声检查。

- **腹部和胸部 CT 扫描**:如果确诊或认为可能诊断为睾丸癌,通常用于分期检查。根据大小和形状标准,75% 的淋巴结分期是正确的;

10% 患者显示轻微的肺部异常。如有临床表现则进行其他影像学检查(如脑部或脊椎的 CT,或骨扫描)。MRI 和 PET 扫描不是常规检查。

- **血清肿瘤标志物**[α- 甲胎蛋白(AFP),人绒毛膜促性腺激素(hCG)和乳酸脱氢酶(LDH)]:在对可疑睾丸癌进行任何治疗之前均应进行检测(见下一节)。

治疗

腹股沟根治性睾丸切除术既是确定性的诊断方法,也是大多数睾丸肿瘤的主要治疗方法,除非已完成转移组织活检确定分期诊断。根治性睾丸切除术可治疗约 75% 的睾丸癌患者。对于没有正常对侧睾丸的患者,应该提供生育力评估,精液分析和冷冻保存。

手术时,通过腹股沟切口整体切除睾丸、附睾和精索。为防止意外转移,在将睾丸从阴囊中分离出阴囊之前,将精索在腹股沟管内游离,夹闭,固定并与从腹股沟内环游离 1~2cm。可以在该时间或以后植入一个硅胶假体。对于存在睾丸上皮内瘤(TIN)形成高风险的患者,应进行对侧睾丸活检(见上一节和本章最后一节)。

睾丸癌：血清标志物

生殖细胞肿瘤（GCT）可以表达和分泌相对特异和容易检测的蛋白质并释放到血液中。这些肿瘤标志物［胎盘碱性磷酸酶除外］可用于诊断、分期、预后和监测对治疗的反应。

癌胚蛋白

● 甲胎蛋白（AFP）：在 50%~70% 的睾丸非精原细胞瘤（NSGCT）中由滋养层成分表达。对于精原细胞瘤，血清 AFP 升高强烈提示存在非精原细胞瘤成分。血清半衰期为 3~5 天；正常 <10ng/ml。

● 人绒毛膜促性腺激素（hCG）：由 40%~60% 的睾丸非精原细胞瘤（特别是合体滋养层成分）和高达 30% 的精原细胞表达。血清半衰期为 24~36h。实验室测定 β 亚单位；正常值 <5mIU/ml。

当联合检测时，90% 的患者有一个或两个标记物的升高，而在低分期肿瘤患者中则较少。

细胞酶

● 乳酸脱氢酶（LDH）：是一种普遍存在的酶，由于各种原因在血清中升高，因此特异性较低。在精原细胞瘤中有 10%~20% 升高，与肿瘤负荷相关，在监测晚期精原细胞瘤的治疗反应中最有用。

● 胎盘碱性磷酸酶（PLAP）：是一种胎儿同工酶，高达 40% 的晚期生殖细胞肿瘤患者可异常升高。因为缺乏特异性，并没有被广泛使用，且在吸烟者中也可能升高。

临床应用

在就诊时应进行检测上述标志物，在根治性睾丸切除术后 5~7 天进行复查，术后 1~3 年中每年进行 3~4 次，然后每年进行一次，以评估对治疗的反应和是否存在残留病灶。构成 TNM 分期中的 S 期（有关 TNM 分期参见 www.uicc.org）。此外，挽救性治疗时的 AFP 和 hCG 均包括在 2010 年国际预后因素研究小组评分系统中，用于化学治疗后转移性复发睾丸癌的患者。

睾丸切除术前的标志物水平正常并不能排除转移性病灶。睾丸切除术后标志物的正常不能等同于没有病灶。如果没有发现其他的转移性病灶的证据，称睾丸切除后标志物的持续升高为 1S 期；这意味着在对侧睾丸或亚临床转移性疾病中存在 GCT；然而，标志物异常升高也可发生在肝功能障碍和性腺激素低下的情况下。5% 的 NSGCT 患者为 1S 期。

睾丸癌：睾丸非精原细胞瘤的治疗

　　根治性睾丸切除术和确定分期后，尽管接受适当培训的泌尿外科医师可以按照生殖细胞瘤多学科诊疗模式团队的建议，在符合某些适应证的病例进行腹膜后淋巴结清扫术（RPLND），但仍需肿瘤科医生治疗。在 AFP 升高的情况下，用与睾丸非精原细胞瘤（NSGCT）同样的治疗策略治疗精原细胞瘤。1970 年代开始采用的联合化学疗法彻底改变转移性睾丸非精原细胞瘤的治疗方法，在此之前，睾丸非精原细胞瘤仍是无法治愈的。

　　英国，欧洲和美国之间存在治疗和随访差异。在英国，其主要采用国际生殖细胞癌合作组织（IGCCCG）的预后分期（见下一节），如下所示。

局限性睾丸非精原细胞瘤 pT1~4N0M0S0（也称为Ⅰ期）

　　这一组患者占睾丸非精原细胞瘤患者的 55%。

　　监测结果显示复发率为 30%，其中睾丸切除术后一年内复发率为 80%。

　　在复发或 1S 期，化学治疗（如下所述）将获得良好的效果，疾病特异性生存率 >99%。

　　因此，建议采用**风险适应管理**，以最大程度地降低副作用风险：

● 监测无血管 / 淋巴管浸润的 pT1 患者，扩散率 <70%（仅 15% 复发）。

● 对于不愿意或不适合监测 pT1 期睾丸肿瘤的患者和 pT2~4 疾病进行辅助化学治疗（博来霉素、依托泊苷、顺铂 ×1 周期）。

转移性睾丸非精原细胞瘤（包括 1S 期）

　　预后良好：

● 化学治疗（博来霉素、依托泊苷、顺铂 ×3 周期）。

● 腹膜后淋巴结清扫术用于残留或复发性肿块；复发的挽救性化学治疗。

　　预后中等和不良：

● 化学治疗（博来霉素、依托泊苷、顺铂 ×4 周期）。

● 腹膜后淋巴结清扫术用于残留或复发的肿块；有时，如果组织学证实为肿瘤，则行挽救化学治疗（见下文）或放射治疗。

● 使用自体干细胞高剂量化学治疗挽救复发。

治疗后的监测和随访

　　监测要求如下：

● 第 1 年：每个月随访一次，包括血清标志物和胸部 X 片；第 3 个月和第 12 个月进行腹部 CT。

- 第 2 年：每 2 个月随访一次，包括血清标记物和胸部 X 线；第 24 个月复查腹部 CT。

- 第 3、4 和 5 年：每 3 个月随访一次，包括血清标志物和胸部 X 线。

- 10 年后每年随访一次，血清标志物，以及胸部 X 线。复发风险在前 2 年最高。

在肿瘤标志物升高和转移性睾丸肿瘤进展的情况下，可用顺铂、异环磷酰胺和第三种药物（如紫杉醇）进行**挽救化学治疗** ×3 个周期；50% 的患者在化学治疗之后会得到缓解，避免罕见的挽救性腹膜后淋巴结清扫术的需要。

适用于睾丸非精原细胞瘤的腹膜后淋巴结清扫术

- CT 扫描发现腹膜后淋巴结肿大通常是睾丸非精原细胞瘤的性腺外转移的首要也是唯一的证据。

- 在英国，腹膜后淋巴结清扫术仅用于去除或切除化学治疗后大于 1cm 的残留肿块（10%~30% 的患者中有存活肿瘤细胞，其余为成熟畸胎瘤或纤维坏死）。

- 腹膜后淋巴结清扫术可切除腹主动脉旁淋巴结，起点上界到肠系膜上动脉，下到髂总动脉分支。

- 在少数病例中，计划性多学科手术可能涉及切除其他器官（如肝切除术）或主动脉 / 腔静脉置换术。

- 并发症：1% 的死亡率和 25% 的并发症发生率，包括淋巴囊肿、胰腺炎、肠梗阻和射精障碍。

- 改良的保留神经手术为通过仅清扫健侧至肠系膜下动脉的淋巴结，降低射精障碍的风险。

- 机器人辅助腹腔镜方法越来越受欢迎，尤其是在经验丰富的腹腔镜中心。

- 在美国和欧洲部分地区，腹膜后淋巴结清扫术仍然是根治性切除术后分期检查的金标准。

睾丸癌:转移性生殖细胞肿瘤的预后分期系统

国际生殖细胞癌合作组织(IGCCCG)为转移性生殖细胞癌设计了一种基于预后因素的分期系统,其中包括预后良好和中等的精原细胞瘤,以及预后良好、中等和不良的睾丸非精原细胞瘤(NSGCT)(表 7.21)。

表 7.21　基于 IGCCCG 预后因素的转移性生殖细胞癌分期系统

预后因素	精原细胞瘤	NSGCT
预后良好	**90% 的患者**	**56% 的患者**
5 年无进展生存率,5 年总生存率 /%	82,86	89,92
所有影响因素	任何原发灶;除肺以外没有其他器官的转移;AFP 正常;任何 hCG 或者 LDH 值	睾丸或腹膜后原发灶;除肺以外没有其他器官转移;AFP<1 000ng/ml;hCG<5 000mIU/L;LDH<1.5 倍正常上限值(S1)
中等预后	**10% 的患者**	**28% 的患者**
5 年无进展生存率,5 年总生存率 /%	67,72	75,80
所有影响因素	任何原发灶;除肺以外有其他器官的转移;AFP 正常;任何 hCG 或 LDH 值	AFP 值 1 000~10 000NG/ml 或 hCG5 000~50 000mIU/L;LDH 值 1.5~10 倍正常上限值(S2)
预后较差		**16% 的患者**
5 年无进展生存率,5 年总生存率 /%	无预后不良患者	41,48
所有影响因素		首发纵隔转移;除肺以外有其他脏器的转移;AFP>10 000ng/ml 或 hCG>50 000mIU/L、LDH>10 倍正常上限值(S3)

数据来源于 International Germ Cell Cancer Collaborative Group(IGCCCG) (1997) International Germ Cell Consensus Classification:a prognostic factor-based staging system for metastatic germ cell cancers.*J Clin Oncol* 15(2):594-603.

睾丸癌：精原细胞瘤、睾丸小管内生殖细胞肿瘤和淋巴瘤的治疗

在所有精原细胞瘤中，75% 局限于睾丸内，并通过根治性睾丸切除术治愈；10%~15% 的患者存在区域性淋巴结转移，而 5%~10% 的患者为更严重的进展性睾丸肿瘤（见上一节）。

与睾丸非精原细胞瘤（NSGCT）一样，在根治性睾丸切除术和确定分期后，患者由肿瘤科医生治疗。小于 2cm 的淋巴结在 8 周后应重新分期，以防这些淋巴结是良性。根据是否存在转移灶和淋巴结的大小，治疗和随访在很大程度上取决于疾病的分期，如下所示。

局限性精原细胞瘤 T1N0M0S0~1（I 期）

- 主动脉旁淋巴结复发的风险为 20%。
- 辅助治疗可将复发风险降低至 <1%。
- 标准管理是监测，癌症特异性生存率（CSS）介于 97% 和 100% 之间。
- 或者，使用一种适当预防复发风险的方法，即对于肿瘤直径 > 4cm 和 / 或睾丸网受累的患者，建议使用单药卡铂。
- 第三种选择是放射治疗———一项随机的 MRC 研究，比较显示一个周期的卡铂与放射治疗等效。如果使用放射治疗，20Gy 分为 10 组进行，包括腹主动脉旁淋巴结。

转移性精原细胞瘤

患者应归入预后分组分类（IGCCCG 分期），因为这可以提示患者的总体预后（表 7.22）。

如果**化学治疗后淋巴结肿块**持续存在，FDG-PET 可能有助于确认是否存在睾丸癌转移灶。挽救性化学治疗优于腹膜后淋巴结清扫术（RPLND），后者由于腹膜后纤维化在技术上实现非常困难，所以很少开展。

根据国家指南，这些患者需要全面长期随访。

生精小管内生殖细胞肿瘤的治疗

- 单侧可观察等待或行睾丸切除术。
- 对侧肿瘤的单侧病灶需放射治疗。

表 7.22　国际生殖细胞癌合作组织的预后分组分类

T1~3N1M0S0~1	放射治疗 30~36Gy
T1~3N2M0S0~1	放射治疗 30~36Gy，如果淋巴结靠近肾脏则需化学治疗
T1~4N3M0~1S0~3	化学治疗（博莱霉素、依托泊苷、顺铂 ×3~4 个周期，或依托泊苷和顺铂 ×4 个周期）

- 为保存支持细胞行双侧放射治疗。
- 全身化学治疗（如顺铂）有争议，目前在英国尚未采用。
- 必须提供精子冷冻保存。

睾丸淋巴瘤的管理

这可能是一种原发性肿瘤或淋巴瘤转移到睾丸的表现。发病年龄中位数为 60 岁，但已有儿童报告。一旦确诊，就应由血液肿瘤科医生来处理。10% 的患者表现为双侧睾丸肿瘤，25% 的患者存在全身症状，这些患者在根治性睾丸切除术和化学治疗后预后较差；而那些局限性睾丸肿瘤患者可以长期生存。

（冯勇杰　齐亚斌　张少朋　家彬　译　　江春　顾朝辉　校）

第8章

肾脏的其他疾病

单纯性和复杂性肾囊肿

- 单纯性肾囊肿:不与肾单位或肾盂的任何部分连通。病变主要局限于肾皮质,囊内充满清亮液体,囊壁由单层扁平或立方状上皮组成。肾囊肿可以是一个或多个,直径从几毫米到几厘米不等,发病可以是单侧或双侧,通常位于肾脏下极。
- 肾盂旁囊肿:位于肾盂或肾门附近的单纯性薄壁组织的囊肿。

流行病学

随年龄的增长,肾囊肿的总体发病率增加,准确的发病情况依赖于诊断技术的进步。在 CT 检查时,40 岁时有 20% 的成人存在肾囊肿,60 岁时有 33% 的人存在肾囊肿[1]。尸检时,年龄大于 50 岁的人群中 50% 以上存在单纯囊肿。囊肿体积通常不随年龄增长而增大,但数量可能增加。男女患病情况没有性别差异。

病因

包括先天性和后天性的原因。慢性透析与新发单纯性囊肿的形成有关。

临床表现

单纯性囊肿通常是因为其他检查目的行肾脏超声检查或 CT 检查后偶然发现。大多数是无症状的;但是,非常大的囊肿可以表现为腹部肿块或引起腹部钝痛或背痛。肾囊肿伴发急性腰痛通常意味着囊肿内出血,这种疼痛通常和囊壁张力增加有关。单纯性肾囊肿无论是自发性破裂还是外伤性破裂都较为罕见。囊肿破裂与集合系统相通则会导致血尿。囊肿合并感染较为罕见,主要表现为腰痛伴发热;体积较大的囊肿偶尔会引起梗阻和肾积水。

鉴别诊断

- 肾透明细胞癌(4%~7% 的肾细胞癌是囊性的)。
- 早期常染色体显性遗传多囊肾病(ADPKD)——弥漫性、多发性或双侧囊肿,与肝囊肿相关。
- 复杂性肾囊肿(即那些含有血、脓或钙化的肾囊肿)。

检查

肾脏超声检查

单纯囊肿呈圆形或球形,轮廓光滑清晰,呈“无回声”(囊肿内无回声,即声波通过囊肿传播)。应用微泡对比剂可提高超声检查诊断准确率。如果超声检查发现囊肿合并钙化、多房、边缘欠规整或簇状囊肿需要进一步检查明确诊断(肾三期 CT 检查)。如果单纯囊肿不合并上述改变,则无需进一步检查。

表 8.1　单纯性和复杂性囊肿 CT 表现的 Bosniak 分型

类型	特征	囊肿发生恶变的可能概率[2]	治疗
I	单纯良性囊肿,边缘光滑,无增强,无分隔,无钙化	<2%	无需治疗和随访
II	良性囊肿,边缘光滑;少量薄分隔;较少见钙化;增强扫描无强化;<3cm		观察——复查肾脏超声观察有无大小增加或恶性特征的发展 *
II F	薄分隔数增加;分隔增厚和/或轻微强化;可能含有钙化,但无强化。包括非增强、高衰减 >3cm 的囊肿	19%(II 和 II F 组合)	随访肾脏超声(或 CT)。II F 型囊肿比 II 型囊肿有更大的恶性潜能
III	边缘不规则;中度钙化;厚分隔(隔膜 >1mm 厚);增强扫描可见强化	33%	手术探查 ± 肾部分切除术
IV	囊性恶性病变;边缘不规则和/或实性强化	93%	根治性肾切除术

*Bosniak 建议随访 6 个月和 1 年。如果病变在这段时间后保持稳定,则认为是良性的。

CT

见表 8.1 单纯性和复杂性囊肿的 Bosniak 分类。

单纯性肾囊肿表现为圆形、壁光滑的病灶,腔内液体均一(典型密度 CT 值为 -10 至 +20Hu),应用对比剂后无增强(增强意味着肿块的囊腔内含有血管组织或与集合系统相通,即不是单纯囊肿)。高密度囊肿 CT 值为 +20~90Hu,增强扫描无强化,直径 <3cm。

活检

影像引导下的囊肿抽吸或活检有助于不确切囊肿的诊断及避免不必要的手术治疗。

治疗

单纯囊肿的治疗(I 型:圆形或球形、壁光滑、轮廓清晰和内部无回声),无需进一步检查、治疗和随访。在罕见的情况下,认为囊肿是引起症状的原因(如背部或肋腹部疼痛),治疗方法包括经皮穿刺 ± 注射硬化剂、开放或腹腔镜手术切除囊肿壁。囊肿合并感染也很罕见,可以采用经皮囊肿穿刺引流联合抗感染治疗。

超声检查提示囊肿可能存在恶变特征性(钙化、分隔和边缘不规则)改变时,建议进一步完善 CT 增强扫描检查。

参考文献

1 Laucks SP Jr, McLachlan MS (1981). Aging and simple cysts of the kidney. *Br J Radiol* **54**:12–14.
2 Warren KS, McFarlane J (2005). The Bosniak classification of renal cystic masses. *BJU Int* **95**:939–42.

肾盏憩室

肾盏憩室(calyceal diverticulum)是肾脏集合系统(特别是肾盏)的球形外伸部分。肾盏憩室伸入肾皮质髓质区,憩室通过一个狭窄的颈部或通道与肾盏相通。肾盏憩室由一层移行上皮细胞构成,被一层薄薄的肾皮质所覆盖。肾盏憩室的大小从几毫米到几厘米不等。

病因

肾盏憩室的确切病因尚不清楚。有些可能是先天性的。继发性肾盏憩室可在肾盏漏斗阻塞或钝性肾损伤后发生。

临床表现

通常无症状,在静脉尿路造影(IVU)上偶然发现,最常见于上极憩室。症状可能是由于结石的发展或憩室内的感染,二者可能与尿液的滞留有关。

检查

在 IVU 检查中,肾盏憩室表现为乳头旁的圆形对比剂浓聚,尽管憩室通常有通道与集合系统相通,但由于通道细窄,所以 IVU 造影可能不太容易观察清楚。在 CT、MRI 和超声上可以识别;然而,在未增强的图像上很难区分肾囊肿和肾盏梗阻。

治疗

肾盏憩室内结石的治疗可采用输尿管软镜和激光碎石术,如果结石较大,可经皮肾镜取石术(PCNL)治疗。结石手术时可尝试内镜下扩张憩室或切开憩室颈部以防止复发,如果憩室导致反复尿路感染,也可以采用这种技术。也可采用开放手术来取石和切除肾盏憩室。体外冲击波碎石术(ESWL)治疗无效。ESWL 可能碎裂结石,但结石碎片很难从憩室排出,残余结石碎片可能形成一颗更大的结石。

髓质海绵肾

定义

髓质海绵肾(MSK)是一种以远端集合管扩张为特征的先天性肾脏囊性疾病,伴有肾髓质内多个囊肿和憩室的形成。

流行病学

该病通常无临床症状,多为其他原因就诊时行 IVU 检查或尸检发现,因此很难掌握其发病率的准确数据。据估计,在普通人群中,发病率为 1/(5 000~20 000);在接受 IVU 检查的人群中(选定的人群),发病率为 1/200。有 75% 的病例双肾受累。

病理学

肾髓质横切面上类似海绵状,这是由于肾乳头内的远端集合管扩张和许多小囊肿的形成。这与尿液滞留和囊肿内小结石的形成有关。有些报告说是家族遗传。髓质海绵肾(MSK)可能与其他先天性或遗传性疾病有关,包括偏侧肥大和贝 - 维综合征(Beckwith-Wiedemann syndrome)*。

临床表现

大多数患者无症状。当出现症状时,包括输尿管绞痛、肾结石(草酸钙 ± 磷酸钙)、尿路感染和血尿(镜下血尿或肉眼血尿)。高达 50% 的患者因肾钙渗漏或胃肠道钙吸收增加而出现高钙尿症。如果没有继发肾结石或输尿管结石造成尿路梗阻,髓质海绵肾患者通常肾功能正常。

鉴别诊断

肾钙盐沉着症(nephrocalcinosis)的其他原因(肾髓质钙沉积,如结核病、甲状旁腺功能亢进、愈合的乳头状坏死、多发性骨髓瘤)。

检查

● **中段尿:**试纸 ± 培养。检查尿路感染并根据敏感性进行治疗。

● **生化检测:**24 小时尿钙可能升高(高钙尿症)。高钙尿症的检测需要进一步生化检测以排除其他原因(即甲状旁腺激素水平上升表明甲状旁腺功能亢进)。

● **影像学:**IVU 是诊断 MSK 的主要方法,但也可以使用 CT 和超声。在 IVU 上,MSK 的特征性影像学特征是肾脏增大,伴有远端集合管扩张,合并大量囊肿和憩室(扩张的小管被称为"刷子上的毛")。集合管可能充满钙化,呈现出"花簇状或葡萄状"(图 8.1)。

---

* 又称脐疝 - 巨舌 - 巨大发育综合征,是一种以舌肥大、巨人症、内脏肥大、肾母细胞瘤、脐膨出和肾异常为特征的生长发育障碍。

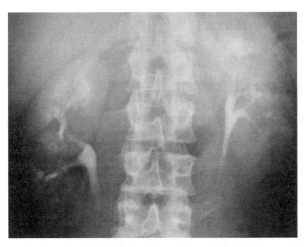

图 8.1   IVU 显示双侧髓质海绵肾

治疗

无症状的髓质海绵肾不需要治疗。降低尿钙水平的一般措施(如大量饮水、素食、低盐摄入、食用水果和柑橘类果汁)有助于减少钙结石形成的机会。噻嗪类利尿剂可用于对抗饮食措施的高钙尿症,其目的是降低尿钙浓度。肾内结石通常很小,因此可能不需要治疗,但如果有必要,可以采取 ESWL 或输尿管软镜激光碎石取石术。输尿管结石通常很小,因此在许多情况下,经过一段时间的观察,会自行排出。复发性尿路感染可能需要预防性抗生素。在长期内肾功能趋于稳定。反复尿路感染和肾钙盐沉着症导致肾脏损伤的并发症较为罕见。

获得性肾囊肿病

获得性肾囊肿病(ARCD)是一种肾脏囊性变疾病,CT 显示≥5 个囊肿。顾名思义,这是一种获得性疾病,与遗传(常染色体显性遗传)的常染色体显性遗传多囊肾病(ADPKD)不同。获得性肾囊肿病主要与慢性和终末期肾衰竭有关,因此,通常在接受血液透析或腹膜透析的患者中发现。超过三分之一的患者在透析 3 年后发展为获得性肾囊肿病。因为获得性肾囊性疾病可能引起疼痛和血尿,并与良性和恶性肾肿瘤的发生有关,因此临床上值得重视。男女发病比例为3∶1。

病理学

通常双侧多发囊肿主要见于萎缩性小肾肾皮质。囊肿大小不等(平均 0.5~1cm),充满清亮液体,可能含有草酸晶体。继发性肾囊肿通常由立方或柱状上皮排列,与肾小管连续(因此不能定义为单纯囊肿)。非典型囊肿有一层增生的上皮细胞层,这可能是肿瘤形成的癌前病变。肾移植可引起自体肾囊肿体积缩小。

病因学

确切的发病机制尚不清楚,但已经提出一些理论。肾小管阻塞或缺血可导致囊肿形成。肾衰竭可能导致有毒的内源性物质或代谢物的积聚,改变生长因子的释放,导致类固醇生成的改变或引起细胞增殖(继发于免疫抑制作用),从而导致囊肿的形成。

继发性相关疾病

患良性和恶性肾肿瘤的风险增高。发生肾细胞癌的风险大约为 20%,是一般人群的 3~6 倍(男性 > 女性)。透析时,肾细胞癌通常在治疗的前 10 年内发生。

临床表现

腰痛、尿路感染、肉眼血尿、肾绞痛(结石疾病)和高血压。

检查

这取决于临床表现的症状。

- **对于可疑的尿路感染**:尿液细菌加药物敏感试验。
- **对于血尿**:尿细胞学检查、膀胱镜检查和肾脏超声检查。在肾脏超声检查上,肾脏小而高回声,有多个大小不等的囊肿,其中许多显示钙化。如果在肾脏超声上不能确定囊肿的性质,则安排肾脏 CT 检查。

治疗

持续的肉眼血尿是继发性肾囊肿常见的临床问题之一,并因血液肝素化(血液透析所需)而加重。可供选择的治疗方法包括腹膜透析、肾栓塞,或肾切除术(可接受,因为这些患者已经因无功能的肾脏而接受透析)。感染的囊肿发展成脓肿,需要经皮或外科引流。根治性肾切除术适用于可疑恶性肾肿块。较小的无症状肿块需要监测。长期透析的获得性肾囊肿病患者也应考虑用超声或 CT 检查进行肾脏监测。

常染色体显性遗传多囊肾病

定义

一种常染色体显性遗传性疾病,导致肾实质多发性扩张性囊肿的形成(图 8.2)。

流行病学

发病率为 0.1%~0.5%,95% 为双侧。常染色体显性遗传多囊肾病可影响儿童和成人,但症状通常发生在 30 岁至 50 岁之间。常染色体显性遗传多囊肾病占所有肾衰竭的 10%(通常表现在 40 岁以上)。

病理学

由于无数囊肿充满囊液,导致肾脏体积巨大,腹部检查时可以很容易地触诊到。囊肿扩张导致周围肾实质缺血性萎缩和正常肾小管梗阻。终末期肾衰竭发生在 50 岁左右。

合并症

Willis-berry 环状动脉瘤(与蛛网膜下腔出血相关)、肝囊肿(33%)、胰腺囊肿(10%)、脾脏(<5%)和精囊、二尖瓣脱垂、主动脉根部扩张、主动脉瘤和憩室疾病的发生率为 10% 至 30%。值得注意的是,肾腺瘤的发病率为大约 20%;然而,肾细胞癌的风险与普通人群相同。

病因学

目前已经证实两种基因的突变与常染色体显性遗传多囊肾病的发生相关。多囊肾病基因 1($PKD1$)基因定位于 16 号染色体短臂(16p13.3),相关常染色体显性遗传多囊肾病患者约占 85%。$PKD2$ 基因位于 4 号染色体(4q21)的长臂上,相关常染色体显性遗传多囊肾病患者约占 15%。第三个基因 $PKD3$ 也与此病有关。发病机制包括固有的基底膜异常、肾小管上皮增生(引起肾小管梗阻和基底膜变薄)以及由于蛋白质缺陷导致的支持性细胞外基质的改变,这些改变都可能导致囊肿的形成。

症状

- 既往常染色体显性遗传多囊肾病阳性的家族史。
- 高血压(75%)。
- 可触及腹部肿块。
- 腰肋疼痛(由于肿块效应、感染、结石、出血或梗阻引起的急性囊性扩张)。
- 血尿(肉眼血尿或镜下血尿)。
- 尿路感染。
- 肾衰竭,可能表现为嗜睡、恶心、呕吐、贫血、精神错乱和癫痫发作。

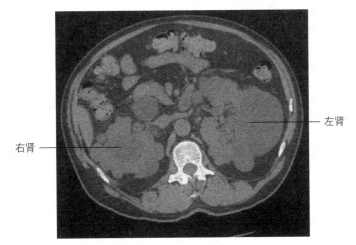

图 8.2　CT 平扫横断面显示双侧常染色体显性遗传多囊肾病（ADPKD）

鉴别诊断

其他形式的肾囊性疾病：多发性单纯性囊肿、常染色体隐性多囊肾病（ARPKD）、家族性青少年肾结节病、髓质囊性疾病。

在其他常染色体显性遗传疾病中也发现多发性肾囊肿：

● 结节性硬化症（TS）：在 9 号和 16 号染色体上有结节性硬化症基因 1（*TSC1*）和 *TSC2* 基因突变。结节性硬化症表现为皮脂腺腺瘤、癫痫、学习困难、多囊肾和肾肿瘤（血管平滑肌脂肪瘤，更罕见的是肾细胞癌）。

● 希佩尔 - 林道综合征（VHL syndrome）：在 3 号染色体短臂（3p25）上存在 VHL 肿瘤抑制基因突变，导致缺氧诱导因子（HIF）提高生长因子水平［血小板衍生生长因子（PDGF）、转化生长因子 -α（TGF-α）和血管内皮生长因子（VEGF）］，从而刺激血管母细胞瘤（小脑和视网膜）和肾细胞癌的形成。VHL 综合征还包括肾、胰腺、附睾囊肿和嗜铬细胞瘤。

检查

这取决于临床表现的症状：

● 存在常染色体显性遗传多囊肾病家族史的成年患者：首先询问患者阳性诊断的含义。泌尿系统相关的超声检查＊、CT 和 MRI 检查对于常染色体显性遗传多囊肾病及其并发症的初始诊断有重要作用。在

＊ 超声检查诊断标准。以下患者有 50% 风险发生 ADPKD：年龄 <30 岁者≥2 个单侧或双侧囊肿；30~59 岁者每侧肾脏有 2 个囊肿；>60 岁者每侧肾脏有 4 个囊肿。

超声检查上,肾脏小而高回声,有多个大小不等的囊肿,其中许多显示钙化。如果在超声检查上不能确定囊肿的性质,就安排肾脏 CT 检查。如果影像学不明确或年轻患者需要明确诊断,可以进行基因检测。

- 对于可疑的尿路感染(UTI):尿液细菌培养。
- 血尿:尿细胞学检查、膀胱镜检查和肾脏超声检查。
- 肾衰竭:请肾内科医生处理,尽管 ADPKD 可引起红细胞生成素增多和红细胞增多症,但是肾衰竭可能与贫血有关。

治疗

目的是尽可能长时间保留肾功能(监测和控制高血压和尿路感染)。应该引流感染的囊肿。可以通过栓塞或肾切除来控制持续性和严重的血尿。进行性肾衰竭需要透析,最终需要肾移植。

由于 ADPKD 的遗传风险高,应在适当的时候对其后代进行全面的咨询和基因检测或超声检查筛查。

成人膀胱输尿管反流

成人膀胱输尿管反流(VUR)是指尿从膀胱逆行流入上尿路,同时伴有或不伴有输尿管、肾盂和肾盏扩张。

病理生理学

正常情况下,低压膀胱、有效的输尿管蠕动,以及膀胱收缩过程中输尿管膀胱交界处的关闭,再加上长达 1~2cm 斜于膀胱壁内的膀胱壁内段,是不会发生 VUR 的。正常输尿管壁内长度与输尿管直径之比为 5∶1。随着年龄的增长,儿童期的 VUR 往往会自发地消失,因为随着膀胱的生长,输尿管壁内的长度也会生长。

分类

- **原发性**:输尿管壁内输尿管长度过短(比例 <5∶1)的原发性解剖(因此也是功能性)缺陷。
- **继发性**:其他一些解剖或功能问题。
- 膀胱出口梗阻(良性前列腺梗阻、逼尿肌——括约肌协同失调、尿道狭窄、后尿道瓣膜),导致膀胱压力升高。
- 膀胱顺应性差或神经性逼尿肌过度活动导致的间歇性压力升高(由于神经病变*所致,如脊髓损伤、脊柱裂)。
- 医源性反流。一个相对常见的原因是直接将输尿管重新植入膀胱而不使用抗反流技术。其他原因包括:输尿管口切开术,即切开输尿管口以解除堵塞在输尿管膀胱交界处(VUJ)的输尿管结石;切开输尿管囊肿后;经尿道前列腺切除术(TURP)或经尿道膀胱肿瘤切除术(TURBT)后;后盆腔器官放射治疗。
- 影响输尿管膀胱交界处功能的炎症状况如结核病、血吸虫病和尿路感染。

合并症

- VUR 常见于重复输尿管(Weigert-Meyer 定律)**并与肾盂输尿管交界处梗阻相关。膀胱炎可通过膀胱炎症、膀胱顺应性降低、膀胱压力升高和输尿管膀胱交界处变形引起 VUR。尿路感染与 VUR 共存可导致肾盂肾炎。受感染的尿液在高压下反流可能导致反流性肾病,导致肾瘢痕、高血压和肾功能损害——尽管与儿童相比,这在成人中并不常

---

* 神经源性疾病变导致 VUR,因为该类疾病会导致间歇性或慢性膀胱压力升高(由于膀胱出口梗阻、低顺应性和 / 或逼尿肌过度活动)。

** 下位输尿管开口通常位置更高,更靠外侧,而上位输尿管的开口位置则靠近膀胱颈,更靠近内侧。下位输尿管壁内长度较短,因此容易发生反流。上位输尿管壁内长度较长,有梗阻的危险。

见。成人 VUR 的主要临床表现是腰痛。

临床表现

- VUR 可能无症状。只有在其他原因（如尿动力学、IVU 或肾脏超声）进行的检查时偶然发现。
- 腰痛（有时伴有膀胱充盈或排尿后立即疼痛）。
- 尿路感染症状。

检查

VUR 诊断的确诊性检查是膀胱造影，VUR 可能在膀胱充盈或排尿时表现明显［排尿期膀胱尿道造影（MCUG）］。在临床工作中，尿动力学结果可确定排尿功能障碍的存在。如果存在反流性肾病的影像学证据，则需要测量血压和检测尿液是否存在蛋白尿，检测血清肌酐，并安排 ^{99m} 锝 - 二巯基丁二酸（^{99m}Tc-DMSA）肾图检查，以评估肾皮质瘢痕和确定分肾功能。

治疗

在尿液感染和 / 或膀胱压力明显升高（由于严重的膀胱出口梗阻、顺应性差或膀胱过度活动症收缩时高压）时 VUR 对肾脏有害。在没有这些因素的情况下，VUR 是无害的，至少在短期内（几个月）。后续治疗取决于：

- 存在的症状和严重程度。
- 反复出现的，经证实的尿路感染。
- 存在已确定的肾脏损伤，存在反流性肾病的影像学证据、高血压、肾功能损害，以及蛋白尿等。

原发性膀胱输尿管反流

- **对于原发性膀胱输尿管反流和复发性尿路感染的患者，感染期间无症状，无高血压，肾功能良好**：发生尿路感染时治疗；如果经常发生尿路感染（每年 >3 次），可考虑使用低剂量抗生素预防。如果尿路感染常伴有全身性症状（急性肾盂肾炎，而非单纯性膀胱炎），则应行输尿管再植术。
- **对于原发性膀胱输尿管反流且有客观证据表明受肾脏恶化影响的患者**：输尿管再植术。
- **反流至无功能肾（二巯基丁二酸扫描功能 <10%）并复发性尿路感染和 / 或高血压**：肾输尿管切除术。
- **原发性反流伴严重复发性腰痛**：输尿管再植术。

继发性膀胱输尿管反流

- **膀胱输尿管反流至移植肾**：无需治疗。
- **膀胱输尿管反流与神经源性膀胱相关**：治疗根本原因——缓解膀胱出口梗阻，提高膀胱顺应性（可选方案：膀胱内注射肉毒毒素、膀胱扩大成形术和骶神经去传入术）。

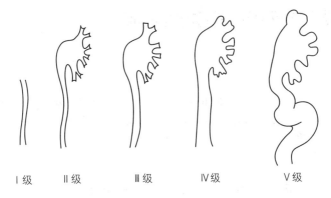

Ⅰ级　　Ⅱ级　　　Ⅲ级　　Ⅳ级　　　Ⅴ级

Ⅰ级　造影反流至未扩张的输尿管
Ⅱ级　造影反流至肾盂、肾盏；输尿管未见扩张
Ⅲ级　轻度输尿管、肾盂和肾盏扩张
Ⅳ级　扩张输尿管轻度迂曲；肾盂中度扩张，肾盏变钝
Ⅴ级　严重输尿管扩张、迂曲；肾盂、肾盏粗大扩张

图 8.3　膀胱输尿管反流国际分级

● 膀胱输尿管反流无症状，无尿路感染，无膀胱高压，无膀胱出口梗阻：对于Ⅰ～Ⅱ级反流，监测感染、高血压以及肾脏外观和功能恶化的征象。对于Ⅲ～Ⅴ级，一些泌尿外科医生会建议输尿管再植术或在输尿管口注射填充剂（用于 VUR 分级）（图 8.3）。

成人输尿管肾盂连接部梗阻

定义

输尿管肾盂连接部梗阻（PUJO）是肾盂与输尿管近端连接部的梗阻，导致尿液流动受限（见第 16 章），在北美也称为肾盂输尿管连接部梗阻（UPJO）。

病因学

先天性

- **内源性**：平滑肌缺损导致肾盂输尿管连接部（PUJ）输尿管的无法蠕动。输尿管高位附着于肾盂（这可能是原发性异常或继发于肾盂扩张）。

- **外源性**：来自肾下极（"异位"）血管的压迫，PUJ 在其上方通过。这些血管不太可能是梗阻的主要原因。可能是 PUJO 导致的肾盂输尿管扩张并导致扩张肾盂跨过异位血管。因此，异位血管只是某种程度上参与了梗阻，但并非主要原因。

继发性

输尿管手术（如输尿管镜检查）引起的输尿管狭窄；结石排出造成的损伤；纤维上皮息肉；肾盂输尿管连接部尿路上皮的移行细胞癌；腹膜后纤维化或恶性肿瘤对输尿管的外部压迫。

临床表现

利尿引起的腰痛（大量液体摄入，尤其是饮酒后）；肋腹肿块；尿路感染；血尿（轻微创伤后）。肾盂输尿管连接部梗阻也可能与膀胱输尿管反流（VUR）相关。

检查

- **血液检查**：肾功能（尿素和电解质，肾小球滤过率）。

- **中段尿细菌培养**：排除感染。

- **肾脏超声**：显示肾盂扩张而无输尿管扩张。

- **静脉尿路造影（IVU）**：显示对比剂排泄延迟和肾盂肾盏集合系统扩张（图 8.4）。

- **CT**：显示肾盂扩张，输尿管未扩张。也有助于排除小的 X 线阴性结石，尿路上皮癌，或腹膜后病变，这些疾病也可能是造成肾盂输尿管连接部梗阻的原因（图 8.5）。

- **^{99m}Tc-MAG3 肾图（用呋塞米确定最大利尿量）**：是肾盂输尿管连接部梗阻的最终诊断试验。放射性同位素在肾盂中积聚，静脉注射呋塞米后，放射性同位素继续积聚（曲线上升）。同时，也可以用肾图评估分肾功能。

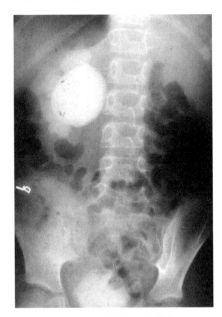

图 8.4　IVU 显示右肾盂输尿管扩张

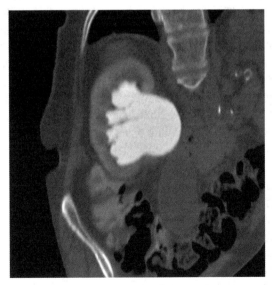

图 8.5　对比剂 CT 增强扫描冠状位示右肾盂输尿管扩张

● **逆行肾盂造影**：确定梗阻的确切位置——通常在肾盂输尿管连接部梗阻成形术时进行，以免诱发感染进入梗阻的肾盂（图 8.6）

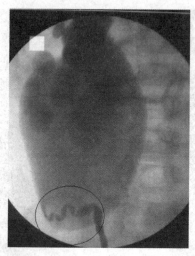

图 8.6　逆行肾盂造影显示示右侧肾盂输尿管连接部梗阻（圆圈处）

治疗

手术指征包括 UJO 合并反复发作的令人困扰的疼痛、肾功能损害，以及继发肾结石和感染（脓毒症患者的急性感染性梗阻肾需要进行肾造瘘术）。在没有症状的情况下，考虑用连续的 MAG3 肾图观察等待。如果肾功能保持稳定，患者无症状，则无需手术。一侧无功能、"皮质菲薄"的肾伴 PUJO 可能需要肾切除术，以避免脓毒症的并发症。

肾盂成形术（见第17章）

● 腹腔镜肾盂成形术：离断式肾盂成形术是最常用的经腹、腹膜后或机器人辅助入路的手术。成功率大约为 95%。

● 开放肾盂成形术：成功率为 95%。常见的技术包括离断性即 Anderson-Hynes 肾盂成形术。切除 PUJ 狭窄段，肾盂与近端输尿管吻合。替代技术包括肾盂皮瓣成形术和 Y-V 成形术。

术后输尿管放置双 J 支架管 6 周，可以在门诊通过膀胱镜软镜取出。

内镜肾盂内切开术（或肾盂消融术）

一种治疗 PUJO 的微创技术，但除老年或体弱的患者外，一般不会将其作为一线治疗。该术式可以在肾盂成形术失败后使用。内切开的部位选择存在梗阻的近端输尿管，切开深度从输尿管管腔黏膜直达肾盂周围脂肪或输尿管周围脂肪，切开工具通常选用锋利的切开刀或 YAG 激光。切开后置入输尿管支架管 4 周，使 PUJ 再上皮化。内切开不用于狭窄长度大于 2cm 的 PUJO。内镜肾盂输尿管切开术入路选择可经皮肾镜或经硬或软性输尿管镜逆行入路，或使用特殊设计的球囊扩张内切开技术——Acucise® 技术。Acucise® 技术类似于血管成形球囊,其上携带针式电极,在球囊扩张 PUJ 狭窄段的同时,针式电极可以切断 PUJ 的狭窄环。

PUJO 合并肾结石是 PCNL 联合经皮肾镜 PUJ 内切开术的适应证。

缓解梗阻的成功率:经皮肾内切开术,60%~100%(平均 70%);球囊扩张并 PUJ 电极内切开术,70%;输尿管镜下狭窄段切开术,80%。

随访

术后 3 个月再行 MAG3 肾图检查。如果没有改善,可以在术后6~12 个月再次手术。再次手术的方式可采用再次肾盂成形术或者内切开术。

肾融合和上升畸形：马蹄形肾与异位肾

在妊娠的第 6~9 周，由于胚胎尾部生长迅速，胚肾开始上升，进入腰部的肾窝；肾脏融合与上升等异常情况通常发生在这一时期。

马蹄形肾

马蹄形肾是肾融合最常见的形式。患病率为 1/400。男女比例 2∶1。肾脏垂直（而不是倾斜），95% 融合肾位于肾的下极，由中线实质组织（峡部）连接。肠系膜下动脉阻碍峡部的上升。因此，马蹄形肾位于腹部下方（L3 或 L4 椎体水平）。肾脏的正常旋转也会受到阻碍。因此，肾盂位于前方，输尿管也会通过肾脏和峡部前方（以正常方式进入膀胱）。血液供应变异较大，通常来自一根或多根肾动脉或其分支，或来自主动脉分支或肠系膜下动脉（图 8.7）。一部分马蹄肾患者有先天性异常（特纳综合征、18 三体综合征、泌尿生殖系统异常、输尿管重

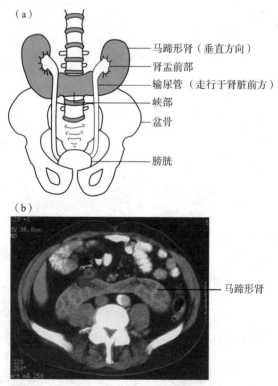

图 8.7　(a) 马蹄形肾。(b) CT 扫描横断面显示马蹄形肾

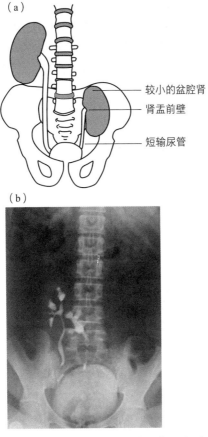

（a）

较小的盆腔肾

肾盂前壁

短输尿管

（b）

图 8.8　（a）异位（盆腔）肾。（b）IVU 显示异位肾。也可以观察到阻断输尿管的压迫夹。图片由 Prof.S.Reif 授权使用

复）、膀胱输尿管反流、肾盂输尿管连接部梗阻和肾肿瘤（包括 Wilms 肿瘤）。大多数马蹄肾的患者通常没有症状；但是，可能诱发感染和结石并引起症状。通常通过肾脏超声，并经 IVU（肾下极肾盏位于输尿管内侧）或 CT 诊断。肾功能通常正常。

异位肾

　　肾脏不能达到正常位置，可能位于胸部、腹部、腰部（髂窝）或盆腔（对侧或交叉）。异位肾的患病率为 1/900，男女发病率相同。左肾受累多于右肾，双侧肾受累率 <10%。受累的肾脏较小，肾盂位于前方（而不是内侧），输尿管较短，但进入膀胱位置正常。盆腔异位肾患病率大概为 1/（2 000~3 000），肾脏常位于骶骨对面和腹主动脉分叉下方，由邻近（异位）血管供应（图 8.8）。异位肾有先天性异常的风险，包括对

侧肾发育不全和生殖器官畸形。大多数是无症状的。通过肾脏超声造影、静脉尿路造影或肾造影诊断。并发症包括肾积水(继发于膀胱输尿管反流、输尿管膀胱连接部梗阻和肾盂输尿管连接处梗阻)、结石和感染。

肾数目和旋转畸形:肾不发育与肾旋转异常

肾不发育

　　单侧肾不发育(renal agenesis)是指由于胚胎发育异常或输尿管芽缺失而形成一侧肾缺如。这从而使输尿管芽不能与后肾胚芽接触,导致肾发生失败。发病率为 1/1 000;左侧多于右侧,男性多于女性。肾脏的缺如也有可能是发育不良的多囊肾在宫内或产后退化所致。许多患者无症状;然而,肾不发育与特纳综合征及心脏、呼吸、胃肠道和肌肉骨骼异常有关。相关的泌尿生殖系统异常包括同侧输尿管缺失、三角区异常、膀胱输尿管反流(VUR)、肾盂输尿管连接部梗阻(UPJO)、输尿管膀胱交界处梗阻(UVJO)、子宫异常(单角状———一侧发育不全;双角——部分分裂子宫;双子宫)、阴道发育不全、精囊异常和输精管缺失。单侧肾脏发育不全是由于其他原因或在检查相关异常时偶然发现的。此类患者需长期随访肾功能、尿常规及血压情况。

　　双肾发育不全较为罕见,通常危及患者生命。双肾不发育与完全性输尿管闭锁、膀胱发育不全或缺失、宫内生长迟缓、肺发育不全和羊水过少(羊水减少)有关,导致特征性的"波特"(Potter)面部特征(鼻子变钝、耳朵低垂和下巴凹陷)和肢体畸形。

肾旋转异常

　　肾旋转异常(renal malrotation)指肾脏位于正常位置,但肾盂不能旋转到正常的内侧方向。常见于马蹄形肾和异位肾,并伴有特纳综合征。发病率为 71/1 000,男女比例为 2∶1。肾脏的形状可能会改变(扁平、椭圆形、三角形或拉长),肾脏保留胎儿肾的分叶轮廓(图 8.9)。肾

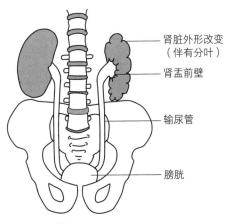

　　肾脏外形改变
　　(伴有分叶)

　　肾盂前壁

　　输尿管

　　膀胱

图 8.9　肾旋转不良

脏的旋转不良可能与肾门周围纤维组织的附着有关,可因输尿管或肾盂输尿管连接部梗阻而产生症状(引起肾积水、感染或结石形成)。然而,大多数病人仍然没有症状。诊断依靠超声检查、静脉尿路造影或逆行肾盂造影。

重复肾

定义

重复肾分为上位肾和下位肾两部分,每一部分都有各自独立的肾盂肾盏系统和输尿管。重复的输尿管通常会在进入膀胱前汇合为一条输尿管,汇合的部位可以发生在 PUJ(图 8.10)及其远端的任意部位。或者,两条重复的输尿管分别独立的进入膀胱(完全重复肾)(图 8.11)。在这种情况下,按照 Weigert-Meyer 定律,上位肾的输尿管通常位于下位肾输尿管的内下方,因此容易导致输尿管口异位和梗阻(由于输尿管穿过膀胱壁的壁内过程较长)。下位肾的输尿管则通常开口于膀胱的侧前壁,从而缩短输尿管膀胱壁内段的长度,从而容易诱发膀胱输尿管反流(高达 85%)(图 8.12)。

流行病学

125 人中有 1 人发生重复输尿管。男女比例为 2∶1。单侧病例比双侧病例更常见,左右两侧患病率相同。其他先天性畸形的风险上升。

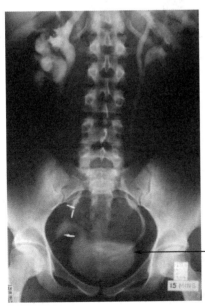

左侧输尿管囊肿

图 8.10　IVU 显示双侧重复肾和膀胱内左侧输尿管囊肿("眼镜蛇头"征)

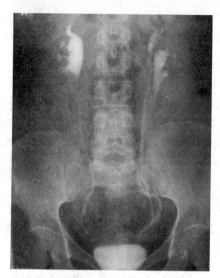

图 8.11 IVU 显示左侧完全重复肾和输尿管

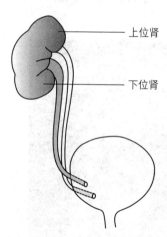

上位肾

下位肾

图 8.12 完全重复输尿管的 Weigert-Meyer 定律示意图

胚胎学

　　重复肾发生时,两个输尿管芽来自中肾管(妊娠第 4 周)。位于更远侧的输尿管芽(下位肾输尿管)首先进入膀胱,因此迁移的距离更长,导致输尿管口位于膀胱上、侧方。近端芽(上位肾输尿管)的迁移时间较短,因此,输尿管开口于内、下方(异位)(见第 16 章)。每个输尿管芽与相同的后肾组织的相互作用在同一个肾单位内产生不同的集合系统。对于分叉的输尿管,单个输尿管芽在从中肾管中出现后分开。

并发症

异位输尿管合并上位肾积水(继发于梗阻)、肾发育不全或发育不良(肾发育不良与输尿管口异位程度相关)[1] 和输尿管囊肿(图 8.10)。下位肾积水更容易出现反流,导致输尿管积水和肾积水。分叉的输尿管不断地获得尿液,使尿液从一个集合系统进入另一个集合系统(yo-yo 反流),导致尿液滞留,从而容易并发尿路感染。

症状

尿路感染、腰痛或偶然发现的症状。

检查

● **肾超声检查:**表现为重复输尿管 ± 扩张和肾积水。
● **静脉尿路造影(IVU):**肾上极排泄对比剂减少 ± 肾盂积水(可使下极向下和向外移位,产生"下垂的百合花"外观)。输尿管囊肿的对比剂表现为"眼镜蛇头"征(图 8.10)。
● **排尿期膀胱尿道造影术(MCUG):**将确定是否存在反流。
● **增强 CT 和 MRI:**显示详细的解剖信息。
● **^{99m}Tc-DMSA 肾图:**评估个体肾功能。

治疗

非复杂的完全或不完全重复输尿管不需要任何干预。对于有症状的患者,其目的是减少梗阻和反流,并改善肾功能。在肾功能正常的情况下,常规袖状输尿管再植术(取一个袖状膀胱组织瓣环绕包住两根重复的输尿管)可以治疗这两种情况。功能不良的肾脏(上位肾伴异位输尿管和 / 或反流,或者下位肾合并输尿管末端囊肿)可能需要半肾切除和输尿管切除术。如果两肾部分功能不全或发育不良,则应行肾输尿管切除术。

参考文献

1 Mackie GG, Stephens FD (1975). Duplex kidneys: a correlation of renal dysplasia with position of the ureteric orifice. *J Urol* **114**:274–80.

(寇一平 王军 顾朝辉 译)

第 9 章

尿石病

肾结石：流行病学

新发结石形成的风险是什么?

本书的前几版已经介绍过,10% 的高加索男性会在 70 岁之前患上肾结石。这只是一个平均值,因为结石的终身风险是多因素的,取决于多种内在因素(患者固有的性别、年龄、家族史和合并症)和外在因素(液体摄入量、饮食、生活方式、气候和居住国家)。在美国,男性结石终生患病率约为 12%,女性约为 7%。在其他西方国家,其终生风险可能更低,但随着大家的生活方式向美国改变,其他国家的终生风险与美国人的终生风险之间的差距可能正在缩小。

在所有西方社会,结石的发病率都在增加。在美国,结石的发病率从 1976—1980 年的 3.6% 上升到 1988-1994 年的 5.2%[1]。虽然其中一部分的增加可能反映出结石的诊断方法有所改进(如 CTU 的出现),可以诊断无症状的结石,但大部分的增加可能是真实的。当然,在过去的 10 年里,英国在结石治疗技术没有发生实质性变化的情况下,结石的治疗率发生非常明显的上升。因此,在 2000-2010 年期间,ESWL治疗上尿路结石的使用量增加了 55%,输尿管镜取石术的人数增加了127%,其中 49% 的增加发生在 2007-2008 和 2009-2010 年间[2]。

在 2004-2008 年接受 CT 筛查的 5 047 名男性和女性(平均年龄 57岁)中,在没有泌尿系结石症状的情况下,筛查出 395 名(7.8%)结石患者(平均每名患者有 2 个结石,平均结石大小 3mm)[3]。在这些最初没有症状的结石中,有相当一部分随着时间的推移变得有症状。在超过10 年的随访中,这 395 名患者中的 81 名(21%)继续发展为至少出现一次症状性结石事件。

曾患结石病的患者结石复发的风险有哪些?

一旦草酸钙结石形成,未来再发泌尿系结石的风险就非常大。形成草酸钙结石后,在 1 年内 10% 的男性会形成另一枚草酸钙结石,27%~50% 的男性在平均 7.5[4]~9[5] 年内会形成另一枚结石。

一旦形成第二枚结石,复发的频率会增加,复发的间隔时间也会缩短。

影响成石的因素

肾结石的患病率是由个人内在因素和外在(环境)因素决定的。多种因素的结合往往会增加结石形成的风险。

内在因素

结石病的患病率和新发结石事件的发病率呈上升趋势。这一变化在很大程度上可能与席卷西方社会的肥胖流行有关(肥胖可导致尿液中促进结石成形的物质(如钙、草酸和尿酸)排泄增加,同时还造成预防结石形成的物质(如枸橼酸盐)排泄减少。肥胖患者的尿液 pH 较低,这可导致尿酸结石的形成。

- **年龄**:结石的发病高峰出现在 20 岁到 50 岁之间。
- **性别**:本书之前的版本中曾提到,男性的发病率是女性的 3 倍,但至少在美国,这种性别差距正在缩小。在 1997-2002 年期间,治疗结石的男性与女性的比例从 1.7∶1 下降到 1.3∶1[6],睾酮可能增加肝脏中的草酸盐的产生(易导致草酸钙结石),而女性尿液中枸橼酸盐浓度较高(枸橼酸盐可抑制草酸钙结石的形成)。
- **遗传**:肾结石在美国原住民、非洲黑人和美国黑人中比较少见,在高加索人和亚洲人中比较常见。家族性肾小管酸中毒(RTA)(易诱发磷酸钙结石)和胱氨酸尿症(易诱发胱氨酸结石)是具有遗传性的结石病[7]。

外在因素(环境)

- **地理位置、气候和季节**:这些因素与结石形成之间的关系很复杂。虽然热带气候地区肾结石比较常见,但一些热带气候地区的某些居民的结石发病率较低(如非洲黑人、土著人),而许多温带地区的结石发病率较高(如北欧和斯堪的纳维亚)。这可能与西方的生活方式有关,如食量大、液体摄入量不足、运动量有限,再加上形成结石的遗传倾向。
- **输尿管结石**的病例在夏季更为普遍:在夏季气温高峰期后一个月左右发病率最高,这可能是因为夏季的液体浓度较高(容易结晶化)。温度每升高 1 度,出现急性尿路结石的风险就会增加 2.8%,日照时间每增加 1 小时,就会增加 0.2%[8]。浓缩的尿液 pH 较低,促使胱氨酸和尿酸结石形成。暴露在阳光下也可能增加内源性维生素 D 的产生,导致高钙尿症。
- **水的摄入量**:低液体摄入量(<1 200ml/d)易导致结石形成[9]。与无复发结石患者相比,复发性结石患者的液体摄入量往往较少。增加水的"硬度"(高钙含量)可通过降低尿液中的草酸盐,减少结石形成的风险[10]。
- **饮食**:高动物蛋白的摄入会增加结石病的风险(尿中草酸盐高,pH 低,尿中枸橼酸盐含量低)[11,12],高盐的摄入会导致高钙尿症(通过钠∶钙的共同转运交换机制)。与传统的观点相反,流行病学研究表明,在普通人群中,低钙饮食易导致钙结石病,而高钙摄入量具有保护性的作用[13]。
- **职业**:与体力劳动者相比,久坐的职业易患结石病。

参考文献

1   Stamatelou KK, Francis ME, Jones CA, Nyberg LM, Curhan GC (2003). Time trends in reported prevalence of kidney stones in the United States: 1976–1994. *Kidney Int* **63**:1817–23.

2   Turney BW, Reynard JM, Noble JG, Keoghane SR (2012). Trends in urological stone disease. *BJU Int* **109**:1082–7.

3   Boyce CJ, Pickhardt PJ, Lawrence EM, Kim DH, Bruce RJ (2010). Prevalance of urolithiasis in asymptomatic adults: objective determination using low dose non-contrast computerized tomography. *J Urol* **183**:1017–21.

4   Trinchieri A, Ostini F, Nespoli R, Rovera F, Montanari E, Zanetti G (1999). A prospective study of recurrence rate and risk factors for recurrence after a first renal stone. *J Urol* **162**:27–30.

5   Sutherland JW, Parks JH, Coe FL (1985). Recurrence after a single stone in a community practice. *Mineral Electrolyte Metab* **11**:267–9.

6   Scales CD, Curtis LH, Norris RD, *et al.* (2007). Changing gender prevalence of stone disease. *J Urol* **177**:979–82.

7   Curhan GC, Willett WC, Rimm EB, Stampfer MJ (1997). Family history and risk of kidney stones. *J Am Soc Nephrol* **8**:1568–73.

8   Lo SS, Johnston R, Al Sameraaii A, *et al.* (2009). Seasonal variation in the acute presentation of urinary calculi over 8y in Auckland, New Zealand. *BJU Int* **106**:96–101.

9   Borghi L, Meschi T, Amato F, Briganti A, Novarini A, Giannini A (1996). Urinary volume, water and recurrences in idiopathic calcium nephrolithiasis: a 5-year randomized prospective study. *J Urol* **155**:839–43.

10 Strauss AL, Coe FL, Deutsch L, Parks JH (1982). Factors that predict relapse of calcium nephrolithiasis during treatment. *Am J Med* **72**:17–24.

11 Curhan GC, Willett WC, Speizer FE, Spiegelman D, Stampfer MJ (1997). Comparison of dietary calcium with supplemental calcium and other nutrients as factors affecting the risk for kidney stones in women. *Ann Int Med* **126**:497–504.

12 Borghi L, Schianchi T, Meschi T, *et al.* (2002). Comparison of 2 diets for the prevention of recurrent stones in idiopathic hypercalciuria. *N Engl J Med* **346**:77–84.

13 Curhan GC, Willett WC, Rimm EB, Stampfer MJ (1993). A prospective study of dietary calcium and other nutrients and the risk of symptomatic kidney stones. *N Engl J Med* **328**:833–8.

肾结石:类型及致病因素

结石可按照其构成、X 线表现或大小和形状进行分类(表 9.1)

● 其他罕见的结石类型(均为透 X 射线结石):茚地那韦(一种用于治疗 HIV 感染的蛋白酶抑制剂)、氨苯蝶啶(一种溶解度较低的保钾利尿药,大部分随尿液排出)、黄嘌呤。

X 线放射密度

根据 X 射线表现,大致分为三大类结石。这提示结石可能有类似的构成,在一定程度上有助于治疗方式的选择。然而,只有 40% 的病例能从普通 X 线上识别出结石的成分。[1]

不透射线的结石

不透 X 射线结石意味着结石内含有大量的钙质。磷酸钙结石是放射密度最高的结石,其密度与骨质一样高。草酸钙结石的放射密度稍低。

相对透 X 射线的结石

胱氨酸结石由于含有硫,所以相对来说是透 X 射线的(图 9.1)。磷酸铵镁结石(鸟粪石)比含钙结石的透射线更多。

完全透射线结石

尿酸、三氨蝶呤、黄嘌呤和茚地那韦(即使在 CTU 上也不能看到;因此,如果怀疑,应通过 IVU 确认)

大小与形状

肾结石的大小以毫米(mm)或厘米(cm)为单位。如果结石长大至占满集合系统(肾盂及一个或多个肾盏)因为形状像鹿角,所以称为

表 9.1 结石分类及占比

结石构成	占肾结石的百分比 *
草酸钙	80%~85%
尿酸 **	5%~10%
磷酸钙 + 草酸钙	10%
纯磷酸钙	极少
磷酸镁铵结石(感染性结石)	2%~20%
胱氨酸	1%

* 结石类型的准确分布会因研究人群的特点(地理位置、种族分布等)而有所不同。

** 80% 的尿酸结石是纯尿酸,20% 的尿酸结石还含有一些草酸钙。

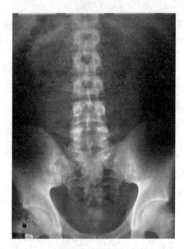

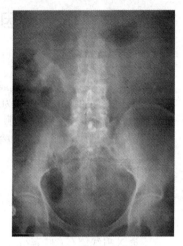

图 9.1　左肾胱氨酸结石，在第 12 肋中点下方，隐约显影

图 9.2　右肾巨大鹿角状结石

鹿角状结石（图 9.2）。鹿角状结石最常见的组成是鸟粪石 - 磷酸镁铵（由感染引起，在碱性条件下由细菌分解尿素诱导形成），但也可能由尿酸、胱氨酸或一水草酸钙组成。

参考文献

1　Ramakumar S, Patterson DE, LeRoy AJ, *et al.* (1999). Prediction of stone composition from plain radiographs: a prospective study. *J Endo Urol* **13**:397–401.

肾结石:形成机制

结石形成的驱动力是尿液过饱和。以草酸钙为例,过饱和是以尿液中的草酸钙含量与其溶解度的比值来表示的。过饱和度低于 1 时,草酸钙晶体仍然是可溶的;过饱和度超过 1 时,草酸钙晶体成核并生长,从而促进结石的形成。

例如当尿液中的钙和草酸浓度的乘积超过**溶度积**(K_{sp})时,则认为尿液是饱和的。低于溶度积水平,钙和草酸盐就不会形成结晶。此时,则认为尿液是不饱和的。在溶度积水平以上,钙和草酸盐应该形成草酸钙晶体,但实际上并没有形成结石,主要的原因就是因为抑制晶体形成物质的存在。但当钙和草酸达到一定浓度时,结晶抑制剂失效,草酸钙开始结晶。当钙和草酸的浓度达到这一浓度水平(即结晶开始形成的浓度)时称为生成积(K_f),那么当尿液中某物质或可疑物质的浓度超过该浓度水平时,就称为此物质在尿液中过饱和。当尿液中钙与草酸的浓度积介于 K_{sp} 与 K_f 之间的浓度时,称为钙和草酸在尿液中的亚稳态(知识框 9.1)。

尿液与纯水相比,能在溶液中容纳更多的溶质,部分原因是由于各种结晶抑制剂的存在[如枸橼酸盐(又称柠檬酸盐)与钙形成可溶性复合物,防止其与草酸盐或磷酸盐结合形成草酸钙或磷酸钙结石]。其他抑制结晶的物质还有镁、糖胺聚糖(GAG)和 Tamn-Horsfall 蛋白等。从实际情况来看,唯一可调控的结晶抑制剂是枸橼酸盐。

由于脱水和餐后尿液中各种物质的间歇性过饱和,可出现间歇性的尿液超饱和期。

晶体形成的最早阶段称为成核。晶体核通常在上皮细胞表面或其他晶体表面形成。晶体核形成团,这个过程称为聚集(crystal aggregation)。枸橼酸盐和镁不仅能抑制结晶,还能抑制聚集。草酸钙结石在磷酸钙核上形成[肾乳头表面的肾钙斑(Randall's plaques)]。

知识框 9.1　结石形成的步骤

- 钙和草酸盐浓度 < 溶度积→没有结石形成
- 钙和草酸盐浓度处于亚稳态→没有结石形成
- 钙和草酸盐浓度 > 生成积→形成结石

特殊类型结石的致病因素

草酸钙(占结石的约85%)

虽然大多数草酸钙结石患者至少有一种代谢异常(如高钙尿、高草酸尿和低钙尿),但大多数草酸钙结石是特发性的,即代谢异常的原因尚不清楚。

高钙尿症:男性每天排泄钙 >7mmol,女性每天排泄钙 >6mmol。草酸钙结石形成的主要代谢危险因素是高钙尿症增加尿液的相对过饱和状态。虽然有些研究认为高钙尿患者的比例不高,但还是有相当多的研究显示,可能有高达 50% 的肾结石患者合并高钙尿症。高钙尿可以分为三种类型:

- 吸收性高钙尿症:小肠吸收钙增加。
- 肾性高钙尿症:肾脏排泄钙增加。
- 溶骨性高钙尿症:骨骼脱钙增加(甲状旁腺功能亢进导致)。

饮食对高钙尿有重要影响。

高钙血症:几乎所有高钙血症形成结石的患者都有原发性甲状旁腺功能亢进。仅有约 1% 的甲状旁腺功能亢进症患者会最终形成结石;而其余 99% 通过筛查血清钙早期发现甲状旁腺功能亢进症患者,由于早期及时采取干预措施,并不会产生结石。

高草酸尿症:由以下原因引起:

- 草酸的细胞膜转运功能改变,导致肾脏排泄草酸增加。
- 原发性高草酸尿症:肝源性草酸盐产生——罕见。
- 短肠综合征或吸收不良(肠源性高草酸尿症)导致草酸的吸收增加:结肠暴露在更多的胆盐中,这增加结肠对草酸盐的渗透性。

抗坏血酸和高蛋白的摄入会增加草酸盐的产量。

低枸橼酸尿症:枸橼酸盐与钙形成一种可溶复合物(枸橼酸复合物),从而阻止钙与草酸形成草酸钙结石。远端肾小管酸中毒、低钾血症和碳酸酐酶抑制剂导致低枸橼酸尿症。

高尿酸血症:尿中尿酸水平过高会导致尿酸结晶的形成,尿酸结晶的表面会形成草酸钙晶体。

尿酸(占结石的 5%~10%)

人体(不像鸟类)不能将尿酸(相对不溶)转化为尿囊素(可溶性很强)。人体的尿液因不溶性尿酸而过饱和。尿酸在尿液中有两种形式:尿酸和尿酸盐。尿酸盐的可溶性是尿酸的 20 倍。当尿液 pH 为 5 时,<20% 的尿酸以可溶性尿酸盐的形式存在。当尿液 pH 为 5.5 时,一半的尿酸以离子化(可溶)尿酸盐存在,另一半以非离子化(不溶)自由尿酸的形式存在。当尿液 pH 为 6.5 时,90% 的尿酸以可溶性尿酸钠的形

式存在。因此,尿酸基本上不溶于酸性尿液而溶于碱性尿液。人体的尿液呈酸性(因为新陈代谢的最终产物呈酸性),再加上尿液中尿酸的过饱和,容易形成尿酸结石。

大约 20% 的痛风患者有尿酸结石。尿酸性结石患者可能合并存在其他情况:

● 痛风:50% 的尿酸结石患者有痛风。如果有痛风,从第一次痛风发作开始,尿酸结石形成的风险为每年 1%。

● 骨髓增生障碍:特别是在用细胞毒性药物治疗后,细胞坏死导致大量释放的核酸转化为尿酸。尿酸结晶充满肾脏集合系统,导致少尿或无尿。但不伴肾绞痛。

● 特发性尿酸结石:无特殊病因。

磷酸钙结石(磷酸钙加草酸钙混合结石占 10%)

发生于肾小管酸中毒(RTA)患者,肾小管排泄 H^+ 的缺陷,导致肾脏酸化尿液的能力受损。因此尿液 pH 高,同时患者有代谢性酸中毒。尿液的高 pH 增加尿液中钙和磷酸盐的过饱和度,导致钙和磷酸盐的沉淀成结石。

肾小管性酸中毒的类型

● 1 型或远段 RTA:远曲小管无法维持血液和小管内液之间的质子浓度梯度;70% 的患者患有结石。当尿液 pH>5.5 时,患者患有代谢性酸中毒和低钾血症,尿中枸橼酸盐含量低,存在高钙尿症。

● 2 型或近段 RTA:由于近曲小管碳酸氢根吸收障碍。尿中的枸橼酸盐分泌增加,可以防止结石的形成。

● 3 型:1 型的变种。

● 4 型:见于糖尿病肾病和间质性肾病。这些患者不会产生结石。

如果尿液 pH>5.5,可以做氯化铵负荷试验。口服氯化铵后尿液 pH 仍然高于 5.5,为不完全远段 RTA。

鸟粪石(感染性或三磷酸结石占 2%~20%)

这些结石由镁、铵和磷酸盐组成。结石形成是细菌产生脲酶的结果,这些细菌通过分解尿素产生氨(脲酶将尿素水解为二氧化碳和氨),并在此过程中碱化尿液,如下式所示:

$$NH_2\text{-}NH_2 \rightarrow H_2O_{12}NH_3CO_2$$

在碱性条件下,形成镁、铵和磷酸盐的晶体沉淀。

胱氨酸(占结石的 1%)

仅发生在胱氨酸尿症患者,属于一种遗传性的(常染色体隐性)疾病。胱氨酸跨膜转运障碍,导致从肠和肾近端小管吸收胱氨酸减少。胱氨酸溶解度极低,肠和肾近端小管吸收胱氨酸减少导致胱氨酸过饱和,形成晶体。胱氨酸不溶于酸性尿(在 pH 为 5 时溶解度 300mg/L,在 pH 为 7 时,溶解度 400mg/L)。

结石形成的评估

评估结石类型与代谢因素,可以协助确定结石形成的原因,由此给出建议,预防将来结石复发。

在一定程度上,代谢评估取决于结石类型(表 9.2)。很多情况下,手术取出结石后,采用偏光显微镜、X 射线衍射和红外光谱分析结石成分,而不用化学分析。在未取出结石的情况下,必须从其放射学外观(例如一枚完全透射 X 射线结石可能是由尿酸组成的)或从更详细的代谢评估来推断其性质。

在大多数患者中,多个因素参与肾结石的发生,作为一般指南,以下评估对大多数患者是合理的。

泌尿系结石的危险因素

- **饮食**:询问液体摄入量的体积,肉类摄入量(引起高钙尿、高尿酸水平,尿液 pH 降低,低尿枸橼酸盐),复合维生素(尽管在没有结石形成史的健康绝经后妇女中,补充维生素 D 不会增加尿钙排泄,但维生素 D 增加肠道钙吸收)和高剂量的维生素 C(抗坏血酸导致低尿枸橼酸尿)。

- **药物**:糖皮质激素(增加肠内钙吸收,导致高钙尿)、化学治疗药物(恶性细胞分解产物导致高尿酸血症)。

- **尿路感染**:产生脲酶的细菌(变形杆菌、克雷伯菌、沙雷菌、肠杆菌)易于形成磷酸镁铵结石。

- **活动能力**:低体力活动水平易导致骨骼脱钙和高钙尿症。

- **系统性疾病**:痛风、原发性甲状旁腺功能亢进、结节病。

- **家族史**:胱氨酸尿等。

- **肾脏解剖**:肾盂输尿管连接部梗阻(UPJO)、马蹄肾和海绵肾(MSK)(高达 2% 的含钙结石患者有 MSK)。

- **既往肠切除或炎症性肠病**:引起肠内高草酸尿。

表 9.2　不同类型结石的特点

结石类型	尿液的酸度	平均尿液 pH(± SEM)
草酸钙	可变	6(± 0.4)
磷酸钙	碱性尿倾向	>5.5
尿酸	酸	5.5(± 0.4)
磷酸镁铵结石	碱性	
胱氨酸	正常(5~7)	

* 尿液 pH 必须高于 7.2,才能形成磷酸镁铵结石晶体。SEM,标准误。

结石形成的代谢评估

患者可分为低风险和高风险。高风险：既往有结石史（即多发结石）、双侧结石、家族结石史、胃肠道疾病、尿酸结石或痛风、慢性尿路感染、肾钙盐沉着症、孤立肾患者、鹿角状结石、儿童和青年。

评估低风险患者

尿素氮及电解质，全血细胞计数（排除有无未诊断的血液系统肿瘤）血清钙（校正为血清白蛋白）和尿酸，尿培养，尿试纸测定 pH。

评估高风险患者

除低风险患者相关评估因素外，还需评估 24 小时尿钙、草酸、尿酸和胱氨酸，以及有无肾小管酸中毒。

尿液 pH

正常人体尿液 pH 在 5~7 之间变化。餐后，最初的 pH 是酸性的，这是因为嘌呤（如肉中的核酸）的代谢产生酸。随后出现"碱性潮"，pH 升至 >6.5。尿液 pH 可以帮助确定患者可能患有哪种结石（如果结石无法进行分析），也可以帮助泌尿外科医生和患者确定预防措施是否有效。

- pH<6 的患者合并阴性结石通常提示尿酸结石的存在。
- pH 持续 >5.5 提示 1 型（远端）肾小管酸中毒（高达 70% 的此类患者会形成磷酸钙结石）。

肾小管酸中毒的评价

如果存在磷酸钙结石、双侧结石、肾钙盐沉着症、海绵肾和低枸橼酸尿症，则需要检查是否存在远段 RTA。

- 如果禁食查晨尿 pH（即当天的第一次尿液）>5.5，则患者存在完全性远端 RTA。
- 第一和第二天晨尿 pH 是检测不完全远端 RTA 的一种有用的筛选试验，90% 的 RTA 患者两份标本的 pH 均 >6。氯化铵负荷试验即口服一定剂量的氯化铵（0.1g/kg；提供一个酸负载）。如果血清 pH<7.3 或血清碳酸氢根 <16mmol/L，但尿液 pH>5.5，则患者为不完全性远端 RTA。

怀疑胱氨酸尿的诊断试验

- 硝基氢氰酸盐比色试验（"胱氨酸斑点试验"）：如果检测结果阳性，则收集 24 小时尿液，若 24 小时尿胱氨酸 >250mg 可诊断胱氨酸尿症[1]。

参考文献

1 Millman S, Strauss AL, Parks JH, Coe FL (1982). Pathogenesis and clinical course of mixed calcium oxalate and uric acid nephrolithiasis. *Kidney Int* 22:366–70.

肾结石：临床表现与诊断

肾结石可能因为出现临床症状或因其他临床问题进行检查时偶然发现。症状包括疼痛或血尿（镜下血尿或偶尔肉眼可见）。鹿角状磷酸镁铵结石（又称鸟粪石）常表现为反复的泌尿系感染。也会出现不适、虚弱和食欲缺乏。磷酸镁铵结石伴有感染性并发症（脓肾、肾周脓肿、败血症、黄色肉芽肿性肾盂肾炎）较为少见。

诊断方法

- **腹部平片**：含钙结石不透 X 射线，含硫结石（胱氨酸）相对透 X 射线。

- 按降序排列结石的放射密度：磷酸钙 > 草酸钙 > 磷酸镁铵结石（鸟粪石）> 胱氨酸。

- 完全透 X 射线结石（尿酸、氨苯蝶啶及茚地那韦）的诊断建立在病史和 / 或尿液 pH 上（pH<6——痛风；服用药物史——氨苯蝶啶、茚地那韦）。可用超声、泌尿系 CTU 或磁共振尿路成像（MRU）确定诊断。

- 肾脏超声：针对超声诊断肾结石的敏感度，不同的研究存在差异。一些研究显示超声诊断肾结石的敏感度高达 95%，而有些研究的结论则仅有 50%[1]。腹部平片和肾脏超声联合检查是一种有效的检查肾结石的方法。

- IVU：事实上，IVU 现在是历史性检查，CT-KUB 已基本取代 IVU。对罕见的，怀疑茚地那韦结石的患者有所帮助（在 CT 上不显影）。

- CTU：一种非常准确的诊断肾结石和输尿管结石的方法（茚地那韦结石除外）。能准确测定结石的大小和位置，并能很好地确定肾盂肾盏的解剖。

- MRU：不能显示结石，但能显示肾盂积水。

参考文献

1 Haddad MC, Sharif HS, Abomelha ME, *et al.* (1992). Management of renal colic: redefining the role of the urogram. *Radiology* **184**:35–6.

肾结石的治疗选择：观察等待和结石自然史

　　传统的治疗指征是疼痛、感染和梗阻。由结石引起的血尿通常不太严重，也不频繁。因此，肾结石仅仅造成单纯血尿通常不是进行结石治疗的指征。

　　在开始治疗之前，即使医生认为结石是引起患者疼痛或感染的原因，也应充分的告知患者，即使医生可以顺利地取出结石，疼痛和感染仍然可能持续存在。（即结石可能是巧合，患者的疼痛或感染可能是由于其他原因造成的。）请记住，泌尿系感染和结石在女性中都很常见，因此这两类疾病可能在同一个患者身上共存并不奇怪，但二者并不具相关性。

　　结石治疗的选择包括观察等待、体外冲击波碎石术（ESWL）、软性输尿管镜、经皮肾镜取石术（PCNL）、开放手术和药物溶石治疗。

可以观察等待的时机，应该进行干预治疗的时机

　　并非所有的肾结石都需要治疗。根据经验，患者越年轻，结石越大，引起的症状越多，外科医生就越倾向于建议治疗。因此，对于一个95 岁的患者，如果肾脏中有 1cm 的无症状结石，医生将倾向于不采取任何措施。另一方面，对于 20 岁无症状的患者来说，如果出现 1cm 的结石，那么在患者接下来的许多年时间里都有可能出现问题。结石可能会排入输尿管，引起绞痛，也可能体积增大，影响肾功能或引起疼痛。

　　观察性研究的结果是相互矛盾的，一些研究者认为大多数肾结石会进展——体积增大，引起症状，或者需要治疗；而另一些研究者则认为结石不会进展。针对 80 例肾盂结石患者长达 7.5 年的随访观察研究显示，有 45% 的肾盂结石体积增大，研究者得出结论，80% 的肾盂结石在 5 年以内需要进行治疗[1]。相反，在 Glowacki 的研究中，68% 的小肾结石患者在 2.5 年的随访过程中未出现任何临床症状[2]，Keeley等针对小的肾盏结石开展一项前瞻性随机对照研究，患者分为 ESWL组和观察等待组，平均随访时间为 2 年，结果显示所有患者中仅有 9%的患者需要手术治疗[3]。

　　Burgher[4] 的研究很有价值，因为该研究将干预的风险与结石的大小和位置联系起来，从而使决策更有针对性。随访时间超过 3 年的无症状结石更可能需要干预（手术或者 ESWL）；而那些直径大于 4mm 或者位于肾脏中下盏的结石更易于增大或者导致疼痛[4]。泌尿外科医生可以借助 Burgher 的研究（2004），评估在 3 年的随访过程中，此类患者需要治疗、出现疼痛或者结石体积增大等情况的相关风险[4]。

　　决定是否需要治疗的另一个因素是患者的工作。患有肾结石的飞行员不允许飞行，因为飞行员担心肾结石会在 9 000 米的高空进入输尿管,造成灾难性的后果!只有飞行员在相关检查没有发现阳性结石才允许飞行。告知从事与自己或他人安全相关工作(飞行员、火车司机、公共汽车和卡车的司机)的肾结石患者,在结石取出前,此类患者暂时不从事此类工作是比较明智的;或者至少此类患者应该联系相关监管机构寻求指导(例如民用航空管理局和驾驶员与车辆许可局)[5]。

一些结石绝对不适合观察等待。未经治疗的鹿角状磷酸镁铵结石(即与感染相关的)如果不治疗,最终会破坏肾脏,对患者的生命构成重大风险。因此,不推荐将观察等待用于鹿角形结石,除非患者合并症使得手术的风险高于观察等待。既往队列研究表明,大约 9% 到 30% 的鹿角形结石患者未接受手术取石(自行选择或合并症)死于肾脏相关原因——肾衰竭、尿脓毒血症(败血症、肾盂肾炎和肾周脓肿)[6-8]。同时合并神经源性膀胱和鹿角状结石时预后较差[9]。

参考文献

1　Hubner WA, Porpaczy P (1990). Treatment of calyceal calculi. *Br J Urol* **66**:9–11.

2　Glowacki LS, Beecroft ML, Cook RJ, Pahl D, Churchill DN (1992). The natural history of asymptomatic urolithiasis. *J Urol* **147**:319–21.

3　Keeley FX, Tilling K, Elves A, *et al.* (2001). Preliminary results of a randomized controlled trial of prophylactic shock wave lithotripsy for small asymptomatic renal calyceal stones. *BJU Int* **87**:1–8.

4　Burgher A, Beman M, Holtzman JL, Monga M (2004). Progression of nephrolithiasis: long-term outcomes with observation of asymptomatic calculi. *J Endourol* **18**:534–9.

5　Borley NC, Rainford D, Anson KM, Watkin N (2007). What activities are safe with kidney stones? A review of occupational and travel advice in the UK. *BJU Int* **99**:494–6.

6　Blandy JP, Singh M (1976). The case for a more aggressive approach to staghorn stones. *J Urol* **115**:505–6.

7　Rous SN, Turner WR (1977). Retrospective study of 95 patients with staghorn calculus disease. *J Urol* **118**:902.

8　Vargas AD, Bragin SD, Mendez R (1982). Staghorn calculi: clinical presentation, complications and management. *J Urol* **127**:860–2.

9　Teichmann J (1995). Long-term renal fate and prognosis after staghorn calculus management. *J Urol* **153**:1403–7.

碎石技术:体外冲击波碎石术

体外冲击波碎石术(ESWL)技术是指在体外聚焦,产生冲击波粉碎目标结石。1980 年 ESWL 首次用于人体。第一台商用碎石机——多尼尔 HM3 型于 1983 年投入使用[1]。冲击波碎石术(SWL)彻底改变了肾脏和输尿管结石的治疗。ESWL 最大的优点是易于管理(门诊手术)、不需要全身麻醉及并发症少。

投入临床的冲击波碎石机包括三种类型:液电式、电磁式和压电式。

● 液电式:高压电流应用于两个大约相距 1mm 的电极之间,在水下会产生火花放电。电极尖端的水在高温下蒸发,形成一个迅速膨胀的气泡。气泡的迅速膨胀和随后的迅速破裂产生的冲击波被一个半椭球形的金属反射器聚集碎石。用于原多尼尔 HM3 碎石机。

● 电磁式:两个导电圆柱形板被由绝缘材料做成的薄膜隔开。电流通过导电板时,在两块导电板之间产生巨大的磁场,磁场的运动产生冲击波。一个"声学"透镜用来聚集冲击波。

● 压电式:一个球形盘子上覆盖着大约 3 000 个小磁元件,当施加高压电时,每个磁元件都会迅速膨胀,随之产生了冲击波。

X 射线、超声检查或两者组合 ESWL 结石定位。旧型号的机器进行 ESWL 需要全身或局部麻醉,因为冲击波能量很强,并会引起剧烈的疼痛。新一代的碎石机产生的冲击波强度较小,ESWL 时只需口服或肠外镇痛即可,但新型碎石机在碎石方面的效率较低。

ESWL 的疗效

SWL 成功碎石的可能性取决于结石的大小和位置、肾集合系统的解剖结构、患者肥胖程度和结石的组成。对于直径小于 1cm 的结石最有效(清石率达 80%),对于 1~2cm 的结石效果稍差(清石率 60%)。结石的位置在决定碎石的结局方面的影响可能比既往观点要小。SWL对于直径 >2cm 的结石(通常选择 PCNL)和由半胱氨酸或草酸钙组成的一水化合物结石(非常坚硬)效果较差。

随机研究表明,较低的冲击波率(60/min vs 120/min)可以获得更好的碎石和清石效果。动物研究也表明,较低的冲击波率会减少肾损伤和降低肾血流量的减少[2]。

目前还没有比较不同碎石机之间的清石率的随机研究。在非随机研究中,令人惊讶的是,当涉及结石的碎石疗效时,越旧的碎石机型碎石效果越好(最初的多尼尔 HM3 机器)效果越好(但对镇痛和镇静或全麻的要求更高)。"拥有较低冲击波率的现代碎石机清石率则较低,同时具有较高的再治疗风险"。

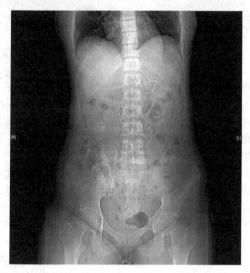

图9.3 ESWL副作用：治疗侧形成石街或梗阻

ESWL 的副作用

（见图9.3）

ESWL会造成一定程度的结构性和功能性肾损害（结石越硬发生率越高）。镜下及肉眼血尿和水肿很常见，肾周血肿较少见（超声发现，现代碎石机冲击波碎石术后血肿的发生率约为0.5%，但老式的碎石机如多尼尔HM3高达30%）。肾动态扫描显示，接受冲击波碎石术治疗的患肾有效肾血浆灌注降低30%。

将冲击波的发射频率从120次/min降低到30次/min可以显著降低冲击波碎石术造成的肾损伤[3]。

有数据表明冲击波碎石术可能增加高血压发生的可能性。急性肾损伤更可能发生在既往高血压、凝血时间延长、同时存在冠心病和糖尿病的患者和孤立肾患者。一项为期19年的回顾性的随访的病例对照研究提示冲击波碎石术可能导致胰腺损伤，从而导致更高的糖尿病风险——冲击波碎石术患者中有16.8%发生糖尿病，对照组中有6.6%发生糖尿病[4]。

肾（或输尿管）结石 SWL 前是否应置入输尿管支架管？

在ESWL前置入输尿管支架管是否更有效？可能是的[5]。ESWL前输尿管支架置入能降低SWL并发症的风险吗？可能不会。自首次开展ESWL以来，所有大小的结石均用ESWL处理。很快发现大块结石的碎块会阻塞输尿管，导致所谓的石街（直径1.5~2cm结石的发生率为2%~3%；3~3.5cm的结石为56%）。

在SWL前置入支架管是否能降低石街的风险仍存在争议。ESWL

前输尿管支架管置入并不能减少石街自发缓解的机会。作者现在很少见到石街,因为 ESWL 通常用于较小的结石(<2cm),而 PCNL 用于较大的结石。实际上,石街的处理是比较令人乐观的(因为 50% 的石街会自行缓解),对那些较硬的结石可以再次行 SWL,仍无法排出的,则运用输尿管镜进行处理。

总体共识是,在大多数情况下,ESWL 前置入输尿管支架管可能是不必要的。对于孤立肾合并肾结石患者 SWL 前进行置入输尿管支架管可以降低术后尿路梗阻发生的概率;另外一种选择则是 SWL 术后的数天或数周内给予患者严密的随访,若出现无尿的情况,则予以行急诊输尿管镜治疗。

ESWL 的禁忌证

绝对禁忌证:妊娠、未纠正的凝血功能障碍(包括抗凝)和已知的肾动脉狭窄。

英国泌尿外科医师协会(BAUS)特殊操作知情同意:ESWL 后的潜在并发症

常见

- 术后短期内血尿。
- 术后小结石排出引起的肾绞痛。
- 术后结石释放出的细菌引起泌尿系感染,需要抗生素治疗。

偶尔

- 结石太硬,碎石失败,需要另一种碎石方法。
- 可能需要重复体外冲击波碎石术治疗。
- 结石复发。

罕见

- 肾脏损伤(挫伤)或感染,需要进一步治疗。
- 结石碎块偶尔会嵌顿在输尿管,需要住院治疗,有时需要通过手术清除结石碎块。
- 严重感染时,需要静脉注射抗生素,有时需要肾造瘘引流。

替代治疗

腔镜手术,开放手术,或观察等待结石自行排出。

SWL 后"临床无意义残石"的结局如何?

临床无意义残石(CIRF)是指 ESWL 后 4mm 以下的结石碎块。"临床无意义"也许是用词不当,因为 12%~46% 的临床无意义残石会在 2~3 年间增大[6-10]。考虑到临床无意义结石会逐渐增大或者造成患者出现各种临床症状,针对此类患者进行严密的影像学随访是比较明智的选择。而选择何种检查方式(非阴性结石用普通 X 线平片、泌尿系超声还是 CT 扫描)、间隔多久,以及由谁(初级医师或泌尿科医生)来完成随访都是亟待解决的问题。

参考文献

1 Chaussy CG, Brendel W, Schmidt E (1980). Extracorporeal induced destruction of kidney stones by shock waves. *Lancet* 2:1265–8.

2 Semins MJ, Trock BJ, Matlaga BR (2008). The effect of shock wave rate on the outcome of shock wave lithotripsy: a meta-analysis. *J Urol* 179:194–7.

3 Evan AP, McAteer JA, Connors BA, Blomgren PM, Lingeman JE (2007). Renal injury during shock wave lithotripsy is significantly reduced by slowing the rate of shock wave delivery. *BJU Int* 100:624–7.

4 Kramback AE, Gettman MT, Rohlinger AL, *et al.* (2006). Diabetes mellitus and hypertension associated with shock wave lithotripsy of renal and proximal ureteric stones at 19y of follow-up. *J Urol* 175:1742–7.

5 Haleblian, Kijvikai K, de la Rosette J, Preminger G (2008). Ureteral stenting and urinary stone management: a systematic review. *J Urol* 179:424–30.

6 Candau C, Saussine C, Lang H, Roy C, Faure F, Jacqmin D (2000). Natural history of residual renal stone fragments after ESWL. *Eur Urol* 37:18–22.

7 Streem SB, Yost A, Mascha E (1996). Clinical implications of clinically insignificant stone fragments after extracorporeal shock wave lithotripsy. *J Urol* 155:1186–90.

8 El-Nahas AR, El-Assmy AM, Madbouly K, Sheir KZ (2006). Predictors of clinical significance of residual fragments after extracorporeal shockwave lithotripsy for renal stones. *J Endourol* 20:870–4.

9 Zanetti G, Seveso M, Montanari E, *et al.* (1997). Renal stone fragments following shock wave lithotripsy. *J Urol* 158:352–5.

10 Buchholz N, Meier-Padel S, Rutishauser G (1997). Minor residual fragments after extracorporeal shockwave lithotripsy: spontaneous clearance or risk factor for recurrent stone formation. *J Endourol* 11:227–32.

体内碎石技术

液电碎石术

液电碎石术（EHL）是最早发展起来的体内碎石技术。高压电施加在水下同心电极上产生火花使水蒸发，随后气泡的膨胀和破裂产生冲击波，是一种有效的碎石方法。由于冲击波没有聚焦，所以液电碎石术探头必须在距离结石 1mm 以内，以达到最佳的碎石效果。

液电碎石术的安全作用范围比气压弹道、超声波、激光更窄，故应该尽可能远离输尿管壁、肾盂壁、膀胱壁，以避免这些结构的损伤，膀胱镜、输尿管镜或肾镜要保持 2mm 以外，以避免导光束断裂。

● 主要用途：膀胱结石（膀胱内安全范围比输尿管内更宽）。

气压弹道碎石术

通过空气压缩作用，手柄内的金属发射体以很高的速度前后运动（图 9.4a）。金属发射体以 12Hz 的频率撞击连接于手柄一端细长的金属探针，以这种方式将冲击波传递到探针，当探针接触到质硬的物质，如结石，就能将其击碎，用于输尿管内碎石（使用较细的可插入输尿管镜工作通道的探针）或肾内结石（采用较粗的探针，配备了吸引装置，用来取出碎石）。

气压弹道碎石是非常安全的，因为探针末端探出距离约为 1mm，且会被柔韧的输尿管壁弹开。因此输尿管穿孔是罕见的。同时购买及维护气压弹道设备成本较低。然而，气压弹道碎石的弹道效应有可能导致结石迁移到近端输尿管或肾盂，上移至肾盂结石可能无法进一步治疗。金属探针不能弯曲，所以应用输尿管镜无法处理肾内结石。

● 主要用途：输尿管结石

超声碎石术

电流通过位于超声换能器中的压电磁板产生特定频率的超声波（23 000~25 000Hz）。超声能量被传输到一个中空的金属探针上，然后再作用到结石上（图 9.4b）。结石会产生高频共振，这种共振可以将结石打碎（如同歌剧演员表演震碎玻璃），然后这些碎块就能通过中空探杆的中心抽吸出来。当探头作用于软组织时，软组织不会产生共振，因此不会受到损伤。超声碎石只能应用于直筒的硬性器械内。

● **主要用途**：经皮肾镜取石术时进行肾结石碎石取石。

激光碎石术

钬：钇铝石榴子石（Ho:YAG）激光。主要是光热作用机制，使结石汽化。产生极少的冲击波，因此造成结石迁移的风险更小。激光能量通过直径在 200~360μm 之间的光导纤维传输。直径 200 的光导纤维非常灵活，可以用来接近结石，甚至是肾脏下极（图 9.5 和 9.6）。直

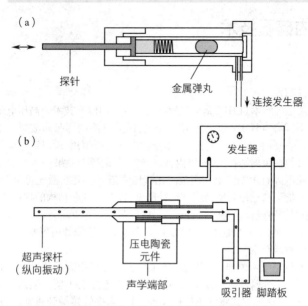

图9.4 （a）碎石器：气压弹道碎石装置。（b）超声碎石装置。获 Elsevier 授权摘自 Walsh PC，Retik AB，Vaughan D et al.（2002）*Campbell's Urology*，8th edn. Amsterdam：W.B.Saunders/Elsevier，pp.3395-7

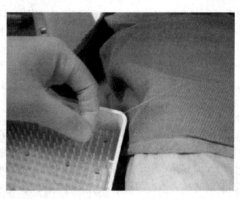

图9.5 一根激光光导纤维

径 275μm 的光导纤维提供了更多的激光能量，但降低了灵活性，因此携带光导纤维进入肾下盏将变得更为困难。热损伤区域限制在激光前端 0.5~1mm 之间。没有结石能承受钬激光产生的热量。然而，激光碎石较为耗时，因为纤细的激光光导纤维必须紧紧贴在结石表面才能使其汽化。

- 主要用途：输尿管结石，肾内小结石。

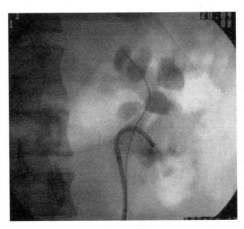

图 9.6　软性输尿管镜进入肾下极肾盏

软性输尿管镜与激光碎石

　　具有主动转向功能和操作通道的小口径输尿管镜的研制,结合激光技术、小直径细激光光导纤维、套石篮和异物钳的发展,为肾结石的体内内镜治疗开辟了道路。使用现代碎石工具几乎可以进入整个集合系统。钬:钇铝石榴子石激光对距离激光尖端 2~3mm 的组织的影响极小,因此,对结石周围正常组织的损伤最小。

　　与 ESWL 相比,软性输尿管镜和激光碎石是一种更有效的治疗选择,其并发症比 PCNL 低,但通常需要全麻(一些患者可以仅在镇静的情况下耐受)。软性输尿管镜还可以进入 ESWL 效率较低或 PCNL 无法到达的肾脏区域。最适合直径小于 2cm 的结石。

软性输尿管镜治疗肾结石的适应证

- ESWL 失败。
- 肾下极结石(减少 ESWL 碎石术后,结石碎块不得不 "爬坡" 的可能性)。
- 胱氨酸结石。
- 肥胖导致 PCNL 技术难度大或者无法实施手术(肾镜可能不够长,够不到结石)。
- 肥胖导致 ESWL 应用难度大或者无法实施手术。BMI>28 与 ESWL 成功率较低有关。治疗距离可能超过碎石机的焦距。
- 肌肉骨骼畸形,难以或不可能通过 PCNL 或 ESWL 取石(如脊柱后凸畸形)。
- 肾盏憩室结石(在肾上盏、前肾盏的小憩室中寻找结石比较困难,风险很大)。
- 肾盏盏颈狭窄或肾盂漏斗角较小。软性输尿管镜可弯曲成小角度,激光可用于狭窄处的切割。
- 存在潜在出血风险,并且很难纠正此类风险,或者纠正出血风险后又会导致其他风险。
- 马蹄形或盆腔肾:这些病例中 ESWL 碎石率只有 50%[1],因为冲击波很难通过覆盖的器官(肠道)传播。由于肠道邻近和肾脏血液供应的多样性(血液供应来源多种多样),PCNL 很难用于此类肾脏。
- 患者的偏好。

缺点

　　随着结石体积增大,软镜激光碎石的功效会降低。只是用激光能量 "汽化" 结石表面需要很长时间才能碎石。结石粉碎时可产生大量尘雾,视野模糊,需灌洗提供视野。对于熟练使用软性输尿管镜的专家(并不是每个泌尿外科医生都能做到这一点),直径小于 2cm 的结石清石率为 70%~80%,直径 2cm 的结石清石率为 50%,10% 的患者需要进行两次或两次以上的治疗[2]。

参考文献

1　Kupeli B, Isen K, Biri H, *et al.* (1999). Extracorporeal shockwave lithotripsy in anomalous kidneys. *J Endourol* **13**:39–52.

2　Dasgupta P, Cynk MS, Bultitude MF, Tiptaft RC, Glass JM (2004). Flexible ureterorenoscopy: prospective analysis of the Guy's experience. *Ann R Coll Surg* **86**:367–70.

肾结石治疗:经皮肾镜取石术

技术

经皮肾镜取石术(PCNL)是通过建立在皮肤表面到肾脏集合系统之间形成的"通道"来击碎并取出肾结石。第一步需要通过膀胱镜插入输尿管导管向肾集合系统注入液体或空气来扩张肾盂肾盏(图9.7)。这使得随后用穿刺针经皮穿刺肾盏更容易(图9.8)。一旦经皮穿刺针进入肾盏后,经穿刺针置入导丝,并使之经肾盏进入肾盂,之后在导丝引导下行经皮扩张,建立取石通道(图9.9)。沿通道置入镜鞘进入肾盏,通过镜鞘,肾镜可以进入肾脏(图9.10)。超声碎石探针用于碎石并吸除碎石。

最常用的是后入路,在第十二肋下方(避开胸膜,离肋骨足够远,避开肋间、血管和神经)。首选的入路是通过后外侧盏,而不是进入肾盂,因为这样可以避免损伤与肾盂密切相关的肾动脉后支。虽然区域性甚至局部阻滞麻醉即可手术,但通常还是全麻。

PCNL 的适应证和治疗效果

对于直径 >3cm 的结石,以及 ESWL 和 / 或软性输尿管镜激光治疗失败的结石,一般推荐 PCNL。鹿角状结石首选 PCNL[1],PCNL 术后的残石处理可以采用 ESWL 和 / 或重复 PCNL。对于鹿角结石,PCNL 联合术后 ESWL 处理残石的清石率约为 80%~85%。

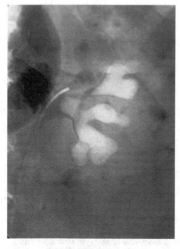

图 9.7 将输尿管导管插入肾盂,用空气或液体扩张肾盂

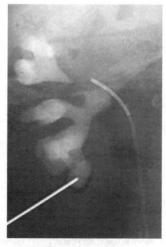

图 9.8 肾造瘘穿刺针穿刺至肾盏

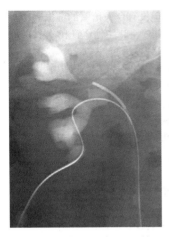
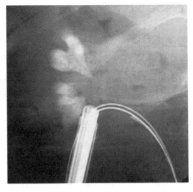

图 9.9　将导丝插入肾盂,沿输尿管向下;通过这根导丝,扩张经皮至肾盏通道

图 9.10　进入鞘沿扩张经皮肾通道向下进入肾盏,通过扩张后的经皮肾通道,肾镜可进入肾脏

对于直径 2~3cm 的肾中、上盏肾结石,可选择 ESWL(原位置入双 J 管)、软性输尿管镜和激光治疗,以及 PCNL。PCNL 是单次手术完全清除结石的最佳方法,但其并发症发生率较高。一些患者会选择行多次 ESWL 或软性输尿管镜激光碎石,而不优先选择 PCNL;然而,如果这些治疗方式失败,这些患者仍然要接受 PCNL 的治疗。软性输尿管镜联合激光治疗直径 >2cm 结石的成功率大约为 50%。

对于肾下极结石,无论结石大小,PCNL 都比 ESWL 具有更高的结石清除率(<1cm,100% 比 63%;1~2cm,93% 比 23%;>2~3cm,86% 比 14%)[2]。对于 1~2.5cm 的肾下极结石,与软性输尿管镜激光治疗相比,PCNL 的清石率更高(71% 比 37%)[3]。需要再次强调,PCNL 较好的清石率也伴随着较高的并发症。

PCNL 术后是否放置引流管

自开展以来,PCNL 之后常规是放置大口径肾造瘘管,主要目的是用来对经皮肾通道压迫止血;如果术后影像学检查(CT 扫描或肾盂造影)显示结石残留,造瘘管则可以用来维持造瘘通道,以便后续可以再次进行肾镜检查。PCNL 术后留置肾造瘘管的缺点是术后疼痛加剧,需要镇痛药,住院时间更长(尽管一些报告表明,PCNL 术后留置肾造瘘管不存在上述改变)。因此,流行无管化 PCNL,意味着不留置肾造瘘管,但通常有某种形式的输尿管引流,如双 J 管或输尿管导管(即“无管” PCNL 实际上是“相对无管”;但偶尔也有“完全无管” PCNL 的报道)。

有研究建议应用取石通道封闭剂,但没有令人信服的证据表明封闭剂可减少出血或尿液外渗。取石通道电凝和冷冻消融(10分钟的冻融循环)也已有报告。

最近的一项研究建议将无管PCNL作为常规选择[4],但放置造瘘管的决定应因人而异——部分基于外科医生的经验,如果取石通道>2个,感染结石(多数为鹿角状结石),术中大量出血,集合系统穿孔(尽管有学者认为顺行双J管置入术或输尿管导管引流术可能同样有效),并且可能需要再次碎石(如,特别是巨大的结石负荷),则需要留置肾造瘘管。

PCNL的体位选择,平卧还是俯卧?

传统的PCNL是俯卧位进行的(患者以截石位放置输尿管支架管后转为俯卧)。最近建议"仰卧位"PCNL手术(患者在整个过程中处于仰卧位,旋转到一侧或另一侧适当的允许操作的侧面)作为一种替代方法,潜在的优势是[5]:①减少操作时间(不浪费时间更改体位),②降低麻醉并发症(卧姿减少心输出量),③容易气道管理问题(俯卧时进入气道困难),④如果发生出血,动脉和中心静脉导管置入更容易,⑤该体位不仅可以通过皮肤处理肾结石,也可以通过输尿管镜处理(争论在于"双外科医生"操作法比单外科医生操作法更好)。仰卧位是否会成为首选仍有待观察。

肾下盏小(<3cm)肾结石的最佳治疗方法是什么?

与肾中、上盏结石相比,肾下盏结石更难达到无结石状态,因为位于肾下极的残石清除能力较差。另一项比较软性输尿管镜与体外冲击波碎石术(ESWL)或输尿管软镜(F-URS)与经皮肾镜取石术(PCNL)治疗肾下极结石无结石率的随机研究提供治疗决策依据(表9.3和9.4)。

ESWL相对于软性输尿管镜治疗更具有便利性(门诊手术,无需麻醉,恢复时间短)。意味着如果有选择的话,许多患者更喜欢ESWL而不是软性输尿管镜治疗。软性输尿管镜和PCNL之中,PCNL清石率更高。结石<3cm时,二者恢复期相似。

对于1cm或更小的结石,ESWL或软性输尿管镜是合理的首选方法。但提醒患者,两者的结石清除率都相对较低(35%vs50%)。

对于1cm至2cm之间的结石,PCNL可以达到更高的清除率,但其并发症发生率可能更高。在上述研究中,接受软性输尿管镜取石的患者仅有1/3达到完全清石,毫无疑问,成功率相对较低。(治疗3个月后由CT检查提示,而非单纯数字X射线摄影)[6]。

对于>2cm的结石,PCNL比其他任何方式都能达到更高的清石率。

表 9.3　肾下盏结石的清石率：PCNL 与 ESWL

结石大小 /cm	PCNL/%	ESWL/%
<1	100	63
1~2	93	23
>2~3	86	14

数据来源于 Albala DM, Assimos DG, Clayman RV, et al.（2001）Lower pole Ⅰ: a prospective randomized trial of ESWL and PCNL for lower pole nephrolihiasis-initial results. *J Urol* 166:2072.

表 9.4　肾下极结石的清石率：ESWL 与 F-URS 与 PCNL

结石大小 /cm	ESWL/%	F-URS/%	PCNL/%
<1	35	50	–
1~2.5	–	37	71

数据来源于 Pearle MS, Lingeman JE, Leveillee R, et al.（2005）Prospective randomized trial comparing shock wave lithotripsy and ureteroscopy for lower pole calyceal calculi 1 cm or less. *J Urol* 173:2005-9.

参考文献

1 Segura JW, Preminger GM, Assimos DG, *et al.* (1994). Nephrolithiasis clinical guidelines panel summary report on the management of staghorn calculi. *J Urol* **151**:1648–51.
2 Albala DM, Assimos DG, Clayman RV, *et al.* (2001). Lower pole I: a prospective randomized trial of ESWL and PCNL for lower pole nephrolihiasis–initial results. *J Urol* **166**:2072.
3 Pearle MS, Lingeman JE, Leveillee R, *et al.* (2005). Prospective randomized trial comparing shock wave lithotripsy and ureteroscopy for lower pole calyceal calculi 1 cm or less. *J Urol* **173**:2005–9.
4 Zilberman DE, Lipkin ME, de la Rosette JJ, *et al.* (2009). Tubeless percutaneous nephrolithotomy – the new standard of care? *J Urol* **184**:1261–6.
5 Atkinson CJ, Turney BW, Noble JG, Reynard JM, Stoneham MD (2011). Supine v prone percutaneous nephrolithotomy: ananaesthetist's view. *BJU Int* **108**:306–8.
6 Dasgupta P, Cynk MS, Bultitude MF, Tiptaft RC, Glass JM (2004). Flexible ureterorenoscopy: prospective analysis of the Guy's experience. *Ann R Coll Surg Engl* **86**:367–70.

肾结石：开放取石术

手术适应证

- 复杂型结石（结石分布多个肾盏，需要多个 PCNL 通道才能取出所有结石）。
- 内镜治疗失败（经皮肾建立通道技术难度大）。
- 解剖异常（如肾后结肠），无法内镜治疗。
- 身体因素限制内镜手术应用（如肥胖、脊柱后凸侧弯和此时开放手术取石都可能困难）。
- 患者要求一次性取石，但可能需要多次 PCNL 来清除结石。
- 无功能肾。

无功能肾

在肾脏无功能的情况下，如果没有症状（如疼痛、反复泌尿系感染和血尿），结石可以不处理。鹿角状结石存在并发严重感染的可能。因此，除患者合并存在无法耐受手术的疾病外的鹿角形结石患者均应积极取石。对于无功能肾合并肾结石的患者来说，最简单的处理方式就是肾切除术。

功能正常的肾结石治疗方法

小到中等大小结石的治疗：

- 肾盂切开取石术。
- 放射状肾切开取石术。

鹿角状结石：

- 防萎缩性（经无血管区）肾实质切开取石。
- 扩大的肾盂切开联合放射状肾切开取石术（单个结石小切口取石）。
- 工作台取石：手术切除肾脏，工作台取石后行自体肾移植。

开放结石手术的特殊并发症

切口感染（手术的结石多为感染性结石）、腹疝、伤口疼痛。（对于 PCNL，这些问题不会发生，输血率更低，止痛剂需求更少，能下床活动更快，出院更早——所有这些因素都决定了 PCNL 已经取代开放手术成为治疗大体积结石的主要手段。相较于其他治疗方式而言，开放性手术取石术后结石复发的可能性更大；而且肾周形成的瘢痕组织将使随后的开放手术技术难度加大。

肾结石：药物治疗（溶石疗法）

尿酸和胱氨酸结石可能适合溶石治疗。任何一种类型的结石成分中钙的存在都会减少成功溶石的机会。

尿酸结石

尿液常因尿酸（来源于富含嘌呤的饮食，即动物蛋白）而过饱和。50%的尿酸结石患者患有痛风；另外50%是因为高蛋白和低水分摄入（"西方"生活方式）。痛风患者首次发作后，每年发生结石的风险为1%。

尿酸结石在浓缩的酸性尿液中形成。溶石治疗的基础是水化、碱化尿、别嘌呤醇和饮食控制：目的是降低尿液中尿酸浓度。保持高液体摄入量（尿量2~3L/d），将尿液"碱化"至pH6.5~7（碳酸氢钠650mg每天3~4次或枸橼酸钾30~60mEq/d，相当于15~30ml枸橼酸钾溶液每天3~4次）。高尿酸血症或尿液中尿酸排出量>1 200mg/d者，加用别嘌呤醇300~600mg/d（抑制次黄嘌呤和黄嘌呤向尿酸的转化）。此方案溶解大直径结石（甚至鹿角状结石）都是可能的。

胱氨酸结石

胱氨酸尿症是一种是常染色体隐性遗传病。患者肾脏和肠道中胱氨酸、鸟氨酸、精氨酸和赖氨酸（"COAL"）的跨上皮转运缺陷，导致过量的胱氨酸经尿液排泄。每700人中就有1人是纯合子（即两等位基因都有缺陷）；男女发生的概率是相等的。大约3%的成年结石患者是胱氨酸尿症，占儿童结石的6%。

大多数胱氨酸尿症患者每天排泄约1g的胱氨酸，这远远高于胱氨酸的溶解度。胱氨酸在酸性溶液中的溶解度较低（pH=5时300mg/L，pH=7时400mg/L）。胱氨酸尿症患者常在十几岁或二十几岁时出现肾结石。胱氨酸结石相对不透X射线，因为胱氨酸含有硫原子。硝基氢氰酸盐试验可以检测出大多数纯合子结石患者和一些杂合子结石患者（在酮体存在时可出现假阳性）。

现有结石的处理和进一步结石的预防

其目的是：

● 减少胱氨酸排泄（将胱氨酸前体氨基酸蛋氨酸和钠的摄入量限制在<100mg/d）。

● 通过碱化尿液使pH>7.5增加胱氨酸的溶解度，维持高液体摄入量，以及使用药物将胱氨酸转化为更容易溶解的化合物。

D-青霉胺、N-乙酰-D-青霉胺和巯丙酰甘氨酸（硫普罗宁）与胱氨酸结合，卡托普利也是如此——这样形成的化合物在尿液中比单独的胱氨酸更易溶解。青霉胺存在潜在的令人难以接受和严重的副作用（过敏反应、肾病综合征、全血细胞减少、蛋白尿、表皮松解、血小板增多和肾功能减退）。因此,仅应用于碱化尿液及高液体摄入量溶石失败的患者。

溶石治疗失败后的处理

胱氨酸结石非常坚硬,因此 SWL 效果欠佳。尽管如此,对于体积小的胱氨酸结石,ESWL 仍对部分患者有效;当 ESWL 碎石失败时,可使用软性输尿管镜(用于小结石)和 PCNL(用于大结石)治疗胱氨酸结石。

输尿管结石:临床表现

　　输尿管结石通常表现为突发的剧烈腹或腰背部疼痛,并伴有绞痛(一阵阵的疼痛加重后疼痛减轻,但很少完全消失)。当结石移动至输尿管下段时,疼痛可能会放射到腹股沟。大约有 50% 典型症状的输尿管结石患者在随后的影像学检查中没有发现明确的结石,也没有发现结石排出体外。

体格检查

　　用几秒钟时间观察患者。输尿管结石疼痛是绞痛——患者辗转反侧坐立不安,试图找到一个舒适的体位,患者可能会痛得弯下腰来。而患有腹膜炎(如阑尾炎、异位妊娠破裂)的患者相对比较安静,在活动和腹部触诊时疼痛相对明显。

妊娠检查

　　为绝经前的女性安排一次妊娠测试(对于任何即将接受 X 线辐射影像学成像的绝经前女性,该检测都是必须的)。如果呈阳性,请咨询妇产科医生;如果阴性,安排影像学检查明确是否存在输尿管结石。

尿液检测试纸或镜下血尿

　　许多输尿管结石患者尿液检测试纸或显微镜检查发现血尿(更罕见的是肉眼血尿),但 10%~30% 的患者无血尿[1,2]。试纸法对急性出现的输尿管结石的检测敏感度在疼痛第一天为 95%,第二天为 85%,第三天和第四天为 65%[2]。因此,3~4 天前开始疼痛的输尿管结石患者的尿液中可能检测不到血液。试纸法在检测结石方面比尿液显微镜检查要稍微灵敏一些(80% vs 70%),因为如果尿液标本在几个小时内没有在显微镜下检查,红细胞会溶解消失。两种检测血尿的方法对诊断输尿管结石的特异度大致相同(60%)。

　　谨记,试纸法或显微镜检查显示的血尿可能是由于非结石性泌尿系统疾病(如肿瘤、感染)引起,或者存在假阳性(尽管有完整的泌尿系统检查,但在 70% 的显微镜血尿患者中未发现异常)的可能。

体温

　　对于经影像学确诊的输尿管结石患者,最重要的检查是测量其体温。如果患者有结石和发热,患者可能有在结石近端存在感染。梗阻结石出现发热时,应进行尿液和血细胞培养、静脉输液与抗生素治疗。如果发热在几个小时内没有缓解,应行肾造瘘术引流或置入输尿管支架管[1,2]。

参考文献

1 Luchs JS, Katz DS, Lane DS, *et al.* (2002). Utility of hematuria testing in patients with suspected renal colic: correlation with unenhanced helical CT results. *Urology* **59**:839.

2 Kobayashi T, Nishizawa K, Mitsumori K, Ogura K (2003). Impact of date of onset on the absence of hematuria in patients with acute renal colic. *J Urol* **1770**:1093–6.

输尿管结石：影像学诊断

静脉肾盂造影（IVU）多年来一直是腹及腰背侧疼痛患者的主要影像学检查，现在已用 CT-KUB 取代，CT-KUB 是一种无须增强（即无对比剂）的肾脏、输尿管和膀胱 CT（CT-KUB 无法显示疑似茚地那韦结石的罕见情况除外）（图 9.11）。与 IVU 相比，CT-KUB 具有以下特点：

● 诊断输尿管结石具有较高的特异度（97%）和敏感度（94%~100%）[1]。可以识别非结石引起腰背及腹部疼痛的原因（图 9.12）。

● 不需要注射对比剂，因此避免对比剂过敏反应。（IVU 用低渗透压对比剂后发生致死性过敏反应的风险约为 1/100 000）[2]。

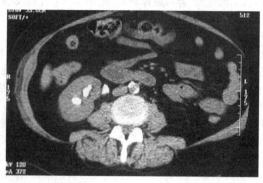

图 9.11　泌尿系 CT 成像

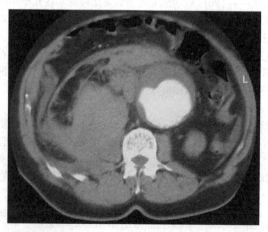

图 9.12　腰痛患者的 CTU 示腹主动脉瘤破裂

● 速度更快，只需几分钟即可对肾脏和输尿管进行成像。静脉肾盂造影（IVU），特别是在需要延迟检查以确定引起严重梗阻的结石时，可能需要数小时才能确定梗阻结石的确切位置。

● CT 检查量较大的医院，CT-KUB 与 IVU 的花费类似[3]。

CT-KUB 辐射剂量：4.7mSv，相比之下，IVU 为 1.5mSv（2000 年，10mSv 辐射的致命癌症风险估计为 1）。超低剂量 CT（ULDCT）可降低辐射暴露（0.6~2mSv），但对小（<3mm）输尿管结石的敏感度较低（68%~86%）。CEULDCT 使用对比剂提高检测小输尿管结石的敏感度（97%）和特异度（100%），同时将辐射剂量限制在与 IVU 相当的水平（1.7mSv vs 1.4mSv）[4]。

如果医生仅有 IVU 检查可以应用，记住：IVU 禁忌用于有对比剂过敏的患者。对花粉过敏、有强烈的过敏史或哮喘史的患者，并且在 IVU 检查 24 小时之前未按照计划给予高剂量类固醇预处理，应避免做 IVU。服用二甲双胍治疗糖尿病的患者应在行 IVU 前 48 小时停止服用二甲双胍。显然，CT-KUB 检查对此类患者更为合适。

在没有 24h CT-KUB 检查的情况下，收治疑为输尿管绞痛的患者应予以止痛，并安排第二天早晨的 CT-KUB 检查。当无法进行 CTU 检查时，作者会为所有年龄 >50 岁且出现提示可能结石引起腰痛的患者安排急诊腹部超声检查，以排除严重的病变，如腹主动脉瘤破裂等；并进一步明确引起腰痛的非结石性疾病。腹部平片和超声对常规诊断输尿管结石的敏感性和特异性不高。

磁共振尿路成像（MRU）

非常准确地识别输尿管结石[5]。然而，目前成本较高和不够普及限制了 MRU 作为急性肋腹部疼痛的常规诊断方法的可能性。

参考文献

1　Niemann T, Kollmann T, Bongartz G (2008). Diagnostic performance of low dose CT for the detection of urolithiasis. *AJR Am J Roentgenol* 191:396–401.

2　Caro JJ, Trindale E, McGregor M (1991). The risks of death and severe non-fatal reactions with high vs low osmolality contrast media. *Am J Roentgen* 156:825–32.

3　Thomson JM, Glocer J, Abbott C, *et al.* (2001). Computed tomography versus intravenous urography in diagnosis of acute flank pain from urolithiasis: a randomized study comparing imaging costs and radiation dose. *Australas Radiol* 45:291–7.

4　Fowler JC, Cutress ML, Abubacker Z, *et al.* (2011). Clinical evaluation of ultra-low dose contrast-enhanced CT in patients presenting with acute ureteric colic. *J Clin Urol* 4:56–63.

5　Leyendecker JR, Gianini JW (2009). Magnetic resonance urography. *Abdominal Imaging* 34:527–40.

输尿管结石：急诊处理

影像学检查完成后,应处理缓解疼痛。

● 非甾体抗炎药(如双氯芬酸):通过肌注或静脉注射,口服或纳肛。提供快速有效的疼痛控制。镇痛机制:部分抗炎,部分减少输尿管蠕动。

● 在非甾体抗炎药效果不佳,增加阿片类镇痛药,如哌替啶或吗啡。

没有必要鼓励患者大量饮水,也没有必要给患者静脉输大量的液体,希望这样做可以"冲走"结石。在一项随机试验中,在强制静脉水化与最小水化的随机对照试验中,镇痛需求、疼痛评分或自发性结石排出率没有显著差异[1]。

在结石引起的急性部分梗阻发作期间,患肾的血流量和尿量均下降。过多的利尿会导致患肾积水加重,这也会使输尿管蠕动 * 的效率降低。

该治疗原则的例外情况是那些具有透 X 射线尿酸结石的患者(与钙、胱氨酸和磷酸镁铵结石相比,如果尿液 pH 低,且在普通 X 射线检查中不可见或 CT 衰减较低的结石,则应考虑到尿酸结石的可能)。大量摄入液体和口服枸橼酸钾、枸橼酸钠或碳酸氢钠(将尿液的 pH 提高至 6~7) 可能会溶解尿酸结石或使结石体积减小,从而提高结石排出率。

观察等待

通常情况下,小的输尿管结石会在数天或数周内自行排出,排石期间可用镇痛剂缓解疼痛发作。

令人惊讶的是,关于结石自行排出的数据非常有限[2]。结石自行排出的机会主要取决于结石的大小。5mm 或以下的结石中,68% 可自行排出(95% CI 46%~85%;224 例患者的荟萃分析);6~10mm 的结石自行排出的概率为 47%(95% CI 36%~59%;104 例患者的荟萃分析)[2]。对于直径为 4~6mm 的结石,其自然排出的平均时间为 3 周[3];2 个月内没有排出的结石就不太可能排出了。在最终排出结石的患者中,直径 2mm 或更小的结石会在 30 天内排出;直径 2~6mm 的结石会在 40 天内排出(但并不是所有的结石都能排出,作者也不能预测单个患者自行排出结石的概率)。因此,准确测定结石大小(腹部 X 线平片或CTU)有助于预测结石自发性排出的概率。

---

* 蠕动(peristalsis),即一团团的尿液沿输尿管向前推进,只有在团块上方的输尿管壁能够相互配合(如牢固地闭合在一起)时,才会发生蠕动。如果不能如正常的输尿管那样蠕动,则大量的尿液不能向远端移动。

药物排石

药物排石疗法（MET）的效果参差不齐[1-3]。直到最近，来自多个小样本量试验和几项荟萃分析的证据证明平滑肌松弛剂（α受体阻滞剂）的疗效。

认为α受体阻滞剂可以增加结石自行排出的概率，减少结石通过时间，并减少输尿管绞痛的频率。EAU/AUA肾结石指南中荟萃分析显示，与对照组相比，服用坦索洛辛的患者结石排出率高出29%（CI 20%~37%）。在这种情况下，坦索洛辛的研究最多，但特拉唑嗪和多沙唑嗪似乎同样有效。

然而，2015年来自英国的一项大型随机对照试验（SUSPEND）研究显示，药物排石可能对输尿管结石没有任何益处[3]。当前的诊疗指南也因该项研究的结论而逐渐改变。

硝酸甘油贴剂无助于排石或减少疼痛发作的频率，并且皮质类固醇的获益微乎其微[4,5]。

对于远端输尿管结石，药物排石可能是一种合理的方法，但个别情况可能需要提前准备，必要时行ESWL或输尿管镜处理。如：结石自然排出的过程中发生的疼痛发作可能会影响工作和日常生活。此时患者可能会要求进行ESWL或输尿管镜检查（如商业航空公司的飞行员必须等到结石排出后才能飞行，业余飞行员同样要遵守这种要求）。

有脓毒症（实质上是发热）或肾功能恶化的临床证据时，药物排石是禁忌。如果使用药物排石，请警告患者相关风险（药物副作用，可能需要以ESWL、输尿管镜或置入输尿管支架管的形式进行治疗），并提及药物排石是"适应证外"（即未批准临床的）治疗。安排定期的随访（通常是普通X射线）以监测结石的位置。

参考文献

1　Preminger GM, Tiselius HG, Assimos DG, *et al*.; EAU/AUA Nephrolithiasis Guideline Panel (2007). 2007 guideline for the management of ureteral calculi. *J Urol* 178:2418–34.

2　Hollingsworth JM, Rogers MA, Kaufman SR, *et al*. (2006). Medical therapy to facilitate urinary stone passage: a meta-analysis. *Lancet* 368:1171–9.

3　Pickard R, Starr K, MacLennan G, *et al*. (2015). Medical expulsive therapy in adults with ureteric colic: a multicentre, randomised, placebo-controlled trial. *Lancet* 386:341–9.

4　Dellabella M, Milanese G, Muzzonigro G (2003). Efficacy of tamsulosin in the medical management of juxtavesical ureteral stones. *J Urol* 170:2202–5.

5　Hussain Z, Inman RD, Elves AW, *et al*. (2001). Use of glyceryl trinitrate patches in patients with ureteral stones: a randomized, double-blind, placebo-controlled study. *Urology* 58:521–5.

拓展阅读

Zhu Y, Duijvesz D, Rovers MM, Lock TM (2009). Alpha blockers to assist stone clearance after extracorporeal shock wave lithotripsy: a meta-analysis. *BJU Int* 106:256–61.

输尿管结石：解除梗阻和 / 或取出结石的适应证

● **疼痛**：止痛剂无效或疼痛复发，不能通过额外的镇痛措施加以控制。

● **菌尿**：结石合并梗阻会导致尿源性脓毒血症的发生。EAU/AUA 肾结石指南建议对输尿管结石和菌尿症患者进行适当的抗生素治疗（Ⅳ级证据，即根据有关医院的推荐或临床经验）。如果计划进行治疗（ESWL 或输尿管镜检查），则应在治疗前给予适当的抗生素。

● **发热**：肾脏排泄较差（经皮肾造瘘术或留置输尿管支架管）[1]。

● **肾功能损伤**（孤立肾被结石阻塞，双侧输尿管结石，或因输尿管结石而加重的原有肾功能损伤）：治疗的标准较低。

● **长时间未解除梗阻**：这可能导致肾功能的永久性丧失[1]。肾功能丧失发生需要多长时间是不确定的，但是一般来说，结石自然排出的观察等待周期往往限制在 4~6 周。

● **社会原因**：年轻、治疗积极的患者可能非常热衷于选择外科治疗，因为这些患者需要返回工作或因为这些患者有照顾孩子的职责；而有些患者会喜欢慢慢等待，观察结石的发展。对于飞行员和其他一些职业而言，必须取出结石才能继续工作。

结石的急诊临时处理与彻底治疗

当镇痛剂对输尿管结石疼痛没有作用或因结石而损害肾功能时，可以通过置入双 J 管或经皮肾造瘘管来暂时缓解梗阻。（经皮肾造瘘置管可恢复输尿管壁的蠕动能力。）

双 J 管置入或经皮肾造瘘管可以快速完成，但结石仍然存在（图 9.13）。在存在输尿管支架管或肾造瘘时，结石可能向下移动排出体外，但在许多情况下，结石只是停留在原位，仍然需要随后的取石治疗。虽然双 J 管可以缓解结石疼痛，但也会引起严重的膀胱刺激性症状（膀胱疼痛、尿频和尿急）（表 9.5）。输尿管双 J 管会导致输尿管的被动扩张，使输尿管镜碎石取石治疗在技术上更加容易。

患者可以选择直接进行输尿管镜治疗（输尿管的任何位置的结石）或 ESWL（结石位于上段或下段输尿管，中段输尿管被骨骼包绕，冲击波不能穿透，故中段输尿管结石不适合采用 ESWL）（图 9.14）。当地的医疗设施和技术水平将决定是否可以立即提供彻底的治疗。并非所有的医院一年 365 天都能提供 ESWL 或内镜手术治疗。

梗阻性感染肾脏的急诊治疗

抗生素无法进入合并梗阻的集合系统，因此脓毒症的结石患者应对肾脏集合系统进行急诊减压，并应推迟进行彻底的结石治疗（ESWL 或输尿管镜检查）直至脓毒症缓解。对于梗阻性感染肾脏，进行经皮肾

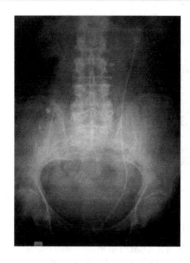

图 9.13　输尿管双 J 管

表 9.5　肾造瘘术置管引流及双 J 管置入的并发症及相关问题（样本量 169）
（梗阻合并感染的患者均未采用双 J 管置入，样本量 226）

并发症	输尿管支架管置入	肾造瘘术置管
插入失败	16%	2%
以前非脓毒症患者的脓毒症		3%~4%
出血需要输血		2%
支架管阻塞	1%~7%	
支架管移位（脱落或上下移位）	0.1%~7%	5%
胸腔积液		1%
肺炎或肺不张		2%
输尿管的穿孔	6%	
支架管的症状	腰痛 15%~20%；耻骨上疼痛 20%；尿频 40%；血尿 40%	

数据来源于 Pearle MS，Pierce HL，Miller GL，*et al.*（1998）Optimal method of urgent decompression of the collecting system for obstruction and infection due to ureteral calculi.*J Urol* 160：1260.Pocock RD，Stower MJ，Ferro MA，Smith PJ，Gingell JC（1986）Double J stents.A review of 100 patients.*Br J Urol* 58：629. Smedlev FH，Rimmer J，Taube M，Edwards L（1988）J（pigtail）ureteric catheter insertions：a retrospective review.*Ann R Coll Surg（Engl）*70：377.

造瘘术而不是输尿管双 J 管置入术的基本原理是减少由于细菌进入循环系统而导致发生脓毒症的可能性。从理论上讲，与经皮肾造瘘术相比，输尿管双 J 管置入术更可能发生脓毒症，输尿管双 J 管置入术可能

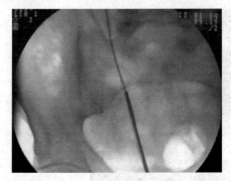

图 9.14　输尿管下段结石碎石

损伤输尿管（可能性低），并且实施肾造瘘术可以监测尿量及对黏稠性肾盂积水进行冲洗。肾造瘘术的优点是可以避免全麻的使用。但实际上，输尿管双 J 管的置入可以在仅镇静下完成，并且可以避免经皮肾造瘘时因不小心穿刺肾动脉分支而出血的风险[1]。

　　EAU/AUA 肾结石治疗指南[2]建议解除输尿管结石引起的尿路梗阻的引流方式（输尿管双 J 支架或经皮肾造瘘术）由泌尿外科医师自行决定，因为这两种引流方式同样有效。相关结论主要是基于一项随机对照研究，该研究入组 42 例肾结石合并梗阻的患者，体温 >38℃和 / 或白细胞 $17 \times 10^9/L^*$，考虑诊断梗阻性肾盂肾炎或肾盂肾炎[3]，随机入组肾造瘘组（造瘘管为 8F，同时留置导尿管患者 33%）和双 J 置入组（双 J 管为 6F 或 7F，同时留置导尿管患者 70%），结果显示两组在体温恢复至正常时间、白细胞恢复时间（2~3 天）和住院时间方面，两组无显著性差异。

参考文献

1　Holm-Nielsen A, Jorgensen T, Mogensen P, Fogh J (1981). The prognostic value of probe renography in ureteric stone obstruction. *Br J Urol* 53:504–7.

2　Preminger GM, Tiselius HG, Assimos DG, *et al.*; EAU/AUA Nephrolithiasis Guideline Panel (2007). 2007 guideline for the management of ureteral calculi. *J Urol* 178:2418–34.

3　Pearle MS, Pierce HL, Miller GL, *et al.* (1998). Optimal method of urgent decompression of the collecting system for obstruction and infection due to ureteral calculi. *J Urol* 160:1260.

拓展阅读

Lee WJ, Patel U, Patel S, *et al.* (1994). Emergency percutaneous nephrostomy: results and complications. *J Vasc Inter Radiol* 5:135–9.

Pocock RD, Stower MJ, Ferro MA, Smith PJ, Gingell JC (1986). Double J stents. A review of 100 patients. *Br J Urol* 58:629.

Smedlev FH, Rimmer J, Taube M, Edwards L (1988). J (pigtail) ureteric catheter insertions: a retrospective review. *Ann R Coll Surg (Engl)* 70:377.

---

　　* 白细胞增多的简要定义，即输尿管结石患者的白细胞通常轻度升高。

输尿管结石的治疗

大约 70% 直径 5mm 或以下的结石和 50% 直径 6~10mm 的结石会在大约 3~6 周的时间内自行排出[1]。虽然存在令患者和外科医生惊诧的情况,那就是较大的结石会在最后一刻自然排出体外。但实际上,两个月内无法排出的结石发生这种情况的可能性微乎其微。

清除结石的适应证

- 止痛剂无效或疼痛复发,不能通过额外的镇痛措施加以控制。
- 肾功能损伤(孤立肾合并梗阻,双侧输尿管结石,或因输尿管结石而加重的原有肾功能损害)。
- 长时间未解除梗阻(一般约 4~6 周)。
- 社会原因:年轻、活跃的患者可能非常热衷于选择外科治疗,因为此类患者需要返回工作或需要承担起照顾孩子的职责;而有些患者会喜欢慢慢观察等待,观察结石的发展。对于飞行员和其他一些职业而言,必须清除结石才能继续工作。

相关适应证的把握要结合患者的具体情况(结石大小、肾功能、对侧肾脏是否正常、对疼痛的耐受程度,以及患者的工作和社交场合)和当地的医疗水平及设备状况(有无专业的泌尿外科医师及设备)。

20 年前,输尿管结石仅有的选择是观察等待或开放手术取结石(输尿管切开取石),外科医生和患者都倾向于"等待"相当长的时间,希望结石会自行排出。如今,ESWL 的出现,以及更细的输尿管镜和有效的碎石装置(如钬激光)的出现,使结石的治疗和清除变得不那么可怕,治疗后的恢复也更加顺利和快速。对于患者和外科医生来说,选择 ESWL 或手术治疗是比较容易的,因为这是一种更快缓解疼痛的方式,也是避免不可预测的并发症和疼痛反复及加剧的方式。

对于外科医生来说,告知患者积极干预治疗的结果和潜在的并发症显然是非常重要的,尤其是考虑到许多结石如果再多等待一段时间就会自行排出,以及现有的研究已经证明了药物排石的有效性。

参考文献

1 Preminger GM, Tiselius HG, Assimos DG, et al.; EAU/AUA Nephrolithiasis Guideline Panel (2007). 2007 guideline for the management of ureteral calculi. *J Urol* **178**:2418–34.

输尿管结石的治疗选择

- ESWL:原位或输尿管双 J 管置入后 *。
- 输尿管镜手术。
- PCNL
- 开放输尿管切开取石术。
- 腹腔镜输尿管切开取石术。
- 经皮顺行输尿管镜取石术。

套石网篮取石法(盲取或 X 射线引导下)是过去曾经开展过的取石技术(发生严重输尿管损伤的可能性比较大)。

为方便输尿管结石诊疗策略的制定,学者们人为地将输尿管分为两段(髂血管近段和髂血管远端)或三段(上段为肾盂输尿管连接部到骶骨上缘,中段为骶骨上缘到骶骨下缘,下段为骶骨下缘到 VUJ。)

2007 EAU/AUA 肾结石指南推荐

(参考 Preminger 等[1])建议应该根据当地的设备和专科医师的配备来实施。有些医院不仅可以开展,甚至于可以说擅长各种治疗方案;其他地方可能无法使用碎石机,或者可能没有能熟练使用输尿管镜的泌尿外科医生。

更小口径的输尿管镜同时拥有先进的光学视野以及更大的操作通道,再结合钬激光碎石术的出现提高输尿管镜碎石的疗效(达到 95% 的结石清除率)并降低并发症发生率。因此,许多外科医生和患者会选择输尿管镜治疗,因为输尿管镜有可能一次性完成治疗;而 ESWL 通常需要进行多次治疗,而且治疗后需要影像学检查来确认结石清除情况(使用输尿管镜,医生可以直接观察到结石已经清除)。

许多泌尿外科没有条件随时做 ESWL,因此患者可能会选择输尿管镜取石术。

ESWL 的结石清除率(SCR)与结石大小有关。ESWL 对于直径小于 1cm 的结石比直径 >1cm 的结石更有效。相反,输尿管镜碎石取石技术则对结石的大小没有明确限制。

对于直径小于 1cm 的结石,ESWL 和输尿管镜的无石率几乎相当,但对于直径大于 1cm 的结石,输尿管镜碎石比 ESWL 有优势(尽管这

---

* 输尿管结石"推回"肾脏后行 ESWL 已经是一种过时的方法,原因有两个:①输尿管结石原位 ESWL 是非常有效的方法,无需将结石推回肾脏;②对于 ESWL 无法粉碎的输尿管结石,在技术上具有挑战性的软性输尿管镜技术正在替换掉更为简单的硬性输尿管镜技术。因此,在置入输尿管双 J 管时尽量避免将结石推回肾脏,同时要告知患者相关的可能性。

表 9.6 ESWL 和输尿管镜手术中位无石率(括号内为 95% CI)

结石位置及大小	ESWL	输尿管镜
远端输尿管结石 <1cm	86%(73~75)	97%(96~98)
远端输尿管结石 >1cm	74%(80~90)	93%(88~96)
中段输尿管结石 <1cm	84%(65~95)	91%(81~96)
中段输尿管结石 >1cm	76%(36~97)	78%(61~90)
近端输尿管结石 <1cm	90%(85~93)	80%(73~85)
近端输尿管结石 >1cm	68%(55~79)	79%(71~87)

数据源于 Preminger GM, Tiselius HG, Assimos DG, et al.(2007)2007 Guideline for the management of ureteral calculi, Joint EAU/AUA Nephrolithiasis Guideline Panel. *J Urol* 178:2418-34. 已获得 Elsevier 许可。

两种治疗方法的无石率差别不大)[2,3]。

2007 年 EAU/AUA 肾结石指南委员会发布的治疗结果(无石率)

比较 ESWL 和输尿管镜的随机对照试验普遍缺乏。EAU/AUA 肾结石指南委员会 2007 年的荟萃分析表明:

● **输尿管近端结石 <10mm**:ESWL 无石率略高于输尿管镜。

● **输尿管近端结石 >10mm**:输尿管镜无石率略高于 ESWL。

● **对于所有的中段输尿管结石**:输尿管镜的无石率比 ESWL 稍高,研究涉及患者较少,疗效对比较为困难。

● **对于所有远端结石,输尿管镜**:比 ESWL 有更高的无石率。

因此,ESWL 和输尿管镜的无石率没有显著差异(表 9.6)。使用哪种技术在很大程度上取决于当地资源(如可用的 ESWL)和是否具有擅长输尿管镜技术的外科医生,对于上尿路结石的处理尤其如此。初始 ESWL 失败与后续 ESWL 的成功率低相关[4]。因此,如果一两次 ESWL 治疗没有效果,就要改变治疗策略。

在少数尝试过 ESWL 或输尿管镜碎石但失败或不可行的情况下,可使用开放输尿管切开取石术和腹腔镜输尿管切开取石术(侵入性比开放输尿管切开取石术小)[1]。腹腔镜输尿管切开取石术治疗较大梗阻结石的无石率平均接近 90%。

输尿管镜取石后是否需要置入支架管?

基于大量随机对照试验的标准建议是,在"简单"输尿管镜检查后没有必要留置输尿管双 J 管[5]。"简单输尿管镜检查"尚未明确定义,广义定义包括在取石过程中最小或无输尿管损伤、输尿管镜进镜过程中无需扩张输尿管或最小输尿管扩张、无残石或最少残石负荷。

输尿管镜术后并发症(急诊、再入院和需要二次手术)的荟萃分析显示,输尿管镜术后支架置入者与未支架管置入者的结果无显著差异[6,7]。是否有受益于输尿管镜后支架置入的亚组患者仍有待确定。

一直以来,泌尿外科领域普遍认为输尿管镜后支架管置入可以降低输尿管狭窄的发生率,但没有令人信服的证据支持这一结论[6,7]。

参考文献

1　Preminger GM, Tiselius HG, Assimos DG, et al.; EAU/AUA Nephrolithiasis Guideline Panel (2007). 2007 guideline for the management of ureteral calculi. J Urol 178:2418–34.

2　Kijvikai K, Haleblian GE, Preminger GM, de la Rosette J (2008). Shock wave lithotripsy or ureteroscopy for the management of proximal ureteral calculi: an old discussion revisited. J Urol 178:1157–63.

3　Verze P, Imbimbo C, Cancelmo G, et al. (2010). Extracorporeal shock wave lithotripsy vs ureteroscopy as first line therapy for patients with single, distal ureteric stones: a prospective randomized study. BJU Int 106:1748–52.

4　Pace KT, Weir MJ, Tariq N, Honey RJ (2000). Low success rate of repeat shock wave lithotripsy for ureteral stones after failed initial treatment. J Urol 164:1905–7.

5　Haleblian, Kijvikai K, de la Rosette J, Preminger G (2008). Ureteral stenting and urinary stone management: a systematic review. J Urol 179:424–30.

6　Nabi G, Cook J, N'Dow J, McClinton S (2007). Outcomes of stenting after uncomplicated ureteroscopy: systematic review and meta-analysis. BMJ 334:572.

7　Makarov DV, Trock BJ, Allaf ME, Matlaga BR (2008). The effect of ureteral stent placement on post-ureteroscopy complications: a meta-analysis. Urology 71:796–800.

草酸钙结石形成的预防措施

结石病的反复发作的特点强调了结石预防的重要性。那些在年轻时就有结石病发作、有结石家族史、有潜在的代谢易感性(胱氨酸尿症、痛风),以及那些有感染性结石的患者(尤其是那些有神经源性膀胱的患者)更有可能复发。

一系列来自哈佛医学院[1]和其他小组具有里程碑意义的研究让作者能够就降低未来结石形成的风险给出合理的建议。哈佛的研究是在没有结石病史的人群中进行的,但很可能与已经形成结石的人群有关(当然,哈佛大学研究者最感兴趣的是如何避免形成另一块结石的发生)。哈佛大学的研究根据钙其他营养物质的摄入量对结石形成的风险进行了分层(护理健康研究纳入 81 000 名女性;相对应的研究纳入男性 45 000 名)。

较低的液体摄入量

低液体摄入量可能是复发性结石形成的唯一最重要的危险因素。高液体摄入[2]可以通过减少尿液中的钙、草酸盐和尿酸盐的饱和程度发挥预防结石复发的作用。一项针对复发性结石患者的随机对照研究将患者分为高液量组和低液量组(平均 2.5L/d vs 1L/d),这些患者结石复发的时间从 2 年延长到 3 年;超过 5 年,低液量组结石复发的风险为27%,高液量组为 12%。

膳食钙

传统的理论是高钙摄入量增加草酸钙结石病的风险。哈佛医学院的研究表明,无论是男性还是女性,低钙摄取量都与肾结石的形成风险增高有关(饮食中钙摄取量最高的 20% 组与最低 20% 组的形成结石的相对风险为 0.65(95%CI 0.5~0.83),即高钙摄入与结石形成低风险相关)。

补钙剂

在哈佛大学的研究中[1,3],补充钙(大多数钙补充剂含有碳酸钙)的女性与不补充钙的女性相比,形成结石的相对风险比为 1.2(95%CI 1.02~1.4),男性为 1.23(95%CI 0.84~1.79)。在服用补钙剂的 67% 的女性和 49% 的男性中,钙不是随餐摄入,或者是随草酸含量低的膳食摄入。在进餐时或与含草酸盐的食物一起食用钙剂可能会降低诱发肾结石的风险。与睡前服用相比,饭后立即服用总共 650mg 的碳酸钙与较低的尿草酸盐和较高的尿枸橼酸盐有关。饭后立即服用 650mg 碳酸钙与睡前服用相比,前者会降低尿液中的草酸盐和较高的尿液枸橼酸盐含量。尿钙排泄增加。最直接的结果就是草酸钙晶体形成活性的降低[4]。因此,最好的办法就是钙剂随餐服用。

对于绝经后妇女,400mg 枸橼酸钙增加尿中钙和枸橼酸盐排泄,减少草酸盐排泄,并且不改变尿草酸钙饱和度,这表明枸橼酸钙既不增加也不减少结石形成风险[5]。

那些探索已经形成结石的患者补充钙剂风险的少数研究招募的受试者太少,几乎无法得出结论。给予 22 名高草酸结石患者食用含钙食物或补充枸橼酸钙(300~500mg 钙),结果显示尿液中钙和草酸盐的饱和度降低,这完全符合哈佛相关研究(未评估实际结石形成的风险)中指出的钙的保护作用[6]。其中关键因素可能是在进餐时服用钙剂。

与结石形成风险增加相关的其他饮食因素

结石形成的风险增加(括号中表示的是特定饮食摄入的最大量与最低量结石形成的风险比):

- 蔗糖(1.5)。
- 钠(1.3):高钠摄入量(导致尿钠增多),导致高钙尿。
- 钾(0.65)。

动物蛋白质

动物蛋白的大量摄入会导致尿中钙的排泄增加、pH 的降低、高尿酸和尿枸橼酸盐的降低,所有这些都会促进结石的形成[7,8]。

酒精

哈佛大学 Curhan 相关的研究[9]表明少量饮酒可以降低患结石的风险。

素食

植物蛋白含有较少的氨基酸苯丙氨酸、酪氨酸和色氨酸,这些氨基酸能增加内源性草酸的产生。素食可以防止结石的形成[10]。低动物蛋白、低钠、低草酸盐的饮食加上正常的钙摄入量(每天 1 200mg),与低钙(每天 400mg)和高草酸盐的饮食相比,前者 5 年后结石形成的风险降低了 50%[7]。

饮食中的草酸盐

尿液中草酸盐浓度的小幅增加对草酸钙过饱和度的影响远大于尿液中钙浓度的增加,轻度高草酸尿是导致含钙结石形成的主要因素之一[11]。

枸橼酸钾

枸橼酸钾能显著降低结石形成的风险,但胃肠道副作用(恶心、呕吐、腹胀、腹泻)很常见[12,13]。枸橼酸盐补充剂诱导的碱性尿液中可能形成磷酸钙结石(保持尿液 pH<6.5)。

噻嗪类利尿剂

通过减少尿钙排泄减少钙结石疾病[14]。低钾血症、糖耐量异常、高尿酸血症、总胆固醇、低密度脂蛋白(LDL)和甘油三酯增高是潜在的副作用,后者可诱发心血管疾病。

别嘌呤醇

每天 50~100mg 别嘌呤醇可减少尿酸结石患者和草酸钙结石患者的结石复发[15]。

钙盐或钙补充剂

对于高草酸尿症或胃肠道草酸吸收过多(炎症性肠病,小肠切除术)的患者可能会有帮助。

镁和磷酸盐镁

镁(一种结晶抑制剂)和磷酸盐(会降低钙吸收)可能无效。

预防钙石的底线是……

高液体摄入量(每天尿量 >2.5L);正常的钙摄入量;低钠、草酸盐和蛋白质;枸橼酸钾(如柠檬汁)。

预防其他类型结石

● 尿酸结石:高液体摄入量,尿量达到 >3L/d;碱化尿液(如枸橼酸),别嘌呤醇(黄嘌呤氧化酶抑制剂)。

● 磷酸钙结石:通常由于肾小管酸中毒(RTA)(不能适当地酸化尿液)。枸橼酸盐可以提高尿液的 pH,帮助降低结石形成的风险。

● 胱氨酸结石:目的是增加游离胱氨酸的溶解度(用枸橼酸盐和碳酸氢盐将尿液碱化至 pH>7),并将尿液中胱氨酸浓度降低至 <500mol/L(增加液体摄入量至 >4L/d;夜间补充液体会更有帮助)。青霉胺、α-硫基丙酰甘氨酸(硫普罗宁)和卡托普利(captopril)与胱氨酸结合形成可溶性二聚体。

● 感染性结石:这是一个复杂的问题,尤其是对神经系统疾病患者,因为在留置导尿管的情况下,对尿液进行消毒是不可能的,可给予低剂量抗生素,尽管低剂量抗生素是否能降低结石的复发率尚存争议(罕见但严重的副作用:呋喃妥因——导致肺纤维化;甲氧苄啶——导致血液系统疾病)。

参考文献

1 Curhan GC, Willett WC, Rimm EB, Stampfer MJ (1993). A prospective study of dietary calcium and other nutrients and the risk of symptomatic kidney stones. *N Engl J Med* **328**:833–8.

2 Borghi L, Meschi T, Amato F, Briganti A, Novarini A, Giannini A (1996). Urinary volume, water and recurrences in idiopathic calcium nephrolithiasis: A 5-year randomized prospective study. *J Urol* **155**:839–43.

3 Curhan G, Willett WC, Speizer FE, Spiegelman D, Stampfer MJ (1997). Comparison of dietary calcium with supplemental calcium and other nutrients as factors affecting the risk for kidney stones in women. *Ann Int Med* **126**:497–504.

4 Domrongkitchaiporn S, Sopassathit W, Stitchantrakul W, Prapaipanich S, Ingsathit A, Rajatanavin R (2004). Schedule of taking calcium supplement and the risk of nephrolithiasis. *Kidney Int* **65**:1835–41.

5 Sakhaee K, Poindexter JR, Griffith CS, Pak CY (2004). Stone forming risk of calcium citrate supplementation in healthy postmenopausal women. *J Urol* **172**:958–61.

6 Penniston KL, Nakada SY (2009). Effect of dietary changes on urinary oxalate excretion and calcium oxalate supersaturation in patients with hyperoxaluric stone formation. *Urology* **73**:484–9.

7 Borghi L (2002). Comparison of two diets for prevention of recurrent stones in idiopathic hypercalciuria. *N Engl J Med* **346**:77–84.

8 Kok DJ (1990). The effects of dietary excesses in animal protein and in sodium on the composition and crystallization kinetics of calcium oxalate monohydrate in urines of healthy men. *J Clin Endocrinol Metab* **71**:861–7.

9 Curhan G, Willett WC, Speizer FE, Stampfer MJ (1998). Beverage use and risk for kidney stones in women. *Ann Intern Med* **128**:534–40.

10 Robertson WG, Peacock M, Marshall DH (1982). Prevalence of urinary stone disease in vegetarians. *Eur Urol* **8**:334–9.

11 Robertson WG, Peacock M, Ouimet D, et al. (1981). The main risk for calcium oxalate stone disease in man: hypercalciuria or mild hyperoxaluria? In: Smith LH, Robertson WG, Finlayson B (eds) *Urolithiasis: Clinical and Basic Research.* New York, NY: Plenum Press; pp. 3–12.

12 Ettinger B, Pak CY, Citron JT, Thomas C, Adams-Huet B, Vangessel A (1997). Potassium magnesium citrate is an effective prophylaxis against recurrent calcium oxalate nephrolithiasis. *J Urol* **158**:2069–73.

13 Barcelo P, Wuhl O, Servitge E, Rousaud A, Pak CY (1993). Randomized double-blind study of potassium citrate in idiopathic hypocitraturic calcium nephrolithiasis. *J Urol* **150**:1761–4.

14 Pearle MS, Roehrborn CG, Pak CY (1999). Meta-analysis of randomized trials for medical prevention of calcium oxalate nephrolithiasis. *J Endourol* **13**:679.

15 Ettinger B, Tang A, Citron JT, Livermore B, Williams T (1986). Randomized trial of allopurinol in th eprevention of calcium oxalate calculi. *N Engl J Med* **315**:1386–9.

膀胱结石

结石成分

磷酸镁铵结石(即感染结石)或尿酸结石(在非感染性的尿液环境中形成)。

成年人

膀胱结石主要发生于 >50 岁伴有因前列腺增生引起的膀胱出口梗阻的男性患者。长期留置导尿的患者(如脊髓损伤患者)发生膀胱结石的概率为 25% 以上(发生尿道或膀胱结石的风险是相似的)[1]。

儿童

膀胱结石在泰国、印度尼西亚、北非、中东和缅甸仍然很常见。这些地区儿童结石的主要成分为尿酸铵和草酸钙。在这些地区,低磷酸盐饮食(母乳和精米或小米的饮食)会导致尿液中氨的排泄达到高峰。

临床症状

存在脊髓病变的患者(膀胱感觉有限或无感觉)通常无明显临床症状,多在泌尿系平片或膀胱超声或膀胱镜检查中偶然发现。在神经系统完好的患者会有耻骨上或会阴部疼痛、血尿、尿急和 / 或急迫性尿失禁、反复发作的尿路感染、下尿路症状(排尿踌躇和尿流无力)。

诊断

如果怀疑患者存在膀胱结石,可以行 KUB 平片或泌尿系超声(图 9.15)。

治疗

大多数结石小到可以通过膀胱镜(内镜下碎石)取出。对于可以通过碎石钳钳口钳夹的结石可以使用碎石钳处理,对于不能通过碎石钳处理的结石则使用液电碎石或气压弹道碎石术;大的结石(图 9.15)可以通过开放手术取出[1]。

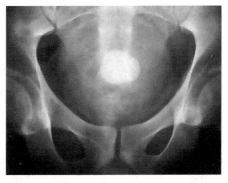

图 9.15 膀胱结石

参考文献

1 Ord J (2003) Bladder management and risk of bladder stone formation in spinal cord injured pa-
tients. *J Urol* **170**:1734–7.

妊娠期输尿管结石的处理

妊娠期尿钙浓度增高和尿酸排泄增加易导致结石形成，同时期尿液中的枸橼酸和镁含量增加则防止结石形成。二者相互抵消后的"净"效应就是肾绞痛的发生率与非孕妇相同[1]。每 1 500~2 500 例妊娠期女性中就出现 1 例输尿管结石，大多数发生在妊娠中期和晚期。结石与早产的风险显著有关[2]，而且输尿管结石引起的疼痛很难与其他原因导致的疼痛区分开来。

妊娠期腰背部及腹部疼痛的鉴别诊断

输尿管结石、胎盘早剥、阑尾炎、肾盂肾炎，以及其他所有可以导致非妊娠期女性腰腹痛的疾病都要注意鉴别诊断。

妊娠期结石的影像学诊断研究

暴露于 X 射线电离辐射可导致胎儿畸形、宫内生长迟缓、随后发生恶性肿瘤（白血病）和突变效应（基因损伤，导致胎儿后代遗传疾病）。胎儿在器官形成期间（妊娠 4~10 周）的风险最大。表 9.7 显示不同检查项目对胎儿的辐射剂量。据研究，小于 100mGy 的辐射剂量不太可能对胎儿产生不良影响[3]。在美国，全国辐射防护委员会指出，"与妊娠的其他风险相比，小于 50mGy 的胎儿妊娠风险被认为是可以忽略的，而在高于控制水平剂量 150mGy 时，畸形风险显著增加"[4]。美国妇产科医师学会指出，"低于 50mGy 的 X 线照射与胎儿畸形或妊娠失败的增加没有关系"[5]。然而，应尽一切努力限制胎儿暴露于 X 射线辐射之下。

表 9.7　各种放射学检查后胎儿的辐射剂量

检查项目	胎儿的辐射剂量 /mGy	致癌风险（至 15 岁）
KUB	1.4	1/24 000
KUB 6 次	1.7	1/10 000
IVU 3 次		
腹部 CT	8	1/4 000
盆腔 CT	25	1/1 300
X 线监视下插入双 J 管	0.4	1/42 000

数据源于 Joint Guidance from the National Radiographic protection Board, College of Radiographers Royal College of Radiologists, 1998.

平片和 IVU

平片作用有限(胎儿骨骼和增大的子宫使输尿管结石模糊;对比剂排泄延迟限制了输尿管显影;理论上对比剂对胎儿有毒性)。建议应用带有胎儿屏蔽的有限 IVU(如对照拍片和 30 分钟拍片)。

CT-KUB

这是一种非常准确的检测输尿管结石的方法,但是由于胎儿的 X 射线辐射暴露,大多数放射科医生和泌尿外科医师不推荐孕妇使用这种影像学方法。低剂量和超低剂量的 CT 方案正在研发中。

MRU

美国妇产科医师学会和美国国家辐射防护委员会指出,"虽然没有证据表明胚胎对在 MRI 中暴露的磁与射频强度反应敏感,但谨慎起见,在孕期前 3 个月还是不推荐做 MRI 检查"[5,6]。因此,MRU 可用于妊娠中期和晚期,但不能用于妊娠早期。MRU 没有电离辐射,非常准确(检测输尿管结石的敏感度为 100%)[7],但价格昂贵,并且在大多数医院不容易预约,非工作时间尤其如此。

治疗

大多数(70%~80%)结石会自然排出[3]。

- **缓解疼痛**:阿片类镇痛药;避免使用非甾体抗炎药(可通过阻断前列腺素合成而导致动脉导管过早闭合)。
- **治疗适应证**:与非妊娠患者相同:止痛剂难以缓解的疼痛、疑似尿路感染(高热、高白细胞计数)、严重梗阻和孤立肾梗阻。

治疗的选择

根据妊娠阶段和当地设备和专科医生配备:

- 双 J 管引流,导尿[4]:需要定期更换(约 6~8 周)以避免附壁结石形成。
- 肾造瘘术尿流改道。
- 输尿管镜激光碎石取石术。

目的是尽量减少对胎儿的 X 射线辐射,尽量降低流产和早产的风险。全身麻醉可导致早产,许多泌尿科医生和产科医生会倾向于姑息治疗,如肾造瘘术引流或放置输尿管双 J 管,而不是输尿管镜碎石取石。避免 PCNL;禁忌行 ESWL。

参考文献

1 Coe FL, Parks JH, Lindhermer MD (1998). Nephrolithiasis during pregnancy. *N Engl J Med* **298**:324–6.

2 Hendricks SK (1991). An algorithm for diagnosis and therapy of urolithiasis during pregnancy. *Surg Gynecol Obstet* **172**:49–54.

3 Hellawell GO, Cowan NC, Holt SJ, Mutch SJ (2002). A radiation perspective for treating loin pain in pregnancy by double-pigtail stents. *BJU Int* **90**:801–8.

4 National Council on Radiation Protection and Measurement (1997). *Medical radiation exposure of pregnant and potentially pregnant women*. NCRP Report no. 54. Bethesda, MD: National Council on Radiation Protection and Measurement.

5 American College of Obstetricians and Gynacologists Committee on Obstetric Practice (1995). *Guidelines for diagnostic imaging during pregnancy*. ACOG Committee Opinion no. 158. Washington DC: American College of Obstetricians and Gynacologists.

6 Roy C (1996). Assessment of painful ureterohydronephrosis during pregnancy by MR urography. *Eur Radiol* **6**:334–8.

7 Watterson JD, Girvan AR, Beiko DT, *et al.* (2002). Ureteroscopy and holmium: an emerging definitive management strategy for symptomatic ureteral calculi in pregnancy. *Urology* **60**:383–7.

拓展阅读

Sharp C, Shrimpton JA, Bury RF (1998). *Advice on exposure to ionizing radiation during pregnancy*. Joint Guidance from National Radiological Protection Board, College of Radiographers and Royal College of Radiologists. Produced by the National Radiological Protection Board, Chilton, Didcot. Available from: ℞ http://www.nrpb.org.

（陈龙　王军　译　　顾朝辉　校）

第 10 章

上尿路梗阻、腰痛和肾积水

肾积水

　　肾积水（hydronephrosis）指肾盂和肾盏扩张（图 10.1）。当合并输尿管扩张时，称为输尿管积水性肾病。原因见知识框 10.1。

　　梗阻性肾病是由于尿液在尿路流动时受阻而引起的肾实质损伤。

　　肾盂和肾盏的扩张可以在无梗阻的情况下发生。因此，肾盂积水并不一定意味着存在梗阻性尿路疾病。

知识框 10.1　肾积水的原因

单侧肾积水

- 输尿管结石。
- 肾盂输尿管连接部梗阻。
- 输尿管内的血块。
- 输尿管癌。
- （以下列出的任何病理过程尚未拓展到双侧输尿管的原因）。

双侧肾积水

- **膀胱出口梗阻**
  - 前列腺增生。
  - 前列腺癌。
  - 尿道狭窄。
  - 逼尿肌 - 括约肌协同失调（DSD）。
  - 后尿道瓣膜。
- **双侧输尿管在进入膀胱水平的梗阻**
  - 局部晚期宫颈癌。
  - 局限晚期前列腺癌。
  - 局部进展期直肠癌。
  - 膀胱顺应性差（常合并逼尿肌 - 括约肌协同失调）：神经性膀胱（脊髓损伤和脊柱裂），后盆腔器官放射性治疗。
- **输尿管周围炎症**
  - 炎性肠病（如克罗恩病、溃疡性结肠炎）或憩室病、子宫内膜异位症患者。
- **腹膜后纤维化**
  - 特发性占 70%（排除其他原因后诊断；考虑与 IgG4 相关的疾病）。
  - 动脉周围炎：主动脉瘤，髂动脉瘤。
  - 放射治疗后改变。

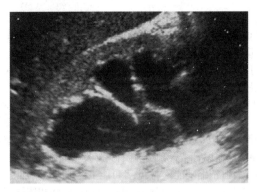

图 10.1　肾脏超声显示肾积水

- 药物:美西麦角、肼屈嗪、氟哌啶醇、麦角酸二乙胺(LSD)、甲基多巴、β受体阻滞剂、非那西丁和苯丙胺。
- 腹膜后恶性疾病(淋巴瘤、乳腺癌等的转移灶)、化学治疗后。
- 化学品:滑石粉。
- 感染:结核病、血吸虫病、梅毒、放线菌、淋病和慢性尿路感染。
- 结节病。
- **双侧肾盂输尿管连接部梗阻(不常见)**
- 妊娠肾积水(部分由于黄体酮的平滑肌松弛作用,部分由于胎儿压迫输尿管)。
- 与回肠代膀胱相关的肾积水(相当比例的回肠代膀胱患者在无梗阻的情况下有双侧肾积水)。
- 双侧输尿管结石(罕见)。

超声检查

- **假阴性**(即存在梗阻,无肾积水):梗阻的急性发作;肾内型肾盂积水;脱水;肾盏扩张误诊为肾皮质囊肿(在急性输尿管绞痛中,高达 35% 的静脉尿路造影(IVU)急性梗阻患者行超声检查未能发现肾积水)。
- **假阳性**(即肾盂积水,无梗阻):体积较大的肾外肾盏;肾盂旁囊肿;膀胱输尿管反流;高尿流量。

肾积水的诊断方法

肾积水可能是由于非特异性症状在超声或 CT 检查中偶然发现,也可能在肌酐升高或腰痛的患者中发现。如果存在症状,取决于肾脏梗阻发作的迅速程度(这是肾积水的原因),是完全梗阻还是部分梗阻,是单侧还是双侧,输尿管梗阻是外压性还是腔内性。

病史

- 严重的腰痛提示急性发作的梗阻,如果非常突然发作,病因很可能是输尿管结石。利尿引起的疼痛(迪特尔危象即游走肾危象,如饮酒后)提示可能存在肾盂输尿管连接部梗阻。
- 无尿(双侧输尿管梗阻或孤立肾完全梗阻的症状)。
- 如果肾功能受损,可能会出现肾衰竭的症状(如恶心、嗜睡和厌食)。
- 外源性梗阻(如腹膜后恶性肿瘤压迫输尿管)通常起病较隐匿,而内源性梗阻(输尿管结石)则常伴有突然发作的剧痛。
- 由于肾脏浓缩功能减弱,患者可能主诉排尿量增加。
- 合并细菌感染的尿路梗阻:肾盂肾炎的症状和体征(腰痛、压痛及发热)或脓毒症。

检查

- **测量血压:**高压型慢性尿潴留(HPCR)血压升高,是由于良性前列腺梗阻导致液体负荷过重。
- 双侧水肿(由于液体负荷过重)。
- **腹部检查:**叩诊和触诊发现膀胱轮廓增大。
- 直肠指检(排除前列腺癌或直肠癌)和女性的阴道检查(排除宫颈癌)。
- 检查血清肌酐、钾和酸碱平衡,以确定肾积水对肾功能的影响。
- 肾脏超声检查(如果还没有检查)。

肾梗阻的 IVU 表现

- X 射线检查梗阻性肾脏呈梗阻性改变:密度偏高。
- 集合系统的对比剂填充延迟。
- 集合系统扩张。
- 肾脏体积增大。
- 肾穹窿(肾乳头和肾盏之间的交界处)破裂,并发尿液渗出。
- 输尿管扩张和迂曲。
- 输尿管内的对比剂呈柱状。

单侧肾积水

- KUB 平片(可见输尿管结石);如果怀疑结石,应进行 CTU(或 IVU)检查。
- 如果未观察到结石,但确认为肾积水,且输尿管未扩张,梗阻一定在肾盂输尿管连接部(UPJO)。
- 如果未观察到结石,输尿管及肾脏扩张,则可能发生输尿管肿瘤,行逆行输尿管造影以确定梗阻部位,并行输尿管镜检及活检。

双侧肾积水

- 如果患者出现尿潴留或存在大量残余尿,应留置导尿管。如果导尿后升高的肌酐下降(并且肾盂积水改善),诊断为膀胱出口梗阻,如良性前列腺增生、前列腺癌、尿道狭窄和逼尿肌 - 括约肌协同失调。如果导尿后肌酐仍然升高，那说明双侧上尿路存在梗阻。

● 如果直肠指检怀疑有前列腺癌，则行经直肠前列腺超声检查及前列腺穿刺活检；CT 扫描进一步明确是否合并造成双侧输尿管梗阻的恶性肿瘤病变和腹主动脉瘤。

输尿管狭窄的处理（除 UPJO 外的其他狭窄）

定义

正常输尿管是可蠕动的。因此，在任何时刻至少一个区域的输尿管会生理蠕动性收缩变窄。输尿管狭窄是指输尿管的一段变窄并在多个图像上保持不变（即这段输尿管持续变窄）。

原因

大多数输尿管狭窄是良性的和医源性的。一些是由于输尿管结石的长时间嵌顿所致；恶性狭窄：输尿管自身疾病（如输尿管癌），输尿管壁的外部压迫（如淋巴瘤、腹膜后恶性淋巴结病）；腹膜后纤维化（RPF）可能是良性（特发性、主动脉瘤、放射治疗后、镇痛药物滥用）或恶性（腹膜后恶性肿瘤、化学治疗后）。

医源性输尿管狭窄形成的机制

通常为缺血性：

● 通常在开放或内镜手术时造成的损伤（损伤输尿管的血供或直接损伤输尿管，如在结直肠切除术、腹主动脉瘤血管移植、子宫切除术时）；输尿管镜检时黏膜损伤（来自输尿管镜或冲击波），输尿管穿孔（尿液外渗，导致组织纤维化）。

● 输尿管附近放射治疗。

● 肾移植后输尿管膀胱吻合口狭窄。

检查

输尿管狭窄可能是在因不适（腰痛、上尿路感染）而进行检查后诊断出来，也可能是在其他原因的检查中偶然发现。输尿管狭窄可通过肾超声（肾积水）、IVU 或 CTU。^{99m}Tc-MAG3 肾图可以确认是否存在梗阻（一些轻微的狭窄可能不会引起肾梗阻），并确定分肾功能。如果可能存在输尿管肿瘤，应进行尿液细胞学检查、输尿管镜检查和组织活检。

治疗选择

● 观察等待不予治疗（老年患者无症状输尿管狭窄合并严重合并症，或患肾肾功能不及对侧健康肾脏肾功能的 25% 且除此疾病之外无其他合并疾病的患者）。

● 永久性定期更换双 J 管或肾造瘘术（老年患者合并症严重，但输尿管狭窄相关症状明显，或患肾肾功能不及对侧健康肾脏肾功能的 25%，但总肾功能受损的患者）。

● 扩张术（球囊或分级扩张器）（图 10.2 和 10.3）。

● 切开＋球囊扩张（Acucise® 球囊行腔内输尿管切开；输尿管镜或肾造瘘术切开，如激光）。留一根 12F 支架管 4 周。

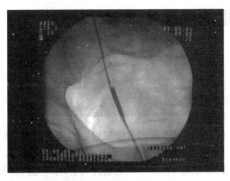

图 10.2　输尿管下段狭窄球囊扩张术

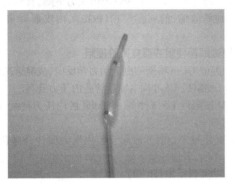

图 10.3　球囊扩张所用导管

- 输尿管狭窄切除和修补（开放或腹腔镜方法）。
- 肾切除术。

腔内输尿管切开术后提示预后不良的因素

- 肾脏功能低于 25%。
- 狭窄长度 >1cm。
- 缺血性狭窄。
- 输尿管中段狭窄（与上、下段相比）：血供不足。
- 输尿管双 J 管尺寸 <12F。

输尿管肠道吻合口狭窄（回肠流出道术，输尿管新膀胱吻合口）

　　这是由于输尿管缺血或术后输尿管吻合处漏尿，导致输尿管周围组织纤维化（Bricker 法为 75%，Wallace 法为 3%）。在回肠流出道术中，左输尿管比右输尿管更容易受影响，因为左输尿管需要更多的游离才能移至右侧，而且左输尿管可能在乙状结肠系膜下受到压迫，这两种情况均影响到输尿管远端血供。

尿路梗阻的病理生理学

梗阻对肾血流及输尿管腔内压力的影响

急性单侧输尿管梗阻（UUO）

梗阻后肾血流量与输尿管腔内压力之间的三相关系。

- **阶段 1**（梗阻后 1.5 小时）：输尿管腔内压力升高，肾血流量增加（前列腺素、一氧化氮和血管紧张素介导的入球小动脉扩张）。
- **阶段 2**（梗阻后 1.5~5 小时）：输尿管腔内压力持续升高，肾血流量下降（出球小动脉血管收缩，血液从外皮层分流到内皮层）。
- **阶段 3**（超过 5 小时）：输尿管腔内压力下降，肾血流量继续下降（入球小动脉血管收缩，前列腺素 E_2（PGE_2）、内皮素 -1 和血小板激活因子）

急性双侧输尿管梗阻或孤立肾脏梗阻

未观察到类似 UUO 早期的血流动力学反应，或显著减少。

- **阶段 1**（梗阻后 1.5 小时）：输尿管腔内压力升高。
- **阶段 2**（梗阻后 1.5~5 小时）：输尿管腔内压力持续升高，肾血流量明显低同期 UUO。
- **阶段 3**（超过 5 小时）：输尿管腔内压力保持升高状态（相对于 UUO）。到 24 小时，肾血流量下降到 UUO 的水平。

慢性双侧输尿管梗阻（BUO）

与急性 UUO 相反，慢性 BUO 导致双相型表现。

- **阶段 1**（梗阻后 1 小时）：输尿管腔内压力升高，肾血流量（入球小动脉扩张）短期升高。
- **阶段 2**（从梗阻后 1 小时开始）：输尿管腔内压力持续升高直到 24 小时左右稳定下来，肾血流量迅速下降（出球小动脉血管收缩，伴有血液分流）。
- 由于心房钠尿肽（ANP）的释放（通过入球小动脉血管扩张和出球小动脉血管收缩促进利尿和利钠），无入球小动脉收缩期。

在单侧输尿管梗阻中，通过肾单位的尿液流量减少导致钠吸收增加，因此钠排泄下降。梗阻的肾脏失水增加。

双侧输尿管梗阻解除之后是明显的利钠、钾排泄和利尿（溶质尿）。这是由于：

- 尿钠适当（生理性地）增多，这是排出双侧输尿管梗阻时多余钠的结果。
- 细胞外液中毒素的蓄积导致的溶质利尿。

肾皮质与肾髓质的浓度梯度也会导致尿液的增加，而正常时的这种浓度梯度是由髓袢的逆流机制建立，并且依赖于肾单位的血流灌注来维持:如 BUO 时肾脏血流灌注减少,导致这种逆流机制建立的浓度梯度的效果(实际上"稀释"了肾皮质与肾髓质浓度梯度)。

在 BUO 期间也可能有利心房钠尿肽(如 ANP)的蓄积,这有助于在梗阻原因解除后发生利钠排泄。

梗阻解除后肾功能恢复的可能性

对于完全梗阻犬的肾脏,单侧输尿管梗阻在 7 天内解除,患肾功能可以在解除梗阻后 2 周内完全恢复正常。梗阻 14 天可导致肾功能永久下降至对照组水平的 70%(梗阻解除后需要 3~6 个月才能恢复到对照组 70% 水平)。梗阻 4 周后肾功能有一定恢复,完全梗阻 6 周后肾功能无法恢复。针对人体的研究显示,双侧输尿管梗阻的持续时间和梗阻解除后肾功能恢复程度之间没有明确的关系。两个恢复阶段:①肾小管,需要 2 周(改善血清肌酐、钠和血容量);②肾小球,需要 3 个月(改善 GFR)。

从肾脏到膀胱的尿流生理学

肾脏产生尿液是一个连续的过程。尿液源自肾脏，经输尿管进入膀胱是通过肾盂和输尿管的间歇性蠕动波进行的（蠕动 = 波动样收缩和舒张）。肾盂输送尿液到近端输尿管。当近端输尿管接收一团尿液即尿团时，近端输尿管受到牵拉刺激而收缩，与此同时，尿团远端的输尿管松弛。如此循环，尿团被运送到更远端。

蠕动波是从距肾盏最近区域的起搏细胞聚集部发出。对于多肾盏的物种，如人类，在近端肾盏存在着多个起搏位点。肾盏收缩的频率不依赖于尿流率（即在尿流率高和低时是一样的），其频率高于肾盂收缩的频率。每一个肾盏收缩的频率如何精确整合为一个单一的肾盂收缩，这一机制仍是未知的。输尿管的全部区域都具有作为起搏点的能力。刺激输尿管的任何部位都能产生收缩波，从受刺激点向近端和远端传播，但是在正常情况下，电活动从近端发生，由一个肌细胞到另一个肌细胞向远端传导（最近端的起搏点控制着其他潜在的起搏点）。

蠕动在肾移植和去神经支配后仍然保持，所以其显然是不需要神经支配的。然而，输尿管确实是受到了副交感和交感神经的支配，这些神经系统的刺激可以影响蠕动的频率和传送的尿团量。

正常情况下，肾盏和肾盂收缩的频率比上段输尿管收缩的频率高，而在肾盂输尿管连接部存在着与电活动相关的阻断结构。当肾盂内充满尿液时，近端输尿管松弛、空虚。随着肾盂压力的增高，尿液被"挤入"输尿管，此时，促进尿团前进的输尿管收缩压高于肾盂压；然而，关闭的肾盂输尿管连接部在一定程度上防止了尿团逆流入肾盂。在尿液产生较多的情况下，起搏点介导的每一次肾盂收缩，都会传入到输尿管。

为了推进尿团前进，输尿管壁必须闭紧（相接触）。输尿管腔内静息压是约 $0{\sim}5cmH_2O$，而输尿管收缩压范围为 $20{\sim}80cmH_2O$；输尿管蠕动波每分钟发生 $2{\sim}6$ 次。膀胱输尿管连接部在正常情况下起到了单向瓣膜的作用，允许尿液向膀胱输送，并避免反流回输尿管。

输尿管的神经支配

自主神经

输尿管具有丰富的自主神经支配。

- **交感神经**：神经节前纤维发自脊髓节段 T_{10}~L_2；神经节后纤维发自腹腔、腹主动脉与肾、肠系膜和下腹（盆部）自主神经丛。

- **副交感神经**：迷走神经经过腹腔到达上输尿管，来自 S_2~S_4 的神经纤维到达下输尿管。

输尿管自主神经支配的作用机制尚不清楚。输尿管蠕动并不需要自主神经支配（虽然其可能会调节蠕动）。蠕动波产生于肾脏集合系统中肾小盏平滑肌内部的起搏点。

传入神经：

上段输尿管的传入神经经过交感神经旁到达 T_{10}~L_2；下段输尿管传入神经经过交感神经旁和盆神经通路到达 S_2~S_4。传入神经可感知肾被膜、肾脏集合系统（肾盂和肾盏）和输尿管的牵拉。刺激肾盂、肾盏和输尿管黏膜也会兴奋伤害性感受器，痛感可以通过 T_8~L_2 传入（肾脏 T_8~L_1，输尿管 T_{10}~L_2）并分布于肋下神经、髂腹下神经、髂腹股沟神经或股生殖器神经。因此，输尿管疼痛可在肋腹、腹股沟、阴囊或阴唇和大腿上部感觉到，这取决于疼痛在输尿管的确切起始。

蠕动调节器

- **收缩**：刺激类肾上腺素受体、速激肽、组胺、血管紧张素和前列腺素 F_2，可能有阿片类。

- **舒张**：刺激肾上腺素受体、降钙素基因相关肽（CGRP）、前列腺素 E_1/E_2、黄体酮和钙通道拮抗剂。

腹膜后纤维化

1905 年法国泌尿科医生 Albarran 首次明确提出腹膜后纤维化（RPF）。Ormond 则在 1948 年总结了更多的病例。

良性病因

- 自身免疫性：特发性 RPF 占三分之二。目前认为 RPF 是对一种称为蜡质的不溶性脂质的反应，该脂质为动脉粥样硬化斑块通过变薄的动脉壁漏出，纤维斑块从肾动脉水平向下、向两侧拓展，包绕腹主动脉、下腔静脉及输尿管，但很少拓展到盆部。斑块的中央部分由瘢痕组织组成，而生长的边缘有类似慢性炎症的组织学外观。除此之外，RPF 还可能与腹主动脉瘤、动脉内支架置入、血管成形术，以及纵隔、肠系膜或胆管的纤维化有关。

- 与 IgG4 相关的疾病：约占一半以前记录的"特发性"RPF。组织学特征包括 IgG4 阳性浆细胞的淋巴浆细胞浸润、席纹状纤维化、组织嗜酸性粒细胞增多和闭塞性静脉炎。

- 药物，包括甲羟色胺、β 受体阻滞剂、肼屈嗪、氟哌啶醇、苯丙胺和麦角酸二乙酰胺（LSD）；用于关节置换的甲基丙烯酸甲酯水泥。

- 慢性尿路感染，包括结核病。

- 克罗恩病、Reidel 甲状腺炎或结节性硬化症等炎症情况。

- 淀粉样变和主动脉周围血肿可能与 RPF 相似。

恶性病因

- 淋巴瘤和肉瘤是最常见的病因。

- 乳腺、胃、胰腺、结肠、膀胱、前列腺的转移性或局部浸润性癌及类癌。

- 放射治疗可能会导致 RPF，虽然在近年来由于精确的定位而很少见。

- 化学治疗，特别是在转移性睾丸肿瘤治疗后，可能会导致纤维组织团包绕输尿管，这些纤维团块可能有肿瘤残留，也可能没有。

疾病概况

- 特发性腹膜后纤维化通常发生在 40~60 岁。

- 男性发病率约为女性的两倍。

- 疾病早期，症状相对为非特异性，包括食欲缺乏、体重下降、低烧、出汗和不适；下肢可能会肿胀；高达 90% 的患者自诉存在隐痛，非绞痛性腹部或背部疼痛。

- 随后，该病的主要并发症发展为双侧输尿管梗阻，导致无尿和肾衰竭。

- 发现多达 60% 的患者检查可能会存在高血压和其他潜在原因，

如腹主动脉瘤。

诊断

- 特发性 RPF 中炎症血清标记物和 IgG_4 水平升高(红细胞沉降率升高 60%~90%)。
- 脓尿或菌尿很常见。
- 超声可显示单侧或双侧肾积水。

CT、IVU 或输尿管造影显示中输尿管逐渐变细,近端扩张,需排除结石。由于长期梗阻,多达 1/3 的患者在就诊时会发现单侧无功能肾脏。

- CT 引导下的细针活检肿块可确认恶性疾病、感染或 IgG_4 阳性细胞的存在;阴性结果并不排除恶性肿瘤。
- FDG-PET 表现出与淋巴瘤或肉瘤像类似的摄取率。

治疗

- 出现肾衰竭患者的急诊处理需要通过经皮肾造瘘术或输尿管支架管置入术来缓解梗阻。
- 由于频繁解除梗阻后利尿,在 BUO 缓解后补充液体和电解质损失是至关重要的。
- 通过每日称重和测量血压(躺着和站着)进行评估。
- 如果合并深静脉血栓,应及时进行治疗。
- 类固醇可减少与 RPF 相关的水肿,从而有助于减少梗阻(经典的方案是泼尼松龙 60mg,隔日服用;2 个月后重新评估,如果有改善,在 6~8 周内逐渐减少剂量至 5mg 维持)。如果使用类固醇药物,通常在炎症标志物恢复正常时停用。硫唑嘌呤、他莫昔芬和环磷酰胺已成功用于一些患者。
- 用网膜包裹输尿管的手术松解输尿管可能是必要的,以使输尿管脱离包裹的纤维组织。每隔 3~6 个月通过血清肌酐和超声监测复发性疾病,或每年做一次 ^{99m}Tc-DMSA 肾脏显影,持续 5 年。

(陈龙 王军 译 顾朝辉 校)

第 11 章

尿路外伤和其他泌尿外科急症

外伤患者的早期复苏

外伤患者的复苏通常由医护人员在现场开始进行,并在患者到达急诊室后,继续通过快速、多学科、基于优先级的措施进行系统性的复苏。

复苏的目标是:

- 恢复心脏、肺和神经的功能。
- 诊断立即危及生命的状况。
- 预防多系统外伤引起的并发症。

最初的复苏过程可分为三个阶段:初步评估(primary survey),再次评估(Secondary survey),后续评估(definitive survey)。

初步评估

ABC 法:评估患者的气道(Airway)、呼吸(Breathing)和循环(Circulation)。

气道和呼吸

- 建立安全的气道。
- 通过氧气面罩或气管插管和机械通气进行通气。
- 固定颈椎。

循环

通过脉率和血压评估循环功能。

创伤患者低血压的最常见原因是继发于出血的低血容量。出现低血容量性休克时,应立即静脉输注等渗性晶体溶液,并评估患者补液后的反应(脉率、血压)。

影像学检查

根据当地设备决定。在遭受严重创伤的患者中,越来越多的胸部、腹部和骨盆 CT 扫描用于鉴别严重的胸部、腹部和骨盆外伤。如果没有 CT,可进行仰卧位胸部、腹部和骨盆 X 线检查,以确定肋骨和骨盆是否存在骨折,并确定在胸部、腹部和骨盆中是否存在大量出血。对于怀疑由出血引起低血压的患者,可使用诊断性腹腔穿刺灌洗或腹部超声鉴别是否存在隐匿性出血。

低血容量性休克并不总是与低血压有关。在年轻患者中,补偿机制如快速的血管收缩可以补偿多达 35% 的血容量损失,而血压却没有显著降低。

非低血容量低血压的原因:

- 张力性气胸。
- 心脏压塞。
- 心肌梗死。
- 神经源性如脊髓损伤。

尿常规检查

通常每位创伤患者都需要进行尿常规检查，因为尿常规检查可以提供有关上尿路和下尿路可能受损的有价值信息。然而，不存在血尿并不能排除泌尿道外伤，如加速/减速性肾外伤可能不存在血尿（详见下一节）。

如果在初步评估中发现威胁生命的外伤，应同时进行处理（如胸腔引流气胸）。初步评估期间将决定患者是否从急诊室转移到手术室或血管造影室。

再次评估

完成初步评估后进行。记录完整的病史，并进行全身体格检查。根据体格检查发现安排选择性的骨骼 X 射线检查。

后续评估

在此阶段，应将注意力集中在使用临床方法和影像学检查鉴别特定器官的外伤上。通过后续评估，通常可确诊泌尿生殖系统的外伤。

在初始复苏的所有阶段中，持续评估重要的生命体征（血压、呼吸频率、血气、尿量和体温），也可以选择应用中心静脉和肺动脉导管进行血压监测。应进行频繁的重新评估以及时发现患者病情的变化，并采取合理的措施。

肾外伤：分类、机制和分级

分类

两种类型：钝性和贯通伤

（详见表 11.1）

钝性肾外伤占大部分，钝性肾外伤的发病比例：欧洲 97%，美国 90%，南非 25%~85%。在城市和农村社区，不同类型肾外伤的构成比不同。这种分类方法对是否需要外科手术探查具有指导意义。大样本量队列研究的结果表明，95% 的钝性肾外伤可以保守治疗，50% 的贯通伤和 75% 的枪伤需要手术探查。分期详见知识框 11.1。

钝性损伤

- 直接暴力作用于肾区。
- 快速加速或减速损伤。
- 以上两者的混合性外伤。

表 11.1　肾脏外伤的机制、原因、分级和治疗概述

机制和原因	钝性外伤：直接撞击或加速 / 减速，如道路交通事故、从高处跌落、坠落撞击腰部
	贯通性损伤：刀伤、枪伤和医源性损伤（如 PCNL）
影像学检查和分级	CT：准确快速，并且可显示其他腹腔器官
	分级——美国创伤外科协会器官损伤严重程度分级
	I：挫伤或包膜下血肿
	II：深度 <1cm 肾皮质破裂，无尿外渗
	III：深度 >1cm 肾皮质破裂，无尿外渗
	IV：肾集合系统撕裂，即尿液外渗
	V：肾脏碎裂或肾蒂撕脱
治疗	保守治疗：95% 的钝性损伤、50% 的贯通性损伤和 25% 的枪伤可通过非手术的保守治疗痊愈（交叉配型输血、卧床休息、观察）
	如果存在以下情况，则需要手术探查：
	● 持续性出血（补充血容量和输血难以纠正的持续性心动过速和 / 或低血压）
	● 肾周血肿不断增大
	● 搏动性肾周血肿

参见 Santucci RA, Wessells H, Bartsch G, et al. (2004). Consensus on genitourinary trauma. Evaluation and management of renal injuries: consensus statement of the renal trauma subcommittee. *BJU Int* 93: 937-54.

由于肾脏通过肾蒂与腹膜后其他固定结构相连,所以在快速加速或减速损伤时,常引起肾蒂外伤(肾动脉、肾静脉撕裂或血栓形成,肾盂输尿管连接处破裂)。

知识框 11.1　肾外伤的分级

依据 CT 检查结果,并根据美国创伤外科协会(AAST)器官外伤严重程度分级进行肾外伤分级。外伤严重程度等级越高预后越差。

- Ⅰ级:挫伤(CT 正常)或肾被膜下血肿,无实质性撕裂伤。
- Ⅱ级:深度 <1cm 深的实质裂伤,无尿液渗出(即集合系统无损伤)。
- Ⅲ级:深度 >1cm 深的实质裂伤,无尿液渗出(即集合系统无损伤)。
- Ⅳ级:肾皮质、髓质和集合系统破裂,或肾动、静脉损伤出血。
- Ⅴ级:肾脏完全破碎或肾门撕脱。

最常见的原因:机动车交通事故(如行人被车撞,暴力使行人先快速加速,然后减速)。其他类似但少见的损伤方式(如从梯子上摔下来),直接撞击腰部,或运动损伤,均可导致严重的肾外伤。

贯通性损伤

腰部、下胸部和前腹部的直接刺伤或枪伤,都可能会造成肾损伤。50% 有血尿的穿刺性损伤患者有Ⅲ级、Ⅳ级或Ⅴ级的肾损伤。腋前线前方的穿刺性损伤,常导致肾血管和肾盂的损伤,而腋前线后的穿刺性损伤多引起肾实质损伤。因此,肋腰部(即腋前线后方)的刺伤通常不需要手术治疗。

低速枪伤与刺伤相似,高速枪伤(>350m/s)由于周围组织被拉伸(形成"瞬时空腔")而造成严重的组织损伤。

损伤机制

肾脏是腹膜后器官,周围环绕有肾周脂肪、脊柱、竖脊肌、肋骨和腹部内脏。所以肾脏一般情况下不易损伤,只有暴力较大时才会损伤到肾脏(只有 1.5%~3% 的创伤患者存在肾外伤)。因此,肾外伤患者常伴有腹腔脏器外伤(如脾脏、肝脏、肠系膜)。由于肾脏位置较深,肾外伤初期症状多不明显,需要进行影像学检查来确定是否存在肾外伤。由于儿童肾周脂肪相对较少,所以只需相对低程度的暴力就会引起肾外伤。

儿童肾外伤

由于儿童肾脏相对较大,保护性肌肉块和肾周脂肪的缓冲层较小,胸腔更柔软,因此儿童的肾脏更容易受外伤。

肾外伤:临床与影像学评估

血流动力学稳定的患者

　　病史:创伤的性质(钝性,贯通性)

　　体格检查:脉率、收缩压、呼吸频率、伤口的进出口位置、腰部瘀伤、肋骨骨折。根据患者受伤后记录的最低收缩压,确定是否需要进行肾脏影像学检查。

　　尿常规检查:对确定是否存在可能肾外伤及是否需要进行影像学检查提供重要信息。

　　血尿(定义为红细胞 >5 个 /HPF 或试纸条法阳性)提示可能存在肾外伤;然而,血尿程度与肾外伤程度并不一致。

　　全血细胞计数和血清生化检查。

　　肾脏影像学检查适应证

- 肉眼血尿。

- 贯通性胸部和腹部伤(刀和子弹)。

- 镜下血尿(红细胞 >5 个 /HPF)或低血压患者(受伤后任何时间记录的收缩压 <90mmHg)。[*]

- 快速的加速或减速受伤史(如从高处坠落、高速机动车事故)。即使从较低的高度跌落,没有出现休克(收缩压 <90mmHg)和血尿(肾盂输尿管连接处断裂,血液无法到达膀胱),也可能导致严重的肾外伤。

- 任何存在镜下血尿儿童或试纸法血尿有外伤史的患者。

　　有钝性外伤史且伴有镜下血尿或尿试纸法阳性的成人,且只要没有加速 / 减速的受伤史和休克史的患者,就不必进行影像学检查,因为这部分患者中严重外伤的发生率仅 0.2%。

　　血尿的严重程度与外伤的严重程度

　　虽然程度严重的肾外伤更可能伴有肉眼血尿,但在某些严重肾外伤的病例中,可能不存在血尿。因此,血尿的阳性、阴性和严重程度与肾外伤的严重程度之间没有绝对的相关性。一般来说,肾钝性外伤时,肉眼血尿可能提示更严重的肾外伤(表 11.2);相反,肾贯通伤性外伤中,严重的肾外伤(肾血管外伤、肾盂输尿管连接处或输尿管撕脱伤)可能不存在血尿。

---

　　[*] 谨记:对年轻成年人和儿童,低血压是低血容量的迟发表现;血压直到严重出血时才难以维持。

表 11.2　成人钝性损伤:严重肾外伤发生率与血尿的严重程度和收缩压之间的关系

血尿严重程度;收缩压 /mmHg	严重肾外伤的发生率 /%
显微镜下血尿 *;>90	0.2
肉眼血尿;>90	10
肉眼血尿;<90	10

* 尿试纸法阳性或镜下血尿。

血流动力学不稳定的患者

血流动力学不稳定的患者,需要立即进行急诊手术以控制出血,可能无法进行常规的影像学检查(如 CT)。存在下述情况下时,需要行术中静脉肾盂造影(IVU)(知识框 11.2):

- 发现腹膜后血肿;和 / 或
- 可能需要进行肾切除术的肾外伤。

知识框 11.2 进行哪种影像学检查

增强 CT 扫描已取代 IVU，成为可疑肾外伤患者的首选影像学检查。与 IVU 相比，增强 CT 可以更精确的判断肾皮质或集合系统是否外伤，从而明确肾外伤分级，更有利于制定后续治疗措施。在注射对比剂后数分钟内即可完成动脉期和静脉期的增强 CT 扫描成像，并可在注射对比剂后 10~20 分钟重复扫描，以明确肾集合系统情况。

虽然超声检查可以明确双侧肾脏的结构及其内血流情况[能量多普勒功率（power Doppler）]，但超声检查不能精确显示肾实质撕裂和集合系统的外伤，或只能在后期尿液大量聚集时才能发现尿外渗。

影像学检查用于：
● 明确肾外伤程度。
● 明确是否存在对侧肾脏，功能如何。
● 检查合并的外伤。
● 检查肾脏受损前是否已存在其他的病理变化。

增强 CT 观察要点：
● 肾皮质裂伤的深度。
● 肾皮质是否存在增强（无增强提示肾动脉外伤）。
● 是否存在尿外渗（对比剂中度外渗提示肾盂输尿管连接部或肾盂断裂）。
● 是否存在腹膜后血肿，大小和位置（肾中部的血肿提示肾血管外伤）。
● 是否邻近器官（肠、脾、肝和胰腺等）的外伤。
● 是否存在对侧正常的肾脏。

术中 IVU

当患者因休克需要立即行剖腹探查术，患者已转移到手术室而未行 CT 扫描，且发现腹膜后血肿时，在注射对比剂（2ml/kg 对比剂）10 分钟后，进行单次腹部 X 线检查，可判断是否存在肾外伤，以及是否存在功能正常的对侧肾，这对于需要进行同侧肾切除术的肾外伤非常重要。

肾外伤：治疗

保守（非手术）治疗

95% 的钝性外伤、50% 的刺伤和 25% 的枪伤可以通过非手术治疗而痊愈。

- **试纸法阳性或显微镜下血尿**：如果外伤后收缩压一直 >90mmHg，且无加速或减速受伤史时，则无需进行影像学检查和登记住院。
- **肉眼血尿**：如患者心血管状态稳定，根据 CT 肾外伤分级，可卧床休息（对于持续时间没有具体规定）并严密观察病情变化，直到肉眼血尿消失。血压下降的患者则需要血型交叉配型输血治疗；如果存在尿外渗，给予抗生素治疗。
- **严重（IV 和 V 级）外伤**：虽然心血管状态稳定的患者可以非手术治疗，但是 IV 级外伤，特别是 V 级外伤，常常需要切除肾脏来控制出血（V 级肾外伤即使修补，其功能也很差）。

血管栓塞术和外科手术探查

血管栓塞术越来越多地用于所有各种分级的肾外伤。

外科探查术的适应证（钝性或穿刺性外伤）（表 11.3）：

- 患者出现休克，且对静脉液体复苏和/或输血治疗无反应。
- 血红蛋白下降（血红蛋白"显著"下降的界限没有严格定义）。
- 存在尿外渗，或合并肠道或胰腺外伤。
- 肾周血肿不断扩大（患者持续表现出血的体征）。
- 搏动性肾周血肿（栓塞术可能适用于这种类型）。

肾周血肿不断扩大和/或呈搏动性，提示肾蒂外伤。这类患者中 20% 没有血尿。

尿外渗

尿外渗不是手术探查的指征。几乎 80%~90% 的尿外渗可以自愈。所以当需要手术治疗尿外渗时，多是因为伴有肠道或胰腺外伤。伴有肠外伤时，肠内容物与尿液混合物可能导致严重的脓毒血症。在这些情况下，术中应充分引流，并将大网膜置于肾脏和肠管或胰腺之间。

如果有明显对比剂的尿外渗时，可考虑放置双 J 管。如果患者出现长时间的肠梗阻或发热，则提示存在可以通过经皮肾引流的尿囊肿，需要再次进行影像学检查。如尿瘘持续存在，则需肾脏探查手术。

肾段损伤

无功能肾段和尿外渗的患者通常不需要手术探查[1]。

肾外伤并发症

阅读参考文献获取更多的信息[2-4]。

表 11.3   血管栓塞术和外科手术探查

肾脏探查术

腹部正中切口有利于：

● 暴露肾蒂，以便可以尽早控制肾动脉和肾静脉。

● 便于检查其他器官是否存在外伤。

将小肠推向上方，暴露腹膜后。在肠系膜下动脉上方，切开腹主动脉上方的腹膜。巨大的肾周血肿可能会无法显示此切口的正确位置，此时要在肠系膜下静脉中部切开。一旦暴露腹主动脉，下腔静脉和肾动、静脉就可以随之暴露。将止血带绕过这些血管，然后切开结肠旁后腹膜，暴露肾脏，通过收紧止血带减少出血。用 4/0 薇乔或单乔线缝合血管，控制出血。集合系统外伤也需要用 4/0 薇乔线缝合。如果发生缝线切割肾组织，可将一束速即纱止血材料置于出血部位；在切割口的两侧缝合缝线，打结固定速即纱止血材料。这样可以防止切割易碎的肾组织。

在剖腹手术中发现一个不扩大的或非搏动性的腹膜后血肿

在剖腹手术中发现一个扩大的或搏动性的腹膜后血肿，通常提示肾蒂损伤（撕脱或撕裂伤），多需要切除患肾以控制出血。

对于在剖腹手术中发现的不增大性或非搏动性腹膜后血肿的正确处理方法仍存在争议。大多数不增大性或非搏动性腹膜后血肿可以不处理。牢记：探查过程可能增加需要肾脏切除的可能性（因为出血，而在多数情况下只有通过肾切除术才能控制出血）。进行探查术的决策依据是术前或术中已做影像学检查和结果正常与否。

术前或术中影像学检查	处理方法
正常	不需处理
异常；对侧肾正常	探查修复肾外伤
异常；对侧肾不正常	不需处理
未检查	探查修补肾损伤

* 探查术会增加肾切除的风险（因为出血只能通过肾切除控制），如果对侧肾脏缺失或破坏，患者将非常不幸。

早期

● **延迟出血**：1.5% 的手术治疗患者、4% 手术治疗的贯通伤患者、1%~6% 钝性外伤非手术治疗的儿童患者及 20% 保守治疗的贯通患者会并发延迟出血。75% 延迟出血的患者需要手术治疗，其中 60% 需要肾切除术。

● **尿外渗和尿囊肿形成**：2%~20% 钝性外伤的患者和 10%~25% 贯通性外伤的患者会并发尿外渗。如果尿外渗量少且未感染，通常会自愈；如果持续大量尿外渗，考虑行肾脏修补术并放置双 J 管。

● **脓肿形成**：患者出现腰痛、发热和肠梗阻时考虑脓肿形成，CT 或超声检查确诊后，通过经皮肾穿刺引流治疗。

- **肾动静脉瘘**:最常见的原因是经皮肾活检,即医源性并发症。通常很小,可自愈,但也可能表现为腹膜后出血;其他原因包括:集合系统出血(严重血尿)、显微镜下血尿、腹部淤血、高血压、心动过速和高输出量心力衰竭。经肾动脉造影确诊后,可行动脉栓塞治疗或肾部分切除术或完全肾切除术治疗。

晚期

- 肾功能下降。
- 高血压。

高血压与肾脏外伤

由于肾动脉外伤、血栓形成或肾周血肿或纤维化的压迫,导致肾脏缺血,肾素分泌水平增高(所谓的"Page 肾"),这可能导致肾外伤后数月或数年出现高血压。目前创伤后高血压的确切发病率尚不清楚,其可能的发生率 <1%[5]。

医源性肾外伤:经皮肾镜取石术后肾出血

经皮肾镜取石术(PCNL)手术过程中可能发生严重的肾损伤,手术造成的损伤相当于穿刺伤,术中发生严重出血的比例约为 1%[5]。

PCNL 期间或之后的出血,可源于肾造瘘通道本身的血管、动静脉瘘或破裂的假性动脉瘤,大口径肾造瘘管周围通常会有淤血。通常,对于肾造瘘管本身持续的出血,可夹闭肾造瘘管,使其内形成血凝块,从而达到止血目的。虽然这在某些情况下可控制出血,但在另一些情况下,可能出现心率升高或持续升高,随后血压降低,这提示出血可能持续存在,是进行肾动脉造影,对动静脉瘘或假性动脉瘤行动脉栓塞止血的指征(图 11.1 和 11.2)。如果应用上述方法仍不能止血,则需手术探查止血。

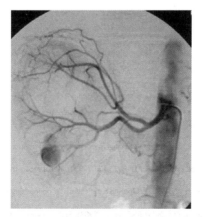

图 11.1 PCNL 术后发生严重出血,行肾动脉造影,发现一处动静脉瘘,栓塞止血

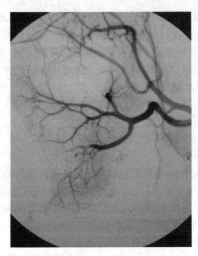

图 11.2 动静脉瘘栓塞术后。注意肾下极的栓塞用弹簧圈

肾结石或肾脏肿瘤行开放手术后，有时也可能出现动静脉瘘，对上述病例应用肾动脉造影和栓塞术止血也有效。然而，这些出血通常在术后较长一段时间后发生（几天甚至几周后），而不是导致休克的急性出血。

参考文献

1 Toutouzas KG (2002). Non-operative management of blunt renal trauma: a prospective study. *Am Surg* **68**:1097–103.

2 McAninch JW, Carroll PR, Klosterman PW, *et al.* (1991). Renal reconstruction after injury. *J Urol* **145**:932.

3 Carroll PR, McAninch JW (1985). Operative indications in penetrating renal trauma. *J Trauma* **25**:587.

4 Bernath AS, Shutte H, Fernandez RRD, *et al.* (1983). Stab wounds of the kidney: conservative management in flank penetration. *J Urol* **129**:468.

5 Martin X (2000). Severe bleeding after nephrolithotomy: results of hyperselective embolization. *Eur Urol* **37**:136–9.

输尿管损伤:机制与诊断

类型、原因和机制

- **外源性损伤因素**:罕见——钝性损伤(如高速公路上的机动车事故,从高处坠落);贯通性损伤(刀伤或枪伤)。
- **内源性损伤因素(即医源性损伤)**:在盆部或腹部手术期间造成的损伤,如子宫切除术、结肠切除术、腹主动脉假性动脉瘤修补术、输尿管镜检查。输尿管可能被缝线离断、结扎或部分成角结扎;被电凝部分离断或损伤。

外源性损伤:诊断

基于这些分型,高度怀疑输尿管损伤时(详见后文)。**影像学检查:**可行 IVU 或 CT 检查,来确定输尿管是否损伤。如果怀疑输尿管的完整性,还可行逆行肾盂输尿管造影术。

内源性(医源性)损伤:诊断

手术中怀疑可能发生输尿管损伤,但一般直到手术后几天或几周损伤才能表现出来。

术中诊断

如果在输尿管镜检查时出现输尿管挫伤或穿孔,可放置双 J 管。在腹部或盆腔手术中,推开肠管,控制出血后,暴露手术视野,探查输尿管可能的损伤部位,确保术中光线照在手术视野中,最好检查双侧输尿管(因为双侧输尿管都可能发生损伤)。

直视下检查输尿管

是检查输尿管有无损伤较好的方法,但需要暴露相当长的输尿管以确定是否存在损伤。暴露输尿管下段较输尿管上段困难。

输尿管内注射亚甲蓝后外渗

从输尿管远端开始,寻找染料亚甲蓝外渗的部位。

术中 IVU 检查

术中开展较困难,并不总是能够发现输尿管的损伤部位。

术中逆行输尿管造影

通过膀胱切开或应用膀胱镜进行此项检查,是一种非常精确检查输尿管是否损伤的方法(图 11.3),可同时检查双侧输尿管。

术后诊断

通常在术后几天就可以发现输尿管损伤,但也可能会延迟到几周、几个月或几年才能确诊(知识框 11.3)(临床表现为腰痛或子宫切除术后持续尿漏——持续尿漏提示存在输尿管阴道瘘)。

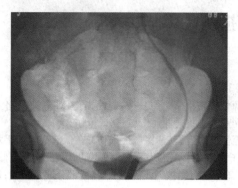

图 11.3 正常的逆行输尿管造影

知识框 11.3　输尿管损伤的症状和体征

包括以下：

● 肠梗阻，由腹腔内尿液引起的尿源性腹膜炎所致。

● 术后持续性发热或明显尿脓毒血症。

● 引流管、腹部伤口或阴道持续引流出液体。送检引流液检测肌酐水平。肌酐水平比血清中肌酐水平高，与尿液中肌酐水平相等（肌酐水平高达至少 300μmol/L）。

● 输尿管被结扎后，可能引起腰痛。

● 腹部肿块，提示出现尿囊肿（尿液聚积）。

● 无法定位的腹痛。

● 术后病理学报告提示发现标本中存在一段输尿管组织！

检查

IVU 或逆行输尿管造影。超声检查可发现肾积水，但如输尿管横断，尿液漏入腹膜腔或腹膜后腔时，可能不发生肾积水。IVU 通常能显示输尿管梗阻，有时可见损伤部位的对比剂渗漏。

输尿管损伤:治疗

修复输尿管损伤的时机

　　一般来说,在输尿管损伤确诊后最好尽早修补。

　　在下列情况时,可以推迟输尿管最终修补时间:

- 患者无法在全身麻醉下耐受长时间的手术。
- 有临床证据表明拟修补的输尿管损伤部位存在活动性感染(感染性尿囊肿)。

　　此时可暂行经皮肾造瘘术,通过放射学引导下引流感染(经皮肾穿刺引流),静脉应用抗生素,直到患者体温正常,才可以行输尿管修补术。

　　传统观点认为,输尿管损伤修复的时间应该在损伤 7~14 天后,避开待修复部位发生炎症和水肿的最高峰期。然而,目前的一些研究证实,输尿管损伤后早期修补的结果很好,所以目前认为输尿管损伤的最初时间并不是最终修补时间的一项决定因素[1]。

输尿管损伤的最终治疗

　　治疗方法选择的依据:

- 是否及时发现输尿管损伤。
- 输尿管损伤的部位和程度。
- 其他相关问题。

　　治疗方法包括:

- 放置双 J 管 3~6 周(如输尿管被结扎后即刻发现)。
- 一期缝合部分离断的输尿管。
- 直接输尿管端端吻合术(一期输尿管 - 输尿管吻合术),缺点是两端输尿管需要足够长,才能在无张力情况下吻合。
- 输尿管膀胱再植术(输尿管 - 膀胱吻合术),将膀胱与腰肌悬吊固定,或应用 Boari 膀胱瓣(图 11.4 和 11.5)。
- 损伤输尿管与对侧输尿管吻合术(图 11.6)。
- 当受损输尿管段很长时,可行自体肾移植术至盆腔。
- 当受损输尿管段很长时,还可行回肠代输尿管术。
- 如果患者的预期寿命很短,可以行永久性输尿管造瘘术
- 肾切除术:既往常规,对在血管置换手术中出现的输尿管损伤(如由于腹主动脉假性动脉瘤,行腹主动脉和双侧股动脉置换术),推荐应用本方法。但目前的治疗方案是修补输尿管和保留肾脏,只有当术后持续漏尿时(输尿管吻合术处的引流管持续引流出尿液),才考虑肾切除[2]。

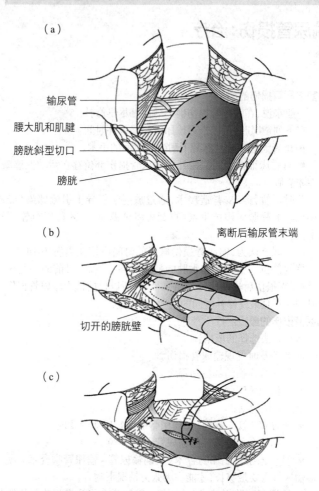

（a）

输尿管
腰大肌和肌腱
膀胱斜型切口
膀胱

（b）

离断后输尿管末端
切开的膀胱壁

（c）

图 11.4 膀胱的腰肌悬吊固定。图片获牛津大学出版社授权引用自 Reynard, J, Mark, S.et al,（2008）*Urological Surgery*

双 J 管

对于某些损伤，双 J 管置入术足以最终治疗输尿管损伤，特别是在损伤没有累及输尿管整个圆周，即输尿管损伤部位仍保持连续性的情况下。如果术中误结扎了输尿管，且立即意识到，此时输尿管可能尚未受损，可剪去结扎线并放置双 J 管（如果有条件的话，可行膀胱镜检查，或切开膀胱探查）。如果输尿管误结扎时间较长，则需要切除受损的输尿管管壁，并进行输尿管端端吻合术。一般而言，支架管可放置 3 至 6 周（没有严格时间的规定）。取出支架管时，进行输尿管造影，以确认受损部位没有持续的对比剂漏出，并检查是否存在输尿管狭窄。

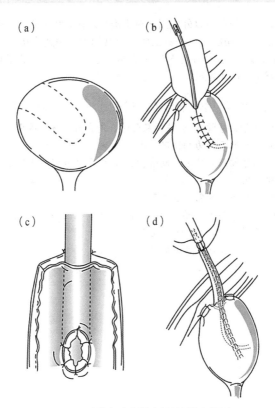

图 11.5 Boari 膀胱瓣。图片获牛津大学出版社授权引用自 Reynard, J, Mark, S. et al, (2008) *Urological Surgery*

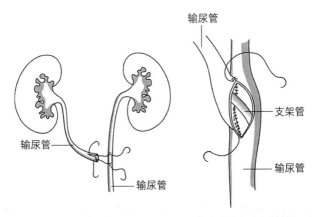

图 11.6 患侧输尿管与对侧输尿管吻合。图片获牛津大学出版社授权引用自 Reynard, J, Mark, S. et al, (2008) *Urological Surgery*

输尿管损伤部位以外的因素对于确定修补方法也非常重要（**知识框 11.4**）。电凝伤的特点是对输尿管及其周围组织造成相当大的"附带"损伤，输尿管损伤在手术时可能不明显。看起来很正常的输尿管，可能会发生延迟性坏死。

知识框 11.4　输尿管修补的一般原则

- 去除输尿管残端，使输尿管吻合有良好的血液供应。
- 需要在无张力的情况下进行吻合。
- 对于输尿管完全横断者，应将输尿管残端修剪成铲形，以使吻合口更宽。
- 在吻合口处需放置支架管。
- 应进行黏膜对黏膜吻合，以实现水密性闭合。
- 使用 4/0 可吸收缝合线缝合。
- 需在吻合处放置引流管。

参考文献

1 Blandy JP, Badenoch DF, Fowler CG, Jenkins BJ, Thomas NW (1991). Early repair of iatrogenic injury to the ureter and bladder after gynecological surgery. *J Urol* **146**:761–5.

2 McAninch JW (2002). In: Walsh PC, Retik AB, Vaughan ED, Wein AJ (eds). *Campbell's Urology*, 8th edn. Philadelphia, PA: WB Saunders; pp. 3703–14.

骨盆骨折:膀胱和输尿管损伤

巨大的暴力作用于骨盆,如车祸时翻车、挤压伤等造成骨盆骨折。常包括头部、胸部、腹部器官(脾脏、肝脏、肠系膜)、骨盆(膀胱、尿道、阴道和直肠)和生殖器损伤,由于这些器官的损伤合并盆腔内动静脉撕裂造成的大出血,约使20%的骨盆骨折患者死亡。

初步评估

骨盆骨折通常较隐蔽,其错位或粉碎性骨折可通过骨盆X线平片检查发现。评估包括:

- 生命体征:脉率和收缩压。
- 下肢神经、血管的完整性:腰骶神经丛、周围神经和大血管可能受损。
- 检查头部、胸部、腹部和会阴是否合并损伤。
- 通过骨盆X线片评估骨折是否为稳定性骨折。

骨折是稳定型或不稳定型?

(详见知识框11.5和表11.4)

骨盆骨折时腹部和盆腔的影像学检查

- **腹部/盆腔CT**:确定是否存在盆腔相关器官(直肠、膀胱)和腹部(肝、肠、脾)脏器的损伤。
- **逆行尿道造影**:检查是否存在尿道损伤。有些医院只在尿道外口滴血时才进行逆行尿道造影,有些医院则对所有耻骨支骨折的患者进行逆行尿道造影。
- 如果尿道完好无损,进一步行逆行膀胱造影以评估膀胱的完整性。

骨盆骨折患者导尿术是否安全?

如果尿道外口没有滴血,可以尝试轻柔导尿。有学者认为这可能将尿道部分断裂转变为完全断裂。然而,美国的创伤中心认为,"目前还没有任何证据表明这会使尿道部分断裂转变为完全断裂……,而且医生通常会轻柔的试插导尿管"[1]。如果遇到任何阻力,则停止操作并进行逆行尿道造影。如果逆行尿道造影显示尿道正常,可使用大量润滑剂再次尝试导尿术。如果发现尿道断裂,通过开放手术检查膀胱,同时放置一根耻骨上膀胱造瘘管(如果膀胱存在损伤,则同时修复)。

骨盆骨折合并的膀胱损伤

10%的男性和5%的女性骨盆骨折合并膀胱损伤(导致膀胱损伤的骨盆骨折类型通常是前后方暴力压迫骨盆如开书样骨盆骨折;Tile分类B1)(图11.7和11.8)。60%骨盆骨折所致的膀胱损伤是腹膜外损伤,30%是腹膜内损伤,10%是腹膜外和腹膜内混合型损伤。

知识框 11.5　骨折属于稳定型还是不稳定性？

稳定骨折 = 骨折后仍可承受正常的生理作用力。

不稳定骨折 = 骨折后不能承受正常的生理作用力。

不稳定提示骨盆损伤的程度严重，合并其他器官损伤的可能性更高。而且，将不稳定性骨折固定可减少出血，降低死亡率，降低下肢不等长及长期残疾的发生率，缩短住院时间，更容易护理，并可减少止痛药的使用。根据骨盆环骨折的 Tile 分类系统，可以定义是否为稳定性骨折（表 11.4）。

在不稳定骨盆骨折中，70% 为 B2 和 B3 型，10%~20% 为开书样（B1 型），10%~20% 为 C 型。

- 开书样骨盆骨折（B1）：由于骨盆前后方受压，骨盆内压力极度升高，牵拉血管、神经和器官（如膀胱）（图 11.7 和 11.8）。
- 关书样骨盆骨折（B2 或 B3）：骨盆侧方受到暴力，耻骨支骨折并相互重叠，髂骨、骶骨翼骨折，神经和血管不会被拉伸损伤，但尿道更容易在剪切作用力下损伤。
- 垂直不稳定骨盆骨折（C）：血管和神经可能会被牵拉受损。

影像学检查确定骨折是否为稳定性

根据骨盆入口（前后移位）和出口（垂直移位）在 X 线上的表现。另外 CT 可以提供更好的关于骶骨、骶髂关节、髋臼骨折或脱位的证据。

表 11.4　骨盆环骨折 Tile 分类系统

A 型——稳定性骨折	A1：不累及骨盆环的骨盆骨折
	A2：微小的骨盆环移位，不影响稳定性
B 型——旋转（水平的）不稳定性骨折	B1：开书样骨折
	B2：关书样骨折，侧方压力，同侧骨折
	B3：关书样骨折，侧方压力，对侧骨折
C 型——旋转（水平的）和垂直不稳定性骨折	C1：单侧骨折
	C2：双侧骨折
	C3：合并髋臼骨折

骨盆骨折合并尿道损伤

骨盆骨折导致的后尿道（特别是膜部尿道）损伤发生率与膀胱损伤相似约为 5%~15%。大部分后尿道损伤由骨盆骨折引起[2]。Cass 发现，6% 的骨盆骨折合并膀胱破裂，2% 合并尿道破裂，0.5% 伴有膀胱和尿道联合损伤[3]。

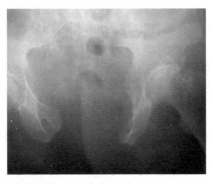

图 11.7　手术固定前的开书样骨盆骨折

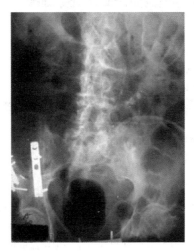

图 11.8　手术固定后的开书样骨盆骨折

骨盆骨折合并膀胱和后尿道损伤

　　由外伤导致的膀胱破裂患者，1/3 存在泌尿系统其他结构的损伤，大多为尿道损伤。10%~20% 的骨盆骨折伴膀胱破裂的患者，同时伴有后尿道损伤（知识框 11.6）。

骨盆骨折时膀胱或尿道损伤的症状与体征

- 尿道外口滴血：40%~50% 的患者出现（50%~60% 的患者没有尿道外口滴血）。
- 肉眼血尿。
- 无法排尿。
- 会阴或阴囊瘀斑。

知识框 11.6　骨盆骨折相关膀胱损伤的处理

腹膜外膀胱破裂:留置导尿管直到膀胱损伤愈合(通常 2~3 周)。

腹腔内膀胱破裂:开放手术修补。

骨盆骨折相关尿道损伤的处理

耻骨上膀胱造瘘术:行开放手术放置造瘘管,通常优于经皮穿刺造瘘术。一方面是因为开放手术的同时,可以检查是否存在需要修补的膀胱损伤;另一方面是因为经皮造瘘时,造瘘管可能置入与骨盆骨折常伴发的盆腔血肿内。不但使得膀胱不能得到充分的引流(尿液会漏入盆腔血肿和骨折部位),而且耻骨上膀胱造瘘术可能会成为盆腔血肿继发感染的来源,从而导致致命的脓毒血症。

骨盆骨折相关膀胱和尿道联合损伤的处理

如果导尿管可以通过尿道,并且膀胱造影显示膀胱破裂为腹膜外型,则留置尿管直到膀胱愈合(通常 2~3 周)。

如果无法成功放置导尿管(尿道完全断裂时),应行开放手术放置耻骨上膀胱造瘘,而不是经皮穿刺造瘘,开放手术可同时检查膀胱是否存在损伤,如果存在损伤,可以同时修补。当尿道断裂无法行膀胱造影时,也需要行开放手术探查是否存在膀胱损伤。

- 高骑式前列腺(high-riding prostate)。
- 不能置入导尿管。

"高骑式前列腺"

尿道膜部断裂,在盆腔血肿的作用下,前列腺和膀胱上移。通常认为高骑式前列腺(前列腺浮动和上移)是后尿道断裂的典型体征。在传统的教学中,一般当讲到骨盆骨折时,会需要行直肠指检,以确定前列腺的位置。但是高骑式前列腺并不是一项可靠的体征[4]。盆腔血肿本身会使得前列腺不能触及,因此有时虽然前列腺还处于正常位置,但可能会被误认为高骑式前列腺。相反,直肠指检时触及一个正常位置的前列腺,有可能是盆腔血肿。所以骨盆骨折时行直肠指检,并不在于检查是否为高骑式前列腺,而在于明确是否存在直肠损伤(直肠指检时发现指检手套染血提示直肠损伤)。但在没有指检手套染血时,同样可以存在直肠损伤。

参考文献

1　McAninch JW (2002). In: Walsh PC, Retik AB, Vaughan ED, Wein AJ (eds). *Campbell's Urology*, 8th edn. Philadelphia, PA: WB Saunders; pp. 3703–14.

2　Cass AS (1984). Simultaneous bladder and prostato membranous urethral rupture from external trauma. *J Urol* **132**:907–8.

3　Cass AS (1988). *Genitourinary Trauma*. Boston, MA: Blackwell Scientific Publications.

4　Elliott DS, Barrett DM (1997). Long-term follow-up and evaluation of primary realignment of posterior urethral disruptions. *J Urol* **157**:814–16.

膀胱损伤

可能存在膀胱损伤的情况

经尿道膀胱肿瘤切除术（TURBT）（图 11.9 和 11.10）、膀胱镜组织活检时、经尿道前列腺切除术（TURP）、膀胱镜碎石时、下腹或背部的刺伤、剖宫产（特别是急诊手术时）、钝性骨盆损伤（与骨盆骨折相关的或患者醉酒后的"轻微创伤"）、减速伤（如在没有骨盆骨折时，安全带对充盈膀胱的损伤）、膀胱扩大术后的自发性破裂、全髋关节置换术（非常罕见），均可能导致膀胱损伤。

穿孔的类型

- **腹膜内型膀胱损伤**：覆盖膀胱的腹膜破裂，使尿液进入腹腔。
- **腹膜外型膀胱损伤**：腹膜完整，尿液进入膀胱周围的空间，但不进入腹腔。

诊断

在泌尿外科腔镜手术时，如 TURBT、膀胱镜碎石，通常在直视观察下就可明确诊断——可以观察到膀胱壁上存在黑洞，在对侧可看到肠袢。所以不需要进一步检查。

在损伤患者中，膀胱破裂的典型三联征是：

- 耻骨上疼痛和压痛。
- 排尿困难或无法排尿。
- 血尿。

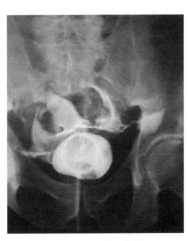

图 11.9　TURBT 术后腹膜内型膀胱穿孔损伤，图为 X 线膀胱造影示膀胱穿孔表现（前后位）

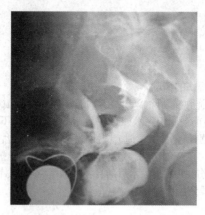

图 11.10 TURBT 术后膀胱穿孔损伤,图为 X 线膀胱造影示膀胱穿孔表现 (侧位)

其他体征:

- 腹部膨隆。
- 肠鸣音消失(提示腹腔内有尿性腹膜炎引起的肠梗阻)。

上述症状和体征是逆行膀胱造影的指征,但只有在行手术固定骨盆骨折时,才能确诊。

影像学检查

逆行膀胱造影或 CT 膀胱造影

- 应用足量的对比剂,确保膀胱可以充分充盈。如果充盈不充分,当血凝块、大网膜、小肠可能"堵住"膀胱裂口时,就会造成误诊。成人至少使用 400ml 对比剂,儿童使用对比剂的基础是 60ml,每增加一岁加 30ml,最大量不超过 400ml。
- 在对比剂完全从膀胱中排出后重新摄片(引流后摄片)。来自膀胱后壁穿孔时少量对比剂外溢可能会被对比剂充盈的膀胱所掩盖。
- 腹膜外型损伤,对比剂外渗局限于膀胱周围。腹膜内型损伤,对比剂可显示出肠管的外形。

膀胱破裂的处理

(详见知识框 11.7)

知识框 11.7   膀胱破裂的处理

腹膜外型膀胱破裂

留置导尿管充分引流膀胱 2 周,之后行逆行膀胱造影,确定损伤是否愈合。

腹膜外膀胱穿孔的外科修复指征:

● 因尿道损伤,已行开放手术放置膀胱造瘘管时。

● CT 显示骨折断端突入膀胱。

● 合并直肠或阴道损伤。

● 如果患者正在接受骨盆骨折的开放手术固定,可同期修补膀胱损伤。

腹膜内型膀胱损伤

通常通过手术修补,从而避免由于尿液漏入腹腔而引起的并发症。

膀胱扩大术后自发破裂

膀胱扩大术后数月或数年,都可能发生膀胱自发性破裂。患者一般无外伤史,如果有脊柱裂或脊髓损伤病史,此类患者的膀胱充盈感和骨盆疼痛通常较弱。因此,在平时或膀胱破裂时,其腹痛均较轻,并且定位不清。如果患者在膀胱扩大术后没有特殊的症状,但表现出由脓毒血症引起的发热或其他症状,高度提示可能存在自发性膀胱破裂,可行膀胱造影来确诊,但并不常用。当怀疑存在有自发性膀胱破裂时,可行剖腹探查术。

男性后尿道损伤和女性尿道损伤

损伤机制

- 外部钝性损伤：骨盆骨折——交通事故、高空坠落、挤压损伤——是最常见的原因。
- 外源贯通性损伤：枪击——少见；刺伤——少见。
- 内源性损伤，医源性损伤：腔镜手术、根治性前列腺切除术、经尿道前列腺切除术（TURP）（多因为前列腺出血、前列腺癌或外科医生经验不足）。
- 内源性损伤，自身造成的损伤：异物插入尿道——少见。

男性后尿道损伤

大多数后尿道损伤是由骨盆骨折引起的，其诊断和早期处理在前两节已经详见讨论过。尿道狭窄发生率高达 70% 和狭窄修补后再狭窄，尿失禁（20%），阳痿（40%）与后尿道损伤需立即（48h 内）行开放手术修补后尿道损伤相关。并且，由于尿道损伤部位周围的血肿和组织的水肿扩张，使得组织结构难以辨认和游离尿道断端以便进行尿道无张力吻合均十分困难。

多数男性后尿道损伤，需推迟 3 个月，以便组织水肿和血肿完全吸收后再进行。此时，移位的两处尿道断端也更靠近，减少外科医生不得不游离尿道断端的长度。多数这样的损伤可以通过吻合性尿道成形术来修复。一般不推荐采用尿道镜尿道内切开术（通过膀胱镜经尿道应用内镜冷刀或激光切开狭窄处）。

在开放性损伤、尿道断端非常接近（即尿道断端没有因为血肿而移位）时，可以即刻行尿道修复术。

女性尿道损伤

女性尿道损伤很少见。因为女性尿道短，且与耻骨的结合力弱，所以耻骨骨折时不易撕裂。如果发生尿道损伤，多伴发直肠和阴道损伤。在发展中国家，由于分娩时间延长，导致膀胱颈和尿道受到缺血性损伤，从而造成尿道阴道瘘或膀胱阴道瘘的发生。

前尿道损伤

这些损伤非常少见。

损伤机制

- **外源性顿挫伤**：骑跨伤（如自行车横梁对会阴的暴力压迫*）——最常见的损伤原因；会阴踢伤；阴茎折断。
- **外源性贯通性损伤**：枪伤；刺伤。
- **内源性，医源性损伤**：导尿管球囊扩张尿道；内镜手术；阴茎手术。
- **内源性，自身造成的损伤**：异物插入尿道。

病史和检查

患者通常表现为排尿困难和骑跨损伤部位的血肿，尿道外口滴血和尿道破裂部位血肿。如果 Buck 筋膜（即阴茎深筋膜）破裂，尿液和血液可进入阴囊浅筋膜内，造成阴囊肿胀和蝴蝶翼样皮下瘀斑，达到会阴浅筋膜又称 Colles 筋膜解剖学附着部位——腹股沟和会阴的浅筋膜膜状层（图 11.11 和 11.12；知识框 11.8）。

确诊及后续处理

逆行尿道造影可以显示尿道损伤的范围。

外渗的尿液在尿道周围聚集（形成尿囊肿），造成炎症反应，进一步导致发生尿道狭窄。随着感染的加重，可导致脓肿形成，脓肿可穿透皮肤导致尿道皮肤瘘。很少出现富尼埃坏疽。尿流改道（留置导尿管或耻骨上膀胱造瘘管）可防止尿液外漏，应用抗生素可减少感染的发生。

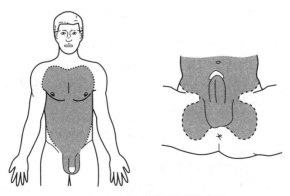

图 11.11　Buck 筋膜破裂引起的蝴蝶翼样的瘀斑

---

* 球部尿道正向耻骨联合撞击。

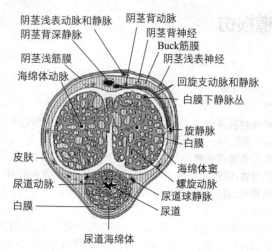

图 11.12　阴茎的筋膜层

前尿道挫伤

典型的受伤史:尿道口出血,逆行造影无对比剂外渗。可以插入标准的小号导尿管(成人 12F 尿管),一周后或更长时间拔除。

前尿道部分破裂

逆行造影时,在对比剂进入膀胱的同时,发现部分尿道有对比剂外渗。大多数患者可以通过短期的耻骨上膀胱造瘘而治愈。70% 的患者痊愈后没有发生狭窄(由于尿道损伤部位水肿和血肿,一期缝合损伤部位比较困难,有时还会加重原来的损伤部位)。应用广谱抗生素,以防止外渗的尿液和血液造成感染。2 周后行膀胱排尿造影,以证实尿道损伤已愈合,从而拔出造瘘管。如果对比剂仍有外渗,则需将造瘘管留置更长的时间。

耻骨上膀胱造瘘(经皮)优于尿道内留置导尿管,因为尿道部分破裂时,插入尿管有可能造成尿道的完全断裂。如果不能触及膀胱,无法安全置入耻骨上穿刺造瘘时,可以在全麻下行开放性耻骨上膀胱造瘘术。

前尿道完全断裂

逆行尿道造影时尿道对比剂外漏,不能充盈后尿道和膀胱,可以立即行尿道修补术(如果外科医生有足够丰富的经验),或延迟修补时留置耻骨上膀胱造瘘管。

前尿道部分或完全性贯通伤

刀伤或枪伤:如果外科医生有丰富的经验,可以即刻行尿道修补术;如果没有这方面的经验,可以行耻骨上膀胱造瘘术,之后由专科的外科医生二期修补尿道。

只有在阴茎折断或开放性损伤时,才必须立即修补损伤的前尿道。

知识框 11.8　前尿道破裂后蝴蝶翼样瘀斑形成的解剖学基础

从浅到深,阴茎的筋膜层如下(图 11.12):

● 阴茎皮肤。

● 阴茎浅筋膜(又称肉膜)——腹股沟和会阴浅筋膜的膜性层延续(即 Colles 筋膜)。

● Buck 筋膜(浅筋膜的深层)。

● 阴茎深筋膜(白膜),覆盖阴茎勃起的组织阴茎海绵体背侧和包绕尿道的尿道海绵体腹侧。

如果 Buck 筋膜完整,尿道破裂引起的瘀斑沿阴茎蔓延呈袖状。如果 Buck 筋膜破裂,由于出血引起的瘀斑局限于 Colles 筋膜附着点范围内,形成蝴蝶翼样形状,并且可以向上延续到胸部和腹部的 Scarpa 筋膜。

进行逆行尿道造影注意事项

● 无菌技术。

● 泛影葡胺 150®(氨基苯甲酸钠和氨基苯甲酸葡胺),但也可使用其他对比剂。

● 患者取斜角位(小腿在臀部和膝盖处屈曲)。

● 将 12 号导尿管置入尿道外口内 1~2cm,位于尿道舟状窝,导尿管球囊内注入 2ml 水或使用阴茎夹,以防止对比剂从尿道溢出并将导尿管固定到位。

● 在对比剂注入过程中持续监测(X 线透视下),直到显示整个尿道。需要注意的是,当尿道通过盆底(膜部尿道)时,存在一处生理性狭窄,同样,前列腺部尿道也比球部尿道更窄。

睾丸损伤

睾丸损伤临床少见。

损伤机制

钝性或贯通性损伤。大多数患者是钝性损伤,暴力使睾丸挤压在耻骨或大腿之间,从而损伤。出血可发生在睾丸实质内,如果暴力足够大,睾丸白膜(包裹睾丸坚韧的纤维膜)可发生破裂,使睾丸的生精小管被挤出白膜之外。

枪伤、刀伤和爆炸的冲击波可以造成睾丸的贯通性损伤,同时可伴有下肢(如股动脉)、会阴(阴茎、尿道和直肠)、盆腔、腹部和胸部等处损伤。

如果出血限制于睾丸鞘膜囊内,会形成血肿。睾丸实质内出血与睾丸鞘膜壁层下层的出血和血肿会使睾丸轻度增大。这种局限于睾丸鞘膜囊内的出血,会使睾丸受到很大的压力,从而导致睾丸缺血、坏死和萎缩。

暴力通常足以使白膜和鞘膜破裂,使生精小管和出血进入到阴囊皮下。形成**血肿**。

病史和体检

通常伴有严重的疼痛、恶心和呕吐。如果睾丸周围有血肿,通常不能触及睾丸。如果可以触及睾丸,其质地通常非常柔软。阴囊血肿的范围可能很大,损伤和水肿甚至可以蔓延到腹股沟区和下腹部。

睾丸钝性损伤的超声诊断

如果睾丸实质回声正常,提示没有严重的睾丸损伤(如睾丸破裂)。睾丸内的低回声(表明实质内出血)提示睾丸破裂。

阴囊损伤的手术探查指征

- **睾丸破裂**:手术探查可以清除血肿,切除突出的生精小管,修复破裂的白膜。
- **贯通性外伤**:手术探查可以修复损伤的结构(如修复也许已经离断的损伤严重输精管)。

阴茎损伤

阴茎切断伤

失血可能会非常严重;患者多需要进行血型交叉配型输血以纠正休克。如果发现阴茎残端,可以用湿纱布包裹后放入塑料袋中,然后将其放在另一个装有冰块的袋中("袋中袋"),这样残端可以保存 24 小时。

阴茎刀伤和枪伤

常伴随其他损伤(如阴囊和下肢重要血管的损伤)。除了轻微的损伤外,大多数损伤均需一期修复。术中要清除伤口周围的异物(如衣物碎片)和清创坏死组织,然后与修复阴茎折断一样将其修复(知识框 11.9)。

阴茎破裂

阴茎勃起时白膜破裂(即单侧或双侧阴茎海绵体破裂,合并尿道破裂的尿道海绵体破裂)。阴茎白膜在松弛时厚度为 2mm。在勃起时其厚度为 0.25mm,所以此时如果阴茎被强行弯曲(如在剧烈性交过程中),白膜很容易破裂。患者通常描述为:突然发生的'折断'或'啪'的声音和 / 或伴随阴茎疼痛感觉和勃起消失。

阴茎淤血和肿胀,有时像一个茄子。如果 Buck 筋膜破裂,血肿瘀斑可延伸到下腹壁,进入会阴和阴囊。在白膜破裂处的上方,可触及其柔软的缺损。如果尿道损伤,尿道外口可能出现滴血,或出现血尿(试纸法血尿阳性 / 肉眼或镜下血尿),伴尿痛和尿潴留。当出现这些情况时,需要行逆行尿道造影。

治疗

目前倾向于手术修补治疗而不是保守治疗(可减少并发症的发病率,如降低阴茎畸形、阴茎瘢痕组织及阴茎勃起疼痛的发生率)。

- **保守疗法**:应用阴茎冷敷;镇痛药和抗感染药;禁欲 6~8 周,以使其有充分时间愈合。
- **手术治疗**:暴露白膜破裂部位;清除血肿和缝合白膜破裂部分。

知识框 11.9　阴茎离断后的外科再植术

　　首先修复尿道,插入导尿管,为随后的神经血管修复提供稳定的基础,然后缝合阴茎海绵体白膜(4/0 的可吸收缝线)。修复阴茎海绵体动脉在技术上非常困难并且不能提高阴茎的活力。吻合阴茎背动脉(11/0 尼龙线),再吻合背静脉(9/0 尼龙线)以提供静脉回流,最后吻合阴茎背神经(10/0 尼龙线)。

阴茎折断后的手术修复

　　在阴茎冠状沟下环行切开包皮,袖套状分离包皮,如果可以触及损伤部位,也可以直接在损伤部位切开,以暴露损伤部位。在尿道损伤时,这种袖套状的分离可以提供良好的暴露。或者,沿阴囊中线、阴茎轴向远端切开。如果将袖套状切口与后者切口联合,则可非常好的暴露和修补双侧的阴茎海绵体损伤,而且可以同时修复存在的尿道损伤。

　　阴茎白膜损伤应用可吸收缝线或不可吸收缝线均可(但是要注意将线结埋好,使患者无法触诊)。如果应用不可吸收缝线,患者术后勃起时可能出现疼痛。术后需要留置导尿管(患者术后多存在排尿困难)。如在进行尿道断裂进行修补时,要将尿道修成铲形,单层或双层吻合,留置尿管 3 周。

阴茎咬伤

　　清理伤口。应用广谱抗生素(如头孢菌素和阿莫西林)。

阴茎的拉链损伤

　　如果阴茎仍然卡在拉链里,可在使用润滑剂后,应用轻柔的手法试行打开拉链。如果不能,则须用骨科剪将拉链剪开,或应用两把外科钳,从拉链另一端撬开拉链。

睾丸及睾丸附件扭转

定义

睾丸扭转是指精索扭转,导致睾丸和附睾的血供减少或消失。睾丸扭转可发生在任何年龄,最常于 10~30 岁之间(13~15 岁为发病高峰)。

病史和体检

一侧阴囊突发的剧烈疼痛,有时可使患者从睡梦中疼醒。疼痛可以向腹股沟、腰背部和上腹部放射(反映其器官来源于胚胎时期的背侧腹部,其神经支配为 T_{10}/T_{11})。有些患者伴有轻微的睾丸外伤史。还有一些患者有短暂的类似疼痛发作和自发缓解史(提示既往存在睾丸扭转和自发复位史)。患者可伴有轻微的发热,睾丸通常轻微肿胀,触之柔软。由于精索扭转,睾丸可以离开原来的位置,高位(比原来睾丸的正常位置高)或变成横位。提睾反射通常不能引出(Rabinowitz 征阳性),但不总是如此。通常,提睾反射可能通过轻划大腿内侧引出,引起同侧睾丸向上运动。然而受累睾丸的抬高并不能改善睾丸疼痛的症状[Prehn 征(阴囊抬高试验)阴性]。

鉴别诊断和检查

需要与附睾 - 睾丸炎、睾丸附件扭转和引起腰痛向腹股沟和睾丸放射的疾病(如输尿管结石)鉴别。彩色多普勒超声(可见睾丸动脉血流减少)和放射性核素扫描(放射性同位素摄取下降)可用于诊断睾丸扭转,许多医院无法进行这些检查,其诊断仍主要依靠症状和体征。

手术治疗

应行急诊手术探查阴囊。如果治疗延迟,扭转的睾丸缺血时间过长,会导致睾丸萎缩,激素缺乏和精子产生障碍。当发展到睾丸坏死阶段,血睾屏障被破坏,对侧睾丸将发生自身免疫反应,形成相应"易感性睾丸病"(sympathetic orchidopathia)。治疗时需要同时**双侧**睾丸固定,因为睾丸钟摆畸形(bell-clapper abnormality),容易诱发扭转,可能发生双侧睾丸扭转。

睾丸附件扭转

睾丸附件[莫尔加尼囊肿(hydatid of morgagni)——Mullerian 米勒管的残余]和附睾附件[沃尔夫管(Wolffian duct)的中肾管头侧残余]有可能发生扭转,引起类似睾丸扭转的疼痛。行阴囊探查术时,可以用手术剪刀或电切刀将其切除。

包皮嵌顿

定义和临床表现

包皮回缩，嵌顿阴茎头，之后由于包皮水肿，不能恢复到原来正常阴茎头的解剖位置。最常见于儿童或青少年，也可见于老年人（留置导尿管时包皮回缩，不能恢复到正常解剖位置）。包皮嵌顿通常伴有疼痛。包皮水肿并且包皮上可出现小的溃疡。

治疗

- **"冰手套"方法**：将利多卡因凝胶敷在阴茎头和包皮上 5 分钟。将冰水混合物放在橡胶手套中，将手套口系紧，以防止内容物倒出，之后将阴茎套入其中。这样可以减轻包皮水肿，易于复位。

- **砂糖法**：将砂糖放入避孕套或手套中，之后将阴茎远端置入，这样通过渗透压的作用可以减轻水肿。

- **Dundee 技术**[1]：患者首先应用广谱抗生素，如口服环丙沙星 500mg，之后在阴茎根部应用 0.5% 的布比卡因 10~20ml 和 26G 的针头进行环形阻滞（儿童多需全身麻醉）。最后用消毒液清洁包皮和阴茎头，并使用 25G 的针头在水肿的包皮上穿刺约 20 针，挤出包皮中水肿的液体，将包皮复位。大约 1/3 的患者在此后需要为包茎选择性行包皮环切术。

如果手法复位失败，可以在全麻或阴茎根部环形阻滞进行传统手术治疗。在阴茎背侧纵行切开，需要切断狭窄环，将包皮复位。然后横行缝合切口，延长其环形狭窄处的长度，防止复发。

参考文献

1 Reynard JM, Barua JM (1999). Reduction of paraphimosis the simple way—the Dundee technique. *BJU Int* **83**:859–60.

恶性肿瘤引起的输尿管梗阻

局部进展期前列腺癌、膀胱或输尿管癌,可引起单侧或双侧输尿管梗阻。局部进展期非泌尿系统恶性肿瘤也可造成输尿管梗阻(如宫颈癌、直肠癌和淋巴瘤)[1]。

单侧输尿管梗阻

通常没有任何症状;在超声检查中偶然发现,如果对侧肾脏正常则通常不需要特殊治疗。偶有一部分患者,由于上尿路阻塞后感染而引起腰痛或全身症状。此时可以行经皮肾造瘘术或置入输尿管支架管治疗。

双侧输尿管梗阻

一种泌尿外科急症。患者表现为肾衰竭的症状和体征,膀胱空虚、无尿。直肠指检可能触及肿块。

● **检查:**肾脏超声可显示双侧肾积水和空虚的膀胱;CT-KUB 检查可证实在膀胱水平肿物压迫输尿管,输尿管扩张。

双侧输尿管梗阻的急诊处理

首先要控制危及生命的高钾血症,之后行双侧经皮肾造瘘术或输尿管支架管置入术。在肾造瘘术前需要检查患者的凝血功能。由于肿瘤经常侵及膀胱三角区而使输尿管位置不清,所以逆行放置输尿管支架管通常无法成功。而在肾造瘘术后行顺行输尿管支架管置入术,更能获得成功。上述操作均应在局部麻醉加镇痛下进行。放置的双 J 管或聚亚氨酯输尿管支架管需要定期(4~6 个月)更换,以防止支架管表面钙化或堵塞。尚未进行内分泌治疗的前列腺癌患者,则需及时治疗,雄激素非依赖性患者也需应用内分泌治疗,高剂量胃肠外的雌激素可以缓解肿瘤压迫造成的输尿管梗阻。

双侧输尿管梗阻的长期治疗

长期治疗方式包括行尿流改道如回肠流出道术、输尿管再植术、短期置入永久性金属输尿管支架管,或用游离的回肠段或修复移植物材料代替输尿管。但对于预后差的患者,此类手术通常很复杂和无合适的处理方法。

转移性脊髓和马尾受压

由于泌尿系肿瘤转移到脊髓引起的脊髓受压

这是一种泌尿系肿瘤的急症,如果不能及时诊断和治疗,可导致永久性下肢瘫痪和自主神经功能紊乱。转移性脊髓和马尾受压的定义为泌尿系肿瘤直接压迫脊髓或马尾,或由于椎骨转移导致椎体塌陷或不稳定,导致神经功能障碍[1]。

95% 的患者骨骼扫描阳性且会主诉背痛,5% 的患者由于转移灶位于椎骨侧方而无上述特征。导致转移性脊髓压迫(MSCC)的泌尿系肿瘤多为前列腺癌。腰痛或神经根痛的患者应接受神经系统检查和放射学评估,疼痛有时因紧张或咳嗽而加重,通常先于脊髓受压 4 个月出现。其他临床表现包括下肢感觉变化和下肢肌肉无力;其中 50% 的患者不能站立或行走。只有 2/3 的患者会在一个月内恢复所有功能。

如果怀疑脊髓受压,应在脊柱中位对齐的情况下平躺护理(包括轴线翻身或翻转床,使用便盆上厕所),直到确保骨骼和神经系统稳定性并开始谨慎的再活动。每个英国国民健康服务(NHS)癌症急诊中心都应该有机会联系到提前被告知的 MSCC 协调员。选择的检查是**急诊脊柱 MRI**。短反转时间反转恢复技术(STIR)和矢状 T2 加权序列将显示软组织脊髓索压缩的骨沉积和程度(在 20% 的情况下为多发)。如果无法进行 MRI 检查,应考虑 CT 扫描或脊髓造影。

初始治疗是大剂量的静脉注射皮质类固醇,如地塞米松 16mg,之后每 6 小时用 4mg,持续 2~3 周,同时应用止痛药和双膦酸盐缓解疼痛。进一步的治疗应在 24 小时内进行,包括采用放射治疗或**神经外科减压术**。如果存在病理性骨折、组织学诊断不明或既往有放射治疗史,则优先考虑手术进行减压和加固脊柱稳定性。随后的护理应包括预防压疮和静脉血栓形成。患者出现膀胱或肠功能障碍时,需要导尿术或应用大便软化剂。还需要康复和社区支持。

马尾神经压迫

成人脊髓在 L_2 椎体水平以下逐渐变细到脊髓圆锥。马尾神经由 L_2 以下所有脊髓节段的神经根组成,马尾神经在蛛网膜下腔中延伸至下腰椎和骶棘的出口水平。

- **病理生理学**:椎间盘突出(1%~15% 的病例)、椎管狭窄、下腰椎或骶骨椎管内良性或恶性肿瘤可能压迫马尾。
- **症状**:任何女性或者年轻男性出现排尿困难或尿潴留时,均需考虑此病。患者可能存在背痛。
- **体征**:可触及膀胱、会阴(S_2~S_4)和足外侧(S_1~S_2)感觉丧失,肛门括约肌张力降低;阴茎异常勃起。

● **检查**:腰骶椎 MRI 检查;尿动力学检查提示膀胱顺应性正常,但是反射消失。

● **治疗**:间歇性自我导尿(ISC),神经外科手术

参考文献

1 National Institute for Health and Care Excellence (2008). *Metastatic spinal cord compression in adults: risk assessment, diagnosis and management.* Clinical guideline [CG75]. Available from: ℛ https://www.nice.org.uk/guidance/cg75.

（赵科元 译　顾朝辉 校）

男性不育

男性生殖生理学

下丘脑 - 垂体 - 睾丸轴

下丘脑分泌的促黄体素释放激素（LHRH），也称为促性腺激素释放激素（GnRH），促进垂体前叶脉冲性释放卵泡刺激素（FSH）和黄体生成素（LH），它们作用于睾丸，其中 FSH 作用于细精小管，促进其分泌抑制素和产生精子，而 LH 作用于睾丸间质 Leydig 细胞使其产生睾酮（图 12.1）。

睾酮：由位于睾丸生精小管旁的睾丸间质细胞又称 **Leydig 细胞**分泌。睾酮促进男性生殖系统发育和男性第二性征。类固醇生成受到环磷酸腺苷（cAMP）- 蛋白激酶 C 激活的刺激，该机制将胆固醇转化为孕烯醇酮。在产生睾酮之前，生物合成途径中会进一步产生中间物质（脱氢表雄酮和雄烯二酮）。在血液中，60% 的睾酮与性激素结合球蛋白（SHBG）结合，38% 与白蛋白结合，2% 是游离的。在雄性激素作用的靶组织中，睾酮被细胞内的 5α 还原酶转化为活性更高的雄性激素双氢睾酮（DHT）（详见第 16 章）（图 16.7）。

精子发生：支持细胞排列于生精小管中，其周围为不同阶段的生殖细胞（精原细胞）和为生殖细胞提供营养、刺激因子及分泌雄激素结合因子和抑制素（图 12.2）。原始生殖细胞即精原细胞经过有丝分裂变为初级精母细胞，初级精母细胞经过第一次减数分裂产生次级精母细胞（46 条染色体），然后进行第二次减数分裂生成精子细胞（23 条染色体），最后经过形态发生变化形成精子，这个过程历时 72 天。没有活性

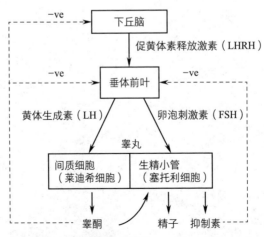

图 12.1　下丘脑 - 垂体 - 睾丸轴

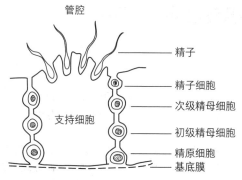

图 12.2 睾丸输精管中精子发生过程

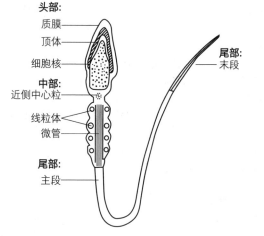

图 12.3 精子

的精子通过生精小管进入附睾,贮存并发育成熟(直到射精)。未排出的精子通过吞噬作用重新吸收。

　　成熟精子包括头部、中间部分和尾部(图 12.3)。头部由一个被顶体帽覆盖的细胞核组成,顶体帽上有含多种水解酶的囊泡。中间部分含有线粒体和线粒体鞘,并最终移行为尾部的轴丝。精子在宫颈口处聚积后,会穿过宫颈黏液到达输卵管内的受精部位,在此期间,精子会经历功能成熟(获能)。在顶体酶的作用下,精子穿过放射冠,并与透明带上精子受体糖蛋白分子 ZP3 相互作用,使精子释放顶体酶,穿过透明带进入卵周隙,最终精卵融合完成受精过程。

　　值得注意的是,总射精 / 精液量中精囊占 2ml,前列腺占 0.5ml,尿道球腺又称 Cowper 腺占 0.1ml。

男性不育症的病因与评估

不育症的定义

至少 12 个月的无保护性交后受孕失败,称为不育症。健康夫妇受孕的概率一个月为 20%~25%,半年为 75%,一年为 90%。

流行病学

导致不育的原因有 50% 是男方的因素。据估计,约 14%~25% 的夫妇可能在其生育期受到某些因素的影响,从而导致不育。导致不育的原因可以是原发性(从未受孕)或继发性(既往成功受孕后发生不育)。

病理生理学

导致正常卵子受精失败的原因有:精子发育方面的缺陷、功能低下或数量不足;附睾功能异常导致的精子成熟运输障碍或导致细胞死亡;还可能有以下异常:

- 形态学——**畸形精子症**(<4% 正常形态精子)。
- 活动率——**弱精子症**(<40% 活动精子)。
- 数量低下——**少精子症**($<15 \times 10^6$/ml)。
- 包含以上三种异常——**少弱畸形精子症**(OAT)或 OAT 综合征。
- 精子缺乏——**无精子症**。

男性不育症的预后因素

- 原发性和继发性不育症。
- 精液分析参数。
- 不育持续时间。
- 女性伴侣年龄和生育状况(女性生育能力在 35 岁后显著降低)。

男性不育症病因学

- **特发性**(30%)。
- **精索静脉曲张**(现在占约 40%)。
- **睾丸未降**。
- **精子功能异常**:免疫性不育(抗精子抗体);头部或尾部的缺陷;Kartagener 综合征(纤毛不活动);纤毛运动障碍综合征。
- **勃起功能障碍**。
- **射精问题**:逆行射精导致无射精或低射精量。
- **睾丸损伤**:睾丸扭转;外伤;接受过放射治疗。
- **内分泌失调**:Kallmann 综合征(单纯的促性腺激素缺乏导致性腺功能减退);Prader-Willi 综合征(PWS)又称低肌张力 - 低智力 - 性腺发育低下 - 肥胖综合征(性腺功能减退、身材矮小、食欲过剩和肥胖);垂体腺瘤或感染。

- **激素过量**:催乳素分泌过量(垂体瘤);雄激素分泌过量(肾上腺瘤、先天性肾上腺异常增生、合成代谢类固醇);雌激素分泌过量。
- **遗传性疾病**:Klinefelter 综合征(47,XXY)伴无精子症、卵泡刺激素/黄体生成素升高,睾酮水平降低;Klinefelter 镶嵌型(46,XY/47,XXY);染色体 XX 男性和 XYY 综合征。
  - Y 染色体上的无精子症基因(*AZF*)的缺失与精子发生异常有关,该异常基因可遗传给男性后代。AZFa 区的微缺失与纯睾丸支持细胞综合征(Sertoli-cell-only syndrome)有关;AZFb 区的微缺失与精子成熟停滞有关;AZFc 区的微缺失与无精子症或严重少精子症有关。
  - 囊性纤维化(CF)是一种常染色体隐性遗传疾病,由 7p 染色体上的囊性纤维化跨膜传导调节因子(*CFTR*)异常引起。*CFTR* 基因突变与先天性双侧输精管缺如(CBAVD)有关,导致梗阻性无精子症。该基因突变患者的女性伴侣也应该接受 *CFTR* 基因突变的检测,如果她也是携带者,夫妻双方应该接受产前遗传咨询,以评估其孩子患 CF 或 CBAVD 的风险。
- **男性生殖道梗阻**:先天性输精管缺如;精囊发育不全或中肾管即沃尔夫管畸形;附睾梗阻或感染;米勒管前列腺囊肿;腹股沟或盆腔手术导致的男性生殖道梗阻。
- **系统性疾病**:肾衰竭、肝硬化和囊性纤维化。
- **药物**:化学治疗、类固醇、抗雄激素、酒精、精神类药物(大麻类)、柳氮磺胺吡啶和吸烟。
- **环境因素**:杀虫剂、重金属和热水浴。
- **感染**:生殖道感染占 10%~20%。**沙眼衣原体**可附着在精子表面或感染精子;**解脲支原体**可降低精子活力;HIV 感染、既往前列腺炎和双侧附睾炎可降低精液质量;青春期后双侧流行性腮腺炎性睾丸炎也可导致生育能力下降。
- **恶性肿瘤**:睾丸肿瘤、淋巴瘤、白血病(及前述三种疾病的辅助治疗)。
- **先天性**:无睾症。

病史

- **性生活和生殖因素**:发病时长、性交频率和时机、阴道润滑剂的使用(对精子功能有不利影响)、先前成功受孕的次数、先前的节育措施和勃起或射精功能障碍。
- **伴侣病史**:年龄、孕育史、先前的生育力检查和用药史。
- **发育**:进入青春期的年龄、睾丸未降病史和男性乳腺发育。
- **医疗和手术因素**:对危险因素的细节评估——近期发热性疾病;青春期后腮腺炎性睾丸炎;精索静脉曲张;睾丸扭转、睾丸固定术、外伤或肿瘤;性传播疾病;尿路感染;泌尿生殖系统和盆腔手术;放射治疗;

呼吸系统疾病导致纤毛的功能异常;糖尿病。

● **药物和环境**:化学治疗史、接触损害精子生成或损害勃起功能的物质、饮酒、吸烟嗜好和热水浴。

● **家族史**:性腺功能减退、隐睾和父母有不育史。

检查

要对全身各系统全面检查,注意患者的全身整体表现(第二性征发育的体征;性腺功能减退的体征;男性乳腺发育)。**泌尿生殖系统检查**应包括阴茎的检查(包茎、尿道下裂和阴茎下弯畸形);是否存在睾丸,其检查包括硬度、压痛,并用 Prader 睾丸测量模型检查睾丸的体积(一般 >20ml,因人种不同而异);附睾触诊(压痛、水肿 / 肿胀和结节);精索检查(输精管存在与否、结节和精索静脉曲张);直肠指检前列腺。

值得注意的是,患者的女性伴侣也应接受妇科医生全面检查和评估,或以单独会诊形式或联合门诊形式。

男性不育症的检查

基础检查

● **精液分析**：在禁欲 2~7 天后采集精液，两次采样应至少间隔 4 周。避免使用润滑剂或其他杀精剂。样本收集于无菌容器。并在 1 小时内送至实验室（理想状态用衬衫或裤子口袋保持样本温暖）。射精量、液化时间和 pH 等详见表 12.1。将样本在 3 000g 下离心 15 分钟以产生沉淀，然后通过 200 倍放大的相差光学显微镜对其进行显微镜检查。然后可以对沉淀进行染色并重新检查。通过显微镜检技术测定精子浓度、总数，形态和活力（表 12.2）。现在临床实践中并不常用混合凝集反应（MAR）检测抗精子抗体（适用于可能与免疫性不孕症相关的弱精子症）。白细胞的存在（精液中 >1 × 10⁶/ml）提示感染，需要进行细菌培养。低或无射精量的原因包括：输精管或精囊缺失，或发育不全；射精管阻塞；性腺功能减退或逆行射精。如果精液分析在两次或两次以上检查中出现异常，建议进行进一步的男性生殖功能检查。

表 12.1　世界卫生组织（WHO）精液分析参考值

精液分析参数	参考值（95%CI）
精液体积	>1.5ml（1.4~1.7）
pH	≥7.2（正常范围 7.9~8.1）
精子总量	每次射精 >39 × 10⁶（33~46）
精子浓度	15 × 10⁶（12~16）/ml
精子活力	向前 + 不向前运动精子 >40%（38~40） 前进运动精子 >32%（31~34） 前向精子运动 >2 级
精子形态	>4% 正常形态（3~4）
存活率	>58% 活精子（55~63）
液化时间	5~25 分钟
白细胞	<1 × 10⁶
MAR 实验（检测抗精子抗体）	有结合颗粒的活动精子 <50%
锌	≥2.4μmol/ 单次射精
精子果糖含量	≥13μmol/ 单次射精

译注：原版引用的 WHO 网址已失效，可参阅信息来源原始文献 Cooper TG, Noonan E, Eckardstein S, et al.World Health Organization reference values for human semen characteristics.*Hum Reprod Update*.2010;16（3）:231-45.doi: 10.1093/humupd/dmp048.Epub 2009 Nov 24.

表 12.2　精子运动分级

分级	精子活力分类
0	没有活力
1	活动迟缓,没有向前运动
2	活动较慢,迂曲向前运动
3	中等速度直线运动
4	高速直线运动

表 12.3　根据激素检测结果的临床诊断

FSH	LH	睾酮	诊断
上升	正常	正常	生精小管(精子发生缺陷)
正常	正常	正常	正常或双侧生殖道梗阻
下降	上升	正常 / 下降	原发性性腺功能低下(睾丸功能衰竭)
下降	下降	下降	继发性性腺功能低下(由于垂体或下丘脑水平缺陷引起低促性腺素性功能减退症)

FSH,卵泡刺激激素;LH,黄体生成素。

● **激素水平检测**:血清卵泡刺激激素(FSH)、黄体生成素(LH)和睾酮(表 12.3)。如单纯的睾酮水平降低,建议检测清晨和游离睾酮水平。如果 LH 和 FSH 或睾酮水平异常,应检查催乳素,催乳素水平升高与性功能障碍、不育和垂体疾病有关。

特殊检查

精子数 <1 000 万 /ml 的男性应进行选择性基因检测(如染色体核型分析、Y 染色体缺失):

● 染色体核型分析:5%~10% 的无精子症患者患有 Klinefelter 综合征(47,XXY)。

● Y 染色体(AZF)微缺失分析:

• AZFa:微缺失提示无精子产生(纯睾丸支持细胞综合征)。

• AZFb:与精子成熟停滞有关(精子发生停止)。

• AZFc:与严重少精子症有关。

如果患者携带 AZFa 或 AZFb 微缺失基因,无论是射精还是睾丸活检都不能发现精子,这在考虑通过精液收集进行体外受精治疗时有一定的意义。在 AZFc 微缺失的男性中,精子的检出率约为 50%;然而,其男性后代也可能不育。

● **性高潮后尿液分析**:检出超过 10~15 个精子即可诊断逆行射精。

● **抗精子抗体**:与睾丸损伤、扭转、手术、感染和生殖道梗阻相关,也可见于输精管结扎术。与低妊娠率相关。不是常规检查;有些学者建议对不明原因的不育夫妇进行此项检查。

影像学检查

- **阴囊超声检查:** 用于评估睾丸、附睾和输精管异常的程度,并用来确诊是否存在精索静脉曲张。
- **经直肠超声检查:** 用于检查射精量少的原因,如精囊梗阻(>1.5cm 宽)或缺如、射精管梗阻(>2.3mm)。
- **腹部超声检查:** 是否存在单侧或双侧输精管缺失,这通常和肾发育异常相关。
- **输精管造影:** 在阴囊水平穿刺入输精管,并注射对比剂。正常结果显示对比剂沿着输精管、精囊和射精管进入膀胱,可排除梗阻。
- **静脉造影:** 用于诊断并引导精索静脉栓塞治疗。

睾丸活检

适用于无精子症患者,用来鉴别原发性和梗阻性无精子症。可同时通过取精术进行[睾丸探查和精子提取术(TESE)],用于单精子卵细胞质内注射(ICSI)治疗,或直接用或后期再用(进行冷冻和保存)。精子发生的程度可以用 Johnsen 评分进行组织学评分[1]。Johnsen 评分范围从 1(样本中既没有生殖细胞也没有支持细胞)到 10(完全精子发生,许多成熟精子)。只有存在成熟的精子(评分≥8 分)才能进行生育治疗。值得注意的是,从男性不育睾丸中提取的精子存在很高的染色体和遗传异常的风险,这些异常可以遗传给其后代。

参考文献

1　Johnsen S (1970). Testicular biopsy score count—a method for registration of spermatogenesis in human testes. Normal values and results in 335 hypogonadal males. *Hormones* **1**:2–25.

少精子症

少精子症(oligozoospermia)的定义为每次射精精子浓度 <15 × 10^6/ml。大约 25% 的不育症患者存在少精子症。

病因

(详见前面小节男性不育症的病因与评估)

- 特发性。
- 精索静脉曲张。
- 雄激素缺乏 / 性腺功能减退。
- 其他:娱乐性毒品;药物(抗雄激素、合成代谢类固醇);吸烟;酒精;睾丸损伤、感染和下降不良;Y 染色体上的遗传缺陷;染色体异常(Klinefelter 综合征);肿瘤。

伴随症状

多伴有精子形态畸形和活力异常。若伴随症状同时出现,称为少弱畸形精子(OAT)或 OAT 综合征。OAT 综合征的常见病因包括精索静脉曲张、未下降睾丸、特发性、药物和毒素暴露和热性疾病。少精子症还可增加 DNA 碎片化的风险,导致自然受孕率降低和增加妊娠流产的风险。

进一步检查

- **激素检查:**当精子数量 <(5~10) × 10^6/ml 时,需要进行相关激素检查(包括卵泡刺激素和睾酮)。严重的少精子症(<1 × 10^6/ml)与输精管障碍、睾丸软小和卵泡刺激素升高有关。还应检测催乳素水平,特别是在睾酮水平低的情况下,因为高催乳素血症会对精子发生产生不利影响。
- **基因分析:**精子计数 <10 × 10^6/ml 时,需进行基因分析。
- **阴囊超声检查:**诊断精索静脉曲张。

治疗

改善不良的生活习惯和避免接触有害因素。矫正潜在的病因治疗(如精索静脉曲张手术或精索静脉曲张栓塞术,可提高睾酮水平、精子量和精子参数)。特发性的患者需要经验性药物治疗(氯米芬)。只有有限的证据提示也许抗氧化剂是有益的。如果这些措施失败,配偶需要应用辅助生殖技术。

预后

因少精子引起不育的患者中,2 年随访的累积妊娠率约为 27%。

无精子症

无精子症（azoospermia）的定义为射出精液中没有精子。不育症患者中大约 10% 存在无精。

病因

梗阻性无精子症（OA）

- **附睾梗阻**：最常见的原因。可能是特发性的，或由感染（如衣原体、淋球菌）、手术史或发育不全引起。
- **输精管发育不全**：先天性双侧输精管缺如（CBAVD）表现为射精量低和无法触及输精管。
- **输精管梗阻**：手术史或输精管切除术后。
- **射精管梗阻**：在可见输精管的情况下，出现低射精量（<1.5ml）、精液呈酸性（pH<7.0）、低或无果糖且精囊扩张。病因可能是感染史、手术史、或先天性、或前列腺米勒管囊肿。
- **睾丸内梗阻**：占梗阻性无精子症的 15%，表现为睾丸大小正常，卵泡刺激素 / 黄体生成素正常，附睾充盈。睾丸内梗阻可以是先天性的，或者继发于创伤或感染 / 炎症。
- **输精管远端梗阻**：功能性梗阻可能与神经性疾病或使用抗抑郁药物有关。

非梗阻性无精子症（NOA）

- **激素异常**：促性腺激素水平降低（Kallmann 综合征、垂体瘤）。
- **精子发生异常**：最常见的原因是特发性（60% 的非梗阻性无精子症）。另一些继发于睾丸扭转或外伤、病毒性睾丸炎、染色体异常（Klinefelter 综合征）或睾丸衰竭（见于卵泡刺激素 / 黄体生成素升高和存在双侧输精管）。

检查

- **激素检测**：卵泡刺激素升高提示非梗阻性原因（即与抑制素下降相关的 FSH 升高导致精子发生减少）。正常的卵泡刺激素和正常的睾丸，提示梗阻性的原因可能性非常大。
- **精液分析**：精液的量和 pH 可以指示潜在的病理原因。精囊液是碱性的，因此精囊液的缺失（由于梗阻）将导致射精的精液 pH 降低呈酸性和精液量减小，而前列腺液是酸性的，因此前列腺液缺乏将导致 pH 升高。
- **遗传检测 / 染色体分析**：精子数目的减少通常与染色体异常有关。当患者出现无精子症、睾丸软小症、男性乳房发育、卵泡刺激素 / 黄体生成素水平升高、睾酮水平下降时，染色体核型分析（karyotyping）用于鉴别 Klinefelter 综合征。还应评估 Y 染色体（*AZF*）微缺失。单侧或双侧不能触及输精管的患者,需进行囊性纤维化基因分析,女性伴侣也需要进行以确定是否带有相同的突变基因。

- **经直肠超声检查**:检查输精管缺如或梗阻,以及射精管梗阻。当患者有输精管缺陷时,排除囊性纤维化疾病。
- **肾脏泌尿道超声检查**:双侧输精管缺如或发育不全与单侧肾发育不全有关。
- **输精管造影**:评估输精管梗阻。
- **睾丸活检**:用于临床上病因不明的梗阻性和非梗阻性患者检查。可同时提取精子,以备后续治疗之用。

治疗

梗阻性无精子症

- **双侧输精管缺如或发育不全**:与 *CFTR* 基因突变有关。大多数患者不适合重建手术,因为这些患者存在从附睾中部到精囊的精子运输缺陷,因此需要辅助生殖技术如显微外科附睾精子抽吸术(MESA)。其他选择包括经皮附睾穿刺取精(PESA)和睾丸精子提取术(TESE)。
- **睾丸正常患者梗阻的原因**:如果发现单独的附睾梗阻,可进行输精管附睾吻合术。如果先前有输精管结扎史,可以进行显微外科输精管输精管吻合术,效果良好。目前通行的做法是同时进行睾丸精子提取术(以便获取精子和保存),特别是输精管结扎术后间隔时间较长,以及女性伴侣年龄较大(>35 岁)的患者。如果无法行重建手术,可能需要单独进行睾丸精子提取术。
- **射精管梗阻**:行经尿道射精管切开术;去顶或切开任何梗阻性囊肿。其他方法包括使用 MESA 或 TESE。
- **睾丸内梗阻**:需要进行 TESE。

非梗阻性无精子症

- **原发性睾丸衰竭伴睾丸萎缩**:进行显微外科睾丸精子提取术,同时进行单精子卵细胞质内注射和体外受精。如果失败,考虑取精子库捐献者精子进行人工授精。
- **原发性睾丸功能衰竭伴正常睾丸**:进行睾丸精子提取术,同时进行单精子卵细胞质内注射和体外受精,或取精子库精子进行人工授精。

在非梗阻性无精子症中通过 TESE 成功获得精子的概率约为 50%。

预后

射精获得的精子进行单精子卵细胞质内注射的结果比通过睾丸精子提取术得到的精子更好,OA 患者通过睾丸精子提取术获得的精子进行单精子卵细胞质内注射的结果比 NOA 患者效果好。OA 的受精卵成活率高。成功提取到精子的 NOA 患者的受精卵成活率和妊娠率约为 30%~50%。

精索静脉曲张

定义

精索内蔓状静脉丛中静脉血管的曲张。分级详见表 12.4。

流行病学

普通男性人群中精索静脉曲张的患病率为 15%，在原发性男性不育中占 20%~40%，在继发性不育中为 45%~80%。青春期前罕见，见于约 10% 的青少年。双侧或单侧（90% 为左侧）发病。

病因

精索内静脉瓣膜功能不全导致血流逆行，进一步引起静脉扩张及精索蔓状静脉丛曲张。左侧精索内静脉（睾丸）呈直角进入左肾静脉，其压力高于右侧，右生殖静脉在较低水平斜行进入下腔静脉。因此，左侧更容易发生精索静脉曲张。大多数是特发性的；很少是由潜在的肾脏疾病或腹膜后恶性肿瘤引起。

病理生理学

睾丸静脉是通过睾丸动脉周围呈网状的蔓状静脉丛进行回流。这种机制通常产生一种逆流热交换机制，使得动脉血到达睾丸时温度降低。精索静脉曲张会对这一机制产生不利影响，导致阴囊温度升高，进而影响精子发生（随时间延长，睾丸体积可能会变小）。

临床表现

尽管重度精索静脉曲可能导致阴囊疼痛或坠感，大多数患者是无症状的。取坐位和立位检查，并要求患者进行 Valsalva 动作（阴囊下垂），精索静脉曲张表现为睾丸上方一团扩张和曲张的静脉（可描述为像一袋"蠕虫"），在仰卧时减轻。同时检查是否存在睾丸萎缩。

及时评估和检查是否存在单发的右侧精索静脉曲张、近期出现的症状性精索静脉曲张，以及患者躺下时仍然明显的精索静脉曲张，以排除肾癌或其他腹膜后肿块压迫引起的下腔静脉阻塞。

表 12.4　精索静脉曲张的分级

分级	体积	定义
0	触不到	仅可通过超声观察到
1	较小	只能在吸气末可触及
2	中度	站位可触及
3	较大	透过阴囊皮肤可见

检查

- **阴囊多普勒超声检查**：诊断性检查（患者仰卧时静脉直径 > 3.5mm），可评估睾丸健康状况。
- **静脉造影术**：是金标准，但一般用于考虑行栓塞术或治疗后复发的精索静脉曲张患者。
- **精液分析**：精索静脉曲张与精子数量低或无精子、精子活力降低和形态异常有关，可单独或合并存在（称为 OAT 综合征）。精索静脉曲张程度越重，精子计数越低。
- **尿路超声检查**：当患者只有一侧精索静脉、右侧精索静脉曲张或可疑的急性发作的症状性精索静脉曲张，平躺不能减轻时进行尿路超声检查。

精索静脉曲张手术适应证

- **青少年**：疼痛、双侧较重的精索静脉曲张、孤立性睾丸患者出现精索静脉曲张，睾丸体积小 / 睾丸生长持续延迟 >20%（与未受影响的一侧相比）和因为精子质量受损。
- **成人**：有症状的精索静脉曲张和出现疼痛。

为低生育力者提高精液质量实施此手术[1]，一些研究显示精索静脉曲张手术提高妊娠率[1]。在美国，对于精液分析异常并伴有明显精索静脉曲张的患者，推荐进行精索静脉曲张手术[2]。欧洲泌尿外科学会建议临床型精索静脉曲张、少精子症和其他原因不明的不育男性患者进行精索静脉曲张手术。精索静脉曲张可能增加精子 DNA 损伤 / 断裂的风险[3]。精子 DNA 的完整性对于正常受精和胚胎生长非常重要。因此，包括进行人工生殖辅助技术的患者，精索静脉曲张手术可能提高怀孕成功率[4]。

然而，这在英国仍然存在争议，循证医学没有发现精索静脉曲张手术对怀孕率有显著提升[5]。美国国立卫生研究院不建议因不育原因而常规进行精索静脉曲张手术。患者在治疗前，应充分知情同意精索静脉曲张手术治疗不育症的局限性。

治疗

栓塞术

这是一线治疗方案。作为一种介入性放射学技术，通过股静脉进入精索静脉进行静脉造影和栓塞术（用线圈或其他硬化剂），成功率 > 90%。

精索静脉结扎术

- **显微镜精索静脉曲张结扎术 ± 多普勒超声引导**：手术成功率最高和并发症最少。经腹股沟下入路暴露精索，显微镜下分离静脉并结扎。睾丸动脉损伤的风险为 1%~2%。
- **腹股沟下入路**：通过外环口下方的小斜切口暴露需结扎静脉进行结扎。

- **腹股沟入路**：切开腹股沟管，暴露精索，在内环口结扎精索内静脉。
- **腹膜后高位入路**：取髂前上棘附近切开，逐层分离肌肉，在较高水平结扎精索内静脉。
- **腹腔镜**：在腹膜后高位结扎精索内静脉。

手术并发症

精索静脉曲张复发；形成鞘膜积液；睾丸萎缩，血肿；髂腹股沟神经损伤和伤口感染。

手术结果

手术总成功率为95%。对于因不育而进行手术的男性，术后3个月应复查精液分析。精索静脉曲张手术后精液参数可提高50%。总体来说，70%的男性精液参数有所改善。少精的患者手术获益最多；临床精索静脉曲张明显的患者效果最好。

因为生育原因进行精索静脉曲张手术时，检查患者配偶的年龄。如果配偶年龄较大，且精索静脉曲张明显（3级），建议患者直接进行体外受精。

参考文献

1 Abdel-Meguid TA, Al-Sayyad A, Tayib A, et al. (2011). Does varicocele repair improve male infertility? An evidence-based perspective from a randomized, controlled trial. *Eur Urol* **59**:455–61.

2 American Urological Association and the American Society for Reproductive Medicine (2001). *Report on varicocele and infertility*. Available from: ℘ https://www.auanet.org/guidelines/archived-documents.

3 Wang YJ, Zhang RQ, Lin YJ, et al. (2012). Relationship between varicocele and sperm DNA damage and the effect of varicocele repair: a meta-analysis. *Reprod Biomed Online* **25**:307–14.

4 Esteves SC, Roque M, Agarwal A (2016). Outcome of assisted reproductive technology in men with treated and untreated varicocele: systematic review and meta-analysis. *Asian J Androl* **18**:254–8.

5 Kroese AC, de Lange NM, Collins J, et al. (2012). Surgery or embolization for varicoceles in subfertile men. *Cochrane Database Syst Rev* **10**:CD000479.

男性不育症的治疗措施

常规治疗

目的是鉴别和治疗不育的可逆病因并提高精液质量。推荐关于改变生活方式因素的建议(即减少饮酒,避免热水浴)并评估药物。

药物治疗

抗生素

精液、尿液或尿道细菌培养阳性的患者需要合理的抗生素治疗。

激素

● **继发性性腺功能减退**(垂体功能完好):可使用人绒毛膜促性腺激素(hCG),能够刺激睾酮增加和睾丸增大。如果患者在治疗 6 个月后,无精子症未见好转,加用卵泡刺激素(人重组卵泡刺激素)或人类绝经期促性腺激素(HMG)。可通过微型泵进行皮下脉冲式注射促黄体素释放激素(LHRH),用于治疗下丘脑原因(Kallman 综合征)引起的继发性性腺功能减退症。

● **高催乳素血症:**使用多巴胺激动剂治疗,并进行磁共振检查以排除垂体瘤。

● **抗雌激素**(每天枸橼酸氯米芬 25mg):属于经验性用药,用于促进黄体生成素释放激素分泌,黄体生成素释放激素可刺激内源性促性腺激素分泌。选择性用于特发性少精子症和 OAT 综合征。

抗氧化剂

维生素 E 可改善精子功能和体外受精成功率;锌和叶酸有助于提高精子浓度。

勃起和射精功能障碍

勃起功能障碍可用传统方式治疗(口服药物、尿道给药、海绵体内给药、真空装置或植入假体手术)。射精功能障碍可用拟交感神经药物(地昔帕明)或电射精法或震动射精(用于脊髓损伤),通过电刺激诱导射精。电刺激通过直肠探针传递到支配前列腺和精囊的节后交感神经纤维。

手术治疗概述

● **附睾梗阻:**可在附睾管和输精管之间进行显微外科吻合术。

● **输精管梗阻:**对于输精管结扎术后的再通治疗,可通过输精管末端显微外科再吻合术。在输精管结扎术后的前 8 年,找到活精子的成功率最高(80%~90%),总受孕率为 ~50%。

● **射精管梗阻:**进行经尿道射精管切开术(TURED)。

● **双侧输精管完全缺如:**进行显微外科附睾精子抽吸术或睾丸精子提取术。

表 12.5　辅助生殖技术一览

技术	缩写	适应证
经皮附睾精子抽吸术	PESA	附睾梗阻;勃起功能障碍
显微外科附睾精子抽吸术	MESA	附睾梗阻
睾丸探查和精子抽吸术	TESA	非梗阻性无精子症;睾丸衰竭;脊髓损伤;勃起功能障碍;(也可用于梗阻性无精子症)
睾丸探查和精子提取术	TESE	非梗阻性无精子症;睾丸衰竭;OAT 综合征;脊髓损伤;(也可用于梗阻性无精子症)
显微外科睾丸精子提取术	Micro-TESE (金标准)	非梗阻性无精子症;睾丸衰竭;OAT 综合征;脊髓损伤;(也可用于梗阻性无精子症)

OAT,少弱畸形精子症。

● **精索静脉曲张:** 对临床型(可触及)精索静脉曲张和精液分析异常(少精子症)的患者进行手术。栓塞术是一线治疗方法,精索静脉曲张的腹股沟下入路显微镜手术是最佳的开放性手术方法。

辅助生殖技术

精子提取

(详见表 12.5)

通过经皮附睾精子抽吸术或显微外科附睾精子抽吸术直接从附睾取出精子。如果这些方法失败,可以尝试常规活检或显微外科技术,或睾丸精子抽吸术(TESA)进行 TESE。取出后精子冷冻保存,以备后续治疗使用。随后,通过稀释和离心的方法将精子从精液里分离出来,并使用 Percoll 梯度技术进一步选择正常且有活力的精子。在 AZFa 和 AZFb 微缺失的男性中,禁忌提取精子,因为成功获取正常精子的可能性极低。

精液冷冻保存

在冷冻保存之前,精液需进行检疫,所有提取精子的男性都必须接受 HIV 病毒、乙肝病毒和丙肝病毒的检测。如果呈阳性,精液可以通过清洗技术,且应单独储存。对无配偶的捐赠者精液应进行额外的检疫(包括基因检测、梅毒和**沙眼衣原体**)。精液样本被浸在液氮中冷冻储存(零下 196℃),冷冻保存不可避免地会导致精液质量下降,尤其是受到冷冻和解冻过程的影响。但总体来说,受孕成功率与新鲜精液的单精子卵细胞质内注射的受孕成功率相当。

低温保存适应证

● 在精液提取(即 TESE)之后,以备后续治疗使用。

- 可在睾丸活检时应用,用于不育症的诊断。
- 在接受癌症化学治疗或放射治疗前(根治性睾丸切除术前)。
- 可能降低精液质量的医疗操作。
- 电刺激射精后精液收集(脊髓损伤的患者;心理性不射精)。

辅助受孕

- **宫腔内人工授精(IUI):** 在卵巢刺激后,将精子直接置于子宫内。
- **人工体外受精:** 用促性腺激素控制对卵巢的刺激,使之产生卵母细胞,然后经阴道穿刺取卵母细胞。卵母细胞和精子被置于 Petri 培养皿中进行受精。胚胎孵化培养 2~3 天,然后转移到子宫腔。每周期受孕率为 20%~30%。
- 配子输卵管内移植(GIFT):将卵母细胞和精子混合,并通过腹腔镜置于输卵管内。配子输卵管内移植可有不同形式,包括合子输卵管内移植(ZIFT)和胚胎输卵管内移植(TET)。

单精子卵细胞质内注射(ICSI):单个精子直接注入卵母细胞的细胞质(通过透明带),优点是只需很少的精子。ICSI 与体外受精联合应用临床妊娠率为 28%~40%。TESE、TESA 和 PESA 联合 ICSI(对梗阻性无精子症患者效果更好)可获得良好的疗效,大多数报告认为新鲜精子和冷冻精子的成功率相似,但通过 ICSI 受孕的后代发生性染色体异常的风险比自然受孕高 3 倍。

男性避孕:输精管结扎和输精管再通术

输精管结扎术

通过双侧输精管结扎术,可以达到"永久"避孕的目的(详见第 17 章)。最常在局部麻醉进行。无手术刀(或 Li)技术的风险最低。切除 1~2cm 长的输精管并堵塞管腔;最有效的方法是用电刀电凝切断的输精管,并将筋膜缝合于输精管断端之间。另一种封闭输精管的方法是缝合结扎输精管断端或折叠输精管断端然后打结。

咨询与建议

- 通常输精管结扎术是不可逆转的。
- 在获得连续两次阴性精液分析样本前,需要使用替代性避孕方法。

知情同意和存在风险

- 出血。
- 感染(伤口;附睾炎)。
- 疼痛(可能是慢性的)。
- 早期失败(由于再通),风险约为 1/200。
- 晚期失败,怀孕的风险约为 1/2 000。
- 精子肉芽肿。

精子清除

输精管结扎术后 16 周进行精液分析(最好在患者射精 24 次后)进行,第二次精液分析应在术后 20 周左右进行[1]。当两次检查都证实没有活动精子时患者已经完成精子清除(患者即可停用其他替代性避孕方式);理想情况下,应该有两次样本无精子存在。

特殊精子清除

如果输精管结扎术后发现有活动精子,通常说明手术失败。特殊精子清除指如果输精管结扎术后至少 7 个月的精液样本中无运动精子 <10 000/ml,则表明输精管结扎术达到节育的安全要求。

输精管复通术(输精管 - 输精管吻合术)

使用显微外科技术分离并切除输精管阻塞处,以确保其健康和通畅,然后使用非常精细的不吸收缝合线分层再吻合以实现吻合。吻合术后最长可能需要 18 个月,才能在精液中达到最大精子数量。吻合术成功的关键在于输精管结扎术后的时间,持续时间越长,再通和受孕率就越差(表 12.6)[2]。同时需要考虑女性伴侣的年龄,对于年龄 <35 岁的女性,输精管复通术是受孕的最佳选择,而不是直接行内单精子卵细胞质内注射。

表 12.6　不同时间输精管结扎术后的再通率和妊娠率

结扎术后时间	再通率	妊娠率
<3 年	97%	76%
3~8 年	88%	53%
9~14 年	79%	44%
>15 年	71%	30%

数据来源于 Belker AM，Thomas AJ Jr，Fuchs EF，et al.Results of 1,469 microsurgical vasectomy reversals by the Vasovasostomy Study Group.*J Urol* 1991；145：505-11.

参考文献

1　Hancock P, McLaughlin E (2002). British Andrology Society guidelines for the assessment of post vasectomy semen samples. *J Clin Pathol* **55**:812–16.

2　Belker AM, Thomas AJ Jr, Fuchs EF, *et al.* (1991). Results of 1,469 microsurgical vasectomy reversals by the Vasovasostomy Study Group. *J Urol* **145**:505–11.

（赵科元 译　顾朝辉 校）

第13章

性健康

勃起和射精的生理学

神经支配

自主神经

交感神经从 T_{11}~L_2 发出,副交感神经从 S_2~S_4 发出,汇合形成盆神经丛。阴茎海绵体神经是盆丛神经的分支(副交感神经),支配阴茎。副交感神经兴奋引起勃起,交感神经活动引起射精、抑制勃起和消退(失去勃起)。

躯体神经

本体感觉(传入神经)的信号通过阴茎背神经和阴部神经,进入脊髓的 S_2~S_4。Onuf 神经核团(S_2~S_4 节段)是传出的躯体神经中枢(即躯体运动神经),支配阴茎的坐骨海绵体肌和球海绵体肌。

神经中枢

视前内侧区(MPOA)和室旁核(paraventricular nucleus, PVN)是性功能和阴茎勃起的重要神经中枢。

勃起的机制

来源于由视听和触觉刺激形成的大脑神经内分泌信号,激活脊髓勃起中枢(T_{11}~L_2 和 S_2~S_4)的自主神经核。这些信号通过海绵体神经传递到达海绵体的勃起组织,激活静脉闭塞机制(表 13.1)。触发这一机制会增加进入阴茎海绵窦腔内的动脉血流(继发于动脉和小动脉的扩张),舒张海绵体平滑肌,开放血管管腔。其结果是海绵窦腔扩张,白膜紧张,使白膜下静脉丛受压,静脉流出减少。白膜伸展到最大程度,起到了压迫静脉血管的作用,这些血管存在于白膜内环层和外纵层之间,如此更进一步减少了静脉血回流。海绵窦内压升高和坐骨海绵体肌收缩产生了坚硬的勃起状态。随后达到性高潮和射精,血管收缩[由于交感兴奋性增强,内皮素、前列腺素 F_2(PGF_2)和环磷酸鸟苷(cGMP)

表 13.1　勃起过程的分期

阶段	名称	描述
0	疲软期	海绵体平滑肌收缩;海绵窦排空;最小动脉流
1	充盈前期	阴部动脉流量增加;阴茎伸长
2	充盈期	血窦内压力升高形成勃起
3	充分勃起期	海绵体的压力造成阴茎完全勃起
4	强直勃起期	压力进一步增加 + 坐骨海绵体肌收缩
5	消退期(起始期、缓慢期和快速期)	射精后,交感神经继续兴奋;平滑肌收缩,血管收缩;动脉血流减少;血液从血窦腔排出

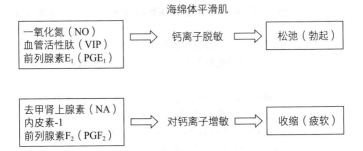

图 13.1 影响海绵体平滑肌的因素

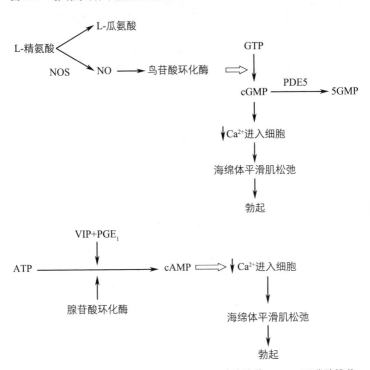

图 13.2 勃起过程的二级信号途径。ATP,三磷酸腺苷;cAMP,环磷酸腺苷;cGMP,环磷酸鸟苷;GTP,三磷酸鸟苷;NO,一氧化氮;NOS,一氧化氮合酶;PDE5,磷酸二酯酶 V 型;PGE$_1$,前列腺素 E$_1$(prostaglandin E1,);VIP,血管活性肠多肽

下降],进入消退状态。从交感神经末梢释放的去甲肾上腺素作用于平滑肌细胞 α1 肾上腺素受体,导致细胞内钙离子的增加,有助于维持阴茎的疲软(图 13.1 和 13.2)。

三种主要勃起类型:

- 夜间（或生理）勃起与快速眼动睡眠有关，男性通常每晚勃起4~5 次。
- 与直接触觉刺激有关的反射性勃起。
- 心理性勃起与唤起视听刺激有关，在年轻男性中更容易被唤起。

射精

对阴茎头的触觉刺激，引起感受器信息传递（通过阴部神经）至腰髓交感神经核。交感神经传出信号（通过腹下神经）引起附睾、输精管和分泌腺平滑肌收缩，推进精子和相关腺体分泌物进入尿道前列腺部。同时尿道内括约肌关闭，外括约肌舒张，挤压精液进入尿道球部（射出），从而避免精液进入膀胱。尿道球部肌肉（自主运动神经支配）有节奏地收缩，导致精液从尿道搏动式射出。在射精期间，碱性的前列腺分泌物首先排出，随后是精子，最后是精囊分泌物（射精量为 2~5ml）。精囊分泌 2ml，前列腺 0.5ml，尿道球腺 0.1ml，还有额外的输精管和睾丸分泌（约占总射精量的 5%~10%）。

勃起功能障碍：评估

定义

勃起功能障碍（ED）（也被称为阳痿）描述的是"持续或反复的无法达到和/或维持阴茎勃起以满足性交的需要"[1]。

流行病学

在 40~70 岁的男性中，轻度 ED 占 17%，中度 ED 占 25%，完全 ED 占 10%[2]。发病率随年龄增长，70 多岁的男性中有大约 15% 患完全 ED，80 多岁的男性中有 30%~40% 患完全 ED。年龄的增长与阴茎动脉粥样硬化风险的增加有关，从而导致阴茎缺血、纤维化和 ED。

病因

一般分为心理性和器质性（表 13.2），但通常是多因素的。

病史

- **性方面**：询问 ED 的发病情况（急性或慢性）；症状持续的时间；勃起表现（夜间、清晨和自发）；保持勃起的能力（早期萎陷，不完全坚硬）；性欲减退；两性关系问题（性交频率和性渴望程度）。
- **性功能症状问卷**：国际勃起功能指数问卷表（IIEF）完整版和简明版[3]（表 13.3）。
- **内科和外科**：询问危险因素：
- 糖尿病（风险 ×2；ED 总体发病率为 50%，接受治疗的糖尿病患者占 30%）。
- **心血管疾病**：对 ED 患者进行心血管疾病筛查是很重要的，因为有相当数量的男性存在冠状动脉（或周围血管）疾病的早期证据，并且比没有 ED 的患者有更高的风险更严重的症状[4]。
- 高血压（风险 ×2）。
- 血脂异常（男性 >55 岁风险 ×2）。
- 周围血管疾病。
- 内分泌和神经系统疾病。
- 盆腔和阴茎手术、放射治疗或创伤。在接受前列腺癌治疗的男性中，约有三分之一的患者有勃起问题[5]。开放式或机器人辅助前列腺切除术后勃起问题的结果为 42%[5]。
- 社会心理因素：评估社会压力、焦虑、抑郁、应对问题、患者的期望和两性关系细节。
- 药物：询问目前使用的药物（特别是抗雄激素和毒品）和已经尝试过的 ED 治疗方法及其结果。
- 社交：吸烟和饮酒。

表 13.2 勃起功能障碍或"阳痿"的原因

炎症	前列腺炎
机械性	阴茎硬结症(Peyronie's disease)
心理性	抑郁症;焦虑;两性关系困难;缺乏吸引力;压力
闭塞性血管因素	**动脉性:**高血压;吸烟;高血脂;糖尿病;外周血管疾病 **静脉性:**静脉闭塞机制损伤(由于解剖或退行性改变)
创伤	骨盆骨折;脊髓损伤;"阴茎折断"/创伤
其他因素	医源性损伤:盆腔手术;前列腺切除术 其他:年龄增加;慢性肾衰竭;肝硬化;缺血性阴茎病(即阴茎纤维化);吸烟;阴茎癌
神经源性	**中枢神经系统:**多发性硬化;帕金森病;多系统萎缩;肿瘤 **脊髓:**脊柱裂;多发性硬化;脊髓损伤;肿瘤 **周围神经系统:**盆腔手术或放射治疗;周围神经病变(糖尿病、酒精相关);盆腔/尿道手术
化学药品	降压药(β-受体阻断剂、噻嗪类、ACEI) 抗心律失常药物(胺碘酮) 抗抑郁药(三环类、MAOI、SSRI) 抗焦虑药(苯二氮䓬类) 抗精神病药物(精神安定剂) 抗雄激素(非那雄胺、醋酸环丙孕酮) 促性腺激素类似物 抗惊厥药物(苯妥英钠、卡马西平) 抗帕金森病药物(左旋多巴) 他汀类药物(阿托伐他汀) 娱乐性用药(酒精、大麻、可卡因、海洛因和合成代谢类固醇)
内分泌	糖尿病;性腺功能减退症;高催乳血症;甲状腺功能减退或亢进;高皮质醇或低皮质醇

ACEI,血管紧张素转换酶抑制剂;MAOI,单胺氧化酶抑制剂;SSRI,5-羟色胺再摄取抑制剂。

器质性原因更可能与慢性起病(除非有明显的原因,如手术,起病是急性),失去自发勃起、性欲和射精功能。心理性 ED 通常是突然发作的。有些患者属于混合型。

体格检查

全身体检(心血管、腹部和神经系统);评估第二性特征;评估外生殖器并记录包皮过长、包茎、阴茎畸形和阴茎病变(阴茎硬结症);确认睾丸是否存在、大小和位置。欧洲泌尿外科学会指南推荐使用直肠指检评估前列腺,包括心血管和神经系统评估(在直肠指检时,要求患者收缩

表 13.3　国际勃起功能指数问卷表 -5（IIEF5）—也称为男性健康调查表（SHIM）

		很低	低	中等	高	很高
		1	2	3	4	5
1. 你对自己能勃起并保持勃起的信心如何？		很低	低	中等	高	很高
2. 当你在性刺激下勃起时，你的勃起硬度到可以插入的程度有多少次？	没有性行为　0	没有或几乎没有	很少	偶尔	大多数时间	总是
3. 在性交过程中，你的勃起有多少次达到了插入的程度？	没有尝试性交　0	没有或几乎没有	很少	偶尔	大多数时间	总是
4. 在性交过程中，保持勃起直到性交结束有多难？	没有尝试性交　0	极度困难	非常困难	困难	稍微困难	没有困难
5. 当你尝试性交时，你多久能满足一次？	没有尝试性交　0	没有或几乎没有	很少	偶尔	大多数时间	总是

IIEF5 的得分：从 1 到 25。1~7 分＝严重 ED；8~11＝中度 ED；12~16＝轻度至中度 ED；17~21＝轻度 ED；22~25＝没有 ED。

经 Nature Publishing Group 授权摘自 Rosen RC, Cappelleri JC, Smith MD, et al.Development and evaluation of an abridged, 5-item version of the International Index of Erectile Function (IIEF-5) as a diagnostic tool for erectile dysfunction.*Int J Impot Res* 1999;11:319-26.

肛门括约肌对抗戴手套的手指,这是对 S2、3、4 神经支配部位完整性的良好测试,还包括对下肢的神经系统测试)。

辅助检查

● **血常规:**空腹血糖、清晨总睾酮(上午 8~11 点进行)和空腹血脂是基本检测项目。应根据患者的病史和危险因素进行选择性激素结合球蛋白(SHBG)、尿素和电解质(U&E)、黄体生成素(LH)/卵泡刺激素(FSH)、催乳素、前列腺特异性抗原(PSA)和甲状腺功能检测。对已知的糖尿病患者进行糖化血红蛋白检测。

● **血压测量**。

进一步检查

(如果符合临床适应证,进一步应用)

● **夜间勃起和硬度测试:**RigiScan 检测仪包含两个环,分别放在阴茎根部和阴茎头部,用来测量勃起和夜间勃起的次数、持续时间和硬度。对心理性 ED 的诊断及对患者解释诊断有帮助。

● **阴茎彩色多普勒超声检查:**海绵体内注射前列腺素 E_1 前后,测量动脉收缩期峰值和舒张末期的速度。正常值:收缩期峰值速度 >35cm/s;舒张末期速度 <5cm/s。

● **海绵体造影:**通过阴茎腔内注射对比剂和人工诱导勃起后阴茎血流的成像和测量来识别静脉漏。

● **阴茎动脉造影:**适用于年轻男性创伤相关的 ED。阴部动脉造影术是在药物诱导勃起之前和之后进行的,以鉴别那些需要进行动脉旁路手术的患者(尽管随着现代阴茎假体的出现,已不太常用)。

● **磁共振成像:**用于评估阴茎纤维化和严重的阴茎硬结病。

值得注意的是,降压药对勃起功能表现出一种负面的影响,包括血管紧张素受体阻滞剂和 α- 受体阻滞剂,有高血压的 ED 患者应该考虑该因素。

参考文献

1 Montorsi F, Adaikan G, Becher E, et al. (2010). Summary of the recommendations on sexual dysfunction in men. J Sex Med 7:3572–88.

2 Feldman HA, Goldstein I, Hatzichristou D, et al. (1994). Impotence and its medical and psychological correlates: results of the Massachusetts Male Aging Study. J Urol 151:54–61.

3 Rosen RC, Cappelleri JC, Smith MD, et al. (1999). Development and evaluation of an abridged, 5-item version of the International Index of Erectile Function (IIEF-5) as a diagnostic tool for erectile dysfunction. Int J Impot Res 11:319–26.

4 Jackson G, Boon N, Eardley I, et al. (2010). Erectile dysfunction and coronary artery disease prediction: evidence-based guidance and consensus. Int J Clin Pract 64:848–57.

5 Lane A, Metcalfe C, Young GJ, et al. (2016). Patient-reported outcomes in the ProtecT randomized trial of clinically localized prostate cancer treatments: study design, and baseline urinary, bowel and sexual function and quality of life. BJU Int 118:869–79.

勃起功能障碍:治疗

纠正任何可逆转的原因(如改变生活方式、减肥、锻炼、戒烟、更换药物和优化糖尿病管理等)(表 13.2)。

性心理治疗

旨在了解和解决潜在的心理问题,并通过性教育、性心理咨询指导、提高伴侣的沟通技巧、认知治疗和行为治疗(对夫妻性生活的系统性再学习)的形式提供相关专业知识和治疗。药物治疗可能是一种有用的辅助治疗。

药物治疗

磷酸二酯酶Ⅴ型(PDE5)抑制剂:

一线口服治疗是通过阻断 PDE 减少 cGMP,增强海绵体平滑肌松弛和勃起(表 13.4)。开始勃起前仍然需要性刺激,最好空腹服用,因为食物会延迟吸收。糖尿病患者效果相对欠佳,均按需服药;批准他达拉非每日低剂量使用(2.5mg 和 5mg)。通常情况下,在患者告知治疗失败前,应确保按最高剂量尝试过 6 次正确服药。PDE5 抑制剂也可以改善由于良性前列腺增大(BPE)引起的排尿症状(英国已批准他达拉非用于此适应证)。根治性前列腺切除术后早期使用 PDE5 抑制剂对自发勃起(阴茎勃起康复)发挥作用的证据有限。

- **西地那非**(万艾可®)——成功率高达 84%。
- **他达拉非**(Cialis®)——成功率高达 81%。
- **伐地那非**(艾力达®)——成功率高达 80%。
- **阿伐那非**(Spedra®)——成功率高达 59%。

禁忌证:服用硝酸酯类药物、近期心肌梗死、卒中、心律失常、低血压(<90/50mmHg)或高血压(>170/100mmHg)、不稳定心绞痛、非动脉性前缺血性视神经病变(NAION)、严重肾衰竭或肝功能衰竭。**慎重用药:**中高危险 CVD 在治疗前需要心脏复查;存在阴茎异常勃起病史的病例组。由于潜在的相互作用,可以降低血压,α- 受体阻滞剂应与西地那非在一天不同时间服用。

尿道内治疗

口服药物治疗无效时的二线治疗。将一粒合成的 PGE₁ 小丸(前列地尔)通过专用装置[用于勃起的药物尿道系统(MUSE)™]置入尿道。插入后轻轻揉阴茎,使小丸溶解到尿道黏膜,进入阴茎海绵体。PGE₁ 在海绵体平滑肌内能增加 cAMP,导致平滑肌松弛。据研究成功率在 30%~66%。**副作用:**阴茎和尿道疼痛,阴茎异常勃起,头晕,尿道出血和局部反应。

表 13.4 PDE5 抑制剂的比较

PDE5 抑制剂	剂量 /mg	半衰期	起效时间	持续时间	常见副作用
西地那非 (Viagra®)	25,50, 100	3.7h	30~60min	长达 4~5h	头痛、头晕、胃肠 不适、脸红、鼻塞、 视物模糊和蓝视
伐地那非 (Levitra®)	5,10,20	3.9h	25~60min	长达 4~5h	头痛、头晕、胃肠 不适、脸红、鼻塞 和视物模糊
他达拉非 (Cialis®)	2.5,5, 10,20	17.5h	30min~2h	长达 36h	头痛、头晕、胃肠 不适、脸红、鼻塞 和背痛
阿伐那非 (Spedra®)	50,100, 200	5h	15~30min	长达 4~5h	头痛、头晕、脸红、 鼻窦充血和背痛 （总风险较低）

免费英国国民健康服务（NHS）（苏格兰纵向研究计划 11）已适用于某些疾病，包括糖尿病、脊髓损伤、多发性硬化、帕金森病、小儿麻痹症、脊柱裂、单基因神经系统疾病、严重骨盆损伤、前列腺癌、前列腺切除术、根治性盆腔手术和肾衰竭（接受透析或移植治疗）和"严重窘迫"，以及已经接受 NHS 的 ED 治疗的患者。

海绵体注射治疗

- 前列地尔（Caverject™）——成功率高达 84%。
- 罂粟碱（PDE5 抑制剂）——通常与酚妥拉明（α- 肾上腺素受体拮抗剂）± 前列地尔联合应用于口服或单药注射治疗失败的患者，三联疗法的成功率为 90%。
- Invicorp®——血管活性肠肽（VIP）+ 酚妥拉明，有效率为 80%，其优点是阴茎疼痛和阴茎异常勃起的发生率非常低。

技术培训和首剂的注射由专业医学人员进行。注射针以正确的角度刺入阴茎海绵体，位于阴茎中段的侧面。阴茎注射技术的停用率很高。**禁忌证**：出血性疾病、镰状细胞或阴茎异常勃起。**不良反应**：疼痛、勃起时间过长、阴茎异常勃起、血肿和纤维化。

真空负压勃起装置

当药物治疗失败时使用，用于阴茎静脉闭塞性功能障碍患者。该装置包含三部分：一个真空室、一个泵和一个缩窄环。阴茎被放置在由泵形成的真空室中，增加阴茎海绵体的血流量以诱发勃起。缩窄环放置在阴茎根部，以保持阴茎体的血液和硬度。**相对禁忌证**：抗凝剂或药物治疗。**副作用**：阴茎冰冷、瘀伤、疼痛和射精受阻。

微血管搭桥术和静脉结扎术

由对血管疾病有明确诊断的专科中心开展。起到增加动脉流入、减少静脉流出的作用。现在很少使用,因为通常成功率不超过 50%。

阴茎假体

当其他治疗方法失败或不合适时,可以使用半刚性、可塑、可充气的阴茎假体。也适用于 Peyronie 病即阴茎硬结症、阴茎创伤和阴茎纤维化(即继发于阴茎异常勃起)等。该装置通过外科手术置入阴茎假体,以提供阴茎硬度,一般具有较高的满意率为 >90%(图 13.3)。**副作用**:感染、糜烂、机械故障、阴茎缩短和阴茎头不能完全充血。

睾酮替代疗法

用于性腺功能减退症,主要使用透皮凝胶、肌内注射或口腔黏膜用药。大多数指南推荐开始治疗前后检查前列腺特异抗原(PSA)、全血细胞测定和肝功能。睾酮可以提高性腺功能减退男性 PDE5 抑制剂治疗的效果。

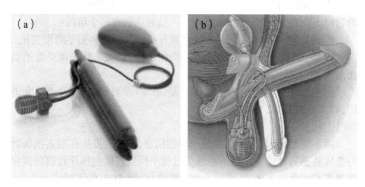

图 13.3　(a)AMS 700™ 系列触控泵式阴茎假体。(b)原位充气假体。获 Boston Scientific 授权转载

阴茎硬结症

定义

一种继发性良性阴茎疾病,特征是由于白膜上纤维性、无弹性瘢痕的形成而导致阴茎体畸形[1]。

流行病学

患病率为 3%~9%[1],主要影响 40~60 岁男性。糖尿病和 ED 患者的患病率更高。

病理生理学

组织学上,斑块存在过度的结缔组织(纤维化)和细胞增生,无序排列的胶原纤维。阴茎背侧斑块最常见(66%)。病灶使阴茎海绵体在勃起时不能充分伸展,导致阴茎弯曲。这种疾病有两个阶段:

- **活跃期**(1~6 个月):早期炎症期伴疼痛性勃起和阴茎畸形变化。
- **静止(稳定)期**(9~12 个月):疾病症状"消失",疼痛随炎症消退而消失,阴茎畸形稳定。

阴茎硬结症的斑块的自然病程是,在 18 个月时 40% 的斑块会进展,47% 保持稳定,13% 会改善[2]。

病因

尚不清楚病因,目前认为是一种创伤愈合障碍,发生在阴茎损伤后的遗传易感男性[1]。很可能在性交过程中反复轻微创伤导致白膜微血管损伤和出血进入白膜,导致炎症和纤维化(因 TGF-β 而加剧)。

临床表现

可表现为阴茎疼痛、可触及的硬块(斑块相关阴茎弯曲)、勃起功能障碍(40%)、复杂畸形(缩短、缩进变短和沙漏样畸形)或这些特征的组合。

常见并存疾病

糖尿病(30%);勃起功能障碍(ED);胆固醇或甘油三酯升高;高血压;动脉疾病;掌腱膜挛缩症(Dupuytren's contractures)(25%);足底筋膜挛缩;鼓膜硬化;低睾酮。

评估

详细采集病史和性生活史(包括勃起功能)。患者是否仍能达到真正的性交(在这种情况下仔细评估手术矫正的必要性)?如果患者患有 ED,是否能通过 PDE5 抑制剂完成勃起?最困扰患者的是什么?患者阴茎勃起的外观或门诊注射前列地尔可用来评估阴茎曲率的程度。评估斑块的位置和大小,斑块是变软还是钙化?有腰部畸形吗?记录手术前阴茎伸展的长度,告诉患者阴茎长度的减少部分是由于疾病,而不全部是由于手术矫正。评估心理影响,调整患者的期望。

检查

彩色多普勒超声检查

阴茎彩色多普勒超声检查可用于评估与 ED 相关的血管畸形。在考虑阴茎假体置入时，[低剂量前列地尔（Caverject™）注射后] 对比剂 MRI 增强扫描可用于复杂和海绵体广泛纤维化的病例。

治疗

早期有急性炎症的阴茎硬结症（<3 个月，阴茎疼痛，畸形）可能从药物治疗中获益。稳定的，已稳定阴茎硬结症（存在 12 个月；稳定 3 个月），严重畸形，无法性交的患者可通过手术治疗。ED 的非机械性治疗可以常规治疗（如口服 PDE5 抑制剂或阴茎海绵体内药物治疗）。轻微弯曲（<30°）、无 ED 或其他异常的患者应避免手术矫形。

保守治疗

药物治疗

- **口服疗法**：疗效有限。维生素 E 可以减轻炎症期的疼痛，但没有证据表明维生素 E 可以改善畸形。据研究，秋水仙碱与维生素 E 联合可以改善斑块的大小和阴茎弯曲程度。POTABA（对氨基苯甲酸）在稳定阴茎体曲率、减少斑块大小和改善疼痛方面优于安慰剂。

- **病灶内注射**：据报道，维拉帕米、胶原酶和干扰素 α-2b β 直接注入斑块可以改善阴茎屈曲。

体外冲击波治疗（ESWL）

这对阴茎畸形的影响不大，但可能有助于减少疼痛。

机械疗法

使用阴茎真空泵（SOMACorrect Xtra）可以使阴茎拉伸和伸直。每天使用 10 分钟，持续 3 个月，可改善 2/3 左右的弯曲度。或者牵引装置可应用于阴茎，从而改善弯曲；然而，对很多患者来说并不方便，因为每天患者需要应用数个小时。

外科手术

（详见知识框 13.1）

- **Nesbit 手术**：通过环阴茎头切口脱套阴茎，海绵体内注射生理盐水，形成人工勃起。在斑块的另一侧（阴茎的凸面一侧），切除一个小椭圆白膜，或者在相同水平的阴茎海绵体上，或者在尿道向上游离后的中线上，阴茎弯曲度每 10° 取 1mm 宽，用 PDS 缝合缺损处，成功率为 88%~94%。对于有包茎或有过手术史的患者，建议行包皮环切术。**风险**：所有患者都有出现阴茎缩短（通常为 2~3cm）、出血、感染、残余畸形、可触及缝合线（若使用不可吸收的永久缝合线）、复发和勃起功能障碍（1%~5%）的风险。

- **Lemberger/Yachia 技术**：在斑块对侧的小体上垂直切开白膜，水平缝合（Heineke-Mikulicz 修补术）。

- **简单折叠技术**：将缝合线放在最大弯曲畸形的对侧，使阴茎伸直,成功率往往较低(大约 40%)。

- **斑块切开和移植术(Lue 手术):** 切处斑块并置入移植物,延长受累侧(减少阴茎缩短)。移植物材料包括隐静脉补片、猪真皮胶原蛋白(Pelvicol)和牛心包生物瓣(Biocor™),成功率为 75%~96%。**风险:** 勃起功能障碍高达 25%,出血、感染、残余畸形、阴茎麻木,阴茎缩短(0%~20%)。
- **阴茎假体:** 用于中度至重度 ED、海绵体纤维化和复杂畸形的患者(详见上一节)。假体放置后的残余曲率需要人工塑形来矫正。如果失败,则需要切开增减移植物置入。

知识框 13.1　阴茎硬结症的手术治疗选择

术前勃起功能良好者(有或无药物治疗)

- **Nesbit 手术:** 畸形 <60°,无复杂畸形,预计勃起长度减少 <20%
- **Lue 手术:** 畸形 >60°,铰链畸形,以阴茎长度缩短最小为目标

术前勃起功能不良者(有或无药物治疗反应不良)

- **阴茎假体:** 畸形 >60°,复杂畸形,海绵体纤维化

参考文献

1 Ralph D, Gonzalez-Cadavid N, Mirone V, *et al.* (2010). The management of Peyronie's disease: evidence based 2010 guidelines. *J Sex Med* 7:2359–74.

2 Gelbard MK, Dorey F, James K, *et al.* (1990). The natural history of Peyronie's disease. *J Urol* 144:1376–9.

阴茎异常勃起

定义

阴茎异常勃起(priapism)的定义为在没有性欲或刺激的情况下,长时间的非性需要的勃起,持续时间 >4h。

流行病学

发病率为每 10 万人中有 1.5 人[1],在 20~50 岁成人中发病率最高。

分类

- **低流量(缺血性)阴茎异常勃起**:由于静脉闭塞(海绵窦压力为 80~120mmHg),是最常见的形式(占 95%),表现为疼痛、勃起僵硬,海绵体血流量少或低。超过 4h 的缺血性阴茎异常勃起需要急诊处理,血气分析显示缺氧和酸中毒。
- **高流量(非缺血性)阴茎异常勃起**:由于动脉血流不规律,表现为半刚性、无痛的勃起。阴茎或会阴外伤(或手术)引起的,导致海绵体动脉撕裂,随后形成动静脉瘘。通常有自限性。血气分析与动脉血相似,无缺氧及酸中毒。
- **复发性(或间断)阴茎异常勃起**:不常见,表现为间歇性的、周期性的、持续时间相对较短的阴茎异常勃起,通常伴疼痛。最常见于镰状细胞贫血,通常是高流量,但在缺氧状态下可能变为低流量。也可以是特发性、神经源性、或与药物有关。

缺血性阴茎异常勃起的病因学

原因有原发性(**特发性**)或继发性,包括:

- **阴茎海绵体内注射治疗**:罂粟碱,前列地尔。
- **口服药物**:
  - α- 阻滞剂:哌唑嗪、特拉唑嗪。
  - 降压药:肼屈嗪。
  - 抗抑郁药:舍曲林、氟西汀、锂剂。
  - 抗精神病药:氯氮平。
  - 镇静药:氯丙嗪。
  - 抗焦虑药:羟嗪。
  - 抗凝药物:华法林、肝素。
  - 毒品:可卡因、大麻和过量饮酒。
  - 激素:促性腺激素释放激素;睾酮。
- **血栓栓塞**:镰状细胞病、白血病、地中海贫血和脂肪栓塞。
- **神经源性疾病**:脊髓病变 / 损伤、自主神经病变和脊髓麻醉。
- **感染**:疟疾、狂犬病、蝎蜇伤和泌尿生殖系统脓毒血症。
- **其他**:前列腺癌或膀胱癌侵犯到阴茎,淀粉样变性。

病理生理学

持续 12h 的阴茎勃起会导致间质水肿,24h 时血管内皮细胞受损,基底膜暴露,48h 时形成血管窦血栓,平滑肌细胞坏死,发生纤维化。

评估

确定已经勃起的时间。是否疼痛? 这种情况以前发生过吗? 如果有是如何治疗的? 询问风险因素及诱因。在缺血性阴茎异常勃起时,体格检查示坚硬的阴茎体及柔软的阴茎头,患者会主诉疼痛。检查盆腔或会阴恶性肿瘤。

- 血清血液检测:全血细胞计数、凝血功能。如果符合适应证,排除镰状细胞、白血病和地中海贫血。
- 海绵体血液:行快速血气分析,确认阴茎异常勃起的类型。
- 彩色多普勒阴茎超声检查:可作为选择性方法来区分缺血性和非缺血性阴茎异常勃起,并在高流量阴茎异常勃起中定位创伤部位。

成人治疗

冰袋、冷水浴、射精和运动可能在早期有帮助(图 13.4)。

低流量阴茎异常勃起

- **步骤 1:**阴茎局麻阻滞。紧急从阴茎体部抽吸血液减压(送检血样),用 18g 蝶形针从一侧阴茎海绵体部抽吸 5ml,直至获得含氧血红蛋白(避免抽吸超过 50ml)。许多学者也提倡用盐水清洗海绵体。
- **步骤 2:**如果 10 分钟后没有变化,继续海绵体注射 α1- 肾上腺素能受体激动剂。常用 10mg/ml 剂型的去氧肾上腺素。用 9ml 无菌生理盐水稀释后,制成 10mg 去氧肾上腺素 10ml 溶液。然后取 1ml 本溶液,再用 9ml 生理盐水稀释,10ml 生理盐水中含有 1mg 的去氧肾上腺素溶液。每 5 分钟注射 200µg(相当于 2ml)(最大总量为 1mg),直到出现疲软。在给药过程中监测血压和脉搏。**禁忌证:**不易控制的高血压;单胺氧化酶抑制剂(MAOI)治疗。
- 口服特布他林是一种用于与阴茎海绵体内注射有关病例的有效治疗方法。
- **步骤 3:**如果抽吸和去氧肾上腺素在 1h 后失效,则尝试用远端分流术进行手术干预。在阴茎阻塞后,按 Winter 技术将一根 Trucut 活检针穿过阴茎头进入阴茎海绵体,切除小片的白膜,排出低氧血液和盐水冲洗。另一种方法是用手术刀(如 #10)通过阴茎头进入阴茎体部。这可以将刀片侧向旋转 90° 并从尿道分离(T 形分流)。若无反应,可考虑在阴茎海绵体间近端分流或海绵体隐静脉分流,通过大隐静脉潜行与阴茎海绵体吻合。很少有符合适应证的病例和现很少使用。
- **步骤 4:**如果失败或患者出现较晚(48~72h 后),讨论置入阴茎假体。这将治疗阴茎异常勃起和必然的勃起功能障碍,并避免后期延迟插入纤维化阴茎的困难和高并发症发生率。

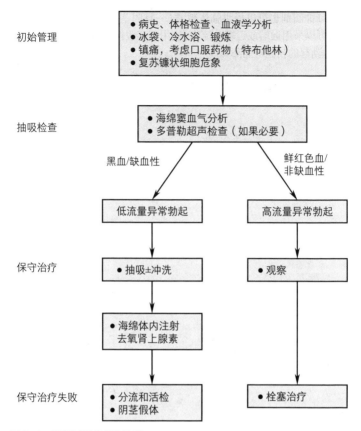

图 13.4 阴茎异常勃起的处理

高流量阴茎异常勃起

这不是急症，因为阴茎不是缺血性的。大多数病例推荐保守治疗，因为瘘管可以自行闭合。用冰袋包裹和压迫会阴会有所帮助。外伤性或迟发性表现时需要阴部动脉造影或明胶海绵栓塞阴部内动脉、自体血凝块或脂肪。如果失败，很少需要结扎瘘管。治疗后随访，确保瘘口闭合。

复发性阴茎异常勃起

镰状细胞病（SCD）需要积极的补液、氧合、镇痛和输血。急性发作可按缺血性阴茎异常勃起治疗。长期目标是使用口服药物疗程中预防或减少发作频率。常规口服 α- 受体激动剂，如依替福林（etilefrine）可能有益。使用促性腺激素释放激素（GnRH）类似物、抗雄激素（即醋酸环丙孕酮）或己烯雌酚来调节激素是有效的，但要知情同意患者有降低性欲和性功能障碍的风险。矛盾的是，常规的低剂量磷酸二酯酶 V 型

（PDE5）抑制剂也可以提供临床效益（一旦阴茎松弛）。如果药物治疗失败，可以采用远端或近端分流术，或用阴茎假体来治疗长期缺血性阴茎异常勃起的勃起功能障碍。

并发症

　　90% 持续 >24h 的阴茎异常勃起发展为 ED。

参考文献

1 Eland IA, van der Lei, Strickler BH, *et al.* (2001). Incidence of priapism in the general population. *Urology* **57**:970–4.

逆行射精

定义

射精时膀胱颈收缩关闭失败导致精液逆行射入膀胱。

病因学

后天原因是膀胱颈括约肌损伤或功能障碍等机制。这些原因包括**神经系统**疾病（脊髓损伤；与糖尿病相关的神经病变；腹膜后手术后神经损伤），或经尿道射精管切开术（因闭塞）、膀胱颈损伤、经尿道前列腺切除术（TURP），或开放前列腺切除术后的**解剖性断裂**。**药物**治疗膀胱出口梗阻（α-受体阻滞剂）导致 5% 的男性可逆逆行射精。**先天性**原因包括膀胱外翻，异位射精管和脊柱裂。

发生率

9/10 的男性在经尿道前列腺切除术（TURP）或开放式前列腺切除术后发生逆行射精，1/10~5/10 的男性在膀胱颈损伤后发生逆行射精。

临床表现

"干性"射精（不能从尿道外口射出精液）或射精量低（<1ml）和性交后第一次排出的尿液混浊（含有精子）。

检查

在性高潮后的尿样本中存在 >10~15 精子 /HPF，即证实逆行性射精的诊断。

治疗

- 治疗可逆的病因（如停用 α-受体阻滞剂）。
- **药物治疗**：用于希望保留生育能力的男性，诱导顺行射精。适合于没有膀胱颈部手术或脊髓损伤的男性。通常在计划射精前 7~10 天给予治疗（配合伴侣的排卵）。可用方案包括：
- 口服 α-肾上腺素能受体激动剂药物（硫酸麻黄碱、伪麻黄碱）——增加交感神经所支配的膀胱颈平滑肌括约功能。
- 丙米嗪（imipramine），一种具有抗胆碱和拟交感神经作用的三环抗抑郁药物。

从尿液中提取精子用于辅助生育技术

口服碳酸氢钠和调整液体摄入量，以优化尿液渗透压和 pH，来提高精子存活率。轻度离心力的尿液离心器收集精子，并在人工授精培养液中清洗，为人工授精或体外受精治疗做准备。替代方案是可以直接从睾丸或附睾取出精子。

早泄

定义

早泄（PE）分为终身性和获得性。国际性医学会（ISSM）[1]将 PE 定义为："男性性功能障碍，特征如下：

1. 射精总是或几乎总是发生在插入阴道前或插入后约 1 分钟（终身早泄），或延迟射精时间临床显著的减少，通常约 3 分钟或更少（获得性早泄）。

2. 在所有或几乎所有插入阴道后不能延迟射精。

3. 消极的个人后果，如苦恼、烦恼、挫折和 / 或避免性亲密。"*

症状应该出现 >6 个月时间且出现在几乎所有的性交场合（>75%）。患病率约为 2%~5%。

病因学

早泄的病因尚不清楚。学说包括以下内容：

心理的

- 过早的性体验。
- 焦虑。
- 性交频率低。

生理的

- 阴茎头过度敏感。
- 5- 羟色胺（5-HT）受体的敏感（参与射精的中央控制）。
- 极度兴奋的射精反射。

危险因素

- 炎症——慢性前列腺炎的治疗可以改善 PE。
- 伴随勃起功能障碍（ED）出现。
- 遗传易感性。
- 健康状况不佳和肥胖。

评估

进行详细的医学、性、社会心理病史和体格检查。明确对射精控制的感知程度、发病、问题持续时间和痛苦程度。询问是否存在 ED。检查排除身体或感染的问题。性交情况的量化评估包括：

---

* 经 Elsevier 授权转载自 Serefoglu, EC, McMahon CG, Waldinger MD, et al.An evidence-based unified definition of lifelong and acquired premature ejaculation: report of the second International Society for Sexual Medicine AdHoc Committee for the Definition of Premature Ejaculation.*J Sex Med* 2014; 11: 1423-41.

- 阴道内射精潜伏期(IELT)——阴茎从插入阴道到射精的平均时间。IELT<1~3min 提示诊断为 PE。
- 伴侣性满意度得分。
- 患者对其自主控制射精的评估。
- 问卷调查:早泄诊断工具(PEDT)评估控制、频率、最小刺激、痛苦和两性关系困难。PE 评分 >11 提示最可能,评分 <8 提示不太可能。

治疗

治疗前列腺炎和 ED 等相关疾病。行为治疗(± 药物治疗)通常对轻度的 PE 有作用,而终身性的 PE 通常需要药物治疗。

行为和心理干预

- 性教育和咨询。
- Seman 的"停止 - 开始"策略(通过反复停止性刺激来抑制射精的冲动)。
- Masters 和 Johnson 挤压技术(通过挤压阴茎头来抑制射精的冲动)。
- 注意力的控制。
- 与伴侣一同进行心理治疗。

药理学

- 5- 羟色胺选择性重摄取抑制剂(SSRI)——帕罗西汀(paroxetine)(未经英国批准)是最有效的,可在性交前 4~6 小时按需服用。达泊西汀(Dapoxetine)已获批准按需使用(在性交前 1~3 小时服用),而且起效更快,半衰期更短。每日服用的替代药物包括舍曲林、氟西汀和西酞普兰(未批准)。副作用包括胃肠道反应、厌食症和皮疹。SSRI 应慢慢停止,以避免戒断综合征。
- 克罗米帕明(三环抗抑郁药),每日服用或性交前 4~6 小时服用。副作用包括口干、镇静、视物模糊和排尿困难。
- 经典局部麻醉药物,如利多卡因和 / 或丙胺卡因乳膏、凝胶或喷雾剂(使用避孕套以防止阴道吸收从而导致阴道麻木)。
- 磷酸二酯酶 V 型(PDE5)抑制剂(西地那非):对 ED 相关的继发性 PE 的作用有限。
- 曲马多(按需)已证明可增加阴道内射精潜伏期。

6~8 周后可尝试逐步停药。

参考文献

1 Serefoglu, EC, McMahon CG, Waldinger MD, *et al.* (2014). An evidence-based unified definition of lifelong and acquired premature ejaculation: report of the second International Society for Sexual Medicine Ad Hoc Committee for the Definition of Premature Ejaculation. *J Sex Med* **11**:1423–41.

射精和性高潮的其他障碍

定义

国际性医学会(ISSM)将性高潮障碍定义为:"无法达到性高潮或性高潮感觉强度明显减弱" 或 "在任何性刺激过程中高潮明显延迟"[1]。该分类包括延迟射精(DE)、无射精和性冷淡。据研究,在年龄为 50 岁的男性中,约有 6% 的男性会患上此类疾病。

延迟射精

明显地延迟射精,明显的频率下降,或没有射精,这些症状持续 6 个月,发生在几乎影响所有场合的性交(>75%),造成明显的个人痛苦[2]。可能是终身的、后天形成的、全球性的、与情境性的。IELT>20~25min 临床医生应警惕延迟射精的可能诊断。病因包括药物 5- 羟色胺选择性重摄取抑制剂(SSRI)、脊髓损伤、阴茎神经损伤、盆腔手术或心理因素(表 13.5)[3]。

不射精症

完全没有顺行或逆行射精。精液从精囊、前列腺和射精管到尿道的排出失败,对生育能力有影响。可能与梗阻性原因有关(如射精管梗阻)。真正的射精与正常的性高潮有关,通常是由于药物相关的原因或中枢或外周神经系统功能障碍(表 13.5)。

性快感缺失

不能达到性高潮(这可能导致男性不射精)是很罕见的,归因于心理原因。继发原因可能与药物或阴茎敏感性下降有关(继发于阴部神经功能障碍,见于与糖尿病相关的周围神经病变)(表 13.5)。

评估

详细的性生活史和恋爱史,包括确切的症状、持续时间、相关的性唤起或性欲问题、是否存在性高潮,以及诱发性因素。是普遍问题还是个案? 是终身还是近期发病? 完整的医疗、药物和手术史可以确定任何潜在的或可逆的原因。应询问心理社会问题。应进行有目的的体检(包括外生殖器、双侧血管触诊和直肠指检)及神经学检查(包括球部海绵体反射、肛门括约肌张力和会阴敏感度)。尿液镜检和细菌培养可鉴别感染。在射精时,应进行射精后尿液分析。如果存在精子,这意味着逆行射精;如果没有精子,这就意味着射精管梗阻(EDO)。如果临床怀疑延迟射精、无射精和性冷淡的原因可能是 EDO(表 13.5),则考虑经直肠超声检查(TRUS)或血管造影或膀胱镜检查来评估射精管并排除尿道梗阻(尿道狭窄)。

表 13.5　延迟射精、不射精和性快感缺失的原因

药物	抗高血压药（噻嗪类）
	抗抑郁药（三环类，SSRI 类）
	抗精神病药（吩噻嗪类）
	酒精过量
神经源性	糖尿病自主神经病变
	脊髓损伤
	多发硬化症
	帕金森病
	盆腔手术（继发结直肠术后）
	主动脉旁淋巴结清扫术
心理性	
外科手术	前列腺手术（经尿道前列腺电切或膀胱颈切开术）
先天性	米勒管堵塞
感染	尿道炎
内分泌	性腺功能减退，甲状腺功能减退

获 Elsevier 授权摘自 Rowland D，McMahon CG，Abdo C，et al.Disorders of ejaculation and orgasm in men.*J Sex Med* 2010；7：1668-86.

患者治疗管理

- **常规：**目的是识别和治疗潜在的病因，并停止可能导致问题的药物。解决育龄男性的不育问题，可能需要为辅助生殖技术提取精子。关于生活方式改变的患者教育和咨询（如减少饮酒，在不疲劳的情况下尝试性交）是有益的辅助治疗。如果已排除器质性原因，则推荐性心理治疗。

- **药物：**已建议通过中枢多巴胺能或抗血清素能作用促进射精的药物作为 SSRI 诱导的性功能障碍患者的辅助治疗，但没有明确的指南推荐使用这些药物。如赛庚啶、金刚烷胺、育亨宾、安非他酮和丁螺环酮[1]。α₁- 受体激动剂表现出有限的功效。性腺功能减退是延迟射精的一个原因，应该为这些患者提供睾酮替代治疗。

  - **机械技术：**射精的目的是提取精子，用于辅助生殖方法包括：

    - **振动刺激（一线疗法）：**用振动器刺激阴茎，引起射精反射。振动刺激需要完整的腰骶段脊髓。

    - **电射精：**通过直肠探头对前列腺周围神经进行电刺激，通常在麻醉下进行。

疼痛性射精

可能是特发性或感染性 / 炎症性的（与尿道炎、前列腺炎、慢性盆腔炎症综合征和精囊炎有关），或与良性前列腺梗阻或射精管梗阻有

关。男性患勃起功能障碍和下尿路症状的风险更高。应治疗任何潜在的可逆性原因。

参考文献

1 Montorsi F, Adaikan G, Becher E, *et al.* (2010). Summary of the recommendations on sexual dysfunction in men. *J Sex Med* 7:3572–88.
2 American Psychiatric Association (2013). *The Diagnostic and Statistical Manual of Mental Disorders*, 5th edn. Washington DC: American Psychiatric Association.
3 Rowland D, McMahon CG, Abdo C, *et al.* (2010). Disorders of ejaculation and orgasm in men. *J Sex Med* 7:1668–86.

迟发性性腺功能减退症

定义

定义为"一种与年龄增长相关,以症状和血清睾酮水平缺乏(低于年轻健康成年男性参考范围)为特征的临床和生化综合征。"这种情况可能会严重损害患者的生活质量,并对多器官系统的功能产生不利影响[1]。

病理生理学

迟发性性腺功能减退症(LOH)包括原发性和继发性性腺功能减退,即靶器官对睾酮及其雄激素介质的反应程度降低。由于下丘脑和垂体的影响,衰老会降低促黄体素释放激素(LHRH)和黄体生成素(LH)的产生,会导致睾丸间质细胞数量和对黄体生成素的敏感性下降,从而降低睾酮水平。性激素结合球蛋白(SHBG)与睾酮结合,使得睾酮无法在大多数组织中发挥作用,而 SHBG 的水平随着年龄的增长而增加。随着年龄的增长,雄激素受体的变化和雄激素代谢的改变,其结果是生物可利用睾酮的减少。

临床表现

- 勃起功能障碍
- 性欲降低。
- 注意力分散。
- 潮热。
- 情绪变化(抑郁)。
- 昏睡 / 疲劳。
- 贫血。
- 睡眠障碍。
- 头发 / 皮肤变化。
- 肌肉质量和力量下降。
- 不育。
- 代谢综合征。

评估

(见图 13.5)

- **病史**:产生与低睾酮水平、排尿和病史相关的症状。
- 体重指数和腰围。
- **体格检查**:注意体毛分布;评估男子女性型乳房发育、睾丸大小及一致性;直肠指检(在给予睾酮和评估前列腺大小之前检测血 PSA 以排除前列腺癌)。
- 评估膀胱出口梗阻的尿流率和残余尿量。

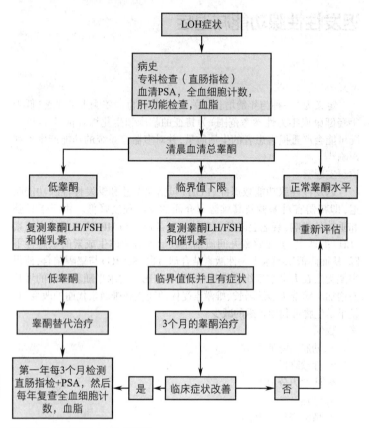

图 13.5 有症状的 LOH 的管理

- **血清**：清晨总睾酮、黄体生成素、前列腺特异性抗原、全血细胞计数、肝功能检测和空腹血脂。
- **进一步的血液测试**：催乳素（如果总睾酮 <5.2nmol/L）；SHBG（如果睾酮水平接近或怀疑继发性性腺功能减退。如果有高泌乳素血症和非常低的睾酮水平考虑垂体共振。
- 双能 X 射线吸收法（DEXA）扫描检查骨密度（和监测）。
- 老年男性雄激素缺乏（ADAM）问卷，以评估和比较基线和治疗后症状。

睾酮评估

大约 40%~50% 的睾酮与白蛋白结合较弱，1%~2% 是游离的（生物可利用的）；其余部分与 SHBG（非生物利用）结合。正常成人男性的血清睾酮参考值范围大约是 10.4~34.7nmol/L（相当于 3~10μg/L）。睾酮水平呈昼夜变化，峰值在清晨，推荐检测的建议是：

- 清晨血清总睾酮(上午 8~11 点检测)。

- 如果总睾酮水平较低或接近临界值,重复检测黄体生成素、卵泡刺激素和催乳素及睾酮水平。黄体生成素将有助于区分原发性和继发性性腺功能减退症(即高黄体生成素和低 / 正常睾酮表明睾丸功能衰竭)。

- 一般情况下,总睾酮水平为 >12nmol/L 不需要治疗;低于 8nmol/L 的睾酮需要进行替代治疗。对于 8~12nmol/L 的患者,可以计算游离睾酮水平(正常值下限为 225pmol/L)。

治疗

治疗任何可逆转的性腺功能减退的原因,并改善健康情况(包括如果 BMI 升高,要减轻体重)。睾酮缺乏的症状和生化证据表明需要睾酮替代治疗(图 13.5)。当睾酮水平处于基线 / 正常,但出现症状时,考虑进行 3 个月的睾酮试验,然后复查(详见下一节)。剩余的症状可能需要特殊的治疗,如应用治疗 ED 的 PDE5 抑制剂。

正常的睾酮生理学参见第 12 章;正常的雄激素代谢途径参见第 16 章。

参考文献

1 Wang C, Nieschlag E, Swerdloff R, *et al.* (2009). Investigation, treatment and monitoring of late-onset hypogonadism in males: ISA, ISSAM, EAU, EAA, and ASA recommendations. *Eur Urol* **55**:121–30.

男性性腺功能减退症和激素替代疗法

男性性腺功能减退症

定义为"一种与低睾酮水平相关的生化综合征,可能会对多器官功能和生活质量产生不利影响"[1]。性腺功能不足与配子发生和/或性腺激素分泌不足有关。性腺功能减退可能是**原发性**的(由于睾丸功能异常或睾丸对促性腺激素的反应减弱),也可能是**继发性**的(由于下丘脑-垂体轴功能衰竭,导致促性腺激素刺激不足和睾丸睾酮分泌减少)(表 13.6)。其结果是睾酮缺乏。

临床表现和评价

与迟发性性腺功能减退(LOH)相同,睾酮水平越低,相关症状就越多。

睾酮治疗的适应证

性腺功能减退症和睾丸激素水平低引起的相关症状。有症状的 LOH 和原发性性腺功能减退症应该用雄激素治疗。继发性性腺功能减退患者如需生育,可给予黄体生成素(LH)、卵泡刺激素(FSH)或脉冲式促黄体素释放激素(LHRH);否则,应接受雄激素替代治疗(表 13.7)。目的是达到正常的血清睾酮水平。值得注意的是,低剂量枸橼酸氯米芬(每天 25mg)也可以通过刺激内源性雄激素产生途径来提高 LOH 中的血清睾酮水平,可作为睾酮治疗的替代方法。

表 13.6 原发性和继发性性腺功能减退的原因

原发性性腺功能减退症(促性腺功能亢进)	继发性性腺功能减退症(促性腺功能减退)
先天性的	**先天性的**
染色体畸变(Klinefelter 综合征)	Kallmann 综合征*
睾丸未降	
继发性	**继发性**
手术(双侧睾丸切除)	垂体功能减退症(垂体病变;外科手术或头部放射治疗)
双侧睾丸扭转	
放射治疗(RT)/化学治疗	
感染(双侧睾丸炎)	
肝硬化	

*Kallmann 综合征是一种单独的促性腺激素释放激素(GnRH)缺乏导致的性腺功能减退。

睾酮治疗禁忌证

- 男性乳腺癌。
- 确诊／未治疗的前列腺癌。
- 原发性肝癌病史。
- 高钙血症。
- 已存在继发于梗阻性良性前列腺增大的临床意义下尿路症状。
- 预先存在的红细胞增多症(血细胞比容 >52%)。
- 避免未经治疗的严重肝、肾或心脏衰竭。
- 未经治疗的阻塞性睡眠呼吸暂停。

睾酮治疗前的评估：

- 在男性 >45 岁中，直肠指检和血清 PSA 是评估前列腺健康状况的强制性指标。
- 空腹血脂情况。
- 肝功能检查。
- 全血细胞计数。
- 用于评估膀胱出口梗阻的尿流率、残余尿量、国际前列腺症状评分(IPSS)。
- 如果符合临床适应证，在治疗前和治疗期间评估骨密度(DEXA 扫描)。

睾酮治疗期间的评估

- 每年例行直肠指检(DRE)。
- 3~6 个月、12 个月、之后每年检测一次血 PSA(用于前列腺癌的监测)。在治疗的前 6 个月，PSA 和前列腺体积开始上升(以 6 个月的 PSA 为新的基线)。
- 3 个月、12 个月、之后每年检测一次全血细胞计数(评估新发红细胞增多症)。
- 空腹血脂(睾酮可改变总胆固醇和低密度脂蛋白胆固醇)。
- 重新检测睾酮激素水平。

睾酮治疗的副作用

- 头痛。
- 钠潴留引起水肿。
- 抑郁。
- 胃肠道出血。
- 恶心。
- 胆汁瘀积性黄疸(经皮或肌注较少见)。
- 肝毒性。
- 男性乳腺发育。
- 雄激素效应(多毛症，男性雄激素源性脱发或称男性型脱发)。
- 红细胞增多症。

表 13.7 睾酮制剂的类型

给药途径	药物剂型举例	给药方案
肌注	Testosterone enantate	初始量:250mg,每 2~3 周 维持量:250mg,每 3~6 周
	Sustanon250®	1ml,每 3 周(睾酮 250mg)
	Nebido®	肌注 1 安瓿(1g 睾酮),每 10~14 周
置入	Testopel®	皮下注射 2~6 粒(150~450mg),每 3~6 个月(FDA 批准)
皮肤药贴	Androderm®	每日 4mg(美国可用)
经皮凝胶给药	Testim®	凝胶 5g(睾酮 50mg),每日使用;根据反应调整(凝胶最大 10g/24h)
	Testogel®	凝胶 5g(睾酮 50mg),每日最多可到 10g
口腔贴片	Striant®	每 12 小时 30mg
口服	Restandol®	每次 40mg,每日 3~4 次(120~160mg),服用 2~3 周 维持量:每天 40~120mg

睾酮治疗

最常用的睾酮替代疗法是凝胶制剂。这些药物易使用和透皮制剂均能产生每日正常需要量的正常睾酮水平。副作用包括局部皮肤反应,吸收可能是可变的,患者需要等待 5~10 分钟使其干燥,应小心避免伴侣接触药物。

肌注睾酮是长效的,但不提供正常激素的昼夜节律变化。口腔贴片能产生更可靠的睾酮水平,但需要每天两次使用。在英国,经皮贴剂和经皮下注射的微丸未批准临床使用。由于药物动力学的变化,常较少使用口服制剂(表 13.7)。

代谢综合征

其特征是向心性肥胖、胰岛素抵抗、血脂异常和高血压,心血管疾病风险上升和进展为糖尿病的风险。**性腺功能减退症**常与代谢综合征有关。有证据表明,睾酮治疗可能有助于某些与该综合征相关的疾病,并降低心血管并发症的风险。

参考文献

1 Lunenfeld B, Mskhalaya G, Zitzmann M, *et al.* (2015). Recommendations on the diagnosis, treatment and monitoring of hypogonadism in men. *Aging Male* **18**:5–15.

尿道炎

尿道炎(urethritis)指尿道发生炎症过程。感染性尿道炎可表现为透明、黏液脓性的或化脓性尿道分泌物,颜色为白色、黄色、绿色或棕色。可能伴有排尿困难和尿道外开口或阴茎体疼痛,排尿期疼痛持续存在。可能有尿频和尿急症状。有些感染是无症状的。

感染性尿道炎

- 淋球菌性尿道炎(GU)。
- 非淋球菌性尿道炎(NGU),也称为非特异性尿道炎(NSU)。
- 复发性或持续性尿道炎(发生于 NGU 治疗后 30~90 天)。

感染的原因

- 淋病奈瑟球菌。
- 沙眼衣原体。
- 阴道毛滴虫。
- 解脲支原体。
- 尿道支原体。
- 单纯疱疹病毒。

非感染性原因的尿道炎

- 尿道损伤 / 异物。
- 接触性尿道炎(杀精剂和沐浴露)。
- 莱特尔综合征(尿道炎、血清阴性关节炎和结膜炎)。
- 韦格纳肉芽肿(病因不明的血管炎)

评估

评估症状、性生活和性接触史。检查外生殖器是否有睾丸或附睾压痛、尿道外口有分泌物、淋巴结病变或皮损。参照英国泌尿生殖医学(UK GUM)相关措施,追踪和治疗接触者,并建议对未来性关系者进行安全性行为。

检查

每日晨尿时存在尿道分泌物和尿试纸显示 1+ 或更多的白细胞时,支持临床尿道炎的诊断。尿道分泌物革兰氏染色或尿道拭子涂片每高倍视野内(×1 000 倍)≥5 个多形核白细胞(PMNL)或晨尿标本中每高倍视野内(×400 倍)≥10 个 PMNL。当多形核白细胞内存在细胞内革兰氏阴性双球菌时可诊断淋球菌性尿道炎。已证实淋球菌感染时也应进行衣原体检测。

特殊检验

- 尿道拭子(女性宫颈内拭子)转运至含活性炭转运培养基上。用于培养和革兰氏染色鉴别淋球菌。也用于核酸扩增试验(NAAT)或

表 13.8　非淋球菌性尿道炎与淋球菌性尿道炎的比较与治疗

	非淋球菌尿道炎	淋球菌的尿道炎
主要致病菌	沙眼衣原体	淋病奈瑟球菌
潜伏期	7~21 天	2~7 天
进展速度	慢性	急性
分泌物	清水样	量多而黄
排尿困难	轻微	轻度
治疗（经验性）	口服多西环素 100mg 一天两次持续 7 天，或 单次口服阿奇霉素 1~1.5g	单次静推或深层肌注头孢曲松 1g，加 单次口服阿奇霉素 1~1.5g，或 （单次口服环丙沙星 500mg，如果已证明敏感性）

酶免疫分析法（EIA）检测淋病奈瑟球菌和沙眼衣原体。

● 另一种方法，20ml 晨尿（坚持不排尿≥2h 后）可用于 EIA 或 NAAT 鉴别沙眼衣原体。

● 中段尿：用试纸测试 ± 显微镜观察尿路感染（UTI）。

● 在符合适应证的病例中，考虑并建议使用快速血浆反应试验（RPR）进行 HIV 病毒和梅毒检测。

淋球菌性尿道炎

由革兰氏阴性双球菌淋病奈瑟球菌感染（表 13.8）引起。感染是通过性接触传播的。具体的并发症包括感染通过血行播散到其他部位，导致播散性淋球菌感染（DGI），表现为关节炎 - 皮炎综合征。

非淋球菌性尿道炎

主要由沙眼衣原体感染；然而，约 50% 的患者无明确的病因（表 13.8）。感染是通过性接触传播的，可能是无症状的（尤其是女性）。具体并发症包括眼生殖器综合征（非淋球菌性尿道炎和结膜炎）。

男性泌尿生殖系统并发症

● 附睾炎。

● 睾丸炎。

● 尿道狭窄。

女性泌尿生殖系统并发症

● 输卵管炎。

● 宫颈炎。

● 盆腔炎性疾病（生殖支原体）。

淋球菌性后尿道炎

淋球菌性尿道炎单次给药成功后 4~7 天症状和体征复发，通常是由于未治疗的同时存在的感染（通常是沙眼衣原体感染）。因此建议使用抗衣原体治疗。

其他感染性原因的治疗

- 阴道毛滴虫——甲硝唑 2g 单次口服给药。
- 解脲脲原体——多西环素 100mg 口服一天两次,持续 7 天或阿奇霉素 1.0~1.5g 单次口服。
- 生殖支原体——阿奇霉素第 1 天口服 500mg,第 2~5 天 250mg。

患者应在开始治疗后的 7 天内禁欲,直到患者(及其伴侣)得到充分治疗。对于经合理治疗后仍有非淋球菌性尿道炎症状的患者,应考虑进一步治疗,以根除可能同时存在的阴道毛滴虫感染。

（张少朋 译　刘存东 顾朝辉 校）

第 14 章

神经源性膀胱

下尿路的神经支配

膀胱的运动神经支配：

膀胱的副交感运动神经支配

节前副交感神经细胞胞体位于 S2~S4 的中间外侧柱，这些节前副交感神经纤维从 S2、S3 和 S5 的前初级支穿出脊髓，包含在勃起神经中，向前进入盆丛。在盆丛中（梨状肌前方），节前副交感神经纤维与节后副交感神经的神经细胞胞体在神经节内形成突触，随后节后副交感神经纤维到达膀胱和尿道。50% 的盆丛神经节存在于膀胱的外膜和膀胱基底层（围绕膀胱的结缔组织），另 50% 存在于膀胱壁内。节后轴突提供给膀胱平滑肌胆碱能兴奋性信号。

膀胱的交感运动神经支配

在男性，神经节前交感神经纤维从 T_{10}~T_{12} 和 L_1~L_2 的中间外侧柱发出，这些交感干节前神经突触和节后交感神经纤维，作为腹下神经走行，支配膀胱的三角区、血管、前列腺平滑肌和前列腺前括约肌（即膀胱颈部）。在女性，膀胱颈和尿道由稀疏的交感神经支配。

在两种性别中，有些节后交感神经也会终止在副交感神经节（在围绕膀胱的外膜和膀胱壁中），并发挥着抑制膀胱平滑肌收缩的作用。

膀胱的传入神经支配

神经感受器遍及膀胱，由其发出的传入神经，与副交感神经元一起汇入回到脊髓，并从此汇入至脑桥的储尿和排尿中枢或大脑皮层，后者可意识到膀胱的充盈。

其他一些感受器位于三角区。从这些神经元发出的传入神经细胞，与交感神经元一起汇入至腰髓，随后到达脑桥和大脑皮层。

另外一些感受器位于尿道。传入神经穿过阴部神经，再次汇入至脑桥和大脑皮层。所有这些神经元都在脊髓中有局部传递。

尿道括约肌的躯体运动神经支配：尿道括约肌远端机制

在解剖上，尿道括约肌位于男性前列腺尖部稍远的地方（在精阜与尿道球近端之间），在女性其位于尿道中部。包括三部分：

- **外部骨骼肌**，是最外层，为耻骨尿道悬吊组织（部分肛提肌）。由横纹肌组成，会阴部神经支配（脊髓节段 S_2~S_4，躯体神经纤维）。受到压力时神经兴奋，使尿道闭合的压力增加。

- **尿道壁内平滑肌**，胆碱能神经支配。神经兴奋时收缩。一氧化氮使其舒张。

- **内层横纹肌**（即尿道壁内骨骼肌，所以称为"固有横纹肌括约肌"），包绕尿道形成 'U' 形，包绕尿道膜部的前、侧部，后部缺失（即它在尿道膜部没有形成完整的环）。内层横纹肌可以使尿道屈曲而增加尿道压,而不是形成环状收缩。

节前躯体神经纤维(即支配横纹肌的神经元)与副交感神经纤维(可以支配膀胱)伴随,从脊髓节段 S2~4 发出,特别是从 Onuf 核团(也称为脊神经核 X)发出,它存在于脊髓前角的中部。(Onuf 核闭定位于躯体运动神经元胞体,为盆底横纹肌——外尿道和直肠括约肌提供运动支配。)这些躯体运动神经经过阴部神经会阴支到达横纹肌括约肌(经直接刺激研究和辣根过氧化物酶(HRP)示踪,无论从阴部或盆神经注射,HRP 都会在 Onuf 核团积聚)。某些横纹肌括约肌的神经支配,可能是来源于经由盆神经的盆丛分支(特别是下腹下丛)。在犬类,只有在阴部和盆部的传出神经都被切断时,横纹肌括约肌才会完全静息。所以阴部神经阻断或阴部神经切除不会引起尿失禁。

分布到远端括约肌的神经纤维结构位于背外侧(5 和 7 点钟位置),再远的则分布在更侧面的位置。

尿道的感觉神经支配

来源于尿道的传入神经元汇入阴部神经,这些神经的细胞体位于背侧根部神经节,终止在 S_2~S_4 的脊髓后角,与感觉信息的神经汇合,再到达脑干和大脑皮层。

阴部神经是发源于脊髓节段 S_2~S_4 的躯体神经,分布到盆底的横纹肌(肛提肌,即耻骨尿道吊带)。双侧耻骨神经阻断[1]不会导致尿失禁,因为有维持内括约肌(交感神经支配)和外括约肌功能(躯体神经支配,S_2~S_4,神经纤维移行至外括约肌,紧靠勃起神经的副交感神经)的作用。

知识框 14.1 讨论了对神经损伤的影响。

知识框 14.1   下尿路神经支配损伤的临床结局

女性膀胱颈的功能

75% 的年轻女性和 50% 的围绝经期女性,控尿时膀胱充盈期膀胱颈关闭;25% 的年轻女性和 50% 的围绝经期女性,控尿时膀胱颈是开放的,但是这些患者仍能保持控尿(因为存在功能性远端括约肌结构——外括约肌)[2,3]。骶前神经切除术(破坏疼痛传入通路)不会导致尿失禁,是因为有外括约肌躯体神经支配支持。

膀胱的交感运动神经支配

对转移的睾丸肿瘤进行腹膜后淋巴结清扫术,切断腹下神经丛会造成膀胱颈的麻痹。在射精时表现明显,正常的交感神经活动会造成膀胱颈的关闭,以至向远端射精直接到后尿道,然后到前尿道。如果膀胱颈关闭功能不全,患者会出现逆行射精;由于远端尿道括约肌受 S_2~S_4 发出的躯体神经支配,其仍有功能,尚能控制排尿。

当发生骨盆骨折,外括约肌和 / 或其躯体运动神经支配可能会受到损伤,因此会造成功能不全,并且不能保证控尿功能。膀胱颈功能的保持(支配膀胱颈的交感神经通常会保持完整),可以保持控尿。然而,如果患者在随后的生活中接受了经尿道前列腺切除术或膀胱颈切开,以解决有症状的前列腺梗阻,则很可能会出现尿失禁,因为患者唯一保存的括约肌结构(膀胱颈)会在这些手术中遭到破坏。

参考文献

1 Brindley GS (1974). The pressure exerted by the external sphincter of the urethra when its motor nerve fibres are stimulated electrically. *Br J Urol* **46**:453–62.
2 Chapple CR, Helm CW, Blease S, Milroy EJ, Rickards D, Osborne JL (1989). Asymptomatic bladder neck incompetence in nulliparous females. *Br J Urol* **64**:357–9.
3 Versi E, Cardozo L, Studd J, McGuire E, Versi E, Cardozo LD (1990). Distal urethral compensatory mechanisms in women with an incompetent bladder neck who remain continent and the effect of the menopause. *Neurourol Urodyn* **9**:579–90.

储尿与排尿生理学

储尿

　　在膀胱充盈期,尽管膀胱内容物在体积上增加,但膀胱仍能保持低压。因为膀胱有较高的顺应性,这种高顺应性部分是由于膀胱结缔组织的弹性特性(黏弹性),部分是由于逼尿肌平滑肌细胞可以在长度增加时张力不变。逼尿肌之所以能够如此,是阻断从节前副交感神经元到节后传出神经节神经活动传导的结果,称为副交感神经节"闸门"机制。此外,脊髓抑制性中间神经元的活动,阻断膀胱充盈感受器的神经传入活动。

排尿

　　脊髓 - 延髓 - 脊髓反射在脑干中的脑桥排尿中枢(也被称为Barrington 核团或 M 区)相协调,同时发生逼尿肌收缩和尿道松弛,而后形成排尿。位于膀胱壁的感受器,可以感觉膀胱充盈时膀胱压力增加(而不是牵拉)。信息经传入神经元转换,到达骶髓后角。神经元从此处投射到桥脑的中脑导水管周围灰质(PAG)。就这样,中脑导水管周围灰质得到膀胱充盈的信号。中脑导水管周围灰质和脑的其他区域(边缘系统、眶额皮质)输入信号到脑桥排尿中枢(PMC),并决定是否可以开始排尿。

　　当生活外部环境适合开始排尿时,就从尿道外括约肌和骨盆底松弛开始排尿。尿液进入后尿道,并配合骨盆底松弛,激活了传入神经元,后者导致桥脑排尿中枢(位于脑干)兴奋。脑桥排尿中枢的激活,通过脑桥排尿中枢神经元和位于骶髓 $S_2 \sim S_4$ 的中外侧细胞柱的副交感、节后运动神经元胞体直接通信,触发逼尿肌收缩。在逼尿肌收缩的同时,尿道(外括约肌)松弛。脑桥排尿中枢通过兴奋 γ 氨基丁酸(GABA)和其包含的甘氨酸,抑制位于 Onuf 核团(其活化可以使外括约肌收缩)的躯体运动神经元,骶髓中外侧细胞柱的抑制性神经元,依次投射到 Onuf 核团的运动神经。通过此途径,脑桥排尿中枢松弛外括约肌。

　　排尿是正反馈回路的实例,目的是保持膀胱收缩直至其排空。当逼尿肌收缩,膀胱壁的压力增加。膀胱壁压力感受器受到刺激,使逼尿肌收缩更有力。正反馈回路的其中一个问题是不稳定性。因此存在许多抑制性通路,以便稳定储尿 - 排尿"回路"。

　　● 张力感受器激活膀胱传入神经,后者通过阴部和腹下神经抑制 $S_2 \sim S_4$ 副交感运动神经输出,保证正在进行中的逼尿肌收缩不会中断。

　　● 直肠生殖区域的传入神经和后胫神经的分支激活骶髓抑制性神经元,这些神经元抑制 $S_2 \sim S_4$ 的副交感运动神经传出。这条途径会中断进行中的逼尿肌收缩。目前猜想,这种机制是为了防止性活动、排便过程中和行走、跑步和跳动时无意识的逼尿肌收缩。

在正常逼尿肌中,唯有兴奋性神经递质是胆碱能的,由节后副交感神经元释放的 NO 介导尿道括约肌和膀胱颈的交替舒张。

拓展阅读

De Groat WC (1993). Anatomy and physiology of the lower urinary tract. *Urol Clin NA* **20**:383–401.

神经性疾病患者的膀胱和括约肌活动

许多神经性疾病伴随着膀胱和括约肌功能异常［如脊髓损伤、脊柱裂（脊髓脊膜膨出症）、多发性硬化］。这类患者的膀胱和括约肌可以称为"神经源性"。

患者可能会有膀胱功能异常或括约肌功能异常，或更常见的是两者都有。膀胱可能活动过度或活动低下，括约肌也可如此。无论膀胱括约肌复合体活动过度或低下都是可以同时存在的。这里的"活动"指的是膀胱和括约肌的压力。

正常的下尿路，在膀胱充盈时逼尿肌是不活动的，而括约肌的压力很高。膀胱的低压力和括约肌的高压力维持着控尿功能。在排尿时，括约肌松弛而逼尿肌收缩。如此膀胱内压力一过性增加，并维持到膀胱完全排尿。逼尿肌和括约肌如此实现协同作用：当括约肌活动，逼尿肌则松弛（储尿期）；当逼尿肌收缩，括约肌则松弛（排尿期）。

膀胱过度活动是指在膀胱充盈期，膀胱出现间断性收缩，由此造成了较高的膀胱内压，而正常情况下应该是低压。在两次收缩波之间，膀胱压恢复到正常或接近正常的水平。存在潜在神经疾病的患者中，称膀胱过度活动为逼尿肌反射亢进。另一些患者的膀胱比正常的弹性更差一些（即更硬一些），称为膀胱低顺应性，这些患者在尿液增加时，膀胱压力进行性增加，这样的膀胱很难在储尿时保持低压。有些患者会同时合并逼尿肌反射亢进和膀胱低顺应性。膀胱活动的另一种表现是膀胱活动力不足，指在储尿和排空时膀胱均为低压，这种情况被称为逼尿肌无反射。

在膀胱充盈时，括约肌活动过度产生高压，但是在排尿期也是如此，而正常情况下应该是括约肌松弛，称为逼尿肌-外括约肌协同失调（DESD 或 DSD）。在肌电图记录中，在努力排尿液时，外括约肌的活动增加，正常的外括约肌在排尿时应该是"静息的"（图 14.1）。括约肌活动不足，是指不能提供足够的压力对抗正常的膀胱压力，无法阻止漏尿。

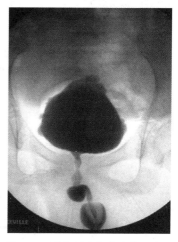

图 14.1 影像尿动力膀胱造影时可观察到逼尿肌-外括约肌协同失调

神经源性下尿路功能障碍：储尿与排尿问题的临床结局

神经系统疾病患者会面临两大类问题：膀胱储尿和排尿（micturition），这取决于膀胱和括约肌压力在储尿和排尿期是否**平衡**。影响膀胱储尿与排尿的疾病包括尿失禁、尿潴留、反复的尿路感染和肾衰竭。

高压性括约肌

高压性膀胱

如果膀胱活动过度（**膀胱反射亢进**）或低顺应性膀胱，在储尿期膀胱处于高压状态。肾脏只能功能性地应对这种慢性高压，从而会出现肾积水和最终造成肾损伤（**肾衰竭**）。有时膀胱压超过括约肌压，患者会出现漏尿（**尿失禁**）。如果括约肌压力高于膀胱排尿时的压力（逼尿肌-括约肌协同失调），则膀胱不能排尿（**尿潴留、反复尿路感染**）。

低压性膀胱

如果膀胱活动不足（逼尿肌无反射），在储尿期膀胱是低压。膀胱容易充满，其很难产生足够的压力排尿（尿潴留、反复尿路感染）。如果膀胱压超过括约肌的压力，尿液会漏出（尿失禁），但是这种情况只在膀胱容量很高时发生或根本不会发生。

低压性括约肌

高压性膀胱

如果逼尿肌反射亢进或低顺应性，膀胱会在漏尿之前仅能储存少量尿液（尿失禁）。

低压性膀胱

如果逼尿肌无反射，就不会产生高膀胱压，患者在大多数时间不会漏尿。然而当腹压增加时（如咳嗽、从坐位起立或转移出入轮椅时），患者就会发生漏尿（尿失禁）。低膀胱压力无法排出膀胱尿液（复发性尿路感染）。

神经性疾病患者的膀胱治疗技术

目前有许多种技术和方法可以用来治疗神经源性膀胱患者出现的尿潴留、尿失禁、反复尿路感染和肾积水。下面描述的每一种技术,都可以用于处理多种临床问题。患者膀胱高压力、高反应性引起的尿失禁,可以通过间歇自我导尿术(ISC)(如果需要,膀胱内注射肉毒素制剂),或耻骨上膀胱造瘘术,或由阴茎套引流的括约肌切开术,或伴随骶神经前根电刺激(SARS)治疗。准确地讲,选择何种治疗方法,要依据每个患者的临床问题、手部功能、生活方式和其他"个人"因素,如体形和性功能等。有些患者会选择经耻骨上膀胱造瘘管,因其简单、总体安全、能逐渐适应,并有效地排空膀胱。其他一些患者不希望使用外部器械和装置,因为这些患者希望看起来和"感觉上"是正常人。这些患者可选择 SARS 阻滞传入神经。

间歇性自我导尿术

详见后面小节。

留置导尿管

详见后面小节。

外括约肌切开术

慎重松解外括约肌,将因逼尿肌-括约肌协同失调(DSD)导致的高压、排空不良的膀胱转变为低压、有效排空的膀胱,但应慎重选择此术。**手术指征**:尿潴留、反复的尿路感染和肾积水。

技术

● 手术(使用电切"刀"或激光)。**缺点**:不可逆性、手术后出血、败血症和形成狭窄[1]。

● 括约肌内使用肉毒素制剂肉毒毒素(BTX)注射。是一种微创和可逆的括约肌手术切开术的替代方法。**缺点**:每 6~12 个月需要重复注射;以作者观点(基于 BTX 和括约肌手术切开术的多年经验),在降低膀胱压力和改善膀胱排尿方面可能不如括约肌手术切开术有效(但没有随机对照试验比较这两种技术)。

● 第三种方案是口服或舌下含服提供一氧化氮(NO)的药剂(如硝苯地平、硝酸甘油)。NO 是一种舒张外括约肌的神经递质。推测可以治疗 DSD 且已有初步的研究支持这种假说[2,3]。

膀胱扩大术

通过将去管化的小肠缝合入双瓣膀胱("蛤形"回肠膀胱成形术)(图 14.2),或通过去除膀胱穹窿部盘形肌肉(自体膀胱扩大术或逼尿肌部分切除术)以增加膀胱容积,降低膀胱压力。在肉毒杆菌毒素时代,膀胱扩大术变得越来越不常用,因为重复(每 6~12 个月)注射肉毒

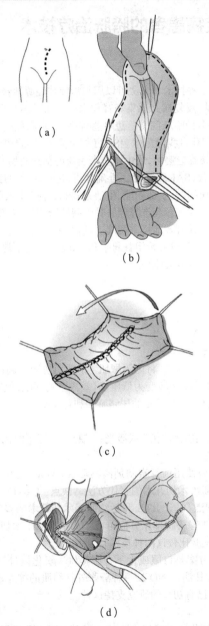

图 14.2 "蚌壳形"回肠膀胱成形术。(a)腹部正中切口,(b)游离一段小肠,并去管化。(c)回肠补片已折成"U"形,准备吻合于膀胱。(d)回肠补片与膀胱吻合

杆菌毒素往往需要实现一个可接受水平的尿控，还因为膀胱扩大术短期和长期并发症发生率的增加（15%膀胱结石、膀胱穿孔和高级别浸润性膀胱癌）[4]。**适应证**：患者难以接受的尿失禁或肾盂积水不能接受完全保守治疗（规律 ISC 联合抗胆碱药物和膀胱肉毒杆菌毒素注射试验）。

膀胱内注射肉毒毒素

最近，每 6~12 个月在膀胱内多点注射肉毒毒素，可显著降低膀胱压力和增加膀胱容量（膀胱容量），副作用风险低。因此现在很少做外科膀胱扩大手术，只在注射肉毒毒素无效的情况下才做（患者进行 ISC 仍然漏尿弄湿衣物，或者有持续的肾积水）。

肉毒毒素是由革兰氏阴性厌氧菌**肉毒梭菌**生的一种强效神经毒素。在这 7 种血清型中，临床只使用 A 型（BoNT-A）（Botox®；Dysport®）和 B 型（Myobloc®）。BoNT-A 是由 1285- 氨基酸多肽合成的非活性单链，在梭状蛋白酶裂解为双链多肽（50kDa 轻链，100kDa 重链）时被激活。

BTX-A（Botox® 或 Dysport®）与突触前神经末梢上的 SV2 受体（突触囊泡蛋白）结合，并通过内吞作用将其吸收。BTX-A 会导致突触体相关蛋白 SNAP-25 的蛋白水解，SNAP-25 是一组 SNARE 蛋白中的一种，与神经元细胞膜（BoNT-B 裂解成小突触泡蛋白）结合。因此，肉毒毒素抑制运动胆碱能、去甲肾上腺素能和其他（感觉）神经末梢的神经传递。BTX-A 还减少了野香草受体 TPRV1 和嘌呤受体 P2X3 的表达，两者都是感觉神经元受体。

因此，虽然作者倾向于认为 BTX-a 抑制**神经肌肉**的神经传递，因此作为肌肉麻痹剂，BTX-a 很可能也对感觉神经传递有影响。BoNT-A 可抑制降钙素基因相关肽、P 物质、谷氨酸盐、神经生长因子和三磷酸腺苷（ATP）的释放，ATP 是参与疼痛通路的神经递质。在大鼠疼痛模型中，BoNT-A 减少了疼痛行为[5,6]。这种对感觉性神经功能的影响如何转化为一种管理感觉性泌尿系统疾病（感觉尿急、间质性膀胱炎）的作用（如果有的话）仍有待确定。

神经传递的恢复需要去除 BoNT 和恢复完整的 SNARE 蛋白。

可使用膀胱软镜（使用软式注射针）或膀胱硬镜下注射 BTX。研究者已描述多种注射技术，似乎都是有效的。一些外科医生把 BTX 用 5ml 生理盐水稀释，而另一些外科医生将相同数量单位稀释到 10ml 或 20ml。一些医生使用 Dysport®（Ipsen），而另一些医生使用 Botox®（Allergan）。有文献报道在 10 个部位注射，有文献在 20 个部位注射，有的注射 50 次。BTX 作为一种技术或浓度或配方是否优于其他任何技术仍有待确定。精确地说，BTX 的实际给药部位（进入逼尿肌或进入膀胱上皮下）是有争议的（膀胱壁很薄）。

对神经源性膀胱患者（如脊髓损伤或多发性硬化）进行膀胱内注射，作者使用的是标准剂量 1 000U 的 Dysport®（对于 1 000U 的持续时间内没有足够反应的患者),也常用 1 000U 到 1 500U 之间的剂量),稀释在 10ml 生理盐水中,30 个部位中每部位注射 0.33ml(每 1ml 注射器三剂)(大约 30~35U/ 部位),通常使用膀胱软镜和一个软式的注射针。一些外科医生避开三角区注射(即避免注射三角区),其理论(未被证明)是这样做可以避免破坏膀胱输尿管连接处阀门抗反流机制。其他外科医生(包括作者)在三角区注射。由于三角区有密集的感觉神经支配,三角区注射可能(未经证实)对感觉或疼痛的膀胱综合征更有效。

膀胱内 BTX 注射适用于 ISC 与口服抗胆碱能药物联合治疗无效的肾盂积水、ISC 与口服抗胆碱能药物联合治疗没有效果的 ISC 间漏尿,以及认为是由于不受抑制的膀胱收缩引起的带有耻骨上膀胱造瘘管患者的造瘘管周围漏尿。

神经源性疾病患者膀胱肉毒毒素注射的结果

与安慰剂相比,膀胱肉毒毒素可为脊髓损伤患者的尿失禁发作平均减少 50%[7],并显著改善多发性硬化患者的尿失禁情况,其中 80% 在使用 BTX 之前内衣是湿的,80% 使用之后内衣是干的,中位时间 12~13 个月仍然如此[8]。

非神经源性疾病患者膀胱肉毒毒素注射的结果

在非神经源性疾病患者中,三项安慰剂随机对照试验表明,在 2.5~20ml 生理盐水中溶解 200~300U 肉毒杆菌并在 10~20 个部位注射的患者,其尿频减少,平均每天尿失禁次数减少 3.88 次[9]。肉毒毒素在 3~14 天内生效,持续中位时间为 307 天。

膀胱肉毒毒素应使用多少剂量?

很少有研究确定肉毒毒素在神经源性或非神经源性的"正确"剂量,如最小有效剂量或给予足够持续时间的剂量(与不常发生的副作用相平衡)。对于那些一天要换几次衣服的患者来说,膀胱内肉毒毒素注射无疑是有效的,使得患者不太愿意参加安慰剂或者是使用低剂量的、可能无效的肉毒毒素组的对照研究。

在神经源性疾病患者中,随机分配到 Dysport®(5ml 生理盐水,20 个注射点)500U 组和 750U 组的患者(主要是脊柱损伤或多发性硬化,几乎所有患者都做了 ISC)的临床和尿动力学结果似乎没有显著差异[10]。全部尿控率分别为 56% 和 74%(无明显剂量差异)。再出现尿失禁发生的中位时间 168 天(5.5 个月)。反射性膀胱收缩时的膀胱容量平均为 150ml,最大膀胱容量中位数为 192ml(500U)~243ml(750U)(剂量无显著差异,但接受 750U 治疗的患者有更好的症状和尿动力学改善趋势)。

根据作者的经验,膀胱内注射肉毒毒素对于神经源性疾病患者中 ISC 间漏尿的患者是最成功的,但对于非神经源性病变逼尿肌过度活动引起的尿频、夜尿增多、尿急、急迫性尿失禁也是非常有效的治疗方法。药物可以持续 6~12 个月,肉毒毒素的效力和持续时间似乎不会随着在神经性或非神经源性患者的重复注射而减弱,目前有长达 10 年的随访,其他研究也有相同的结论[8,11]。

A 型肉毒毒素的副作用

主要副作用是尿潴留,有大约 40% 的患者(非神经源性疾病患者)尿潴留量为 >150~200ml;在神经源性疾病患者中,慎重的目标是达到尿潴留以便患者达到完全尿控以便行 ISC。多达 41% 的患者被告知"需要"间歇性自我导尿术长达 6 个月[9]。在注射 BTX 后,根据严格的尿潴留定义,仅根据残余尿量 >150~200ml,但在无症状的情况下,让患者进行 ISC 治疗 6 个月之久,作者认为是不必要的。作者的做法没有那么严格,只在如下情况让患者做 ISC:①痛苦,完全尿潴留(无法排出任何尿液,痛苦可以通过导尿减轻痛苦),或②只能排出几毫升尿液,残余大量的尿液,或③完全无痛性尿潴留(无痛且无法排出任何尿液,这非常罕见),或④在注射肉毒毒素后期出现复发性泌尿道感染。作者建议患者在感觉舒适的情况下停止 ISC 治疗,从经验上看,这通常是在排尿量和残余尿量之间的平衡向前者倾斜时发生的。

有限的证据表明,相对于在注射 100U 后不发生尿潴留,在注射200U 或更高剂量的肉毒毒素时更有可能导致尿潴留[12]。

在多次膀胱内注射后,血尿几乎是不可避免的,而且几乎都是自限性(非常偶然的情况下,膀胱有血块,需要通过 3 腔导尿管冲洗,但这很罕见——根据作者的经验,10 年中仅有 2 例)。偶尔会发生神经性副作用,不常见,但可以致残,特别是在患者存在神经系统疾病时。作者会警告患者,有大约 1/100 的患者存在全身无力的风险(膀胱注射后的风险较低;外括约肌注射后的风险较高),并可能影响轮椅上下移动的能力,影响日常生活和工作活动;视物模糊(由于眼内肌肉的影响,非常罕见,但致残性强);深呼吸和 / 或吞咽困难(在作者的经历中,10 年中有 2 例,但都在 2~3 周内自行消退,且均无需住院观察)。所有这些副作用都是少见的,将持续几周或几个月,不需要特殊的治疗,通常不会随着重复注射而复发。

阻滞传入神经

切断 S₂~S₄ 的背侧脊神经根,使膀胱由反应亢进、高压力转变为无反应性、低压力。这种方法可以用于反应亢进,并引起尿失禁和肾积水的膀胱。随后的膀胱排尿可以靠 ISC 实现,或在 S₂~S₄ 的腹侧神经根(传出神经)置入神经刺激器,当患者想排尿时,"驱动"排尿(应用书页大小的无线电发射器激活排尿)(图 14.3 和 14.4)。此方法也用于逼尿肌括约肌协同失调,或膀胱排尿不完全引起的反复尿路感染和尿潴留。

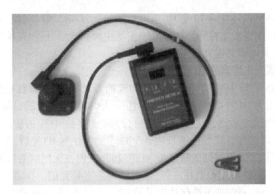

图14.3　骶神经前根电刺激术,用于"驱动"排尿,随后阻滞传出神经(体外部分)

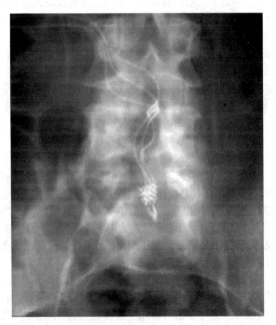

图14.4　KUB X 线片显示放置在 S_2、S_3 和 S_4 腹侧神经根的骶骨电极

参考文献

1　Reynard JM (2003). Sphincterotomy and the treatment of detrusor–sphincter dyssynergia: current status, future prospects. *Spinal Cord* **41**:1–11.

2　Reitz A, Knapp PA, Müntener M, Schurch B (2004). Oral nitric oxide donors: a new pharmacological approach to detrusor-sphincter dyssynergia in spinal cord injured patients. *Eur Urol* **45**:516–20.

3　Mamas MA, Reynard JM, Brading AF (2001). Augmentation of external uretheral sphincter nitric oxide: a potential pharmacological treatment for detrusor-external sphincter dyssynergia in spinal cord injury. *Lancet* **357**:1964–7.

4　Cain MP, Rink RC (2010). Augmentation for neuropathic bladder dysfunction – A thing of the past? *J Urol* **183**:2124–5.

5　Cui M, Khanijou S, Rubino J, Aoki KR (2004). Subcutaneous administration botulinum toxin type A reduces formalin-induced pain. *Pain* **107**:125–33.

6　Chuang YC, Yoshimura N, Huang CC, Chiang PH, Chancellor MB (2004). Intravesical botulinum toxin A administration produces analgesia against acetic acid induced bladder pain responses in rats. *J Urol* **172**:1529–32.

7　Schurch B, de Sèze M, Denys P, *et al.* (2005). Botox detrusor hyper-reflexia study team. Botulinum toxin type A is safe and effective treatment for neurogenic urinary incontinence: results of a single treatment, randomized, placebo controlled 6 month study. *J Urol* **174**:196–200.

8　Khan S, Game X, Kalsi V, *et al.* (2011). Long term effect on quality of life of repeat detrusor injections of botulinum neurotoxin-A for detrusor overactivity in patients with multiple sclerosis. *J Urol* **185**:1344–9.

9　Anger JT, Weinberg A, Suttorp MJ, Litwin MS, Shekelle PG (2010). Outcome of intravesical botulinum toxin for idiopathic overactive bladder symptoms: a systematic review of the literature. *J Urol* **183**:2258–64.

10　Grise P, Ruffion A, Denys P, Egon G, Chartier Kastler E (2010). Efficacy and tolerability of botulinum toxin type A in patients with neurogenic detrusor overactivity and without concomitant anticholinergic therapy: comparison of two doses. *Eur Urol* **58**:759–66.

11　Game X, Khan S, Panicker JN, *et al.* (2010). Comparison of the impact on health related quality of life of repeated detrusor injections of botulinum toxin in patients with idiopathic or neurogenic detrusor overactivity. *BJU Int* **107**:1786–92.

12　Kuo HC (2006). Will suburothelial injection of a small dose of botulinum A toxin have similar therapeutic effects and less adverse events for refractory detrusor overactivity. *Urology* **68**:993–7.

导尿管和集尿器与神经源性膀胱患者

许多患者使用间歇性导尿术（IC）管理自己的膀胱，可以患者本人完成（间歇自我导尿术），或是如果患者本人手部功能不足的，由护理员完成（多为四肢瘫痪患者）。其他许多患者使用留置导尿管（经尿道或耻骨上）管理自己的膀胱。两种方法都可以有效地处理尿失禁、反复尿路感染和引起肾积水的膀胱出口梗阻。

间歇性导尿术

需要足够的手部功能。这种技术需要的是"清洁"（导尿前简单洗手），而非"无菌"。凝胶涂层的导尿管与水接触后变得光滑，有润滑的作用。通常每 3~4 小时导尿一次。

问题

- 反复的尿路感染。
- 反复的尿失禁：检查操作技术（充足的引流至没有尿滴）。建议增加间歇性自我导尿术（ISC）的频率，使膀胱内的尿量最小（减少细菌定植和最小化膀胱内压）。如果持续发生尿失禁，应考虑使用膀胱内注射肉毒素。

长期留置导尿管

有些患者更适合长期留置导尿管。有学者认为当别的膀胱引流方法失败时，这是最后的方案。经耻骨上途径（耻骨上膀胱造瘘管）比经尿道的更受欢迎，因为后者可能引起男性远端尿道腹侧面压迫坏死（获得性尿道下裂，阴茎"像切开的熏鱼"）和女性膀胱颈部压迫坏死，膀胱颈越来越宽，直至发生导尿管周围尿道瘘（"扩大开放"的尿道），或在球囊充气状态发生频繁的导尿管脱出。

问题和长期留置导尿管的并发症

- **反复的尿路感染**：细菌定植是反复感染的潜在原因。
- **常见导尿管堵塞**：由于导尿管腔内细菌形成的生物被膜壳。奇异变形杆菌、摩根菌属和普鲁威登属分泌多糖基质。其中产脲酶细菌使尿中的氨生成氨，尿液 pH 升高，沉淀出镁和钙的磷酸盐结晶。基质 - 晶体复合物阻塞导尿管。导尿管阻塞会引起从管外流出，污染患者的衣物。膀胱扩张可以引起自主性反射异常，导致血压急剧升高，可造成脑卒中和死亡。常规的膀胱冲洗及增加导尿管型号，有时是有帮助的。目前正在研究抗生素（如二氯苯氧氯酚）对导尿管的浸渗作用[1]。使用"间断尿流"开关使膀胱间断充盈和排空，可能会减少导尿管堵塞的频率。
- **膀胱结石**：超过 5 年的，4 个患者中有 1 个发生[2]。
- **膀胱癌**：慢性炎症（来源于膀胱结石、反复的尿路感染和长期留置导尿管)可能会增加脊髓损伤患者发生鳞状细胞肿瘤的危险。有些研究报告,膀胱癌发生率较高(长期带管与不带);其他的研究并没有发现这种情况[3]。

阴茎集尿器

有一种极为耐用的尿液收集装置,包括一个放置在阴茎头和阴茎体的管鞘(就像一个避孕套,只是没有润滑剂以防止滑脱)。通常采用硅胶制造,在远端接有一根引流管以使尿液引流入尿袋。这种防止漏尿的装置使用方便,但是显然只适用于男性。为了防止集尿器与阴茎脱离,需使用黏性凝胶和胶带。这种装置用于患有反射性排尿(在排尿同时膀胱高反应性,膀胱压力在两次排尿之间并没有达到损伤肾功能的水平)的患者。这种装置也可以作为外括约肌切开术后患者(合并逼尿肌高反应性和括约肌协同失调,膀胱排尿不完全,导致反复尿路感染和/或肾积水)的尿液收集装置。

存在的问题

使用此装置的患者存在的最主要问题是集尿器脱落。至今还未能设计出对所有男性都能持久防止尿漏的阴茎集尿器。这可以说是最大的问题,而有些病例需要完全改变处理膀胱的方案,有时也会发生皮肤反应。

参考文献

1 Stickler D, Jones GL, Russell AD (2003). Control of encrustation and blocked Foley catheters. *Lancet* **361**:1435–7.
2 Ord J, Lunn D, Reynard J (2003). Bladder management and risk of bladder stone formation in spinal cord injured patients. *J Urol* **170**:1734–7.
3 Subramonian K, Cartwright RA, Harnden P, Harrison SC (2004). Bladder cancer in patients with spinal cord injuries. *BJU Int* **93**:739–43.

神经源性膀胱患者尿失禁的处理

病因

高压性膀胱(逼尿肌反射亢进,膀胱顺应性降低);括约肌无力;膀胱结石;膀胱肿瘤少见(以尿路感染和血尿就诊)。外周反射亢进,提示膀胱可能存在反射亢进(膝腱反射增强,S_1~S_2 和球海绵体肌反射阳性,提示骶反射弧完整(即 S_2~S_4 完整)。外周神经缺失,提示膀胱和括约肌可能无反射性,即括约肌不能产生足够的收缩压力以维持控尿。

初步检查

尿液培养(以发现感染);泌尿系 X 线片,以发现膀胱结石;膀胱及肾脏超声波检查,以发现残余尿并检查肾积水;如果怀疑膀胱肿瘤,需进行细胞学检查和膀胱镜检查。

经验性治疗

从简单的治疗开始,如果膀胱残余尿体积较大,规律的间歇性自我导尿术(ISC),可以降低膀胱压力并实现控尿。并试用抗胆碱能药(如奥昔布宁、托特罗定)。许多脊髓损伤的患者已进行 ISC,简单地增加 ISC 的次数至每小时 3~4 次可以获得尿控。ISC 通的频率常无法实现大于 3 小时一次,特别是对截瘫女性,她们通常不得不从轮椅转移到卫生间,之后再转移回轮椅(表 14.1)

经验性治疗失败的处理

由排泄性膀胱尿道造影结果决定,以评估膀胱和逼尿肌的活动。

逼尿肌反射亢进和低顺应性

● **高压力性括约肌**(即逼尿肌 - 括约肌协同失调):对高压性膀胱的治疗,通常能够获得控尿。

表 14.1　尿失禁治疗的总结

	高膀胱压力	低膀胱压力
高括约肌压力	ISC 加抗胆碱能药或肉毒毒素制剂,或膀胱扩大术降低膀胱压力	ISC*
低括约肌压力	ISC 加抗胆碱能药物,或肉毒毒素制剂,或膀胱扩大术 + 尿道填充剂,TVT,或缝合膀胱颈,或人工尿道括约肌	尿道填充剂、经阴道无张力尿道悬吊术、缝合膀胱颈、人工尿道括约肌

*高括约肌压力通常足够保证患者衣物干燥。

TVT,经阴道无张力尿道悬吊术。

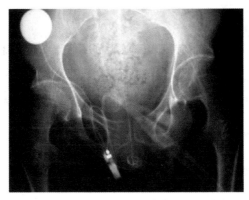

图 14.5 置入在尿道球部的人工尿道括约肌

● **膀胱治疗**,膀胱内应用肉毒毒素、逼尿肌部分切除(自体扩大)、膀胱扩大术(回肠膀胱成形术)。所有患者为排空膀胱,通常都需要 ISC。

● 长期耻骨上膀胱造瘘术。

● 骶神经阻滞加 ISC,或置入 Brindley(骶神经前根刺激器)。

● **低压性括约肌**:首先治疗膀胱。如果单纯治疗膀胱失败,考虑使用尿道填充剂或经阴道无张力尿道悬吊术(TVT),或缝合女性的膀胱颈,或任何性别的人工尿道括约肌(图 14.5)。

逼尿肌无反射 + 低压性括约肌

● 尿道填充剂;

● TVT;

● 缝合女性膀胱颈;

● 人工尿道括约肌。

人工尿道括约肌

人工尿道括约肌(AUS)本质上由两个球囊组成,两个球囊通过管道连接到一个控制泵。其中一个袖套样球囊放置围绕在尿道球部或膀胱颈部。另一个球囊(放在肛提肌深处)通过位于阴囊或阴唇的控制泵向另一袖套样球囊施压产生恒定压力(通常为 61~70cmH$_2$O 压力)(图 14.5)(800 AUS;American Medical Systems,AMS)。维持袖套处压力直到患者按压控制泵。这将流体从袖套样球囊压入(因此暂时不再压迫尿道)另一球囊。然后,球囊中的压力通过连接器中的延迟电阻器重新充盈袖套样球囊超过一分钟或者更多。

适应证

尿失禁

● 前列腺切除术后(经尿道前列腺切除术后或者前列腺癌根治术)。

● 神经性疾病患者(脊髓损伤、脊柱裂),由于真性括约肌缺陷。

● 盆腔或会阴创伤后。

相对禁忌证

● 膀胱顺应性差(有膀胱压力危险和逐渐升高的风险伴随肾积水发展)。

● 未经处理的不自主膀胱收缩(常见的持续性尿失禁)。

● 尿道狭窄——切开可能暴露下方袖套样球囊,导致人工尿道括约肌感染。

● 认知功能差,以致患者无法意识到一天数次袖套样球囊的充放气的必要性。

置入前准备

● 影像尿动力学(评估膀胱压力和确认存在括约肌无力和尿失禁)。通常在"单纯性的"前列腺癌根治术后患者没有必要(失禁的原因通常很明显)。

● 膀胱软镜排除尿道狭窄。

● 尿液细菌培养。在置入前用合理的抗生素治疗感染一周左右。

尿道球部球囊放置

对于前列腺癌根治术后尿失禁,既往在膀胱颈区域有手术史或创伤史(骨盆骨折可以选择)(有直肠穿孔的风险)。

膀胱颈部袖套球囊放置

妇女(显然),儿童(尿道球部对应于可用的袖套球囊型号太小),希望通过维持顺行射精来保持生育能力的男性,有 ISC 或可能需要的神经系统疾病患者。

借单向阀门的控制可以防止液体从球囊回流到袖套球囊,因此可以进行导尿管插入或使用器械。

结果

改善 60%~90% 的尿失禁。5%~30% 的并发症为感染、尿道侵蚀、袖套下尿道松弛(萎缩)、设备("机械性")失败[1]。

可替代选择

● **注射用尿道膨胀剂。**

● **男性尿道吊带术:**三种类型:尿道球部(耻骨上至尿道下);会阴骨锚定(InVance™);经闭孔肌(AdVance™)。据说可以通过尿道球部复位(而不是压迫)来改善失禁。对较轻尿失禁有良好(短期)结果——每天使用 5 块以下的尿垫;如果每天使用 6 块或以上尿垫,表示效果不佳[2]。术后的长期疗效和那些经闭孔吊带手术的疗效仍不确定。

● **尿道外耻骨后可调压缩装置:**在局部麻醉或区域阻滞麻醉下,通过会阴入路经皮引入两个小的硅胶球囊,靠近膀胱颈部放置在尿道的两侧。皮下通道可在术后调整容量以增加(对于持续漏尿)或减少尿道阻力(对于排尿困难)。其安全性(如 10% 尿道或膀胱穿孔、球囊移位和液体渗漏)和尿失禁结果仍存在疑问。

参考文献

1　Hussain M, Greenwell TJ, Venn SN, Mundy AR (2005). The current role of the artificial urinary sphincter for the treatment of urinary incontinence. *J Urol* **174**:418–24.

2　Castle EP, Andrews PE, Itano N (2005). The male sling for post-prostatectomy incontinence: mean follow-up of 18 months. *J Urol* **173**:1657.

神经源性膀胱患者复发性尿路感染的处理

反复尿路感染的病因
- 膀胱排尿不全；
- 肾结石；
- 膀胱结石；
- 留置导尿管的存在（经尿道或耻骨上膀胱造瘘术）。

病史

患者认识的尿路感染和医生的理解不同。神经源性膀胱经常有细菌定植，常包含脓细胞（脓尿）。尿液混浊时常并没有活动性感染，而是由于含有钙、镁和磷酸盐。存在细菌、脓细胞或伴有非特异性症状（腹痛、疲劳、头痛和感觉"不适"）的混浊尿，经常被解释为尿路感染。

神经源性膀胱患者尿路感染的治疗适应证

如果有异物（如造瘘管）存在，从尿中清除细菌或脓细胞是不可能的。在没有发热、混浊尿和尿液气味异常情况下，作者不会应用抗生素；而不加区分地应用抗生素，反而会促进耐药菌株的生长。对长期带导尿管并有发热、混浊尿和尿液气味异常，或感觉不佳的患者作者会应用抗生素。尿培养并立刻根据经验性应用呋喃妥因、环丙沙星或甲氧苄啶（对局部菌落敏感的抗生素）等抗生素治疗，如果病原菌对应用的药物耐药，则应更换更特异的敏感性抗生素。

检查

对反复的尿路感染（即频繁发作的发热、尿液混浊、尿液气味异常和感觉不佳）。安排如下检查：
- KUB X 线——排除肾和膀胱结石。
- 肾和膀胱超声检查，明确是否存在肾积水，测量排空前膀胱的容量和排尿后残余尿量。

治疗

当患者存在发热和尿液混浊、尿液气味异常时，细菌培养尿液并开始经验性地应用抗生素治疗（如呋喃妥因、阿莫西林和环丙沙星），如果培养结果提示病原菌对经验性抗生素耐药，则应更换抗生素。患者感觉好转且他们的尿液变清、没有令人不悦的气味，都能提示治疗是"有效"的。尽管使用足够剂量的特定口服抗生素治疗，但仍伴有全身症状（不适、寒战）的持续发热是登记住院接受静脉注射抗生素治疗的适应证。

复发性尿路感染的处理

（见表 14.2）

表 14.2　复发性尿路感染的治疗总结

低压膀胱	高压膀胱 + 逼尿肌 - 括约肌协同失调[*]
间歇性自我导尿术	间歇性自我导尿术
留置导尿管	留置导尿管
	外括约肌切开——外科、肉毒毒素制剂、导尿管
	传入神经阻滞 /SARS

取出存在的结石:对膀胱结石使用经膀胱结石碎石取石术,对鹿角形结石应用 PCNL。

[*] 逼尿肌 - 括约肌协同失调患者的一种新的、潜在的治疗选择是应用一氧化氮 (NO)扩张外括约肌。NO 是可以松弛外括约肌的神经递质,可以增加顺行的 尿流,因而可以潜在地降低残余尿量。可用的 NO 药物有硝苯地平或硝酸甘 油(GTN)。目前有相关理论、一些试验结果和证据支持这一观点[1,2]。

　　如果存在残余尿,最佳的膀胱排尿方式是应用间歇导尿(男性、女 性),或为逼尿肌——括约肌协同失调(男性)的患者行外括约肌切开。 如果手部功能良好(截瘫患者),间歇导尿可以由患者自己完成,而四肢 瘫痪的患者,可以由护理员完成。留置导尿管是一种选择,但是膀胱内 异物的存在,其本身就会造成复发性尿路感染(虽然某些患者尿路感染 的发作频率是降低了)。

参考文献

1　Mamas MA, Reynard JM, Brading AF (2001). Augmentation of external urethral sphincter nitric oxide: a potential pharmacological treatment for detrusor-external sphincter dyssynergia in spinal cord injury. *Lancet* **357**:1964–7.

2　Reitz A, Knapp PA, Müntener M, Schurch B (2004). Oral nitric oxide donors: a new pharma-cological approach to detrusorspincter dyssynergia in spinal cord injured patients. *Eur Urol* **45**:516–20.

神经源性膀胱患者肾积水的处理

膀胱过度活动(逼尿肌高反应性)或顺应性差的膀胱,常并发高压性括约肌(逼尿肌 - 括约肌协同失调)。在储尿期和排尿期膀胱压力都是高的,有时膀胱内压力会超过括约肌压力,此时患者会有少量的尿液漏出。然而大多数时间,括约肌压力比膀胱压力高,肾脏则长期暴露在这种较高压力下。在超声检查中,表现为肾积水和肾功能缓慢且不可阻挡地恶化。

肾积水的治疗选择

避开外括约肌
- 留置导尿管(IDC)。
- 间歇性自我导尿术(ISC)+ 抗胆碱能药物。

治疗外括约肌
- 括约肌切开:通过插入尿道的膀胱镜手术内切开(电切刀或激光),肉毒毒素注射入括约肌,尿道留置导尿管。
- 传入神经阻滞*+ISC 或骶神经前根电刺激排尿术(SARS)。

治疗膀胱
- 膀胱内的注射肉毒毒素 +ISC。
- 膀胱扩大术 +ISC。
- 传入神经阻滞*+ISC 或 SARS。

---

* 传入神经阻滞将高压括约肌转化为低压括约肌,将高压膀胱转化为低压膀胱。

多发性硬化、帕金森病、脊柱裂、脑卒中后和其他神经源性疾病的膀胱功能障碍

多发性硬化

75%的多发性硬化患者存在脊髓受累,在这些患者中,膀胱功能障碍很常见。多发性硬化患者最常见的症状是尿急、尿频、夜尿和急迫性尿失禁(由于逼尿肌反射亢进),发生在32%~97%的患者中,具体依赖于多发性硬化的持续时间和严重程度[1]。膀胱压力很少高至足以引起上尿路问题(肾积水)。治疗的主要方案是抗胆碱能药、ISC和膀胱肉毒毒素(BTX)注射。

帕金森病(PD)

帕金森病是帕金森综合征(震颤、僵直和运动迟缓——缓慢运动)的病因,是由于基底神经节黑质中多巴胺能神经元变性所致。帕金森病患者在泌尿系的主要表现是进展性泌尿系感染,影响了30%~40%帕金森病患者[2]。据研究显示,在30%~40%的泌尿系感染和帕金森病患者中,90%的患者有夜尿增多,70%的患者存在尿频和尿急,超过40%的患者存在急迫性尿失禁(其中经尿道前列腺切除术典型的症状反应最差)。

最常见的尿动力学异常是逼尿肌反射亢进(基底神经节对排尿反射可能有抑制性作用)。左旋多巴似乎对这些症状和逼尿肌反射亢进有不同的效应,有些患者症状会改善,另一些患者症状会加重,也会发生逼尿肌收缩能力受损,尽管很少见。自发(预期)排尿时括约肌功能是协同的,即没有括约肌协同失调。因此,PD患者排尿通畅,除非这些患者同时存在良性前列腺梗阻。患者也可能发生括约肌功能不佳。PD和括约肌功能不良均可诱发经尿道前列腺切除术后尿失禁[3]。

从泌尿外科的角度看PD患者经尿道前列腺切除术(TURP)术后的预后较差[3](>20%的患者有新发尿失禁),但这可能是由于先前研究中纳入多系统萎缩的患者[3],这与经尿道前列腺切除术术后的预后特别差有关[4]。如果PD患者的尿动力学已证实存在膀胱出口梗阻,那么经尿道前列腺切除术的症状预后可能是良好的[4],至少对于病情持续时间<5年的轻度PD患者而言是这样的。

多系统萎缩(又称Shy-Drager综合征)

病因是帕金森综合征,临床特点是体位性低血压和逼尿肌无反射。脑桥细胞的缺失,会导致逼尿肌反射亢进(膀胱过度活动的症状);由于骶髓中外侧细胞柱细胞的丢失,造成副交感神经元丢失,会引起膀胱排尿无力,位于脊髓前角的Onuf核团神经元缺失,会导致横纹括约肌去神经支配,而引起尿失禁。在临床症状上通常会伴有逼尿肌反射亢进(如膀胱过度活动的症状),结果是在几年内膀胱排尿能力越来越差。

脊柱裂

术语"脊柱裂"（更准确的描述是脊柱闭合不全）描述了脊柱神经和骨元素融合失败所引起的临床表现。脊柱裂的实质包括囊性脊柱裂（脊髓脊膜膨出症和脑膜膨出）和隐性脊柱裂（脂性脑膜膨出、硬膜内脂肪瘤和脊髓栓系）。

常见的问题是尿失禁、复发性尿路感染、膀胱和肾结石的形成，以及反流性肾病。

McGuire 提出逼尿肌漏尿点压的概念，作为脊柱裂患者上尿路恶化风险的指标[5]。研究对 42 例骨髓发育不良患者随访 15 年以上，20 例患者在膀胱内压 $<40cmH_2O$（逼尿肌漏尿点压）时出现尿道漏尿，22 例患者在 $>40cmH_2O$ 时出现尿道漏尿。漏点压 $<40cmH_2O$ 的患者无膀胱输尿管反流（VUR），静脉尿路造影 IVU 时仅有 2 例输尿管扩张，而漏点压为 $>40cmH_2O$ 的患者中膀胱输尿管反流（VUR）出现 15 例（68%），输尿管扩张 18 例（81%）。本研究的结果（后来得到了其他研究的支持）认为 $<40cmH_2O$ 的充盈末期压力是上尿路不会发生恶化的指标，而 $>40cmH_2O$ 的末充盈末期压力是上尿路可能发生恶化的指标。

脊柱裂最显著的尿动力学表现是膀胱顺应性丧失并出口梗阻，继发于膀胱颈功能异常或逼尿肌 - 括约肌协同失调（DSD）患者[6]（62% 的患者；38% 的患者被描述为逼尿肌反射障碍，实际上该研究纳入 34 名患者，其中 30 名患者在高充盈压力下膀胱顺应性差）。大多数患者存在固定（静态）外括约肌，10%~15% 的患者存在逼尿肌 - 外括约肌协同失调（DESD）。

治疗目的主要是通过抗胆碱药物联合间歇性自我导尿术（ISC）维持膀胱低压和控尿[7]。对于逼尿肌漏点压力下降的患者，这降低上尿路恶化的可能性[8]。抗胆碱能类药物无法实现控尿或消除肾盂积水，下一步是膀胱注射肉毒毒素（Botulinum Toxin，BTX）结合 ISC，虽然膀胱顺应性差是脊柱裂的特征，但似乎比单纯高反应性膀胱对肉毒毒素反应差。

如果抗胆碱能类或肉毒毒素（BTX）结合间歇性自我导尿术（ISC）无法实现小容量膀胱，顺应性差的膀胱的安全储尿压力，增大膀胱成形术，带或不带一个 Mitrofanoff 造瘘口来简化 ISC（特别是在轮椅上的患者），可能需要实现安全降低膀胱的压力。当仅通过降低膀胱压力无法达到控尿时，可能需要关闭膀胱颈、尿道悬吊支撑（如女性 TVT）或使用人工括约肌。漏尿点压力可以（合理准确地）预测足够大膀胱出口阻力的患者（通常漏点压力为 $>40cmH_2O$ 的患者）避免膀胱出口手术的必要。

那些脊柱裂和认知能力受损的患者（这些患者占脊柱裂人群的很大比例）可能无法满足使用 ISC 或人工尿道括约肌（AUS）进行规律和频繁膀胱排尿的要求。对于这样的患者，SPC 可能是一种更安全的方法来实现控尿和保护肾功能。此外,虽然下尿路重建手术可以改善控尿,但有证据表明,这可能与整体生活质量的显著改善并不同步[9]。在成功接受尿失禁手术的脊柱裂患者和不接受手术的对照组之间生活质量评分似乎没有区别(在脊柱裂这样复杂的多系统疾病中,仅通过纠正人体的一个系统来改善生活质量是很困难的)。

脑血管事件

70% 的患者发生逼尿肌反射亢进,15% 的患者发生 DSD。也可能发生逼尿肌无反应[10]。常见症状包括尿频、夜尿增多、尿急和急迫性尿失禁。尿潴留会发生在 5% 的急性期患者中。在发生脑血管事件后7 天内出现尿失禁,会提示存活率低[11]。

其他神经系统疾病

额叶损伤(如肿瘤、颅内动静脉畸形)

可能会造成严重的尿频和尿急(额叶向脑桥传达抑制性信息)。

脑干损伤(如颅底后窝肿瘤)

可造成尿潴留或膀胱过度活动。

横贯性脊髓炎

严重的四肢轻瘫和膀胱功能障碍,后者常能在很大程度上得到恢复。

周围神经病

膀胱的内部节律性使其易受周围神经病的影响,如发生在糖尿病和淀粉样变性神经病。临床表现通常是膀胱收缩性下降(膀胱排尿能力减弱,即慢性低压性尿潴留)。膀胱的自主神经支配使其易受周围神经病变的影响,如糖尿病和淀粉样变性。影像学通常表现为膀胱收缩性降低(膀胱排尿不良,即慢性低压潴留)。

参考文献

1 de Seze M, Ruffion A, Denys P (2007). The neurogenic bladder in multiple sclerosis: review of the literature and proposal of management guidelines. *Mult Scler* **13**:915–28.

2 Winge K, Skau AM, Stimpel H, Nielsen KK, Werdelin L (2006). Prevalence of bladder dysfunction in Parkinsons disease. *Neurourol Urodyn* **25**:116–22.

3 Staskin DS, Vardi Y, Siroky MB (1988). Post-prostatectomy continence in the parkinsonian patient: the significance of poor voluntary sphincter control. *J Urol* **140**:117–18.

4 Roth B, Studer UE, Fowler CJ, Kessler TM (2009). Benign prostatic obstruction and parkinson's disease--should transurethral resection of the prostate be avoided? *J Urol* **181**:2209–13.

5 McGuire EJ, Woodside JR, Borden TA, Weiss RM (1981). Prognostic value of urodynamic testing in myelodysplastic patients. *J Urol* **126**:205–9.

6 Webster GD, el-Mahrouky A, Stone AR, Zakrzewski C (1986). The urological evaluation and management of patients with myelodysplasia. *Br J Urol* **58**:261–5.

7 Edelstein RA, Bauer SB, Kelly MD, *et al.* (1995). The long-term urological response of neonates with myelodysplasia treated proactively with intermittent catheterization and anticholinergic therapy. *J Urol* **154**:1500.

8 Wang SC, McGuire EJ, Bloom DA (1988). A bladder pressure management system for myelodysplasia—clinical outcome. *J Urol* **140**:1499–502.

9 MacNeily AE, Jafari S, Scott H, Dalgetty A, Afshar K (2009). Health Related Quality of Life in Patients With Spina Bifida: A prospective assessment before and after lower urinary tract reconstruction. *J Urol* **182**:1984–92.

10 Sakakibara R, Hattori T, Yasuda K, Yamanishi T (1996). Micturitional disturbance after acute hemispheric stroke: analysis of the lesion site by CT and MRI. *J Neurol Sci* **137**:47–56.

11 Wade D, Hewer RL (1985). Outlook after an acute stroke: urinary incontinence and loss of consciousness compared in 532 patients. *Q J Med* **56**:601–8.

神经性和非神经性下尿路功能障碍的神经调节

这里指电刺激传入神经纤维以调节其功能。

作用于身体任何部位的电刺激优先使神经去极化(需要更高的电流幅度来直接使肌肉去极化)。在下尿路功能障碍患者中,相关脊髓节段为 S_2~S_4。适应证:尿急、尿频、急迫性尿失禁和慢性尿潴留,同时行为治疗和药物治疗无效。

许多部位接受电刺激是有效的,电刺激可以直接刺激神经,或尽可能地接近:

- **骶神经刺激**(SNS);
- **阴部神经刺激,直接电刺激盆底**(膀胱、阴道、肛门、骨盆底肌肉)或通过刺激阴茎背侧(DPN)或阴蒂神经(DCN);
- 胫骨后神经刺激(PTNS)[1]。

胫骨后神经刺激

胫骨后神经(L_4,L_5;S_1~S_3)与支配膀胱的神经组成共同的神经根。胫骨后神经刺激可以经皮肤(表面贴上电极)或穿刺皮肤(电极穿刺针)应用。经皮穿刺针系统包括 SANS(Stoller)和 Urgent PC 系统。通过穿刺针施行电刺激,插入内踝上侧,带有参考(或回路)电极,每周刺激 30 分钟,超过 12 周。其后,每 2~3 周治疗 30 分钟,可以稳定有反应患者的治疗效果。胫骨后神经刺激尚未与安慰剂对比("假"刺激),所以报告的有效性可能代表了安慰剂的反应。在一项单盲安慰剂对照研究(不使用 PTNS 刺激腓肠肌)中,71% 的患者接受胫骨后神经刺激(PTNS)(12 次治疗;每周 3 次,超过 4 周)报告称急迫性尿失禁发作次数减少大于 50%[2]。

骶神经刺激(骶神经调节)

骶神经刺激器(Medtronic InterStim)通过插入在骶骨孔内,并与置入在皮下的电脉冲发生器的电极相连,对骶神经根 S3 发送连续的电脉冲。英国国立临床规范研究所(NICE)已批准对患有急迫性尿失禁,而又不能通过生活方式调整、行为治疗和药物治疗的患者使用[3]。

试验电刺激要采用外周神经评估(PNE)。局部麻醉下,将穿刺电极针放置在 S_3 孔中(减少尿急、尿频或其间的尿失禁)。如果尿频和尿急症状能减少 50%,就可以置入永久性电极。这是一种置入在皮下的袖珍电极发生器,并与骶部电极相连,它可以开关,并在设定范围内调节电流幅度。约 50%~60% 的患者成功地接受了 PNE。一项多中心随机非神经性患者研究中,对成功接受 PNE 者立即或延迟 6 个月(对照组)置入,结果显示置入组获得了显著的症状改善。50%~70% 的患者报告急迫性尿失禁得以缓解,80% 的患者报告尿失禁期间减少超过

50%,可维持 3~5 年[4]。接受骶神经刺激治疗的神经性疾病患者数量太少,无法得出有意义的结论[5,6]。

对外周神经评价有反应的(68/177,38%)非梗阻性尿潴留患者和后来置入的患者,在 18 个月的随访中,58% 的患者不再需要 ISC[7],其他患者在平均 41~43 个月时结果类似(50%~55% 停止了 ISC)(70% 的 Fowler 综合征患者停止了 ISC)[8,9]。

骶神经刺激在膀胱功能障碍患者中的确切作用机制尚不清楚。

参考文献

1　Andrews B, Reynard J (2003). Transcutaneous posterior tibial nerve stimulation for the treatment of detrusor hyper-reflexia in spinal cord injury. *J Urol* **170**:926.

2　Finazzi-Agro E, Petta F, Sciobica F, Pasqualetti P, Musco S, Bove P (2010). Percutaneous tibial nerve stimulation effects on detrusor overactivity incontinence are not due to a placebo effect: a randomized, double-blind, placebo controlled trial. *J Urol* **184**:2001–6.

3　National Institute for Health and Care Excellence (2004). *Sacral nerve stimulation for urge incontinence and urgency-frequency*. Interventional procedures guidance [IPG64]. Available from: ♒ https://www.nice.org.uk/guidance/ipg64.

4　Schmidt RA, Jonas U, Oleson KA, *et al.* (1999). Sacral nerve stimulation for treatment of refractory urinary incontinence. Sacral Nerve Stimulation Study Group. *J Urol* **162**:325–7.

5　Bosch JLHR (2010). An update on sacral neuromodulation: where do we stand with this in the management of lower urinary tract dysfunction in 2010. *BJU Int* **106**:1432–42.

6　Groen J, *et al.* (2009). Five-year follow-up of sacral neuromodulation in 60 woen with idiopathic refractory urge incontinence. *Neurourol Urodyn* **28**:795–6.

7　Jonas U, Fowler CJ, Chancellor MB, *et al.* (2001). Efficacy of sacral nerve stimulation for urinary retention: results 18 months after implantation. *J Urol* **165**:15–19.

8　Datta SN, Chaliha C, Singh A, *et al.* (2008). Sacral neuromodulation for urinary retention: 10 year experience from one UK centre. *BJU Int* **101**:192–6.

9　De Ridder D, Ost D, Bruyninckx F (2007). The presence of Fowler's syndrome predicts successful long-term outcome of sacral nerve stimulation in women with urinary retention. *Eur Urol* **51**:229–33.

(张少朋　杨诚　译　刘存东　顾朝辉　校)

第 15 章

妊娠期泌尿系统问题

妊娠期泌尿系统的生理学和解剖学改变

上尿路

- **肾体积增大**：继发于肾间质体积增大和肾血管扩张，肾脏长径增加 1cm，肾体积增大可达 30%。
- **肾盂输尿管扩张**：大多数孕妇可发生，主要表现为生理性肾积水和输尿管积水（右侧 > 左侧），从怀孕第二个月开始，到中期达到最高。主要由于子宫的增大、卵巢静脉丛的机械性压迫和黄体酮引起的平滑肌松弛引起。整个泌尿系统都有相应的蠕动减慢，通常在产后几周内消失，但在某些情况下，可能需要长达 2~3 个月的时间才能完全消失。
- **肾血浆流量（RPF）**：早期妊娠升高，孕 16 周时增加约 75%。这种情况一直持续到妊娠 34 周，之后在足月时下降约 25%。
- **肾小球滤过率（GFR）**：在妊娠第 3 个月结束时增加了 50%，持续整个妊娠期。GFR 在产后 3 个月恢复正常水平。

肾功能和生化指标：受 RPF 和 GFR 变化的影响，肌酐清除率增加，正常妊娠时由于肾小球高滤过导致血清肌酐、尿素和尿酸水平下降（表 15.1）。生化实验室往往不能提供妊娠期校正的正常值范围，因此不要忽略妊娠期肾功能明显下降的情况。在可能的情况下，以妊娠早期或妊娠前的肾功能检查结果作为基线，将肾功能检查结果与之进行比较。GFR 升高会导致肾小管葡萄糖负荷增加，导致葡萄糖排泄量增加（妊娠期生理性糖尿病往往是间歇性的）。值得注意的是，有持续性糖尿病的患者应进行糖尿病筛查。只有在孕前已有蛋白尿的女性，蛋白尿才会增加。怀孕期间尿量也会增加。

- **水盐平衡**：血清钠的减少导致血浆渗透压降低，肾脏通过增加肾小管对钠的重吸收来补偿。血浆肾素活性增加 10 倍，血管紧张素原和血管紧张素水平增加 5 倍。抗利尿激素（ADH）和口渴时渗透性阈值降低。

表 15.1　生化指标参考值范围

生化指标	非怀孕者	怀孕者
钠 /（mmol/L）	135~145	132~141
尿素 /（mmol/L）	2.5~6.7	2~4.2
尿酸 /（μmol/L）	150~390	100~270
肌酐 /（μmol/L）	70~150	24~68
肌酐清除率 /（ml/min）	90~110	150~200
碳酸氢盐 /（mmol/L）	24~30	20~25

- **酸碱代谢**：血清碳酸氢盐减少。孕酮增加刺激呼吸中枢，导致 PCO_2 降低。

下尿路

- **膀胱**：由于子宫增大而发生移位（上位和前位）。雌激素水平升高引起肌肉和结缔组织增生，膀胱呈相对性缺血。膀胱容量增加，容易出现尿潴留。怀孕期间，膀胱压力可增加（$9\sim20cmH_2O$），并伴有尿道绝对长度和功能性尿道长度的增加及压力的上升。

- **血尿**：由于膀胱三角区隆起和膀胱血管增粗，发生肉眼不可见血尿（NVH）的风险增加。与非孕期患者类似，有相关危险因素（如吸烟）的持续性 NVH 或肉眼血尿患者需要进一步检查。胎盘包块侵入膀胱（一种罕见的情况，即胎盘通过子宫壁侵犯到邻近组织）可引起血尿，应进行排除。

- **下尿路症状（LUTS）**：尿频（白天 >7 次排尿）和夜尿（夜间 ≥1 次排尿）随着妊娠期的延长而增加（第三胎的发病率为 80%~90%）。有研究称，有高达 60% 的患者出现尿急，10%~20% 的患者可能会出现急迫性尿失禁，主要发生在第三胎。这些影响是由于子宫增大压迫膀胱，导致膀胱功能减退。夜尿症也会因为水的排泄量增加当平躺时加剧，而这些体液往往在白天会被保留下来。大多数患者在产后不久即可恢复正常的膀胱功能。

- **急性尿潴留**：在怀孕期间并不常见，但在妊娠 12~14 周时由于子宫后倾可能会发生，随着子宫的增大通常在 16 周时得到缓解。子宫肌瘤和其他子宫异常也可能会诱发尿潴留。

- **压力性尿失禁（SUI）**：常见于妊娠期，影响约 22% 的产妇（产后约 30%）。这种风险可能会随着产次 * 的增加而增高。在妊娠期，部分是由于胎盘分泌肽类激素（松弛素），诱发胶原蛋白重塑和产道组织的软化，以及子宫直接压迫膀胱所引起。婴儿体重、第一和第二产程的时间长短，以及辅助分娩（剖宫产或产钳术）都会增加产后压力性尿失禁的风险。

---

* 产次（parity）= 从 24 周起至分娩结束的任何妊娠。

尿路感染

妊娠本身并不会增加下尿路感染性脓毒症的发病率,但妊娠引起的生理和解剖学上的改变以及尿路瘀血可增加感染的可能,进而增加复发性尿路感染(UTI)和急性肾盂肾炎的发生风险。

无症状菌尿症

研究称无症状性 UTI 影响约 5%~10% 的孕妇。对于非孕妇患者,连续两次尿液细菌培养结果 $\geq 10^5$CFU 的同种细菌,或单次导尿标本 $\geq 10^2$CFU 的一种细菌即可诊断为无症状性 UTI。对于孕妇,在第一次尿液培养阳性时即应进行相关治疗[而不是等待第二次尿液培养阳性以确认无症状菌尿症(ASB)时再进行治疗]。如果不予干预,有 20%~40% 的风险发展为肾盂肾炎。英国国立临床规范研究所(NICE)指南推荐通过中段尿培养进行常规筛查;治疗 ASB 可降低肾盂肾炎和感染相关并发症的风险,包括早产。

有症状性 UTI

● **膀胱炎:**影响 1%~3% 的孕妇,表现为尿频、尿急、耻骨上疼痛和排尿困难。

● **急性肾盂肾炎:**多见于非孕妇,影响 1%~2% 的孕妇。多见于第二、三胎(肾积水和尿潴留最突出时),以右侧多见。多数是由于下尿路感染未及时诊断或治疗不当进展而来。主要表现为发热、腹痛、恶心和呕吐,常伴有白细胞升高。

妊娠期尿路感染的其他危险因素:

曾有复发性尿路感染病史,既往有解剖学或功能性尿路畸形(如膀胱输尿管反流)、糖尿病等。

发病机制

最常见的致病菌是大肠埃希菌,占尿路感染的 80%。妊娠期肾盂肾炎的风险增加与含有致病因子“黏附素”(Dr adhesin)的大肠埃希菌有关。其他常见的革兰氏阴性菌包括克雷伯菌属、变形杆菌属和假单胞菌属。B 组链球菌属(革兰氏阳性)约占 10%。

并发症

尿路感染一般会增加早产、出生胎儿低体重、宫内发育迟缓和产妇贫血等风险。急性肾盂肾炎可因继发感染性休克、早产体征和成人呼吸窘迫综合征而变得病情复杂。

筛检

在第一次产前检查时(第 10 周)应取得中段尿,送检做尿液分析和培养,以明确是否存在细菌、蛋白质和红细胞。在后续产前检查中,建议重复进行中段尿检查(尿试纸 ± 细菌培养),检查尿液是否存在细

表 15.2　怀孕期间应避免使用的抗生素 *

妊娠早期	抗生素	潜在风险
1、2、3	四环素类	影响骨骼发育、牙齿变色（母体肝脏毒性）
1,2,3	喹诺酮类	关节病
1、2、3	氯霉素	妊娠晚期新生儿"灰婴综合征"
1	甲氧苄啶	致畸风险（叶酸拮抗剂）
2、3	氨基糖苷类	听觉或前庭神经损伤
3	磺胺类	新生儿溶血；高血红蛋白血症
避免使用	呋喃妥因	新生儿溶血

* 详见英国国家处方集（British National Formulary）。
需要注意的是，通过肾小球滤过排泄的抗生素在妊娠期可能需要调整剂量，因为这类药物的肾脏清除率较高。

菌性尿液证据（通常为白细胞酯酶和亚硝酸盐阳性）、蛋白质和葡萄糖，特别是存在尿路异常或反复发作的尿路感染病史的高危患者。（见第 6 章，表 6.1 为诊断尿路感染的推荐标准）

治疗

所有已确诊的下尿路感染（膀胱炎）发作时，应在尿液细菌培养药敏试验的指导下进行持续治疗（无症状或有症状）3~7 天。若培养结果为阳性，建议连续尿液培养，如证实反复感染，应考虑低剂量预防性抗生素治疗。中至重度肾盂肾炎或有早产征象的肾盂肾炎孕妇，需入院静脉注射抗生素（头孢菌素或氨苄西林），直至无发热。之后再口服抗生素，完成 10~14 天的治疗，并在治疗后和孕期内反复培养。一般由产科医生主导治疗。

孕期可使用的低风险且安全的抗生素：**青霉素类**（如氨苄西林、阿莫西林和青霉素 V）、**头孢菌素类**（如头孢克洛、头孢氨苄、头孢噻肟、头孢曲松和头孢呋辛）、克林霉素和大环内酯类（阿奇霉素和红霉素）等。妊娠早期应避免使用的抗生素见表 15.2。

遗憾的是，用于非妊娠期女性复发性尿路感染的其他治疗方法，如膀胱内注射糖胺聚糖（GAG）类似物（如透明质酸钠）等，在妊娠期缺乏安全性证据，且未获临床许可。

妊娠期肾积水

肾积水是指肾脏集合系统(肾盂和肾小盏)的扩张。可能与输尿管积水(输尿管扩张)有关,是妊娠期的正常生理表现,通常无症状。肾积水在妊娠 6~10 周时开始出现,并随着妊娠期的延长而增加。到妊娠 28 周时,90% 的孕妇存在肾积水表现。在第一次妊娠时,发病率似乎更高,通常在分娩后的 2~3 个月内恢复正常。

解剖学因素

随着子宫的增大,子宫会超出骨盆并紧靠输尿管至盆腔边缘水平压迫输尿管。此外,输尿管因妊娠子宫发生侧移,变得细长并轻度迂曲。右侧输尿管一般较左侧扩张明显,其主要原因是充血的右侧子宫静脉和妊娠子宫右旋作用的压迫。而左侧输尿管受压有结肠缓冲。输尿管扩张多发生自盆腔边缘以上。如果输尿管不越过骨盆边缘(如盆腔异位肾),则不会发生肾积水。

生理因素

妊娠早期的上尿路扩张归因于黄体酮的水平升高导致平滑肌松弛。这种机制与机械阻塞相结合,造成观察到的妊娠期集合系统蠕动减少。

诊断难点

肾结石或输尿管结石引起的腰部疼痛增加妊娠期肾积水诊断的复杂性(关于妊娠期腰痛和输尿管结石的诊断和处理,见第 9 章)。有时,如果之前进行过影像学检查,可能会发现肾积水突然恶化,这可能会增加对梗阻性结石的怀疑程度。为避免在孕妇中使用电离辐射,对于出现腰痛的患者,常将肾脏超声检查作为初始影像学技术。对于非孕妇患者,肾积水的发生可能提示存在输尿管梗阻。由于肾积水是大多数孕妇的正常表现,因此不能作为诊断输尿管结石的指征。超声检查对于诊断孕妇(和非孕妇)是否存在结石并不可靠,在一项孕妇检查的队列研究中,超声检查的敏感度为 34%(即"漏诊" 66% 的结石),特异度为 86%(即假阳性率为 14%)[1]。

血流阻力指数*的测量(源自使用多普勒测量肾内血流速度)能提高输尿管梗阻诊断的敏感性和特异性,同时尝试观察输尿管喷尿。

相对于未继发非结石梗阻性肾积水的孕妇,继发于结石梗阻性肾积水的孕妇,受影响的肾脏与未受影响的肾脏的 RI 差异较高。彩色多普勒和经阴道超声检查进一步提高诊断的准确性。MRU 是评估妊娠中晚期疼痛性肾脏疾病的二线检查。

---

* 阻力指数(RI)= 收缩期峰值速度(PSV)– 舒张末期速度(EDV)/ 收缩期峰值速度(PSV),或 RI=(PSV–EDV)/PSV。

参考文献

1 Stothers L, Lee LM (1992). Renal colic in pregnancy. *J Urol* **148**:1383–7.

妊娠、分娩和产后出现的其他泌尿系统问题

下尿路重建术手术史的孕妇

此类女性在妊娠期更需要监测,因为妊娠期并发症的发生率较高,如泌尿系感染(52%)、需要介入治疗的上尿路梗阻(10%)、子痫前期(10%)等[1]。一般来说,妊娠对肾功能没有长期影响,但有先天性肾功能不全的患者除外,因此应通过定期的肾功能检查、尿液试纸(蛋白尿)、血压测量和上尿路影像学检查(警惕新发或恶化的肾积水)来仔细监测。

怀孕的确诊

使用肠道进行尿路重建的患者中超过一半会存在尿妊娠试验假阳性(由于肠黏液和尿液检测试剂之间的相互作用)。因此,务必使用血液检查即血清人绒毛膜促性腺激素(hCG)测定进行确认。

膀胱扩大术(膀胱肠管成形术)

用于扩大膀胱的肠段(多数为回肠)供血的肠系膜蒂通常位于子宫上方。一般而言,行膀胱扩大术且具有自然的膀胱颈和尿道的女性,应以阴道分娩为目标,以避免对膀胱和扩大膀胱的肠段系膜造成损伤。然而,有报道显示下尿路重建患者有较高的急诊剖宫产发生率[1]。一般来说,剖宫产手术应符合产科适应证。肠系膜血管蒂可能会被推到子宫的一侧——但是无法预测这一点——因此,在计划行剖宫产术时最好有泌尿外科医生在场的情况下进行。这种情况下,子宫上段剖宫产术是比较安全的方法。膀胱扩大术或其他下尿路重建患者剖宫产的发生率约为 17%~60%[2]。

阑尾 Mitrofanoff 管和胃肠 Monti 管可控尿流改道术

随着妊娠子宫的增大,通道的解剖结构可能由于受压和拉伸而发生变化,这使清洁间歇性自我导尿术(CISC)更具挑战性,并且当患者皮肤造口位于右侧髂窝时更难以观察到,造口引流管脱出的风险也相应增加。尝试使用其他类型的导管(Tiemann,弯曲或加长的导管)可能会有所帮助,若遇到持续导尿困难,则可能需要在通道内留置导尿管。类似的,由于身体排尿习惯的改变,经尿道 CISC 可能会变得困难,同样可能临时需要留置导尿管。大多数问题将在产后得到解决。

膀胱颈部重建

对于既往有膀胱颈重建术的女性患者最佳分娩方式尚无明确的临床共识。复杂的下尿路重建患者,包括人工尿道括约肌置入术(I-AUS),以及曾进行过尿失禁手术(如耻骨阴道吊带术等)的患者,由于出现尿失禁复发的风险,最好选择剖宫产。

回肠流出道术和原位回肠新膀胱术

随着妊娠过程的进展,存在回肠流出道术造口处或造口旁疝的风险。妊娠子宫也有压迫或拉伸回肠流出道的危险,但几乎没有不良并发症的报告。分娩方式的选择主要由产科(和患者)决定,因为(排尿)控尿能力不受影响;但是对采取开放手术的患者,应让一名泌尿外科医生术中会诊,泌尿外科医生可对与之相关的重建和肠系膜血管蒂提供建议。

膀胱外翻-尿道上裂

这些女性子宫脱垂的风险较高,臀位婴儿的比率较高。许多临床医生提倡选择性剖宫产术,以避免尿失禁和子宫脱垂的风险。曾有研究称,后代患膀胱外翻的风险为 1/70,但更多的经验表明实际发生率要低得多。

胎盘畸形对尿路的影响

侵入性胎盘是指胎盘绒毛侵入子宫壁的异常表现,约 1/500~1/1 000 孕妇会发生该情况。当其侵入或穿过子宫肌层时,称为植入性胎盘。当胎盘进一步侵入周围结构(如膀胱 ± 输尿管)时称为穿透性胎盘,约 1/(1 000~70 000)的婴儿会受其影响。年龄较大的产妇和以前进行过两次剖宫产的女性发生胎盘植入的风险最大,严重时可能需行子宫切除术和膀胱重建。胎盘穿孔较罕见,但会危及生命,孕妇常伴有严重的出血。随着剖宫手术数量的增加,泌尿外科医师越来越普遍地遇到此类情况,并提供相关建议和协助。

评估

血尿,特别是有既往手术分娩史的患者,应强烈怀疑是否伴有胎盘异常,并应立即进行进一步检查,包括评估胎盘侵入是否异常。大约有四分之一至三分之一的穿透性胎盘(placenta percreta)患者会出现血尿。

检查

产前超声检查提示低位性胎盘(前置胎盘),且有剖宫产病史的患者,随后发现胎盘周围出现奶酪样外观需引起怀疑。产前盆腔 MRI 检查和彩色多普勒超声检查有助于筛查。从泌尿外科的角度来看,可用于诊断胎盘膀胱植入、定位、评估输尿管,也可考虑行膀胱镜检查。

多学科团队诊疗模式

如果在怀孕期间发现穿透性胎盘,则必须采用多学科团队诊疗模式,其中包括患者的参与。除妇产科医生,新生儿科医生和儿科医生,介入放射学,泌尿外科和重症监护小组也应参与进来,并提醒麻醉医师和血液科关注该病例及备血。与多学科诊疗团队一起仔细准备是必不可少的,以确保掌握适当的专业知识情况下尽可能选择性地进行分娩。患者可能会突发阴道出血或先前无法识别的穿透性胎盘,因此急诊调动所有待命人员,预后可能较差[3]。详细记录的护理计划能对这种情况有很大的帮助。越来越多的此类病例将需要转诊至具有更多专业资源的医学中心。

泌尿外科治疗措施

在可选择的情况下,泌尿外科医生应讨论潜在的干预措施并征得患者的同意。在可行的情况下,确保患者在放射设备手术床上进行手术,双臂放于两侧。在手术开始时预防性放置双侧输尿管支架管和导尿管。在大多数情况下,需对患者进行剖宫产并立即行子宫切除术。放射介入科医生可预防性地将球囊导管置入髂内动脉,以防大量失血,并在有需要时进行栓塞。在分娩、出血得到控制和产妇病情稳定后,可以更全面地进行泌尿系统评估。膀胱浅表缺损可能需要缝合修复;胎盘侵入膀胱组织可能需要膀胱部分切除术。术后应使用经尿道和耻骨上膀胱造瘘管导尿,对膀胱进行充分引流,必要时进行冲洗,并在术后 3 周进行膀胱镜检查,以确保在拔除造瘘管和尝试排尿前没有漏尿。输尿管损伤需要修补或者输尿管再植术(输尿管损伤管理请参见第 11 章)。通常在修补后,原位留置输尿管支架管 6 周,并进行影像学随访(^{99m}Tc-MAG3 肾图)。产后随访包括评估膀胱功能障碍。

剖宫产术中的膀胱损伤

发生率低(<1%)。急诊手术、重复剖宫产以及有宫腔粘连的女性风险较高。最关键的因素是识别:包括膀胱壁裂伤、血尿、导尿管外观、伤口内有清澈的液体(尿液外渗)等的征象。大多数损伤发生在膀胱穹窿部。如果损伤不明显,可选择通过导尿管向膀胱内灌注生理盐水或亚甲蓝,然后观察膀胱外渗、膀胱镜检查或膀胱造影。评估发生输尿管损伤的风险(靠近膀胱三角区和输尿管开口处),如果怀疑则需准备好在手术台上进行逆行肾盂造影。可以用可吸收缝合线(2-0 薇乔)进行全层或双层闭合(黏膜层和浆膜肌层)缝合修复膀胱壁。术后必须留置导尿管将膀胱充分引流 7~14 天(视损伤程度而定)。在拔除导尿管之前,需要进行膀胱造影,以确保膀胱已经愈合;但对于正常膀胱的小缺损,非必须。

术中膀胱损伤未及时发现时在术后可出现血尿、腹痛或腹胀、回肠、腹膜炎、脓毒症、肌酐水平升高和瘘管等症状。应做膀胱 CT 造影,以确认膀胱损伤(如考虑有上尿路损伤,应行 CTU)。早期发现的小膀胱缺损可通过留置导尿管并联合抗生素进行保守治疗;大的或复杂的膀胱缺损则需要进行充分引流和开放性修补术。

产后尿潴留

分娩后约有 10% 至 15% 的产妇会出现不同程度的排尿障碍。有症状的产后尿潴留(PUR)定义为"在阴道分娩后 6h 内或剖宫产术后拔除膀胱导尿管后 6h 内无法自主排尿而需要留置导尿管"。产后急性 PUR 通常会在分娩后 3 天内自然消退,产后长时间尿潴留(持续 3 天以上)的情况很少见,发病率约为 0.2%。未及时识别的 PUR 可能导致不可逆的膀胱损伤（通过膀胱过度扩张，神经支配和逼尿肌无力），导致排尿功能障碍，因此早期诊断和干预至关重要。一些患者可能患有无症状的慢性 PUR，虽无症状但测定排尿后残余尿（PVR）大于 150ml，若 PVR 测量不准确，可能无法准确识别和大量残余尿需要引流。大多数情况下可在 1 周内缓解。

PUR 的危险因素

- 器械辅助分娩术（真空或产钳）。
- 第二产程延长。
- 第一胎分娩。
- 硬膜外麻醉。
- 会阴部外伤或开腹手术。
- 超体重新生儿。
- 剖宫产。

管理

应彻底询问盆底病史，产后泌尿问题可能与其他盆底问题并存，如大便急迫、尿失禁、子宫脱垂等症状，可能需要治疗。

英国皇家妇产科学院（RCOG）和英国国立临床规范研究所（NICE）发布的指南包括产后膀胱管理的建议[4,5]，但在英国的实践中仍然存在差异。应遵循的原则包括：

- 应鼓励女性在分娩时定期膀胱排尿。
- 应监测和记录第一次排空膀胱中尿液的时间和量。
- 如果怀疑有尿潴留，应测量残余尿。
- 曾接受过蛛网膜下腔麻醉或硬膜外麻醉的女性（如助产或剖宫产），产后至少应留置导尿管 12h。
- 对于有硬膜外麻醉正常分娩（特别是重度产程阻滞）的女性，应留置导尿管，导尿管应在产后至少留置 6h 或产后完全恢复感觉后拔除。需注意的是，在分娩前应暂时性拔除导尿管，避免在此阶段对膀胱颈或尿道造成创伤。
- 使用负压器或产钳助产的女性，在分娩前应先置入而后取出导尿管，以确保膀胱排空。
- 正常分娩后 6h 内（或剖宫产术后拔除导尿管）仍未排尿的患者，如保守措施无效，应进行导尿术。
- 如果排尿功能障碍长期存在，可考虑进行尿动力学检查。

参考文献

1 Greenwell TJ, Venn SN, Creighton S, *et al.* (2003). Pregnancy after lower urinary tract reconstruction for congenital abnormalities. *BJU Int* **92**:773–7.

2 Thomas, JC, Adams MC (2009). Female sexual function and pregnancy after genitourinary reconstruction. *J Urol* **182**:2578–84.

3 Ng MK, Jack GS, Bolton DM, Lawrentschuk N (2009). Placenta percreta with urinary tract involvement: the case for a multidisciplinary approach. *Urology* **74**:778–82.

4 Royal College of Obstetricians and Gynaecologists (2011). *Operative vaginal delivery (Green-top guideline no. 26)*. Available from: ℳ https://www.rcog.org.uk.

5 National Institute for Health and Care Excellence (2006). *Postnatal care up to 8 weeks after birth*. Clinical guideline [CG37]. Available from: ℳ https://www.nice.org.uk/guidance/CG37.

（樊瑞新　刘存东　译　　顾朝辉　校）

儿童泌尿外科

胚胎学:泌尿系统

受精后,受精卵形成一个囊胚细胞(球状细胞),在第6天植入到子宫内膜中。早期胚盘发育出卵黄囊和羊膜腔,从中衍生出外胚层,内胚层和中胚层。器官形成发生在妊娠3~10周内。泌尿生殖道大部分来源于中胚层。

上尿路

原肾(pronephros)(肾脏的前体)是从中胚层的中间板衍生而来,原肾在第1~4周内起作用。之后便会退化。**中肾**(mesonephros)在第4~8周起作用,并与两个管道系统相关联——中肾管及与其毗邻的副中肾管(图16.1a)。**中肾管**又称**沃尔夫管**(Wolffian duct)侧向发育并向下推进以与原始后肠的一部分泄殖腔融合。到第5周,输尿管芽从中肾管的远端长出,当输尿管芽到达肾组织时,通过相互诱导的过程,输尿管芽刺激后肾(metanephros;永久肾)的形成。输尿管芽的分支形成输尿管、肾盂、肾盏及集合管。肾小球和肾单位[远曲小管(DCT)、近曲小管(PCT)和髓袢(LoH)]源自后肾间叶组织(后肾)。在第6~10周,胎儿尾端快速生长,胎儿肾脏沿后腹壁上移至腰部。在第10周开始产生尿液。

因此,在男性和女性中,中肾管形成输尿管和肾脏集合系统。副中肾管基本上形成女性生殖系统(输卵管、子宫和上阴道);在男性中会退化。中肾管构成男性生殖系统(附睾、输精管、精囊和精囊)和前列腺的中央区,在女性中会消退(见下一节)。

下尿路

膀胱

中肾管和输尿管引流到泄殖腔。在第4~6周,泄殖腔经过生长、分化和重塑过程,分化为**泌尿生殖窦或泌尿生殖管**(前面)和**肛肠管**(后面)(图16.1b)[1]。膀胱由泌尿生殖道的上部形成,膀胱平滑肌(逼尿肌)由相邻的盆腔间质发育而成。膀胱三角独立发育,起源于中肾管的一部分。膀胱穹窿最初与尿囊相连,但后来这种连接逐渐退缩,变成了纤维索(脐尿管)。

尿道

尿生殖窦的下部分在女性形成整个尿道,在男性形成后尿道。尿生殖沟的关闭产生男性前尿道。在男性中,中肾管与输尿管分开(图16.1c),在尾部与后尿道汇合(中肾管在8~12周分化为男性生殖器管道系统)。

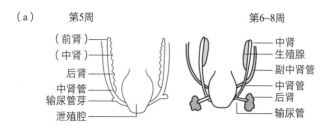

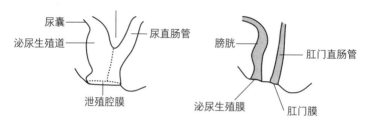

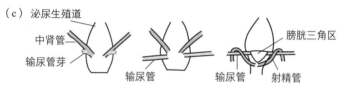

图 16.1　（a）上尿路发育示意图。（b）下尿路（膀胱）发育示意图。（c）远端输尿管和中肾管发育示意图

参考文献

1　Penington EC, Hutson JM (2003). The absence of lateral fusion in cloacal partition. *J Paediatr Surg* **38**:1287–95.

胚胎学：生殖系统

性分化和性腺发育是由性染色体（男 XY，女 XX）决定的。性腺产生性激素，影响内生殖器和外生殖器的后续分化。

男女生殖器官未分化期

性腺由**生殖嵴（genital ridges）**发育而成（由中肾和体腔上皮细胞形成）。妊娠第 5~6 周时，原始生殖细胞从卵黄囊中迁移到生殖嵴。形成原始性索，支持着生殖细胞（精子和卵子）的发育。

从第 4 周开始，中肾管（又称沃尔夫管）将被纳入生殖系统，**后肾**也称**永久肾**开始承担肾脏功能。在第 6 周时，体腔上皮产生了**副中肾管（米勒管）**，副中肾管横向发育，并在其基部与泌尿生殖窦融合。

男性

遗传学上胚胎被设计为女性，除非存在**睾丸决定基因**（*SRY*）——**在这种情况下，胚胎会分化成男性**。*SRY* 基因位于 Y 染色体上，能刺激原始睾丸中的髓质性索细胞分化成睾丸支持细胞（Sertoli cell），这些细胞通过 SOX9 的作用，在 7~8 周时产生**米勒管抑制物质**（MIS），MIS 是 TGF-β 超家族成员之一。性索分化成输精管，后形成睾丸的细精小管，在细精小管内的原始生殖细胞分化成精原细胞（spermatogonia）。MIS 诱发了副中肾管（除睾丸附件、精阜、椭圆囊）的退化，睾丸间质细胞（Leydig cell）从第 9 周开始分泌雄激素，即睾丸（腹部）下降的初始阶段。睾丸激素和双氢睾酮（DHT）负责胎儿的男性化，包括生殖器官结节的阴茎发育。

在 8~12 周内，中肾管分化为附睾、睾丸网、输精管、精囊和射精管。在 DHT 对雄激素受体的作用的影响下，尿道内胚层的增生和萌芽产生前列腺腺泡和腺体，并通过相互诱导过程从周围间充质形成前列腺纤维囊和平滑肌（第 15 周完成）。在第 8~25 周时 MIS 和胰岛素样激素 3 刺激睾丸沿睾丸引带向腹股沟内环下降。

第 25 周后，睾丸下降的第二个雄激素依赖性阶段出现。在降钙素基因相关的多肽（由生殖股神经释放）作用于引带下，睾丸通过腹股沟管从腹部迅速下降到阴囊。睾丸被封闭在称为腹膜鞘状突的腹膜憩室中，远端部分保留作为睾丸周围的睾丸鞘膜，残余部分通常消退。

外生殖器从第 7 周开始发育。在泌尿生殖窦的开口周围形成尿生殖褶，两侧都有阴唇阴囊隆起发育。阴茎体和阴茎头是由生殖结节的延伸（在双氢睾酮作用下）以及尿生殖褶融合而成。阴囊是由阴唇阴囊褶融合而成。

女性

（见图 16.2 和 16.3）

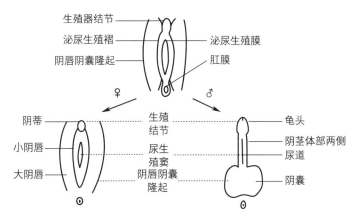

图 16.2　外生殖器的分化(第 7~16 周)

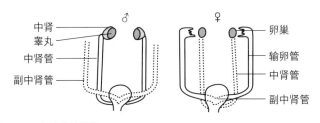

图 16.3　生殖道的分化

生殖嵴形成第二性索(原始性征退化),环绕生殖细胞形成卵巢滤泡(第 15 周)。这些细胞经过减数分裂成为初级卵母细胞,随后在青春期时被激活以完成配子发生。在芳香化酶的作用下,从第 8 周开始产生雌激素。在没有 MIS 的情况下,中肾管退化,副中肾管形成输卵管、子宫和阴道上三分之二。阴道窦位于副中肾管和泌尿生殖窦的交界处。进而形成阴道的下三分之一。

生殖结节形成阴蒂;泌尿生殖道褶变成小阴唇,而阴唇阴囊隆起形成大阴唇。

总结

输尿管芽形成肾盂、肾盏、输尿管和集合管。**后肾**间叶组织形成肾小球和肾单位(远曲小管、近曲小管和髓袢)。**中肾管**在男性中分化为前列腺中央区、附睾、睾丸网、输精管、精囊、射精管和膀胱三角;在女性中,残余部分形成加特纳囊(Gartner's cysts)、卵巢冠、卵巢旁体。**副中肾管**在女性中形成输卵管、子宫和阴道上三分之二;在男性中,残余部分形成睾丸附件、精阜和前列腺小囊。**泌尿生殖窦**形成膀胱(除去膀胱三角区)[在女性中,形成整个尿道和阴道下三分之一;在男性中,形成尿道后部和前列腺(除去中央区)]。

睾丸未降

睾丸下降的第一阶段是从生殖嵴到腹股沟内环，该阶段是由米勒管抑制物质（MIS）作用于引带发生的（约妊娠 7~8 周左右）。睾丸下降的第二阶段是由腹股沟管进入阴囊，在妊娠第 24~28 周在睾酮的作用下发生。下降失败会导致隐睾症或先天性睾丸未降（UDT）。

发病率

睾丸未降是最常见的男性生殖器畸形，足月新生儿发病率约在 2% 至 4% 之间，以右侧更为常见。许多患儿出生后由于黄体生成素激增而自发下降，在 3 个月时的发生率为 1%。只有少数患儿在 3 个月至 1 年之间发生下降，发生率约为 0.8%。单侧睾丸未降的发生率高于双侧睾丸未降。

分类

- **异位隐睾症（<5%）：** 在腹股沟管外环以下（会阴部、阴茎根部或股区）的睾丸异常迁移（图 16.4a）。
- **睾丸下降不全（>95%）：** 可触及的（腹股沟内或阴囊上占 80%）或不可触及的（20%，其中腹腔占 40%，腹股沟占 10%，腹腔内不存在占 30%，腹股沟管内不存在占 20%）（图 16.4b）。
- **滑动睾丸：** 间断的提睾反射可使睾丸回缩入阴囊或在阴囊外。
- **萎缩睾丸 / 睾丸缺如：** 是指一侧睾丸缺失，在手术探查时已经看不到睾丸的正常结构。
- **阴囊高位隐睾：** 睾丸本应降至阴囊内却上升。睾丸回缩和开放性鞘状突的风险较高。多发生在大约 7~9 岁，发病率为 1%~2%[1]。约 20% 的患儿在青春期后会无法回到阴囊。推荐行睾丸固定术，因为"上升"的睾丸与先天性 UDT 一样有退行性变的风险。

危险因素

- 早产儿（妊娠期 <30 周龄时的发病率为 40%；如果出生体重 >2kg，多数会自行下降）。
- 出生低体重儿或小于胎龄儿；
- 双胞胎；
- 家族有睾丸未降病史（父亲或兄弟，相对风险分别为 4.6 倍或 6.9 倍）。

病因学

- 异常的睾丸或引带（发育过程中引导睾丸进入阴囊的组织）。
- 内分泌异常：雄激素、人绒毛膜促性腺激素（hCG）、黄体生成素（LH）、降钙素基因相关肽或 MIS 含量低。
- 腹内压降低（梨状腹综合征、腹裂畸形）。

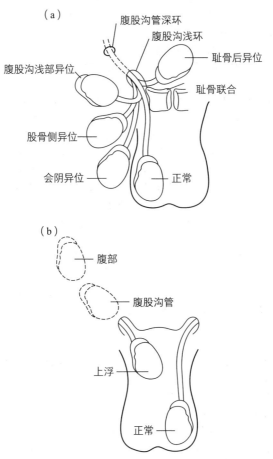

（a）
腹股沟管深环
腹股沟浅环
耻骨后异位
腹股沟浅部异位
耻骨联合
股骨侧异位
会阴异位
正常

（b）
腹部
腹股沟管
上浮
正常

图 16.4 （a）睾丸未降的异位点。（b）睾丸下降不全

病理学

睾丸未降可导致睾丸支持细胞变性,睾丸间质细胞丢失,萎缩和异常精子发生。男性生育力依赖于 3~6 个月时生殖母细胞转化为成年深色精原细胞,通过矫正睾丸的位置可以防止生殖细胞损失。

远期并发症

● 单侧睾丸未降（1∶125）和双侧睾丸未降（1∶45）的相对癌变风险分别为 4 倍和 11 倍,睾丸位置较高者的相对癌变风险更高。腹内睾丸有 4% 的终生癌症风险。睾丸未降早期的腹腔镜手术可降低发生恶性肿瘤的风险（现有证据显示 <13 岁为 2.2 倍,>13 岁为 5.4 倍）。大多数是精原细胞瘤。对侧正常下降睾丸的癌变风险略微增加。

● 生育率降低（单侧睾丸未降患者的生育率为 80%~90%,双侧睾丸未降患者的生育率为 45%~65%)。如果在 2 岁之前进行隐睾下降固定术,生育率会提高。

- 睾丸扭转(10 倍)或外伤的风险增加。
- 腹股沟疝的风险增加(由于腹膜鞘状突未闭)。

评估

在生后 72 小时和 6 周内进行新生儿的初步检查评估。检查阴囊和腹股沟区域,以明确睾丸可触及(确定其位置——是否为异位?)或不可触及。滑动性睾丸可以在没有张力的情况下回降至阴囊底部。评估相关的先天性缺陷(如果是双侧睾丸未降,发生率为 30%)。如果两个睾丸均未触及,则需要早期染色体分析(排除雄激素化女性)和内分泌分析(LH 和 FSH)含量较高且睾酮含量较低提示无睾症,血清抑制素 B 可进一步证实)。应在 4~6 个月时转诊至儿童泌尿外科专家或有儿科技术的成人泌尿外科医生治疗。术前影像学检查意义不大。

治疗

- **在 3~12 个月龄时,在麻醉下检查 ± 隐睾下降固定术**(英国小儿泌尿外科医师协会,2015)。
- **腹股沟 UDT**:腹股沟隐睾下降固定术——包括腹股沟探查、精索游离、结扎鞘状突以及将睾丸固定在阴囊壁的肉膜上。其风险包括下降固定失败(8%)、睾丸萎缩(5%)、输精管损伤(1%~2%)和睾丸再上升。
- **腹腔内睾丸**:需进行一期或二期(Fowler-Stephens 术式)腹腔镜下游离睾丸以行隐睾下降固定术。Fowler-Stephens 方法包括最初的钳夹或离断精索血管,以提供额外的长度(此后睾丸主要依赖于来自输精管和提睾动脉的血管和侧支的血流供血)。6 个月后,再将睾丸与其新建立的侧支循环共同固定于阴囊内。成功率 >85%。精索静脉短的腹腔内睾丸可能需要微血管睾丸自体移植。这就需要在腹腔内高位结扎精索静脉;将睾丸带入阴囊内,再将血管与腹壁下血管重新吻合。小型萎缩性腹腔内睾丸(小结节)需行睾丸切除术 ± 对侧正常下降睾丸的睾丸固定术。

根据睾丸未降的位置不同,隐睾下降固定术的总体成功率会有所不同:腹股沟睾丸为 92%,位于高位腹股沟内的隐睾为 87%,腹腔睾丸为 74%[2]。

参考文献

1 Hack WW, Sijstermans K, van Dijk J, *et al.* (2007). Prevalence of acquired undescended testis in 6-year, 9-year and 13-year-old Dutch schoolboys. *Arch Dis Child* **92**:17–20.
2 Docimo SG (1995). The results of surgery for cryptorchidism: a literature review and analysis. *J Urol* **154**:1148–52.

儿童泌尿生理

出生前

从妊娠第 10~12 周左右胎儿开始产生尿液。到妊娠第 32 周时,生成的尿量为 30ml/h,妊娠第 36 周时,肾脏已完全发育,每个肾脏约有70 万个肾单位。

新生儿

婴儿出生时尿浓缩能力及钠处理能力不足,碳酸氢盐的重吸收低,因此,轻度混合性酸中毒很常见。婴儿出生时血清肌酐值较高,因为该肌酐值反映母体前 24~48 小时的肌酐。此后,血清肌酐值将在第一周内迅速下降。肾血流量(RBF)和肾小球滤过率(GFR)较低,出生时GFR 为 $12ml/(min \cdot m^2)$。第二周时 GFR 增高一倍,在 4 个月龄时达到峰值,并在 2 岁时趋于正常水平。GFR 的增加是由于肾血管阻力降低,灌注压增加,肾小球通透性改善,以及滤过表面增加。

6 个月时的血清肌酐是终末期肾病的标志物,低于 150μmol/L 的血清肌酐水平与预后良好相关,而到 5 岁时,350~600μmol/L 的血清肌酐水平与终末期肾病有关。儿童慢性肾衰竭(chronic renal failure,CRF)的常见原因包括肾小球肾炎,先天性畸形(后尿道瓣膜、发育不全、发育异常和膀胱输尿管反流)胶原蛋白血管病和梗阻。

膀胱

根据年龄,可以估计膀胱容量(EBC):

<1 岁:EBC(ml)=体重(kg)×10;

=1 岁:EBC(ml)=30×(年龄+1);

>1 岁:EBC(ml)=30+(年龄×30);

残余尿(PVR)应小于 EBC 的 10%。

排尿次数随着年龄的增长而降低,新生儿每 24h 排尿 30 次(鉴别感染时难以获得准确的尿液分析),1~2 岁的儿童每 24h 排尿 20 次,2~4岁的孩子每 24 小时排尿 5~10 次。

包皮

包皮（foreskin）在妊娠第 8~24 周内发育，与阴茎头相连。发生自然退缩数年后，直至包皮完全退缩。神经支配来源于阴茎背神经和阴囊神经；副交感神经支配来源于 S_2~S_4 和交感神经来源于 T_{11}~L_1。动脉供应来源于浅表的阴部外动脉和阴部内动脉分支。静脉回流是通过浅静脉、中间静脉和深静脉回流，最终回流至大隐静脉。淋巴管引流至腹股沟浅部和深部淋巴结。

生理性包茎

出生时，>95% 的包皮是不可回缩的。1968 年对男性儿童的一项队列研究连续观测研究表明，大多数包皮在 16 岁时即完全回缩（表 16.1）[1]。包皮粘连通过近端剥落、包皮垢堆积、阴茎增生和自发性勃起而分离。检查显示健康的、无瘢痕的包皮在轻柔的人工牵拉时有特征性的"开花"表现且不能回缩到阴茎头上方。生理性包皮过长是指在排尿时包皮鼓包，这种情况不需要治疗。已证明虽然外用类固醇［0.1% 戊酸倍他米松（Betnovate®），皮下递药系统（TDS）持续 6 周）］可以加快包皮粘连自然分离的速度，但一般情况下随着时间的推移会逐渐得到改善。

病理性包茎

包皮开口处的瘢痕会导致包皮过长的症状和包皮过长的不可逆性——通常是由于苔藓样硬化和干燥闭塞性阴茎头炎（BXO）引起的。5 岁前少见（发病率仅 0.6%），多与自身免疫性疾病相关。最常见的表现为包皮不可回缩（尽管有时包皮是可回缩的，且病变主要在阴茎头上）、刺激性症状 ± 感染、尿线异常和尿潴留。20% 的患者发现有尿道受累。检查时可见包皮过紧、过厚、瘢痕和人工牵拉时可见一条白色的收缩环。传统的治疗方法是包皮环切术或包皮成形术（包皮环切术 ± 包皮内曲安西龙治疗效果较好，包皮狭窄的发生率较低。尽管 BXO 复发风险小——需随机对照试验进一步证实）。

表 16.1 不同年龄组包茎和包皮粘连的发病率

年龄组 / 岁	包茎 /%	包皮粘连 /%
6~7	8	63
10~11	6	48
16~17	1	3

数据获 British Medical Journal 授权引自 Oster J（1968）Further fate of the foreskin.Incidence of preputial adhesions,phimosis,and smegma among Danish schoolboys.Arch Dis Child 43：200-203.

先天性巨包皮

又称原发性隐匿阴茎,继发性隐匿阴茎是由包皮环切术(尤其是使用 PlasticBell 包皮环切器时)或尿道下裂修复术后引发的。检查显示包皮大面积增生,但腹侧皮肤缺乏,内板皮肤增多。初始治疗是包皮背侧切开 ± 包皮成形术,然后转诊整形外科进行最终的手术矫正,其中包括阴茎皮肤的脱套,± 脂肪垫的切除,± 阴茎组织与耻骨骨膜的缝合连接,以及多余的内部皮肤的切除。可能还需要皮瓣来获得良好的美容效果。

包皮环切术

包皮环切术是全世界最常用的手术方法。儿童包皮环切术的绝对适应证:苔藓硬化症和复发性阴茎头包皮炎。相对的适应证:复发性尿路感染、发热性尿路感染伴有基础性解剖畸形(膀胱输尿管反流、后尿道瓣膜)、复发性嵌顿包茎、外伤和宗教原因。一项荟萃分析显示,预防一例尿路感染需要治疗的患者例数分别为 111(正常泌尿道)、11(复发性发热性尿路感染)和 4(重度膀胱输尿管反流和尿路感染)[2]。禁忌证包括急性局部感染、尿道下裂和隐匿阴茎。

最常用的是袖套式包皮环切术,在手术开始时必须注意检查尿道口(如果需要,应行包皮背侧切开术),以查明任何可能的尿道下裂(重建手术可能需要包皮过长)。并发症包括渗出(36%)、需再次手术的出血(1%~2%)、感染(8%)、不适感 >1 周(26%)、美容效果不佳和尿道口狭窄、阴茎头离断、隐匿阴茎、尿道皮肤瘘(罕见)。

参考文献

1 Oster J (1968). Further fate of the foreskin. Incidence of preputial adhesions, phimosis, and smegma among Danish schoolboys. *Arch Dis Child* **43**:200–3.

2 Singh-Grewal D, Macdessi J, Craig J (2005). Circumcision for the prevention of urinary tract infection in boys: a systematic review of randomized trials and observational studies. *Arch Dis Child* **90**:853–8.

尿路感染

定义

尿路感染（UTI）指尿液的细菌感染，可能涉及下尿路 / 膀胱（膀胱炎）或上尿路 / 肾脏（肾盂肾炎）（见第 6 章）。

分类

儿童可能无症状或有症状。

- **单纯性尿路感染**：表现为轻度脱水和发热。
- **严重的尿路感染**：表现为发热（≥38℃）、不适、呕吐和中到重度脱水。
- **非典型尿路感染**：包括重症 / 败血症、尿流不畅、膀胱肿块、肌酐升高、肾功能异常、<48h 内无治疗反应和非大肠埃希菌感染等特征。
- **复发性尿路感染**：在儿童中，描述为 1 次膀胱炎伴 1 次肾盂肾炎，≥2 次肾盂肾炎，或≥3 次膀胱炎。这可能是由于细菌持续存在、感染未愈或再次感染所致。

发病率

在 1 岁之前，男孩的发病率高于女孩（男：女比例为 3：1），此后女孩的发病率增大（学龄期男 1%；女 3%）。

病理学

常见的细菌病原体有大肠埃希菌、肠球菌、铜绿假单胞菌、克雷伯菌、变形菌和表皮葡萄球菌。细菌经并进入尿道引起膀胱炎，上行感染引起肾盂肾炎。也可来自其他全身性感染的血行播散。

危险因素

- **年龄**：新生儿和婴儿的尿道口周围菌落较多，且免疫系统不成熟。
- 膀胱输尿管反流（VUR）（见后面小节）。
- **曾患尿路感染**。
- **泌尿生殖系畸形**：肾盂或膀胱输尿管梗阻、输尿管囊肿、后尿道瓣膜（PUV）和阴唇粘连。
- **排尿功能障碍**：膀胱活动异常、顺应性异常或排空的异常。
- **性别**：1 岁后女 > 男。
- **包皮**：未行包皮环切术的男孩在第一年内，由于阴茎头和包皮的菌落较多，发生尿路感染的风险增加 10 倍。
- **粪便菌丛**：与会阴部细菌相关。
- **慢性便秘**。

临床表现

- **新生儿和婴儿**：发热、易激惹、呕吐、嗜睡、腹泻、食纳差、发育停滞、腹痛、尿液恶臭和血尿。

表 16.2　推荐的 6 个月以下婴儿的影像学检查方案

影像学检查	对治疗 <48h 反应良好	不典型尿路感染	复发性尿路感染
尿路感染期间超声检查	否	是	否
6 周内超声检查	是	否	否
泌尿系统感染 4~6 个月后 ^{99m}Tc-DMSA 肾图	否	是	是
排尿期膀胱尿道造影	否	是	是

获 NICE 授权摘自 National Institute for Health and Excellence（2007）Urinary tract infection in under 16s：diagnosis and management［online］.Available from：M http://www.nice.org.uk/CG54

表 16.3　推荐的 6 个月至 3 岁婴儿 / 儿童的影像学检查方案

影像学检查	对治疗 <48h 反应良好	不典型尿路感染	复发性尿路感染
尿路感染期间超声检查	否	是	否
6 周内超声检查	否	否	是
泌尿系统感染 4~6 个月后 ^{99m}Tc-DMSA 肾图	否	是	是
排尿期膀胱尿道造影	否	否	否 *

* 肾积水、尿流不畅、有膀胱输尿管反流家族病史或非大肠埃希菌性尿路感染者可考虑排尿期膀胱尿道造影。

获 NICE 授权摘自 National Institute for Health and Excellence（2007）Urinary tract infection in under 16s：diagnosis and management［online］.Available from：M http://www.nice.org.uk/CG54

- **儿童：**发热、恶心、耻骨上疼痛、尿等待、尿频、排尿困难、控尿变化、腹部或背部疼痛和血尿。

检查

- **尿液分析和细菌培养：**如有不明原因的发热（≥38℃）或有尿路感染症状时，建议行尿液分析和培养。尽可能采集清洁标本。在已接受自我排尿训练的儿童中，无症状儿童的中段尿诊断标准为≥10^5CFU/ml，如果有症状则诊断标准为≥10^4CFU/ml。在幼儿中，导尿标本的一种病原体≥10^3CFU/ml 或耻骨上穿刺的尿液标本≥1CFU/ml 可以诊断为尿路感染。由于皮肤菌群污染，采集袋标本的可靠性较差。
- **影像学：**参考英国国立临床规范研究所（NICE）建议（表 16.2~16.4）[1]。

表 16.4 推荐的 3 岁以上儿童的影像学检查方案

影像学检查	对治疗 <48h 反应良好	不典型尿路感染	复发性尿路感染
尿路感染期间超声检查	否	是	否
6 周内超声检查	否	否	是
泌尿系统感染 4~6 个月后 ^{99m}Tc-DMSA 肾图	否	否	是
排尿期膀胱尿道造影	否	否	否*

获 NICE 授权摘自 National Institute for Health and Excellence (2007) Urinary tract infection in under 16s; diagnosis and management [online]. Available from: M http://www.nice.org.uk/CG54

- 超声检查是一线检查。可鉴别膀胱和肾脏异常(如肾积水、结石、重复肾、输尿管扩张、膀胱异常)。
- ^{99m}Tc-DMSA 肾图可以显示和监测肾脏瘢痕。

排尿期膀胱尿道造影(MCUG)(配合抗生素预防)检查尿道和膀胱异常(解剖学和功能性)、膀胱输尿管反流和输尿管口囊肿。

治疗

<3 月龄的婴儿(以及有严重疾病风险的儿童),按照"5 岁以下发热指南"(fever in under 5s' guidelines)进行治疗[2]。对于 3 个月至 3 年的儿童,有特异症状的尿路感染和非特异症状的尿路感染但伴中到重度感染风险高(即相关的解剖或功能异常)的患儿,建议使用抗生素治疗(在获得尿液培养结果之前)[2]。在 3 岁以上的儿童中,如果尿液检测试纸亚硝酸盐 ± 白细胞酯酶呈阳性或存在确切的临床证据则应使用抗生素。

- <3 月龄的婴儿:转诊到儿科,并静脉注射抗生素,如第三代头孢菌素(头孢噻肟或头孢曲松)治疗[2]。
- >3 月龄患有肾盂肾炎的婴儿和幼儿:转诊儿科;口服头孢菌素或阿莫西林克拉维酸钾 7~10 天疗法,或静注头孢噻肟或头孢曲松持续 2~4 天后续口服抗生素共 10 天疗法。
- >3 月龄患有膀胱炎的婴儿和儿童:口服抗生素 3 天(甲氧苄啶、硝基呋喃妥因、头孢菌素或阿莫西林),并重新评估。**抗生素的选择应遵循当地医院的指导方针。**

无症状菌尿不需要抗生素或常规随访。不建议在初次单纯性尿路感染后进行抗生素预防,但可以在有症状的尿路感染复发后考虑进行抗生素预防[3]。应提供相关预防尿路感染的建议,包括摄入大量液体、规律排尿和治疗便秘。

随访

复发性尿路感染或影像学异常需要儿科评估。对于双侧肾脏畸形,肾功能受损,高血压和 / 或蛋白尿患儿,需要长期随访。许多**单侧**肾脏畸形的儿童也要求随访,如膀胱输尿管反流、巨输尿管、重复肾并肾积水等。随访应包括生长情况(身高、体重)、血压和尿液检测试纸检查。

参考文献

1 National Institute for Health and Care Excellence (2007). *Urinary tract infection in under 16s: diagnosis and management.* Clinical guideline [CG54]. Available from: ℘ http://www.nice.org.uk/CG54.

2 National Institute for Health and Care Excellence (2013). *Fever in under 5s: assessment and initial management.* Clinical guideline [CG160]. Available from: ℘ http://www.nice.org.uk/CG160.

3 Williams G, Craig JC (2011). Long-term antibiotics for preventing recurrent urinary tract infection in children. *Cochrane Database Syst Rev* **3**:CD001534.

产前肾积水

定义

一般定义为产前超声检查时胎儿肾盂最大横断面前后径（TAPD）
≥7mm。

发病率

妊娠中期（妊娠 20 周）超声检查发现产前肾积水［肾盂扩张（RPD）
≥5mm］的发生率约为 1%~2%。产前超声检查到的先天性尿路畸形
的发生率为 0.1%~4%。肾积水程度的增加与尿路疾病的风险增加及手
术要求的增加有关[1,2]。约 65% 的产前肾积水会得到缓解。总体上，
仅 <5% 的产前肾积水需要肾内科或手术干预[3]。

病因学

病因包括短暂性肾积水（48%）、生理性肾积水（15%）、肾盂输尿管
连接部梗阻（UPJO）、膀胱输尿管反流（VUR）、巨输尿管、多囊性肾发育
不良（MCDK）、肾囊肿、后尿道瓣膜（PUV）、异位输尿管和输尿管囊肿
（见表 16.5）[3]。

表 16.5　临床有意义的产前肾积水病因

病因*	发病率 /%	超声检查表现
肾盂输尿管连接部梗阻	11	多数 RPD>15mm，无输尿管扩张。双侧占 10%~40%
膀胱输尿管反流	9	输尿管扩张至膀胱 ± 肾盂盏系统的扩张
巨输尿管	4	输尿管扩张 >7mm；左侧受多于右侧
多囊性肾发育不良	2	肾脏被大小不等的囊肿代替；对侧肾脏有 30% 的畸形风险（如肾盂输尿管连接部梗阻、膀胱输尿管反流）
输尿管囊肿	2	在膀胱处的输尿管囊性组织的扩张，通常与重复肾及由梗阻或反流引起的肾积水有关
后尿道瓣膜	1	双侧输尿管肾盂积水和扩张，膀胱壁增厚，后尿道扩张，羊水过少，肺发育不良

*详见本章后面相应小节。

数据源自 Woodward M，Frank D（2002）Postnatal management of antenatal
hydronephrosis.*BJU Int* 89：149-56.

产前管理

● 妊娠 20 周行超声检查。如有必要,复查超声检查,观察膀胱排空时的变化。注意胎儿的性别。

● 如果 TAPD>7mm,32 周时复查超声检查,评估肾脏扩张是否持续存在或增加,并记录单双侧。

● 产前咨询,讨论产后所需的鉴别诊断,预后和检查。对于膀胱出口梗阻(如 PUV)、单侧 RPD>30mm、双侧 RPD>15mm、MCKD 和输尿管口囊肿尤其重要。

● 为需要专家干预的孕妇安排在合适的中心接生(如分娩时需小儿泌尿外科、肾内科和新生儿重症监护在场)。

产后管理的一般原则

特殊的产后检查和治疗将取决于肾盂积水的基本诊断和严重程度,本章稍后将对其进行单独阐述。产后管理的重要原则包括:

● 临床评估:血压测量。检查可触及的膀胱(PUV)和腹部肿块(UPJO 和 MCDK)。

● 立即开始使用预防性抗生素(甲氧苄啶每日 2mg/kg),直到确诊。除此之外还包括:TAPD<10mm,肾盏正常(给予尿路感染建议);MCDK 患者对侧肾正常和异位肾无扩张。

● 肾功能血液检查(尤其是孤立的肾脏中膀胱扩张,输尿管囊肿,双侧肾积水和孤立肾并积水)。在最初的 48 小时内,肌酐可以反映产妇的肾功能。

影像学

● **产后超声检查:**通常建议在产后 1 周和 6 周[3],对于低风险异常可延迟更长时间。产后 48 小时内避免使用超声检查(生理性脱水,假阴性率高)。需要立即进行超声检查的例外情况是需要急诊手术的梗阻疾病——如后尿道瓣膜和输尿管囊肿。

● 排尿期膀胱尿道造影(MCUG):肾积水 + 输尿管扩张,或双侧肾积水。除非有急诊的临床指征(膀胱出口梗阻 / 后尿道瓣膜)在出生后需尽快进行 MCUG,一般可推迟至患儿长大(约 3~6 个月龄时)。MCUG 的其他适应证:重复肾、输尿管囊肿和肾瘢痕形成[4],用于检查相关的膀胱输尿管反流。

● 99mTc-DMSA 肾显像:是一种静态扫描,可准确测量分肾功能。用于识别多囊肾功能不全,双肾上下部分功能差异,以及与膀胱输尿管反流和尿路感染(肾皮质瘢痕)相关的肾损害。6~12 周时进行检查。

● 99mTc-MAG3:是一种动态扫描,用于识别梗阻,无明显的反流和显著的肾积水持续存在(TAPD>15mm,或 TAPD<15mm 伴肾盏扩张)。检查通常推迟到婴儿 6~12 周时进行。该检查也提供了分肾功能的近似值,对肾盂输尿管连接部梗阻的诊断特别有价值。

以下情况需急诊转诊儿童泌尿外科:

- 膀胱出口梗阻（后尿道瓣膜）。
- 输尿管囊肿伴梗阻或感染。

以下情况需考虑转诊儿童肾病科或泌尿外科：

- 双侧 RPD>15mm，且无反流
- 无反流性巨输尿管。
- 孤立肾的扩张积水。
- 重复肾的任何一套集合系统的扩张。
- 单侧 RPD>30mm。
- 持续进展的扩张或皮质变薄。
- 分肾功能 <40%。
- 出现疼痛 / 尿路感染等症状。

（请参考当地医院指南，因为这些指南在不同医院和三级中心之间会有所不同。）

参考文献

1　Passerotti CC, Kalsih LA, Chow J, et al. (2011). The predictive value of the first postnatal ultrasound in children with antenatal hydronephrosis. J Pediatr Urol 7:128–36.

2　Grignon A, Filiom R, Filiatrault D, et al. (1986). Urinary tract dilatation in utero. Classification and clinical application. Radiology 160:645–7.

3　Woodward M, Frank D (2002). Postnatal management of antenatal hydronephrosis. BJU Int 89:149–56.

4　Mears AL, Raza SA, Sinha AK, Misra D (2007). Micturating cystourethrograms are not necessary for all cases of antenatally diagnosed hydronephrosis. J Pediatr Urol 3:264–7.

膀胱输尿管反流

定义

膀胱输尿管反流（VUR）是指尿液从膀胱逆向流至上尿路。

流行病学

儿童的总发病率为 1%~2%；年轻人 > 老年人；女孩 > 男孩（5∶1）；高加索人 > 非洲裔人。患病夫妻的后代有高达 50% 的膀胱输尿管反流发生率；患病儿童的同胞兄弟姐妹患反流的风险为 30%。对患者后代和同胞的筛查是有争议的，许多学者推荐只在先证者存在明显的肾脏瘢痕时进行筛查。

发病机制

输尿管斜行穿过膀胱壁（1~2cm），当膀胱充盈和排尿时，有肌肉相关组织防止尿液反流。正常的输尿管壁内段长度与输尿管直径的比为 5∶1。当输尿管壁内段长度太短时（<5∶1）会发生反流（Paquin 定律）。分流程度分为 Ⅰ~Ⅴ级（见第 8 章）（图 8.3）。输尿管口的外形随着反流严重程度的增加而改变，经典的描述分为体育场、马蹄形、高尔夫球洞或张开型。

分类

- **原发性反流**：输尿管膀胱交界处（UVJ）先天异常所致。解剖学因素是重复肾脏（和输尿管）。Weigert-Meyer 法则提示：下位输尿管进入膀胱外侧和上部，导致壁内段长度较短，易诱发反流（见第 8 章）（图 8.10）。遗传因素也被公认存在。
- **继发性反流**：由膀胱内压升高引起的尿路功能障碍所致，对 UVJ 造成破坏。病因包括：后尿道瓣膜（50% 出现反流）、尿道狭窄、神经性膀胱和逼尿肌 - 括约肌协同失调。与感染相关的炎症（急性膀胱炎）也可以扭曲 UVJ，引起反流。治疗以原发病为主。

并发症

膀胱输尿管反流（伴尿路感染）可导致反流性肾病和肾瘢痕形成（尤其是在肾盂肾炎首次发作后肾上下极的复合乳头），引起高血压（10%~20%），很少进展为终末期肾衰竭（<0.1%）。

临床表现

尿路感染症状（发热、排尿困难、耻骨上和腹痛）、成长受阻、呕吐和腹泻。重要的是诱发膀胱和 / 或肠道功能障碍的相关症状和体征：尿频、尿急、排尿间隔延长、日间遗尿、采取措施防止遗尿和便秘。

辅助检查

- **基线测量**：测量身高、体重、血压，若有双侧肾皮质异常则测量血肌酐。

- 尿液分析:评估细菌尿和蛋白尿。
- 尿液培养:若有尿路感染的证据。
- 如指征需要,初次泌尿系超声检查,此后每年复查。
- ^{99m}Tc-DMSA 肾皮质显像和监测相关的肾皮质瘢痕(最有可能发生在Ⅲ~Ⅴ级反流病,<4 岁儿童,反复发热性尿路感染,以及超声检查提示潜在的尿路异常)。
- 用排尿期膀胱尿道造影(MCUG)对反流进行诊断和分级,确定可逆原因,并在 12~24 个月后进行随访,来评估保守治疗和内镜治疗后中重度膀胱输尿管反流的缓解情况(图 16.5)。
- 如果怀疑排尿障碍时进行(影像)尿动力学检查。

处理

大多数原发性Ⅰ~Ⅱ级膀胱输尿管反流会自行缓解(80%)[1],Ⅲ~Ⅴ级的总缓解率为 50%[2]。随着年龄的增长,输尿管壁内长度会增加,反流倾向于改善(表 16.6)[3]。一般建议包括大量的液体摄入、定期排尿、保持会阴卫生、治疗便秘以及使用益生菌。向患儿父母提供泌尿系感染的建议,强调患儿有不明原因的发热性疾病或疑似泌尿系感染,应及早就医。重要的是治疗任何共存的膀胱或肠道功能障碍。

内科治疗

尽管预防性抗生素对减少肾脏瘢痕的作用尚未得到证实,但与安慰剂/监测相比,几项随机对照试验已显示出能降低感染率,并且与手术比结果相似(伯明翰反流研究组、瑞典反流试验和膀胱输尿管反流儿童随机干预试验)[4-6]。因此,低剂量预防性抗生素通常用于较高级别反流(Ⅲ~Ⅴ)和伴有发热性尿路感染的任何级别反流,以保持尿液无菌,降低幼儿(≤1 岁)肾损害的风险。通常使用甲氧苄啶 2mg/kg 或呋喃妥因 1mg/kg。如果患孩的身体状况良好,经过如厕训练后可以停止使用抗生素(昼夜干燥)。治疗期间,应监测生长发育、血压和尿液(有无蛋白尿和细菌尿),并每年进行一次泌尿系超声检查。

外科治疗

不建议对膀胱输尿管反流进行常规手术治疗。手术适应证:尽管预防性使用抗生素但仍发生发热性尿路感染,瘢痕性肾,停止预防性用药后出现尿路感染和停止预防性用药后复发的尿路感染。重度反流不是手术治疗的绝对适应证。包皮环切术可以降低患有膀胱输尿管反流的男孩发生尿路感染的风险[7],用于那些存在解剖学异常以及伴复发或突发性尿路感染的男性患孩。

手术方法包括:内镜注射、**开放手术(98% 成功)**或**腹腔镜输尿管再植入术**。内镜注射 Deflux® 是一线手术治疗方案。输尿管再植术的适应证包括:严重的反流伴功能丧失、Deflux® 治疗失败、重复肾和异位肾。

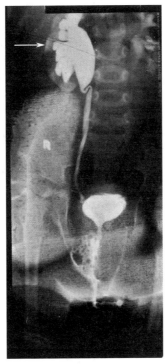

图 16.5　排尿期膀胱尿道造影（MCUG）显示儿童 Ⅲ 级输尿管反流和肾内反流（箭头所示）。图片经 Professor S.Reif 授权使用

表 16.6　按等级划分的 VUR 发生率和自行缓解情况

VUR 等级	发病率 /%	自行缓解情况 /%
I	7	83
II	54	60
III	31	46
IV	6	9
V	2	0

资料来源于 Skoog SJ，Belman AB，Majd M（1987）A nonsurgical approach to the management of primary vesicoureteric reflux.*J Urol* 138：941-6.

内镜注射治疗

Deflux® 是一种透明质酸 / 聚糖酐填充剂，尽管可用于所有级别的 VUR，但对 Ⅰ ~Ⅲ 级 VUR 最有效。Deflux® 注射可以是 STING（在输尿管开口下方）和 / 或 HIT（水肿技术，注射到壁内段输尿管底部），成功率为 80%~90%。

开放手术

- 膀胱内方法：包括打开膀胱，游离输尿管，并将其潜行至三角区（膀胱输尿管移植术），或重新再植至膀胱中更高、更内侧的位置（Leadbetter-Politano 修补术，对巨输尿管有益）。目的是将游离的输尿管潜行为黏膜下隧道的总长度是输尿管直径五倍，以防止进一步的反流。开放手术的成功率约为 98%。

- 膀胱外方法：包括将输尿管远端直接缝合到膀胱上，并围绕输尿管周围建立逼尿肌隧道（Lich-Gregoir 手术）。

如果发热性尿路感染在膀胱输尿管反流保守或手术治疗后复发，应重新检查膀胱功能障碍和膀胱输尿管反流复发情况。如果超声检查或 ^{99m}Tc-DMSA 肾皮质显像提示任何肾脏异常，即使膀胱输尿管反流已经解决，也建议长期随访至青少年阶段。

参考文献

1 Arant BS Jr (1992). Medical management of mild and moderate vesicoureteric reflux: follow-up studies of infants and young children. A preliminary report of the Southwest Pediatric Nephrology Study Group. *J Urol* **148**:1683–7.

2 Smellie JM, Jodal U, Lax H, et al. (2001). Outcome at 10 years of severe vesicoureteric reflux managed medically: report of the International Reflux Study in Children. *J Pediatr* **139**:656–63.

3 Skoog SJ, Belman AB, Majd M (1987). A nonsurgical approach to the management of primary vesicoureteric reflux. *J Urol* **138**:941–6.

4 Birmingham Reflux Study Group (1987). Prospective trial of operative versus non-operative treatment of severe vesicoureteric reflux in children. *Br Med J* **295**:237.

5 Brandström P, Esbjömer E, Herthelius M, et al. (2010). The Swedish reflux trial in children: III. Urinary tract infection pattern. *J Urol* **184**:286–91.

6 The RIVUR Trial Investigators (2014). Antimicrobial prophylaxis for children with vesicoureteral reflux. *N Engl J Med* **370**:2367–76.

7 Singh-Grewal D, Macdessi J, Craig J (2005). Circumcision for the prevention of urinary tract infection in boys: a systematic review of randomised trials and observational studies. *Arch Dis Child* **90**:853–8.

巨输尿管

定义及分类

巨输尿管(megaureter)是指扩张的输尿管,通常直径大于 7mm,潜在的病因可能是原发性,也可能继发性。分为四个不同的组:

- 梗阻型。
- 反流型。
- 无反流、无梗阻型。
- 反流、梗阻型。

原发性巨输尿管可能存在反流或梗阻,与单纯性肾脏集合系统或重复肾相关。梗阻是由于输尿管远端狭窄或远端输尿管无蠕动所致,导致输尿管近端扩张和弯曲。

继发性巨输尿管可能是:

- 单侧——继发于结石和肿瘤的梗阻或瘢痕形成或继输尿管手术之后(如输尿管开口周围注射膨胀剂、"STING"或再植入手术)。
- 由于膀胱出口梗阻(如后尿道瓣膜)、梨状腹综合征和神经性膀胱功能障碍引起的双侧病例。

发病率

巨输尿管发病率为约 1/2 000 名儿童。男童比女童更易发生;左侧输尿管比右侧更易受累。

临床表现

大约 4% 的病例中,巨输尿管是产前超声检查胎儿肾积水的潜在原因[1],与输尿管扩张(>7mm)有关(见本章前面小节)。出生后,尿路感染是最常见的临床表现。当伴有未被发现的梗阻性巨输尿管时,可能表现为尿毒症伴梗阻的集合系统感染,该情况属泌尿外科急症,要求紧急减压和抗生素治疗。

辅助检查

- **泌尿系超声**:应在产后第一周内进行泌尿系超声评估输尿管是否为持续性扩张,并确定是否存在任何类型的膀胱病变。依据潜在的诊断如是否存在肾损伤或梗阻在 6 周和 1 年时进行复查泌尿系超声。
- 排尿期膀胱尿道造影(MCUG):如果存在梗阻(即膀胱出口梗阻),应尽早进行,否则应推迟到 3~6 月龄时。MCUG 可以帮助区分梗阻和反流,也可以确定梗阻的原因。
- ^{99m}Tc-MAG3:提供测量分肾的功能,并有助于鉴别梗阻和非梗阻性巨输尿管,尽管在重度扩张的输尿管时也难以鉴别。13% 的患者可能会发现同侧的肾盂输尿管连接部梗阻。通常在分娩后等 6~12 周进行。

保守治疗

经验性治疗是在确诊后出生时开始预防性使用抗生素（甲氧苄啶每天 2mg/kg）。如肾功能差异 >40%，可采用等待治疗或保守治疗 + 随访泌尿系超声。如果输尿管扩张得到缓解或改善（60%~80% 的病例），并且儿童状态良好，患儿可以在 5 岁时不必再预防性应用抗生素，并获得尿路感染的相关建议。如果感染是其中一种特征，可以继续预防性使用抗生素；然而，复发、突发性或严重的尿路感染将是手术干预的指征。

外科治疗

最初，大多数儿童首先接受输尿管膀胱连接部支架管置入术的治疗，越来越多的研究称仅使用这种治疗即可成功。如果失败或无法行支架管置入，就需要更具侵入性的治疗。

不足 12 月龄

如果可能的话，最终手术矫正输尿管再植入术应推迟到 6~12 个月后，因为这样复发率较低和预后较好。其他外科治疗方法包括输尿管造口术或膀胱输尿管暂时性侧侧吻合术。

大于 12 月龄

手术的目的是切除狭窄或无蠕动的输尿管远端部分，和进行膀胱内输尿管再植术并膀胱输尿管移植术，使输尿管穿过三角区的黏膜下隧道。

对于更严重扩张和巨大的输尿管，在重新植入前通常需将输尿管裁剪变细。可通过打褶输尿管（Starr 技术）、折叠输尿管（Kalicinski 技术）或输尿管切除术来实现。再植手术的选择是 Leadbetter-Politano 修补术，该技术的优点是设计更长的抗反流黏膜下隧道。这通常是与腰肌悬吊，以帮助防止扭结和预防进一步输尿管梗阻。对双侧巨输尿管可行经输尿管 - 输尿管造口术。切除一条输尿管远端，并缝合到对侧输尿管来引流，因此仅一条输尿管将两个肾脏的尿液引流至膀胱。这条输尿管可以像以前一样被折叠和重新再植。巨输尿管合并无功能肾或肾功能较差，则应行肾输尿管切除术。

术后随访

术后 1 年行泌尿系超声和 ^{99m}Tc-MAG3 肾图检查，评估输尿管扩张程度和肾盂扩张程度。持续性反流的儿童可继续使用预防性抗生素，但如果儿童状况良好，可在儿童完全接受如厕训练后停止使用。

参考文献

1 Woodward M, Frank D (2002). Postnatal management of antenatal hydronephrosis. *BJU Int* 89:149–56.

异位输尿管

异位输尿管(ectopic ureter)指由胚胎发育过程中输尿管芽起源于中肾管异常(高或低)位置引起的。异位输尿管的位置与同侧肾发育不全或发育异常的程度存在直接关系[1]。80% 与重复肾有关。重复肾有上下两部分,每个部分都有自己的肾盂和输尿管,两条输尿管可以合并形成一条输尿管,也可以单独汇入膀胱(完全重复)。在这种情况下,上位肾输尿管总是开口于下位肾输尿管下方和内侧的膀胱(**Weigert-Meyer 法则**),易导致输尿管和输尿管开口的异位(见第 8 章)(图 8.10)。

- **发病率**:1:2 000。女:男≥3:1。女性异位输尿管多为重复肾,而男性异位输尿管多为单一肾集合系统。

异位输尿管的其他引流部位

- 女性:膀胱颈、尿道、阴道、阴道前庭和子宫。
- 男性:后尿道、精囊、射精管、输精管、附睾和膀胱颈(从不在括约肌下)。

临床表现

产前诊断可表现为肾积水及输尿管扩张。出生后可表现包括急性或复发性尿路感染。异位输尿管梗阻可导致输尿管积水,产后可表现为腹部肿块或疼痛。

- 女性:当输尿管开口在尿道括约肌以下时,尽管成功地进行了如厕训练,女孩仍会出现持续的阴道分泌物或尿失禁。
- 男性:输尿管总是位于外尿道括约肌上方,所以男孩不会出现尿失禁。开口位于中肾管分化结构(精囊、输精管、附睾)可能导致复发性附睾炎。

辅助检查

- **出生后泌尿系超声检查**:可显示输尿管扩张和肾积水。如果怀疑存在梗阻(如异位输尿管与输尿管囊肿有关),应立即行泌尿系超声检查;否则,应在出生后 1 周和 6 周行泌尿系超声检查。
- **排尿期膀胱尿道造影(MCUG)**:用于评估是否存在异位输尿管反流(或下位肾部分)。
- **99mTc-MAG3 肾图**:当排尿期膀胱尿道造影排除反流时使用,用于检查是否存在梗阻和估计分肾功能。
- **99mTc-DMSA 肾图**:用于评估重复肾上、下位肾的肾功能和之间功能的差异,以帮助规划手术。出现反流时评估肾皮质瘢痕。
- **膀胱尿道镜**:可鉴别异位输尿管口。
- **磁共振尿路成像(MRU)**:识别重复肾并显示出上下位肾的信息。
- **静脉尿路造影(IVU)**:现在不常做,但可以看到特征性的表现,包括"凋零的百合花"征（drooping lily sign）（功能不良的上位肾部分发挥质量效应，使重复肾的下位肾部分向下、侧向移位）、"扇形"下位输尿管（由扩张的上位输尿管侧向移位引起）。

治疗

进行出生后检查时，开始预防性使用甲氧苄啶（每天 2mg/kg）。异位输尿管没有输尿管囊肿，但伴有功能不佳 / 无功能的上位肾扩张，仅在感染、集合系统存在梗阻的情况下才需要急诊减压。

如果没有症状，也没有急性梗阻或扩张的征象，以观察等待为主。如果异位输尿管与功能不良的上位肾或单一集合系统的肾脏相关，手术是一种选择。包括开放式或腹腔镜上位半肾切除术或全肾切除术 + 相关输尿管切除。输尿管肾盂吻合术和输尿管 - 输尿管吻合术可以考虑在上半肾功能合理的重复肾系统中应用。在一侧单一集合系统的肾脏中保留有一些有用功能的情况下，可以选择性切除远端输尿管并重新再植膀胱。

参考文献

1　Mackie GG, Stephens FD (1975). Duplex kidneys: a correlation of renal dysplasia with position of the ureteric orifice. *J Urol* **114**:274–80.

输尿管囊肿

定义

当输尿管汇入膀胱时,输尿管末端囊性扩张,称为输尿管囊肿(ureterocele)。

发病率

每 5 000~12 000 例临床儿科住院患者中就有 1 例[1](尽管尸检发现每 500 例中就有 1 例)[2],女:男为 4:1,主要影响高加索人。10% 的输尿管囊肿是双侧的。

分类

输尿管囊肿是由于分隔输尿管和膀胱的 Chawalla 膜正常穿孔失败而形成的,可能与单肾系统或重复肾集合系统有关。80% 与重复肾的上位肾部分有关。

输尿管囊肿进一步分为膀胱内或膀胱外输尿管囊肿:

- **膀胱内(20%)**:输尿管囊肿完全局限于膀胱内,往往与单一肾脏集合系统相关,在男性中更为常见。亚型包括:
  - 狭窄型:与梗阻相关的小的、狭窄的输尿管开口。
  - 无梗阻型:大的输尿管开口,当充满尿液蠕动时容易膨胀球样开口。
- **膀胱外(或异位型)(80%)**:输尿管囊肿延伸至膀胱颈或尿道,倾向于发生在重复肾;最常见于女性。亚型包括:
  - 括约肌型:输尿管囊肿伸入膀胱颈和尿道。输尿管开口很宽和通常在外括约肌的近端开口。
  - 括约肌增生型:类似于括约肌型,但输尿管开口狭窄。
  - 盲肠样输尿管囊肿:输尿管囊肿脱垂延伸至尿道后方和阴道前方,但开口在膀胱内(仅影响女性患儿)。会导致尿道梗阻。
  - 盲性异位:类似于括约肌型,但没有输尿管开口。

临床表现

多表现为出生前的肾积水。婴儿的后期表现可能是尿路感染、腹部肿块或疼痛的症状。合并重复输尿管会增加反流和反流性肾病的风险。膀胱外输尿管囊肿还可引起膀胱出口梗阻和双侧输尿管积水性肾病(泌尿系急症)或输尿管梗阻和输尿管积水性肾病,需要紧急评估和干预。输尿管囊肿脱垂在女童中可以表现为阴道口处充血性紫色肿块。

辅助检查

- **泌尿系超声检查**:显示膀胱内有一个薄壁囊肿,常伴有重复肾和异位(扩张)输尿管。若担心存在梗阻,应在出生后立即行泌尿系超声检查,以期急诊手术治疗。

- **排尿期膀胱尿道造影(MCUG)**:可以确定输尿管囊肿的位置、大小和相关的输尿管反流(50% 病例可以观察到反流至相关重复肾的下位肾部分)。如果存在膀胱出口梗阻的证据,应该在出生后尽早进行此项检查;否则,应推迟至 3~6 个月。
- **^{99m}Tc-MAG3 肾图**:用于排除梗阻。
- **^{99m}Tc-DMSA 肾图**:用于评估上下位肾脏部分功能,并在存在反流的情况下显示肾皮质异常。
- **膀胱镜检查**:可用于诊断和内镜治疗。

治疗

出生时即开始预防性使用抗生素(甲氧苄啶每天 2mg/kg)。梗阻需要急诊外科手术干预。

- **内镜切开 / 穿刺造瘘术**:用于感染或梗阻的输尿管囊肿的急诊治疗。穿刺造瘘术也适用于肾功能正常的膀胱内输尿管囊肿的选择性治疗。在极少情况下,输尿管囊肿可能需要进一步的手术,包括输尿管囊肿切除和输尿管再植入术,以便保护肾功能和预防反流。
- **输尿管 - 输尿管造口术或输尿管 - 肾盂造口术**(从上位肾至下位肾部分):对重复集合系统伴异位输尿管囊肿,且上位肾功能好和下位肾输尿管无反流时选择该术式。
- **上位半肾切除术**:异位输尿管囊肿伴上位半肾功能差、下位半肾集合系统无反流的重复肾选择此术式。
- **上位半肾切除术、输尿管囊肿切除术和输尿管再植术**:异位输尿管囊肿伴上位半肾功能差和下位半肾集合系统反流的重复肾选择此术式。
- **肾输尿管切除术**:适用于重复肾下位半肾集合系统存在明显的反流,同侧两上下位半肾的功能均较差或单一肾脏系统的肾功能较差时。

参考文献

1　Malek RS, Kelalis PP, Burke EC, *et al.* (1972). Simple and ectopic ureterocele in infants and child-hood. *Surg Gynaecol Obstet* **134**:611–16.
2　Uson AC, Lattimer JK, Melicow MM (1961). Ureteroceles in infants and children: a report based on 44 cases. *Pediatrics* **27**:971–7.

肾盂输尿管连接部梗阻

定义

肾盂输尿管连接部*梗阻（UPJO）会导致尿流受阻，如果不及时治疗，将导致肾功能进行性恶化。

流行病学

儿童发病率估计为 1/1 000。男孩发病率高于女孩（新生儿的比例为 2：1）。左侧比右侧更容易受到影响（比例 2：1）。10%~40% 是双侧。

病因学

在儿童中，大多数 UPJO 是先天性的。**内源性**梗阻可能是由于输尿管/肾盂肌肉发育异常、输尿管异常开口肾盂、胶原蛋白异常或输尿管皱襞或息肉所致。**外源性**原因包括异常交叉血管压迫肾盂输尿管连接部（5%）。高达 25% 的患者同时存在膀胱输尿管反流。继发性 UPJO 可由马蹄肾和腔静脉后输尿管引起。

临床表现

UPJO 是出生前超声检查发现的肾积水（无输尿管扩张）的最常见原因，占所有病例的 30%~50%。婴儿也可能出现腹部肿块、尿路感染和血尿。年龄较大的儿童出现腰痛或腹痛（因利尿而加剧）、尿路感染、恶心和呕吐以及在轻微外伤后出现血尿。

辅助检查

如果出生前超声检查表现为扩张较大（肾盂横断面前后径（TAPD）>15mm）或双侧肾积水，则应在出生后不久进行一次肾脏超声检查随访。如果超声检查显示膀胱正常，则将超声检查推迟至第 3~7 天（以允许正常生理性利尿出现，这可能会自行缓解或肾积水消失）。在 6~12 周进行 ^{99m}Tc-MAG3 肾图检查，以诊断和评估分肾功能。如果 TAPD<15mm，则不太可能出现明显的梗阻。双侧肾盂输尿管连接部梗阻可使肾造影难以鉴别，仅在此类病例计划治疗时进行超声检查。

治疗

对肾功能良好的患者进行的长期研究表明，肾功能多能保持稳定（56%）或出现自行缓解（27%），仅 17% 的患者因功能丧失而需要肾盂成形术[1]。TAPD 越大，需要手术的可能性越高：<20mm，3% 需要手术；20~29mm，20% 手术；30~39mm，50% 手术；40~49mm，80% 手术；大于 50mm，高达 100% 手术[2]。总体而言，TAPD 大于 30mm 的患者中

---

* 英文 pelviureteric junction（PUJ）和 ureteropelvic junction（UPJ）均指肾盂输尿管连接部。

90% 需要手术。

- **保守治疗**：婴儿服用预防性甲氧苄啶（每天 2mg/kg），直到确诊。如果患儿情况稳定，肾功能良好和无其他并发症（如感染或结石），则可行超声检查和[99m]Tc-MAG3 肾图观察。

- **手术治疗**：如果患儿伴有疼痛或尿路感染、进行性肾积水或分肾功能下降 >10% 的情况，则需行肾盂成形术。虽然对 TAPD>50mm 或分肾功能 <40% 的患者通常建议进行手术干预，但初始肾积水程度和初始肾功能差异并不是手术的绝对适应证。术式包括腹腔镜或开放式 Anderson-Hynes 离断式肾盂成形术。成功率在 90%~95% 左右。术后随访超声检查（±[99m]Tc-MAG3 肾图）。如果肾盂输尿管连接部梗阻一侧的肾功能较差（<10%~15%），在等待最终治疗或评估肾盂成形术的可行性时，很少使用临时肾造瘘/支架管来维持功能，或者在损伤严重或不可逆的情况时进行肾切除术。

参考文献

1 Ransley PG, Dhillon HK, Gordon I, et al. (1990). The postnatal management of hydronephrosis diagnosed by prenatal ultrasound. *J Urol* **144**:584–7.

2 Dhillon HK (1998). Prenatally diagnosed hydronephrosis: the Great Ormond Street experience. *Br J Urol* **81**:39–44.

后尿道瓣膜

后尿道瓣膜（PUV）源自一种异常的先天性瓣膜,起于精阜,并斜连于前尿道（超过尿道外括约肌）,导致下尿路梗阻。也称为先天性梗阻性后尿道瓣膜（COPUM）。目前认为尿道器械或自发性部分膜破裂会导致前列腺尿道部出现两个瓣膜状皱褶的典型外观。

发病率

男性中 <1/5 000（比唐氏综合征较高）。

病理

PUV 可能是由于在胚胎发育第 7 周时,中肾管异常插入泌尿生殖窦引起。

临床表现

出生前超声检查:80% 在出生前诊断,60% 在孕 20 周时诊断。建议出生后立即转诊至专科中心。PUV 占**出生前**肾积水的 1%。临床特征包括:输尿管积水性肾病、膀胱壁扩张和厚壁、后尿道扩张（Keyhole征）、膀胱壁增厚、羊水过少（羊水减少）和肾发育不良。与预后不良相关的出生前因素包括妊娠 24 周前发现、膀胱壁增厚、肾脏发育不良和羊水过少。

● **新生儿和婴儿:**继发于肺发育不全的呼吸窘迫、可触及的腹部肿块（肾积水或膀胱扩张）、腹水、尿路感染、脓毒症、电解质异常（肾损害）和发育停滞。

● **年龄较大的儿童:**较轻的病例可较晚出现复发性尿路感染、尿流不畅、膀胱排空不全、生长不良和大小便失禁。存在肾衰竭、输尿管反流和排尿功能障碍（膀胱活动过度或不足）的风险,也称为"瓣膜性膀胱综合征"。

● **相关特征:**20% 的患者出现压力安全阀综合征（pop-off valve syndrome）。描述泌尿道高压力被抵消后以允许正常肾脏发育的机制。这包括从小膀胱或肾盂破裂（尿腹水）漏尿,单侧反流到功能不全的肾脏［膀胱输尿管反流（VUR）或 VUR 合并肾发育不良］,以及膀胱憩室的形成。

治疗

用膀胱 - 羊水分流产前干预的作用尚不清楚[1]。产后立即行泌尿外科治疗包括:膀胱引流（尿道 5~8F 儿童尿管或耻骨上导管,尽管这在厚壁膀胱中可能很困难）和维持液体平衡,仔细监测 ± 矫正电解质和酸碱平衡。急诊复查超声检查和排尿期膀胱尿道造影（MCUG）（50%的膀胱输尿管反流）。建议推荐使用抗生素预防脓毒症（甲氧苄啶每日2mg/kg）。

最终的治疗方法是膀胱镜检查,并在 4 点钟和 8 点钟位置行经尿道冷刀或电切刀切除术。手术并发症包括尿道狭窄。当尿道太小而无法使用经尿道电切镜时,则需要行暂时的皮肤膀胱造口术(膀胱穹窿和耻骨上腹壁之间的连通性造口,允许自由排尿)。替代方法是输尿管造口引流术,并在后期进行瓣膜消融术。任何潜在的膀胱功能障碍都应该得到诊断和治疗。

长期监测

长期监测膀胱和肾功能至关重要。监测儿童的线性生长(身高、体重和头围)、肾功能、血压、尿液分析(蛋白尿、渗透压)、超声检查和含 EDTA 螯合物测得的肾小球滤过率(GFR)。肾脏显影(^{99m}Tc-MAG3 和 ^{99m}Tc-DMSA)也被用来评估分肾功能和寻找梗阻或反流的证据。影像尿动力学研究用于评估和帮助管理任何相关的排尿功能障碍。

预后

从长远来看,1/3 的患者发展为终末期肾衰竭,1/3 的患者出现肾功能受损,1/3 的患者表现为肾功能正常[2]。在英国,PUV 是肾衰竭的潜在原因,25% 的患者需要进行儿童肾移植。

尽管对尿道梗阻进行治疗,但仍有 70% 的男孩出现膀胱功能障碍。在 3 岁内,包括低容量、过度收缩和过度活动。随后,膀胱功能障碍包括容量增加、逼尿肌收缩乏力(75%)和排空不完全(慢性尿潴留伴充盈性尿失禁和高压性尿潴留)。在儿童时期尿失禁很常见,但随着年龄的增加会有所改善(5 岁时为 81%,成年时 <10%)。

出现逆行射精、阳痿和性欲下降(与肾功能损害有关)以及前列腺或精囊分泌异常等问题,可能导致生育能力下降。

参考文献

1 Morris RK, Malin GL, Quinlan-Jones E, et al. (2013). The percutaneous shunting in Lower Urinary Tract Obstruction (PLUTO) study and randomized controlled trial: evaluation of the effectiveness, cost-effectiveness and acceptability of percutaneous vesicoamniotic shunting for lower urinary tract obstruction. *Health Technol Assess* **59**:1–232.

2 Parkhouse HF, Barratt TM, Dillon MJ, et al. (1988). Long-term outcome of boys with posterior urethral valves. *Br J Urol* **1**:59–62.

肾囊性病

先天性肾脏囊性疾病可以分为非遗传性和遗传性。

非遗传性

多囊性肾发育不良(MCKD)

"多囊"肾的囊肿不是由于肾脏集合管的扩张(如多囊性肾疾病),而是由于输尿管芽未能诱导后肾胚芽形成而导致整个肾脏发育不良和无功能,并伴有不成熟发育不良的间质和大小不一的非交通性囊肿。近端输尿管闭锁约占66%。

发病率

单侧 MCKD 的发生率为 1/4 000,男:女为 2:1。双侧 MCKD 发生率为 10% 和对生活有影响。

临床表现

超声检查可在产前(妊娠 20 周)时发现 MCDK。34 周时行产前超声检查以评估对侧是否异常。

临床类型和相关疾病

MCKD 可分为单纯性(超声检查对侧肾正常)或复杂性(对侧异常)。单侧病变伴对侧反流或肾盂输尿管连接部梗阻者占 70%。10% 的病例可能合并有输尿管囊肿。

治疗

出生后 1 周进行超声检查(如果在超声检查中发现多个囊肿合并中央大囊肿,则需鉴别是否存在肾盂输尿管连接部梗阻伴巨大肾盂扩张积水)。

单纯性 MCDK

不需要预防性抗生素。8 周时复查超声和^{99m}Tc-DMSA 肾图,以确认 MCDK 有无肾功能。受影响的肾脏(尤其是小于 6cm 的肾脏)会趋于退化。大多数患儿可以通过生长监测、血压、尿液分析和超声检查随访保守治疗。对于 MCDK>6cm(倾向于增大)、含任何实质成分、高血压、有症状的或父母偏爱性选择,可以考虑手术切除。

复杂性 MCDK

出生时即开始使用预防性抗生素。出生后进行超声和^{99m}Tc-MAG3 肾图检查是否存在梗阻(如对侧 PUJO)。进行排尿期膀胱尿道造影(MCUG)和^{99m}Tc-DMSA 肾图排除反流。

风险

MCDK 导致高血压或 Wilms 瘤即肾母细胞瘤的风险很小(见第 7 章),因此不建议进行常规肾切除术来预防疾病的发展。建议对患者血压、发育状况、蛋白尿和肾脏超声检查进行监测随访。

多房性囊性肾瘤（multilocular cystic nephroma）

幼儿可表现为腰部肿块、腰痛或血尿。超声检查或 CT 上显示肾实质内有多房性囊肿,可延伸至集合系统。该病包含在一个与肾母细胞瘤密切相关的疾病谱中,因此以往推荐的治疗方法是部分或全肾切除术,但现在许多泌尿外科医生选择对其进行监测,而不是直接进行手术。

遗传性

常染色体隐性遗传多囊肾病（ARPKD）

是一种在新生儿和儿童期出现的肾小管和集合管扩张,双侧肾脏皮髓质囊性扩张和大量小囊的形成。发病率为 1/(1 000~4 000)。严重者较早出现临床表现且预后差。产前的超声检查表现羊水过少（羊水 <200ml）和大的、"亮"的、均一高回声的肾脏,可引起难产和呼吸困难（继发于肺发育不全）。新生儿存在肋腹部大的肿物,肢体和面部异常。所有患儿均合并有先天性肝纤维化。婴儿可能会出现致命性尿毒症和呼吸衰竭;年龄较大的儿童可能会出现肾衰竭、高血压和门脉高压。大部分到成年期发展为终末期肾病,需要透析、肾切除（为控制高血压）和随后的肾移植。

常染色体显性遗传多囊肾病（ADKD）

（见第 8 章。）典型临床表现通常出现在成年期,尽管年龄较大的儿童可能出现血尿、腰肋疼痛、腰部肿块、尿路感染、蛋白尿、高血压和颅内出血（继发于颅内小动脉瘤破裂）等并发症。ADPKD 是最常见的遗传性肾脏疾病,发病率约为 1/1 000。其特征为双肾形成大量的扩张的囊,最终破坏肾实质,占所有慢性肾衰竭的 10%。90% 的患者是由于 16 号染色体上存在缺陷的 PKD1 基因;其余患者是由于 4 号染色体上存在缺陷的 PKD2 基因。

肾髓质囊性病（也称家族性少年型肾单位肾痨）

一种常染色体隐性遗传疾病,发生于儿童早期,占儿童肾衰竭的 20%。髓质囊性病是一种与之（常染色体显性遗传）类似的疾病,发生在儿童晚期。在两种情况下的组织学均显示间质性肾炎与皮质髓囊肿相关。疾病进展会导致肾脏缩小。其特征包括多尿和多饮（由于失盐性肾脏病）、贫血、发育迟缓、高血压和慢性肾衰竭。早期处理包括盐替代。后期治疗包括透析和肾移植。

其他

肾囊肿也是常染色体显性遗传疾病的一种临床体征,包括**希佩尔 - 林道综合征**（VHL 综合征）（小脑和视网膜血管母细胞瘤、嗜铬细胞瘤、胰腺囊肿和肾细胞癌）和**结节性硬化症**（皮脂腺腺瘤、癫痫、与学习障碍相关的肾血管平滑肌脂肪瘤和肾细胞癌）。

尿道下裂

尿道下裂(hypospadias)是一种先天性畸形,尿道开口常位于阴茎的腹侧面(腹侧),从阴茎头到会阴的任何地方。它通常与"盔状"包皮和阴茎下弯畸形有关(阴茎的腹侧弯曲)。在出生的男婴中,发生率为1/250,和发生率在增加。其后代男性有 8% 的发病率和同胞中有 14%的风险。极年轻或年长母亲的后代和低出生体重婴儿的患病风险会增加。

分类

尿道下裂可按尿道口的解剖位置分类(图 16.6):

● 前端(或远端)即阴茎头型或冠状沟型(80%~85%):阴茎头、冠状沟和冠状沟下。

● 中间型即阴茎型(10%~15%):阴茎远端、阴茎中间和阴茎近端。

● 后端(或近端)即阴囊型(5%~10%):阴茎阴囊、阴囊和会阴。

病因

尿道下裂是由于在胚胎发育过程中,阴茎腹侧表面尿生殖褶不完全闭合所致。这与胎儿雄激素的产生或代谢缺陷、组织中雄激素受体的数量和敏感性有关。阴茎下弯畸形是由尿道板发育异常或海绵体的内在异常引起的和"盔状"包皮是由于包皮褶皱融合失败(导致缺少腹侧包皮)。这些相关因素与尿道下裂的位置有关。如遗传因素与阴茎头型尿道下裂和阴茎型尿道下裂有关,多胎妊娠与阴囊型尿道下裂有关。

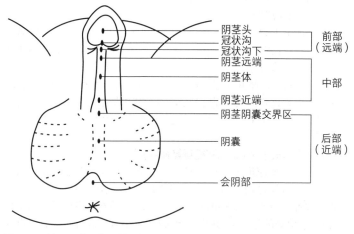

图 16.6 基于尿道口位置的尿道下裂解剖学分型

相关畸形

- 睾丸未降（10%）。
- 腹股沟疝 ± 鞘膜积液（15%）。
- 可触及睾丸未降＋尿道下裂的男孩（15%）和不可触及睾丸未降＋尿道下裂的男孩合并性发育障碍（50%）（如混合性性腺发育不全）。
- 持续存在的米勒管结构（即子宫、输卵管和上 1/3 的阴道）（即扩张的椭圆囊）。
- 不相关的上尿路畸形。

诊断

出生时应进行全面的临床检查以明确诊断，评估阴茎和尿道板，并对尿道下裂进行分类，发现需要治疗的相关异常。其父母应该得到充分的沟通咨询。单侧或双侧睾丸缺如或不可触及睾丸和尿道下裂患者应进行染色体和内分泌检查，排除性发育异常。

治疗

严重畸形、影响排空或将来会影响性功能的患者需外科治疗。大约在 12 月龄时进行修复手术。术前局部应用睾酮可增加组织尺寸。手术目的是矫正阴茎弯曲（整形术），重建一个新的尿道，使用尿道成形术、阴茎头成形术和尿道口成形术在阴茎头尖部重建尿道口，以保证向前方排尿。如果有可能，经常用包皮进行重建。

阴茎下弯矫正术

70% 的病例需要矫正阴茎下弯，束缚的阴茎腹侧皮肤需要阴茎脱套和阴茎下弯组织的离断。如果海绵体闭锁，应切除这些组织结构。如果尿道板束缚在阴茎海绵体上，应该将其松解。如果腹侧海绵体纤维化，则需要行 Nesbitt 折叠缩短成形术。

一期尿道成形术

远端尿道下裂（以及中、近端尿道下裂部分选择性病例）可以通过各种技术进行治疗，包括单期尿道成形术。阴茎脱套，如果需要的话可通过人工勃起来评估阴茎下弯的程度，其可以行背侧折叠矫正。沿阴茎头周缘切开以将其与尿道板分离，尿道板在中线处被切开拓宽，以实现皮瓣成管化和围绕导尿管分层缝合。使用带蒂肉膜瓣覆盖修复位置。阴茎头的重建采用分层缝合修复（阴茎头成形术）。导尿管于术后 7 天拔除。

二期尿道成形术（游离移植瓣修补术）

许多会阴型尿道下裂和一些阴茎型尿道下裂可能需要分二期手术，包括尿道板的初步准备和游离移植瓣（包皮或颊黏膜）的植入。在膀胱内放置一根细导尿管和封闭敷料。约 7 天后在全身麻醉下取出敷料，检查移植物的存活率，并拔除导尿管。6 个月后进行二期新尿道成管化和缝合术。

尿道下裂的其他修补方法

远端阴茎头型尿道下裂修复术：

- 尿道板纵切卷管（TIP）尿道成形术。
- Snodgrass 尿道成形术。
- 成管化（阴茎腹侧皮管尿道成形术），如果满足宽尿道板深冠状沟。
- 尿道口前移阴茎头成形术（MAGPI）。
- 基于尿道口带蒂皮瓣（Mathieu 术式）。

中段阴茎型尿道下裂修补术：

- 尿道板纵切卷管尿道成形术。
- Snodgrass 尿道成形术。
- 成管化（阴茎腹侧皮管尿道成形术）。
- 使用加盖包皮岛状皮瓣（OIF）尿道成形术。
- 基于尿道口的带蒂皮瓣。

近端会阴型尿道下裂修补术：

- 游离移植物法（二期修复）。
- 横向包皮岛状皮瓣（TPIF）。
- 使用加盖包皮岛状皮瓣尿道成形术。
- 尿道板纵切卷管尿道成形术（TIP）。

并发症

中短期内总体并发症发生率为 4%~7%。并发症随着尿道下裂的时间和严重程度而增加，会阴型尿道下裂的并发症更高（远期发病率高达 30%）。早期并发症包括出血、感染和伤口裂开。远期并发症包括尿道皮肤瘘、尿道狭窄、尿道口狭窄、喷雾状排尿、排尿功能障碍、尿道憩室、复发性阴茎下弯、性功能障碍、美容效果差、修复或移植物失败需要再手术。Redo 式尿瘘修补术有 50% 的复发率。

性发育异常

（详见表 16.7）

性发育异常（DSD）是指染色体、性腺或解剖性性器官发育不典型的先天性疾病。据估计，每 4 500 名新生儿中就有 1 名受到影响。根据芝加哥共识（Chicago Consensus），DSD 分为：

- **性染色体性发育异常（性腺分化障碍）:** 这些包括精曲小管发育不全（Klinefelter 综合征，47XXY 和 46XX 睾丸 DSD）；特纳综合征（45XO）；卵睾型性发育异常（46XX 或 XY；46XY 合并卵巢和睾丸的真两性畸形）；混合性性腺发育不全 45XO/46XY 镶嵌现象（条索状性腺和一连串两性生殖器）；以及 46XX（完全）性腺发育障碍（有条索状性腺的女性）。请参阅表 16.7 的汇总。

- **46XY 性发育异常：**核型为 46XY，有雄激素合成缺陷（5α 还原酶、3β- 羟基类固醇脱氢酶或 17α- 羟化酶缺陷，睾丸发育不全，睾丸间质细胞发育不全），**雄激素作用缺陷（CAIS，PAIS）**，或性腺发育障碍［XY 单纯性腺发育不全（Swyer 综合征）］。也包括**米勒管抑制物质（MIS）障碍**或 MIS 受体缺陷，导致米勒管永存综合征（PMDS）（带子宫、输卵管和上阴道的女性表型）。

- **完全性雄激素不敏感综合征（CAIS）：**由**雄激素抵抗**引起，是 46XY DSD 最常见的病因。如果有家族史，可以在出生时进行核型分析。散发性病例很难发现。在 CAIS 中，表型和外生殖器为女性；但是，通常不存在内生殖器（或未发育）。在青春期，存在乳房发育，阴毛和腋毛稀少，阴道短呈盲端和患者通常很高。此类患者可能会出现原发性闭经，伴有黄体生成素和睾酮升高。可能在腹股沟管内可触及睾丸未降，青春期后由于恶变风险需要切除，再进行雌激素替代治疗。

- 相比之下，部分性雄激素不敏感综合征（PAIS）的表型范围很广，最常见的是有一定程度的两性生殖器。

- **46XX 性发育异常：**46XX 核型伴雄激素过剩障碍（CAH 和外源性雄激素），有卵巢和内生殖器，但由于子宫内暴露于雄激素，部分呈男性化表型和两性外生殖器。

- **先天性肾上腺皮质增生（CAH）：**是 46XX DSD 的最常见原因，是由于 21- 羟化酶缺乏症（占 95%）的常染色体隐性遗传病。CAH 约占所有生殖器不明确婴儿的 85%，皮质醇合成受抑制，导致 ACTH 和睾酮的代偿性增加。一些患者存在"盐消耗"醛固酮缺乏症可能在出生后的最初几周出现肾上腺危象（严重的呕吐和脱水），需要补充水分，并使用盐皮质激素和糖皮质激素行类固醇替代疗法。CAH 较少见的原因是 11β- 羟化酶缺乏和 3β- 羟基类固醇脱氢酶缺乏（图 16.7）。

表 16.7 性发育异常

异常	核型	性腺	生殖器官	其他特征	治疗
性腺分化障碍					
Klinefelter 综合征	47XXY	精曲小管发育不全、小睾丸	男性	身材高、男性乳房发育、无精子症、轻度精神发育迟缓、FSH/LH 升高、睾酮下降	雄激素替代
46XX 男性	46XX (SRY+ve)	精曲小管发育不全	男性	身材矮小症、男性乳房发育、不育、尿道下裂、FSH/LH 升高、睾酮下降	雄激素替代
特纳综合征	46XO	卵巢条状	女性	身材矮小症、性别幼稚症、蹼颈、乳距宽、宽肘外翻角、主动脉峡部狭窄、肾脏异常	生长激素、雌二醇替代治疗
卵睾型性发育异常	46XX、XY、46XX/46XY	卵巢或睾丸	两性性器官或男性	男性 80% 尿道下裂；女性阴蒂增大	性别确认手术
混合性腺发育障碍	46XO/46XY	睾丸未降和性腺条索	两性性器官	特纳综合征从女性到男性的大范围的表型谱。包含尿道下裂	性别确认手术、性腺切除术（癌症风险增加），筛查 Wilms 瘤即肾母细胞瘤
单纯性腺发育障碍	46XX	卵巢索	女性	正常身高、性别幼稚症、原发性闭经	周期性激素替代

续表

异常	核型	性腺	生殖器官	其他特征	治疗
男性假两性畸形					
3β-羟类固醇缺乏	46XY	睾丸	性别不清	"盐消耗",醛固酮缺乏,皮质激素缺乏	糖皮质和盐皮质激素替代
17-α 羟化酶缺乏	46XY	睾丸	性别不清	皮质醇减少(导致 ACTH 升高),导致留体类激素下降,低血钾,高血压	糖皮质激素替代
完全雄激素不敏感综合征	46XY	睾丸	女性	雄激素抵抗,女性表型,短盲端性阴道,男性乳房发育	青春期后性腺切除,雌激素替代治疗
部分雄激素不敏感综合征	46XY	睾丸	性别不清	表型比较宽包括尿道下裂,不育	性别确认手术 ± 性腺切除术和激素替代治疗
5α 还原酶缺乏	46XY	睾丸	性别不清	雄激素敏感的细胞不能将睾酮转化为 DHT,尿道下裂,小阴茎,短阴道,青春期女性男性化	重建性外科手术 ± 激素支持
女性假两性畸形					
先天性肾上腺皮质增生	46XX	卵巢	性别不清	单纯男性化或"盐消耗",醛固酮缺乏	糖皮质激素,盐皮质激素替代手术
经胎盘雄激素	46XY	卵巢	性别不清	母亲孕期服药或母体肾上腺肿瘤引起男性化	根据要求对外生殖器重建

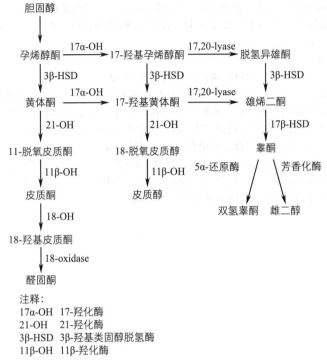

注释:
17α-OH　17-羟化酶
21-OH　　21-羟化酶
3β-HSD　3β-羟基类固醇脱氢酶
11β-OH　11β-羟化酶

图16.7 肾上腺类固醇合成的代谢途径

卵巢发育障碍(如46XX性腺发育不全、46XX睾丸性发育异常)也可以归为此类。

评估

- **病史:**可能会发现性发育异常的阳性家族史。应确定孕妇是否在怀孕期间存在摄入类固醇或避孕药的情况。

- **检查:**可能显示相关的综合征异常(Klinefelter综合征和特纳综合征)或发育不良和脱水(盐消耗型CAH)。评估外生殖器的男性化程度(生殖器发育的Prader分级)、阴茎大小、肛门生殖器距离、尿道口的位置、尿道下裂的特征和是否有可触及性腺的存在(两侧都可触及,可能是46XY;两侧都不可触及,可能是46XX;一侧可触及,可能是染色体异常)。

- **腹部/盆腔超声检查:**可以帮助确定性腺的位置和子宫/米勒结构(Müllerian structures)。

- **诊断性腹腔镜或剖腹术:**可能需要性腺活检来明确诊断。

- **染色体分析:**使用荧光原位杂交(FISH)或PCR确认核型。

- **血清学检查:**血清电解质、睾酮、皮质醇、卵泡刺激素(FSH)和黄体生成素（LH）。血清 17- 羟孕酮升高见于 21- 羟化酶缺乏症。人绒毛膜促性腺素（hCG）刺激试验可诊断雄激素抵抗和 5α 还原酶（5AR）缺乏症。

治疗

需要采取多学科团队诊疗模式，父母充分参与[1]。在生殖器不明确的情况下，建议父母推迟出生登记，直到确诊并确定性别。登记处对这种情况有特别规定。模糊性生殖器的性别分配以性腺组织、生殖道和外生殖器的功能潜能为指导，旨在优化社会心理状态，产生稳定的性别认同。最终由三级专科中心的一套完整的多学科团队诊疗（儿童泌尿外科医生、内分泌学家、遗传学家和心理学家）决定。患者患性腺恶性肿瘤的风险更高，这需要监测和 / 或切除性腺组织和激素替代。性腺功能减退症患者需要激素替代和人工诱导青春期。

参考文献

1　Hughes IA, Houk C, Ahmed SF, *et al.* (2006). Consensus statement on management of intersex disorders. *Arch Dis Child* **91**:554–63.

膀胱外翻 - 尿道上裂综合征

膀胱外翻 - 尿道上裂综合征（BEEC）描述一系列罕见的先天畸形，这些畸形会影响腹壁、腹腔和泌尿生殖道，有时还会影响脊柱和肛门。包括膀胱外翻、尿道上裂和泄殖腔外翻。

典型膀胱外翻

这是最常见的临床表现和膀胱前壁与下腹壁发育缺陷的结果，导致膀胱后壁暴露在腹部。事实上几乎所有病例都合并尿道上裂（见下一节）。

- **流行病学：**活胎产的发病率为 71/30 000。男：女的比例是 4：1。该疾病患者后代和年轻的妊娠年龄与产次增加时发生率增加。

- **胚胎学：**经典理论认为这种胚胎畸形是由于泄殖腔膜的过度异常发育引起，其阻止下腹部（间叶组织）组织的向内生长。正常的泄殖腔膜穿孔，形成泌尿生殖器和肛门的开口，但是对膀胱外翻的患者，过早的破裂导致脐下三角形缺损。破裂的时间决定缺陷类型（膀胱外翻、泄殖腔外翻或尿道上裂）。有其他理论挑战此观点，认为是由于盆腔发育异常或生殖器丘发育不良低于正常位置，中线融合在泄殖腔膜下方而不是上方（导致泄殖腔膜在间叶组织向内生长之前过早破裂）。

伴发异常

- **骨质缺损：**骨盆大小正常，耻骨分离 3~4cm。
- **肌筋膜缺损：**脐疝、腹股沟疝、腹直肌分离术、盆底异常和脐位低。
- **生殖器缺陷：**男性——阴茎短、宽，海绵体侧面扩展，尿道板短，尿道上裂，背侧包皮缺损。女性——阴蒂裂开，阴道口狭窄，阴道腔短位置靠前和成年后子宫脱垂。
- **尿路缺陷：**膀胱板暴露；由于输尿管口的侧方移位，大多数患者发生膀胱输尿管反流。
- **胃肠道缺陷：**肛门移至前方、直肠脱垂、肛门括约肌异常导致大便失禁。

相关检查

产前超声检查的典型特征：下腹壁肿块，膀胱不充盈，脐带低位，外生殖器小和异常髂嵴宽度。产前明确诊断有助于在有条件早期实施外科手术的医学中心制定分娩计划。

治疗

出生时，这些婴儿通常其他方面是健康的。用塑料薄膜覆盖膀胱，定期用生理盐水冲洗。膀胱黏膜损伤可导致鳞状上皮化生、囊肿性膀胱炎或长期慢性暴露后可导致腺癌和鳞癌。安排转诊至医学中心。

- **外科治疗：**旨在为尿液存储提供一个储尿囊，保护肾功能，并创造出符合功能学和美观学上可以接受的外生殖器。一些选择性病例适用于完全一期膀胱外翻修复术（CPRE），包括膀胱板关闭缝合和尿道上裂修补术。然而，许多病例要求多期手术完成。

- **新生儿**：外固定的耻骨切除术（切除骨矫正畸形），并闭合膀胱、腹壁和后尿道。
- **6~12 月**：尿道上裂修补术（见下一节）。
- **4~5 岁**：在膀胱达到足够的容量并且患儿能进行膀胱排空练习时，进行膀胱颈重建（Young-Dees-Leadbetter 膀胱颈重建手术）和抗反流手术（输尿管再植术）。如果膀胱容量太小，则需要进行行膀胱增大和 / 或尿流改道术。
- **手术并发症**：尿路或原位新膀胱恶性肿瘤、瘘管、尿道下裂、膀胱结石、感染（尿路感染、附睾炎）和尿失禁的风险增加。

泄殖腔外翻

这是最严重的膀胱外翻 - 尿道上裂综合征。特征为脐疝（腹部中线缺损，包裹肠道的薄羊膜囊和腹膜），在其下方是外翻肠段将外翻膀胱分成两瓣。这和分裂的或微小阴茎以及一个或两个睾丸缺失有关。发病率在 1/（200 000~400 000）。男 : 女的比例为 6 : 1。与尿道上裂和膀胱外翻相比，合并先天性畸形的风险很高。外科重建可能包括末端结肠造口、耻骨切除术、膀胱前壁重建 ± 膀胱扩大成形术。男性可能需要考虑确认性别。

原发性尿道上裂

在尿道上裂中,尿道开口在从阴茎头、阴茎干或最常见的阴茎耻骨区的任何地方的阴茎背侧表面。不完全的尿道括约肌机制(见于后尿道上裂)导致较高的尿失禁风险。尿道上裂也与严重的背侧阴茎弯曲(导致阴茎向上弯曲)和背侧包皮不全相关。尿道上裂是外翻-尿道上裂综合征的一部分(见上一节)。原发性尿道上裂(无膀胱外翻)很少见。

伴发异常

耻骨联合分离症(diastasis of the symphysis pubis)导致海绵体的展开和旋转,神经血管束侧向走形,以及阴茎干的缩短。存在男性生育率下降,子代发病风险约为 30%~40%。女性有阴蒂裂和阴唇发育不良,并有尿道畸形,从扩张的尿道口到影响整个尿道和括约肌的尿道裂等情况。存在输尿管反流的风险 >40%,通常需要输尿管再植术。

发病率

男性为 1/117 000;女性中少见(1/400 000)。

治疗

男性

在 6~18 月龄时进行对外生殖器进行功能和美容重建的尿道成形术(阴茎延长和阴茎弯曲矫正)。改良的 Cantwell-Ransley 技术常用于男性。手术步骤为游离尿道至阴茎的腹侧面,通过反向尿道前移阴茎头成形术,将尿道口移到阴茎头上。分离和向内侧旋转阴茎体至尿道上并重新缝合固定。从 4~5 岁开始,当能训练儿童如厕时,就可以进行膀胱颈重建(Youngs-Dees-Leadbetter 手术)。以便实现尿控,任何膀胱残余尿都可以通过导尿术排空。如果手术失败,可以尝试置入 AUS。一些患者可能需要膀胱扩大术和 Mitrofanoff 重建术来实现控尿。

女性

手术包括用耻骨周围脂肪加强尿道修复,以及阴蒂重建 ± 膀胱颈修复。

需要随访观察上尿路和膀胱发育情况。

儿童尿失禁

正常膀胱控尿

- **新生儿：**当膀胱充盈时，骶脊髓反射触发排尿。
- **婴儿：**原始反射被抑制，膀胱容量增加，排尿频率降低。
- **2~4 岁：**白天有意识性的膀胱感觉发育和自主控制（夜间控制通常在 3~7 岁发展）。

下尿路症状和尿失禁分型：

　　白天尿失禁很常见，约 3% 的 7 岁女孩和 2% 的 7 岁男孩存在此症状（≥1d/ 周）。可分为原发性（一直存在尿失禁即内衣总不干）或继发性（好转 6 个月后再次出现尿失禁）[1]。

- **膀胱过度活动症：**和成年人一样，表现为尿急或急迫性尿失禁，通常伴有尿频和夜尿症。通常是由逼尿肌过度活动引起的，但也可能是由于其他形式的排尿功能障碍引起。
- **尤其白天排尿异常：**尿量少，白天排尿频繁（中枢控制膀胱后），通常是自限性的。
- **压力性尿失禁：**腹部用力导致尿液漏出，在囊性纤维化患者中可观察到，但在非神经病变患者中很少见。
- **Giggle 尿失禁：**一种罕见的疾病，主要影响女孩，由大笑引起的尿失禁，发作间歇期膀胱功能正常。
- **阴道反流：**尿液反流进入阴道，然后在站立时流入内衣。通过纠正排尿姿势进行改善。偶然，也可能是由阴唇粘连引起，如果有必要可以外用雌激素乳膏或必要时分离手术来治疗。
- **延迟排尿：**尿失禁的儿童可能会表现为做出相关动作［交叉腿、下蹲和 Vincent 式屈膝（Vincent's curtsy）］，以推迟排尿和增加排尿间隔。也可能与行为及心理障碍有关。
- **膀胱活动不足：**膀胱容量大，收缩性差，排尿频率少和可能需要用腹压来排空膀胱。
- **夜间遗尿症**（见下一节）。
- **排尿障碍**（以前称为欣曼综合征或非神经源性膀胱）：是由排尿过程中外部尿道括约肌收缩引起的，导致尿流量测定中出现断续尿流模式。有多种因素的病因，其中包括异常排尿习惯。可导致膀胱排空不全、尿路感染和急迫性尿失禁，并与肠功能障碍（便秘）有关。严重者可引起小的和小梁样膀胱、膀胱输尿管反流（VUR）、肾积水和肾损害。

诊断

- **病史：**询问产前超声检查和生产史、泌尿系感染、如厕训练年龄、排尿习惯（尿频、尿急、原发性或继发性尿失禁，包括尿量和白天和 / 或夜间症状)、家族史、肠道病史、药物史、社会史、行为和心理社会问题。

● **体格检查**:一般检查——快乐/安静,与家长互动情况。腹部可触及的肿块(膀胱、肾脏和结肠)。内衣和外生殖器,包括肛周检查用于确定先天性畸形(如尿道外翻)。神经系统检查——脊柱,骶骨[毛发斑(hairy patch)、脂肪瘤、丘疹],下肢力量,感觉和反射。

● **实验室检查**:尿液分析(感染、蛋白质和葡萄糖)。膀胱日记(容量、次数、控尿、液体摄入量和类型,就寝时间):预期膀胱容量=(年龄+2)×30ml。流率+残余尿(如果 Qmax2> 排尿量,则排空效果令人满意)。一些选择性病例中需完善:泌尿系超声检查(评估肾积水和膀胱大小),排尿期膀胱尿道造影(MCUG)(评估 VUR、残余尿),影像尿动力学(如果怀疑神经性膀胱或括约肌功能障碍或临床诊断困难),脊柱 MRI(如果临床怀疑神经系统的原因)。

治疗

保守治疗

家庭和儿童的教育至关重要。儿童可能需要完成膀胱再训练,定时排尿,改变排尿姿势和避免膀胱刺激。避免和治疗便秘是十分必要的,成功治疗便秘能治愈 90% 的泌尿系统症状。应提供心理咨询和支持。仅通过以上这些措施,多数情况就会有治疗反应并得到改善。

特定治疗方法

● **膀胱过度活动症**:如果保守治疗方法失败,则应使用抗胆碱能药物(如奥昔布宁)。有些患者对经皮神经电刺激(TENS)调控膀胱神经有良好的反应。更多侵入性方法通常保留给神经源性患者考虑,包括膀胱注射 BTXA 和回肠膀胱扩大术。

● **Giggle 尿失禁**:治疗选择包括抗胆碱能药物,丙米嗪和哌甲酯(利他林®)。

● **膀胱活动不足**:如果耐受,有症状儿童可能需要抗生素治疗尿路感染和间歇性自我导尿,自限性且能自行缓解。

● **夜间遗尿症**(见下一节):一线积极治疗包括遗尿症闹铃和去氨加压素。

● **排尿功能障碍**:除保守治疗,抗胆碱能药物可能是有用和经皮神经电刺激可用于神经调节膀胱过度活动症。膀胱活动不足和排空不全的患者可能需要间歇性自我导尿±α受体阻滞剂。复发性尿路感染可能需要抗生素预防。该状况往往能自行缓解。

参考文献

1 Hoebeke P, Bower W, Combs A. *et al.* (2010). Diagnostic evaluation of children with daytime incontinence. *J Urol* **183**:699–703.

夜间遗尿症

夜间遗尿症（NE）是指睡觉时无意识地排尿[1]。单症状性夜间遗尿症（MNE）定义为无其他下尿路症状（LUTS）且无膀胱功能障碍史的儿童（夜间）遗尿。MNE 占夜间遗尿儿童的 <50%。非单症状性夜间遗尿症（NMNE）指伴有排尿功能障碍的儿童。原发性 NE 是指从未停止遗尿并超过 6 个月的儿童。继发性 NE 是指停止遗尿至少 6 个月后再次出现夜间遗尿。

发病率

据估计，夜间遗尿症会影响到 15% 的 5 岁儿童[2]和 10% 的 7 岁儿童，并且在男孩中很常见（表 16.8）[3]。每年有 15% 的患者会自行缓解[1]。成人患病率为 0.5%。

病理生理学

相互作用导致夜间遗尿症的三项主要因素是：

- **ADH 分泌节律改变**：夜间 ADH 水平的异常降低导致夜间多尿。
- **睡眠／唤醒机制改变**：膀胱充盈时的"睡眠唤醒"机制受损。
- **夜间功能性膀胱容量降低** *（± 夜间逼尿肌过度活动）。

目前也认为家族倾向、心理因素、尿路感染和便秘是夜间遗尿症的病因。

病史

目的是确定潜在的病理生理因素以指导治疗。询问尿频和是否是原发性或继发性。尤其询问液体摄入量、日间排尿症状、肠道排便习惯和睡眠模式。确定任何潜在的辅助医疗史，家庭史和社会心理史，包括对孩子和家庭的影响。

表 16.8 夜间遗尿症的患病率

年龄／岁	女性／%	男性／%
5	10~15	15~20
7	7~15	15~20
9	5~10	10~15
16	1~2	1~2

数据来自 Hellstrom AL，Hansson E，Hansson S，et al.（1990）Micturition habits and incontinence in 7-year-old Swedish school entrants.*Eur J Paediatr* 149：434-7.

---

* 基于儿童年龄的"正常"膀胱容量的计算公式如下。儿童 <1 岁：膀胱容量（ml）估计为 10ml/kg；儿童 >1 岁：膀胱容量（ml）=30×（年龄 +2）。

体格检查

单症状性夜间遗尿症儿童的体查检查通常是正常的。推荐对伴有排尿障碍的儿童(非单症状性夜间遗尿)进行腹部和生殖器检查、神经系统检查、下肢感觉检查以及脊柱检查。

辅助检查

- 排尿日记:评估夜间多尿和功能性膀胱功能。
- 尿液分析:评估是否感染以及是否存在葡萄糖(糖尿病)或蛋白质(尿路感染和肾脏疾病)。

治疗

应向儿童及其父母提供综合性建议。积极治疗通常推迟到 6 岁。一线治疗是遗尿报警器和去氨加压素[4,5]。

行为疗法

- 安慰和咨询:包括提高孩子自尊的激励技术和奖励系统,以及有关自然史的信息。
- 膀胱训练:日间定时如厕,睡前排空膀胱,避免食用膀胱刺激物(如黑醋栗饮料、咖啡因),睡前数小时减少液体摄入。调整饮食,避免便秘,如果出现便秘,用泻药治疗。
- 条件反射疗法:将遗尿症报警器连接到患儿的内裤上,前几滴尿液时即可触发,将孩子从睡眠中唤醒(60%~70% 的成功率)。

药物治疗

- 去氨加压素(ADH 的合成类似物)在睡前给予口服(片剂或口腔含化),不再进一步饮水。可产生抗利尿反应。总体上 30% 的患者对去氨加压素有完全反应,另外 40% 的患者有部分反应。
- 当保守方法失败时,抗胆碱能药可用于抑制逼尿肌过度活动。
- 丙米嗪是一种具有抗胆碱能和镇静的三环类抗抑郁药(仅在儿童中选择性使用)。

完全反应是连续 14 个夜晚未遗尿或湿尿垫数量改善 90%[4]。夜间多尿(膀胱功能正常)患者对去氨加压素的反应良好。功能性膀胱容量降低(可能与隐匿性膀胱功能障碍有关)的患者可联合遗尿症报警器、膀胱训练和抗胆碱能药物(如奥昔布宁) ± 去氨加压素治疗。如果对治疗产生耐药性,请暂停治疗,1~2 年后再试用该药。

参考文献

1　Neveus T, van Gontard A, Hoebeke P, et al. (2006). The standardization of terminology of lower urinary tract function in children and adolescents: report from the standardization committee of the International Children's Continence Society. *J Urol* **176**:314–24.

2　Forsythe WI, Redmond A (1974). Enuresis and spontaneous cure rate: study of 1129 patients. *Arch Dis Child* **49**:259–63.

3　Hellstrom AL, Hansson E, Hansson S, et al. (1990). Micturition habits and incontinence in 7-year-old Swedish school entrants. *Eur J Paediatr* **149**:434–7.

4　National Institute for Health and Care Excellence (2010). *Nocturnal enuresis—the management of bedwetting in children and young people.* Clinical guideline [CG111]. Available from: ℛ http://www.nice.org.uk/cg111.

5　Neveus T, Eggert P, Evans J, et al. (2010). Evaluation of and treatment for monosymptomatic enuresis: a standardization document from the International Children's Continence Society. *J Urol* **183**:441–7.

尿石病

儿童尿石病发病率呈上升趋势,以女性为主。危险因素包括早产儿(药物和结石)、尿路感染、单基因疾病(包括原发性高草酸尿、膀胱尿和嘌呤疾病)、尿潴留、不运动、药物(呋塞米、托吡酯和茶碱)和肠膀胱扩大成形术。

临床表现的症状包括血尿(肉眼血尿比成人少见,镜下血尿多见)、尿路感染、腹痛和脓毒血症。1/6 无症状。

先行超声检查,然后行 CT 检查。所有患有结石的儿童都需要进行代谢评估(发现异常的比例为 50%),包括结石成分分析,血清尿素和电解质检测、钙、磷、碱性磷酸酶、尿酸、蛋白质和甲状旁腺素。推荐肾内科参与治疗。应当进行尿液分析,并进行 24 小时尿液收集和分析。

结石类型

● **钙**:最常见的类型,由于高钙尿症(特发性,继发性——不活动所致,甲状旁腺功能亢进,甲状腺功能亢进,酸中毒,转移灶,高维生素 D,药物),高草酸尿症(高饮食摄入、代谢障碍疾病和短肠综合征)和低尿酸血症(远端肾小管性酸中毒、腹泻、高蛋白和高盐摄入)。治疗包括增加液体摄入量,噻嗪类利尿剂,减少饮食中的草酸盐,枸橼酸钾和维生素 B_6。

● **尿酸**:4%~8%,不透明。与尿液 pH<5.9 有关,尿中尿酸过多(不是草酸钙结石的危险因素,与成年人不一样),高嘌呤和蛋白质摄入,骨髓增生异常和代谢异常相关。治疗包括用枸橼酸钾碱化尿,如果失败,则用别嘌醇(10mg/kg)。

● **胱氨酸**:2%~6%,半透明,坚硬。半胱氨酸尿症是二碱基氨基酸类(胱氨酸、鸟氨酸、赖氨酸和精氨酸——仅胱氨酸非常难溶,因此会形成结石,尤其是在尿液 pH<7.0 时)在肠道和近端肾小管吸收中的常染色体隐性遗传疾病。治疗方法包括增加液体摄入量(尿量 >2.5L/d),用枸橼酸钾碱化尿,如果无效,则使用 α-巯基丙酰甘氨酸 / 卡托普利 / 青霉胺。

● **鸟粪石**:5%。与泌尿生殖道异常有关。结石形成的机制与成人相同,都是由产生尿素酶的微生物和尿液的碱化引起。

治疗

除了增加液体摄入量,潜在代谢异常的医学治疗以及特定的医学疗法外,还可以使用其他各种治疗方法。治疗方法的选择取决于结石的大小和位置、组成,手术成功的可能性、风险及再手术的风险,相应症状和并发症,手术时间和合并症(心肺、骨科)等。在进行干预之前,尿液应该是无菌的。

- **冲击波碎石术(SWL)**: 10 岁以下患儿在全身麻醉下进行, SWL 前后充分水化。冲击波数量通常在 1 800~2 000 次, 总的无石率为 80%。成功率取决于结石大小(<1cm 的结石为 90%, 1~2cm 的结石为 80%, >2cm 的结石为 60%)。
- **经皮肾镜取石术(PCNL)**: 如果结石非常大或 SWL 治疗失败, 则可以使用 PCNL。无结石率高(总体为 95%, 鹿角结石为 85%)。可以使用微创(13/14F)或超微(4.85F)进入。
- **输尿管镜检查(URS)**: 激光碎石术; 结石清除率 90%。

创伤

儿童创伤需要在创伤中心进行专科护理。应用创伤管理的基本原则,具备液体复苏的相关知识基础[10ml/kg 体重,必要时重复,4ml/(kg·h)维持]。下面详细描述外伤概要尤其是和儿童相关的部分。儿童尿路创伤的处理原则与成人相似(见第 11 章)。

肾脏

肾损伤是常见的,通常是由减速性损伤、季肋部直接损伤、高空坠落和某些部位的贯通性损伤造成,约 10% 的儿童为钝性损伤。因儿童肾脏相对较大,包含胚胎期分叶状肾,并且由于较少的肾周脂肪,较弱的腹壁肌肉和较少的骨化胸廓等而受到较少的保护,因此容易发生损伤。血尿程度无法反映损伤的严重程度,合并肉眼血尿仅出现在 65% 的严重损伤中(2% 没有血尿),2/3 的轻度损伤患者尿液正常。发生血流动力学不稳定时属较晚的体征。带延迟成像的增强 CT 是首选的检查方法。与成人损伤一样,美国创伤外科学会(AAST)分级也可以用于儿童损伤评分。如果血红蛋白下降,严重疼痛,有肠梗阻或可疑的相关损伤,应考虑重复影像学检查。随访包括 7~10 天的超声(存在假性动脉瘤?),3 个月内的^{99m}Tc-DMSA 以及每年的血压检查(Page 肾或 Goldblatt 肾患高血压的风险 <5%)。如果是孤立肾合并损伤,则应向父母告知以下信息:孩子只有一个肾脏,失去该肾将需要透析或移植,肾脏损伤会增加肾功能不全的风险。并且,虽然接触性体育运动可能导致肾损伤,但风险低于头部受伤,因此不建议进行接触性体育运动。

输尿管

输尿管钝伤非常罕见——因为其受到很好的保护,医源性损伤更常见。高度怀疑时需要及时诊断和治疗。逆行输尿管肾盂造影是最好的检查方法,治疗通常采用输尿管支架管或经皮肾造瘘术。

膀胱

与成人比膀胱更容易受伤,因为膀胱在腹部的位置较高,暴露在骨盆上方,腹部肌肉较弱,盆腔/腹部脂肪较少。

大多数膀胱损伤的患者都存在肉眼血尿,通过逆行膀胱造影诊断。大多数损伤在腹膜内,需要立即修复和留置导尿管。但是与成人相比(57% vs 89%),骨盆骨折引起的膀胱损伤较少见。大多数膀胱损伤是腹膜外的,与骨盆骨折相关,可以非手术治疗。尿道、阴囊和睾丸的创伤不常见,因为这些部位受到的保护好,其检查和治疗原则与成人一样。

(樊瑞新 刘存东 译 童强松 顾朝辉 田凤艳 校)

泌尿外科手术与设备

泌尿外科手术患者的准备

患者术前检查项目准备的程度与手术的复杂程度有关。某些方面的检查（脉搏、血压）以及某些检测项目（血红蛋白、电解质和肌酐）很重要，不仅可以用来评估手术方案的合理性，还可以作为衡量术后病情变化的基线。

● 用血压、心电图和胸部 X 线评估心脏状态（心绞痛、心律失常、既往心肌梗死）。

● 根据需要安排麻醉会诊。对存在心脏疾病和 / 或肺部疾病患者在大型手术前接受心肺运动试验（CPET）。

● 尿液细菌培养；从手术前一周开始，合理地选用抗生素治疗活动性（症状性）感染，并在麻醉诱导时预防性应用抗生素。

● 在术前 7~10 天考虑停止抗凝药物应用（带或不带桥接治疗）。

● 获得知情同意。

● 检测血红蛋白浓度和血肌酐值，诊断并纠正贫血、电解质紊乱和肾功能异常。如果预计会发生术中出血，必要时术前可血型分型并备一份血清样本，或者交叉配型一定单位的血液制品，具体的数量取决于医院的血库交付血液的速度。在作者自己的科室，医院的政策是（其他单位可以有不同的政策）（表 17.1）：

● 患者在手术前可以选择保存自己的血液。

在进行小泌尿外科操作和泌尿外科手术之前，是否应该停止抗凝？

阿司匹林和经直肠超声（TRUS）活检

在英国，65% 的泌尿科医生在 TRUS 活检前常规停用阿司匹林；35% 的医生没有[1]。297 名泌尿科医生中有 4 名（1.3%）报告称停用阿

表 17.1　牛津大学医院的血液分型、备血和交叉配型政策（咨询当地医院政策）

经尿道膀胱肿瘤切除术（TUR-BT）	血型分型并备血
经尿道前列腺切除术（TURP）	血型分型并备血
开放前列腺切除术	交叉配型 2U
单纯肾切除术	交叉配型 2U
根治性肾切除术	交叉配型 4U
（肾静脉或下腔静脉侵犯）	交叉配型 6U
膀胱切除术	交叉配型 4U
根治性前列腺切除术（RP）	交叉配型 2U
经皮肾镜取石术（PCNL）	血型分型并备血

司匹林引起的脑血管并发症。关于停止还是继续服用阿司匹林,目前指导意见仍没有达成统一。

阿司匹林和经尿道前列腺切除术(TURP)

在行 TURP 的男性患者中,阿司匹林的管理有很大变化。最近一次对英国泌尿科医生的调查显示,38% 的医生说他们在 TURP 之前没有停用阿司匹林,但在那些声称停用阿司匹林的医生中,仍有很多的患者在接受 TURP 期间有意或无意的继续服用阿司匹林[2]。总体而言,75% 的患者要么不停用阿司匹林,要么在患者无意中仍在用药的情况下继续 TURP,可能是因为其认为存在严重心血管事件的风险。一些研究表明服用阿司匹林的患者有出血的风险和输血的风险增加,而另一些研究结果则没有风险增加。只有一项随机对照试验表明阿司匹林确实增加了 TURP 术中失血量,但不足以增加输血的可能性[3]。尽管有非随机对照研究称严重的心血管不良事件,但在 TURP 前短期停用阿司匹林的风险尚未确定。那么,阿司匹林应该在 TURP 前停用还是继续使用呢?答案是,没有确凿的证据支持停止或继续使用阿司匹林,大多数医生对继续服用阿司匹林的患者进行 TURP,而少部分医生会停止用药,这两种观点都是合理的。由于出血时间在停用阿司匹林 48 小时内恢复正常(新产生血小板达到足够数量以补偿循环血小板功能受损所需的时间),似乎合理的做法是在手术前 2 天停药,并在手术后几天内出血停止后(通常是在认为可以安全拔除导尿管的情况下)恢复用药。

药物洗脱心脏支架和抗血小板药物

由于出血时间会增加 3 倍[4],接受新型抗血小板药物如氯吡格雷或噻氯匹定(加或不加阿司匹林)的患者应格外注意。严重的顽固性出血可能发生在前列腺活检或膀胱活检等"小"手术之后。冠状动脉支架的患者在支架置入后用阿司匹林和氯吡格雷双重抗凝治疗几个月后可降低支架血栓形成的风险。抗血小板治疗的确切持续时间尚未确定,虽然最近有证据表明 6 个月的疗效不逊于其他时间更长的方案,但 12 个月是最常用的治疗方案。建议术前向心血管疾病的专家咨询停用这些药物的安全性建议。为了在需要持续抗凝的情况下不增加其出血风险,应考虑推迟侵入性手术(如前列腺或膀胱活检)的实施。

新型口服抗凝剂

服用其中一种新型口服抗凝剂的患者,如达比加群(游离凝血酶、纤维蛋白结合凝血酶和凝血酶诱导的血小板聚集的抑制剂)、阿哌沙班、依多沙班和利伐沙班(因子 Xa 的抑制剂),如果手术出血风险较高(PCNL,根治性癌症手术,TURP),建议在手术前至少停药两天(如果肾功能受损,则为 3~5 天)。在术后出血停止后,通常是在术后 1~2 天内可以重新开始用药。

如果接受新型口服抗凝剂的患者需要急诊手术,根据药物作用机制可以使用伊达鲁珠单抗（对抗达比加群）或X a因子竞争性拮抗剂 Andexanet alfa（逆转阿哌沙班、依多沙班或利伐沙班）降低出血风险。

肠道准备

适用于如术中需要用到结直肠的患者，指征需要肠道准备（如果仅使用小肠，例如回肠流出道术、回肠新膀胱术，则不需要肠道准备）。使用机械性肠道准备（Citramag® 或 Picolax®——镁盐），从手术前一天早上开始连续服用 2 次，同时给予清洁流质饮食。

参考文献

1 Masood J, Hafeez, Calleary J, Barua JM (2007). Aspirin use and transrectal ultrasonography-guided prostate biopsy: a national survey. *BJU Int* **99**:965–6.

2 Enver MK, Hoh I, Chinegwundoh FI (2006). The management of aspirin in transurethral prostatectomy: current practice in the UK. *Ann R Coll Surg Engl* **88**:280–3.

3 Nielsen JD, Holm-Nielsen A, Jespersen J, *et al.* (2000). The effect of low-dose acetylsalicylic acid on bleeding after transurethral prostatectomy—a prospective, randomized, double-blind, placebo-controlled study. *Scand J Urol Nephrol* **34**:194–8.

4 Stephen Jones J (2007). Urologists: be aware of significant risks of stopping anticoagulants in patients with drug eluting coronary stents. *BJU Int* **99**:1330–1.

泌尿外科手术中预防性应用抗生素

抗生素预防政策将取决于当地的微生物菌群。同时当地的微生物学管理部门应定期提供建议并更新应用于预防和治疗的抗生素类别。本小节和表 17.2 中的策略是作者当地的政策。

作者不会常规地在膀胱软镜检查、冲击波碎石术、诊断性膀胱镜检查和活检、经会阴前列腺活检、包皮环切术、腹股沟阴囊手术或上尿路手术中进行预防性应用。

表 17.2　牛津泌尿外科程序:泌尿外科手术专用抗生素预防方案

操作	抗生素预防
更换长期导尿管(仅限于先前更换后有症状的尿路感染、急性尿路感染、外伤性导尿术后)	操作前 20 分钟口服呋喃妥因 100mg(eGFR<45,静注庆大霉素 3mg/kg)
经直肠前列腺活检	环丙沙星 500mg,甲硝唑 400mg,活检前 60 分钟,活检后 48h(环丙沙星 500mg,每日 2 次;甲硝唑 400mg,每日 3 次)
经皮肾镜碎石取石术	诱导时联合静脉注射阿莫西林克拉维酸钾 1.2g 和庆大霉素 3mg/kg 静脉注射(脊柱损伤者可在术前 24h 使用)。
输尿管镜、膀胱取石术	诱导时静注庆大霉素 3mg/kg
泌尿妇科外科手术(如悬吊术)	诱导麻醉时联合静脉注射阿莫西林克拉维酸钾 1.2g 和甲硝唑 500mg 静脉输注
TURP、HOLEP、前列腺动脉栓塞和前列腺 HIFU	诱导时静注庆大霉素 3mg/kg
根治性或 Millin 前列腺切除术(开放、腹腔镜或机器人)	诱导时静注庆大霉素 3mg/kg
BNI、尿道切开术和 TURBT	诱导时静注庆大霉素 3mg/kg
膀胱切除术或其他使用肠道的手术(如膀胱扩大成形术)	诱导时静脉注射阿莫西林克拉维酸钾 1.2g+ 甲硝唑 500mg 静注
急性尿道综合征 AUS	替考拉宁 800mg 静注 2 次(术前 24h 和 12h),诱导时庆大霉素 3mg/kg 静注,术后 24h 替考拉宁 800mg+ 庆大霉素 3mg/kg 静注

不再使用头孢呋辛(以降低抗生素诱导的艰难梭菌性结肠炎的风险)和氟喹诺酮类药物[以降低艰难梭菌相关性腹泻、假膜性结肠炎和耐甲氧西林金黄色葡萄球菌(MRSA)的风险]*。甲氧苄啶、庆大霉素、青霉素和阿莫西林棒酸钾合剂引起艰难梭菌相关疾病的可能性较小。

在任何手术操作前进行尿液细菌培养,如果细菌培养呈阳性,则使用特定的预防性药物(基于药敏试验)。

作者避免对住院患者使用环丙沙星(Ciprofloxacin),因为它会分泌到皮肤上,导致 MRSA 定植。在大多数情况下,呋喃妥因(Nitrofurantoin)不会分泌到皮肤上,但其可以提供同等的保护作用。如果已知为**变形杆菌(Proteus)**感染,作者则会使用环丙沙星(所有变形杆菌都对呋喃妥因有耐药性)。

接受人工心脏瓣膜置换术的患者

泌尿外科手术不常规推荐使用抗生素预防感染性心内膜炎(NICE指南,2015 年)[1]。

关节置换术的患者

这个建议是相互矛盾的。

AAOS/AUA 建议

美国骨科医师学会(American Academy of Orthopaedic Surgeons,AAOS)和美国泌尿外科学会(American Urological Association,AUA)的联合建议——使用骨钉、钢板或螺钉的泌尿科患者或大多数全关节置换患者不推荐抗生素预防感染。建议给所有接受泌尿外科手术的以下患者,包括**假体关节置换术后 2 年内**的 TURP,以及那些免疫功能低下的患者(如类风湿患者,患有系统性红斑狼疮、药物包括类固醇引起的免疫抑制患者),或者有既往关节感染、血友病、HIV 病毒感染、糖尿病和恶性肿瘤病史的患者预防性用药。

抗生素方案

单剂喹诺酮类药物,如环丙沙星 500mg,术前 1~2h+ 氨苄西林 2g 静脉注射 + 庆大霉素 1.5mg/kg,术前 30~60min(青霉素过敏患者用万古霉素 1g 静脉滴注)。

---

* 艰难梭菌是一种革兰氏阳性厌氧芽孢杆菌,是医院内腹泻和抗生素相关性结肠炎最常见的病因,由艰难梭菌孢子(027 核糖型似乎特别致病)经消化道传播引起。发生感染后是否进展为腹泻或结肠炎取决于共存条件和宿主免疫反应。艰难梭菌毒素 A 和 B 是其最主要的致病物质。这些致病物质通过与肠上皮受体结合,导致炎性细胞分泌细胞因子、黏膜破坏和组织坏死。艰难梭菌相关疾病的其他危险因素包括:年龄 >65 岁,使用质子泵抑制剂,泻药,鼻胃管,以及较长住院时间。关于腹泻和结肠炎的治疗:首先应停止使用引起腹泻和结肠炎的抗生素,其次是进行隔离和屏障护理(用肥皂和水洗手,因为酒精擦手对孢子无效),同时口服甲硝唑(严重或反复感染口服万古霉素)。

英国建议

在英国,英国抗微生物化疗学会(BSAC)的一个工作小组表示,植入人工关节(包括全髋关节置换)的患者不需要预防性用药,同时认为在没有证据表明这种预防性措施有任何获益的情况下让患者暴露于抗生素的副作用中是不合理的。该建议的理论基础是关节感染是由在手术时附着在假体上的皮肤微生物引起的,且从未证实菌血症作为术后即刻以外播散原因的作用。

作者对没有使用人工关节的患者使用相同的抗生素预防感染。

参考文献

1　National Institute for Health and Care Excellence (2008, updated 2016). *Prophylaxis against infective endocarditis: antimicrobial prophylaxis against infective endocarditis in adults and children undergoing interventional procedures.* Clinical guideline [CG64]. Paragraph 1.1.3, p. 5.

常见手术并发症:深静脉血栓和肺动脉栓塞

静脉血栓栓塞(VTE)在泌尿外科手术后并不常见,但它被认为是泌尿外科手术中最重要的非手术并发症。经尿道前列腺切除术(TURP)术后,0.1%~0.2% 的患者出现肺动脉栓塞(PE)[1],1% 和 1%~5% 的泌尿外科大手术患者术后出现症状性静脉血栓栓塞[2]。肺动脉栓塞的死亡率约为 1%[3]。

深静脉血栓和肺动脉栓塞的危险因素

风险升高:开放(与内镜手术比)手术,恶性肿瘤,年龄增加和手术持续时间。

静脉血栓栓塞风险分类

美国胸科医师学会(ACCP)关于预防 VTE[2] 的指南和英国血栓栓子危险因素共识小组[4]将 VTE 的风险归类为:

- **低风险患者**:接受小手术(手术持续时间 <30min)且无额外危险因素的患者,年龄 <40 岁。这类患者除了早期下床活动外,不需要采取其他具体措施来预防深静脉血栓的形成。年龄的增加和手术时间的延长增加了静脉血栓栓塞的风险。

- **高风险患者**:包括接受大手术(手术持续时间 >30 分钟)且年龄 >60 岁的患者。

额外的风险因素[提示需要采取额外的预防措施,如增加更多的 SC 肝素和 / 或间歇性气动小腿加压泵(IPC)]

- 活动性心脏或呼吸衰竭。
- 活跃的癌症或癌症治疗。
- 急性内科疾病。
- 年龄 >40 岁。
- 抗磷脂综合征。
- 眼 - 口 - 生殖器综合征(白塞综合征)。
- 原位中心静脉导管。
- 手术前连续长途旅行 >3 小时至 4 周。
- 无法行动(瘫痪或石膏固定四肢)。
- 炎症性肠病(克罗恩病 / 溃疡性结肠炎)。
- 骨髓增殖性疾病。
- 肾病综合征。
- 肥胖(BMI>30kg/m^2)。
- 副蛋白血症。
- 阵发性夜间血红蛋白尿。
- VTE 的个人或家族病史。

- 近期的心肌梗死或卒中。
- 严重感染。
- 使用口服避孕药或激素替代疗法。
- 静脉曲张伴发静脉炎。
- 遗传性血栓形成症。
- 凝血因子 V 莱登突变
  - 凝血酶原 2021A 基因突变。
  - 抗凝血酶缺乏症。
  - 蛋白 C 或 S 缺乏症。
  - 高同型半胱氨酸血症。
  - 凝血因子升高（如第Ⅷ因子）。

深静脉血栓与肺动脉栓塞的预防

（参见表 17.3。）

深静脉血栓的诊断

深静脉血栓的体征是非特异性的（如蜂窝织炎和深静脉血栓有共同的体征——低烧、小腿肿胀和压痛）。如果怀疑为深静脉血栓，至少安排一次多普勒超声检查。如果超声探头能探及腘静脉和股静脉，就没有深静脉血栓；如果不能，就存在深静脉血栓。

肺动脉栓塞的诊断

轻度肺动脉栓塞可能是无症状的。**症状**：包括呼吸困难、胸膜疼痛、咯血。**体征**：心动过速、呼吸急促、颈静脉压升高、低血压、胸膜摩擦和胸腔积液。

检查

- 胸部 X 线：正常或呈线状不张，肺动脉扩张，受累病变段血量减少，少量胸腔积液。

表 17.3　手术前后风险

	术前	术后 *
高危，如 1 个月内发生静脉血栓栓塞。人工二尖瓣、房颤与卒中病史	治疗剂量肝素（静脉注射普通肝素或皮下注射低分子量肝素）**	治疗剂量肝素（静脉注射普通肝素或皮下注射低分子量肝素）
非高危，如无卒中史的房颤	无 / 预防性低分子量肝素 ***	预防性低分子量肝素

* 持续直至国际标准化比值（INR）>2.0，连续 2 天。
** 术前 6 小时停止全量静脉注射普通肝素，检查活化部分凝血活酶时间；在手术当天省略全量皮下注射低分子量肝素。
*** 对于 1~3 个月内患有 VTE 或癌症的患者，建议术前预防性使用低分子量肝素。

- ECG:可能正常或显示心动过速、右束支传导阻滞、V1~V4导联T波倒置(右室劳损的证据)。"经典的"S1、Q3和T3波形很少见。
- 血气分析:低氧分压和低二氧化碳分压。
- 影像学:CT肺动脉造影(CTPA)——与通气-灌注(V/Q)放射性同位素扫描相比,前者具有更高的特异性和敏感性。
- 螺旋CT:CTPA阴性可排除PE,其准确性与正常同位素肺扫描或阴性肺动脉造影相似。

既往静脉血栓栓塞的治疗

- **膝以下DVT:**如果没有外周动脉疾病,膝上型抗血栓弹力袜(询问跛行和检查脉搏)+皮下注射普通肝素5 000U,每12小时一次。
- **膝以上DVT:**开始低分子量肝素和华法林,当INR在2~3时停止肝素。术后患者继续治疗6周;如果潜在原因(如恶性肿瘤),则终生。
- **低分子量肝素**

既往肺栓塞的治疗

固定剂量的皮下注射低分子量肝素(LMWH)似乎与调整剂量的静脉注射普通肝素对合并症状性DVT的PE的治疗同样有效[3]。两种肝素治疗的出血率相似。同时开始使用华法林,当INR在2~3时停用肝素,继续使用华法林3个月。

静脉血栓栓塞的预防选择

- 早期下床活动。
- 膝上型抗血栓弹力袜(AK-TEDS)——对小腿进行渐进式静态按压,从而减少静脉瘀滞。在预防DVT方面比膝下型TEDS更有效[5]。
- 皮下注射肝素[低剂量普通肝素或LMWH]。在普通制剂中,肝素分子是聚合的,分子量为5 000~3万Da。LMWH是解聚的,分子量为4 000~5 000Da。
- 放在小腿周围的间歇性充气加压泵(IPC)靴子会间歇性地充气和放气,从而增加小腿静脉的血流量[6]。
- 对于接受大型泌尿外科手术(RP、膀胱切除、肾切除)的患者,术中应使用AK-TEDS联合IPC,然后使用SC肝素(LDUH或LMWH)。对于TURP,许多泌尿科医生使用AK-TEDS和IPC的组合;相对较少的医生使用皮下注射肝素[7]。

AK-TEDS的禁忌证

- 易受长袜影响的任何腿部局部状况,如皮炎、静脉结扎、坏疽和近期的皮肤移植。
- 外周动脉闭塞性疾病(PAOD)。
- 腿部严重水肿或充血性心力衰竭引起的肺水肿。
- 腿部极度畸形。

肝素的禁忌证

- 对肝素过敏。

- 出血性卒中病史。
- 活动性出血。
- 严重的肝脏损伤——首先检查凝血。
- 血小板减少症(血小板计数 <100×10^9/L)。

围手术期的抗凝药物管理

与负责患者抗凝治疗的医生联络(如抗凝诊所)。华法林应在手术前 4 天(如果目标 INR 为 2.5)或 5 天(如果目标 INR 更高)停用。在术前一天确定 INR 以降低取消手术的风险。如果 INR 值≥2.0 时口服维生素 K(Vitamin K)(2.5mg)。在手术当天检查 INR。

主要目的是决定是否给予治疗剂量肝素(普通肝素或低分子量肝素)进行过渡性桥接治疗,如果不是,当 INR<2.0 时是否建议术前预防性低分子量肝素。出于实际目的,为了节省门诊监测 INR 的费用,可以在华法林停药 2~3 天后,即在停用两剂后的早晨开始实施。

有争议的患者是那些应用人工(非笼式)主动脉瓣且没有其他危险因素的患者。在这些患者中,不使用治疗剂量肝素的桥接疗法是可以接受的,特别是在出血风险高的情况下[8,9]。

参考文献

1　Donat R, Mancey–Jones B (2002). Incidence of thromboembolism after transurethral resection of the prostate (TURP). *Scand J Urol Nephrol* **36**:119–23.

2　Geerts WH, Heit JA, Clagett PG, *et al.* (2001). Prevention of venous thromboembolism. (American College of Chest Physicians (ACCP) guidelines on prevention of venous thrombo-embolism). *Chest* **119**:132S–75S.

3　Quinlan DJ, McQuillan A, Eikelboom JW (2004). Low molecular weight heparin compared with intravenous unfractionated heparin for treatment of pulmonary embolism. *Ann Intern Med* **140**:175–83.

4　Lowe GDO, Greer IA, Cooke TG, *et al.* (1992). Risk of and prophylaxis for venous thrombo-embolism in hospital patients. Thromboembolic Risk Factors (THRIFT) Consensus Group. *BMJ* **305**:567–74.

5　Howard A, Zaccagnini D, Ellis M, Williams A, Davies AH, Greenhalgh RM (2004). Randomized clinical trial of low molecular weight heparin with thigh-length or knee-length antiembolism stockings for patients undergoing surgery. *Br J Surg* **91**:842–7.

6　Soderdahl DW, Henderson SR, Hansberry KL (1997). A comparison of intermittent pneumatic compression of the calf and whole leg in preventing deep venous thrombosis in urological surgery. *J Urol* **157**:1774–6.

7　Golash A, Collins PW, Kynaston HG, Jenkins BJ (2002). Venous thromboembolic prophylaxis for transurethral prostatectomy: practice among British urologists. *J R Soc Med* **95**:130–1.

8　Dunn AS, Turpie AG (2003). Perioperative management of patients receiving oral anticoagulants: a systematic review. *Arch Intern Med* **163**:901–8.

9　Kearon C (2003). Management of anticoagulation before and after elective surgery. In: Broudy VC, Prchal JT, Tricot GJ (eds). *Hematology, American Society of Hematology Educational Programme Book*. Washington DC: American Society of Haematology; pp. 528–34.

手术患者体液平衡与休克的处理

每日液体需求量

可根据患者体重计算:

- 前 10kg:每 24 小时约 100ml/kg(=1 000ml)。
- 接下来的 10kg(如 10~20kg):每 24 小时约 50ml/kg(=500ml)。
- 20kg 以上每 kg:每 24 小时 20ml/kg(体重 70kg 的患者 =1 000ml)。

因此,对于每 24 小时,70kg 的成年人将需要 1 000ml 为前 10kg 体重,加上 500ml 的接下来 10kg 体重,以及 1 000ml 的最后 50kg 体重 =总的 24 小时液体需要量,2 500ml。

钠(Na^+)的日需要量为 100mmol,钾(K^+)的日需要量为 70mmol。因此,标准的 24h 液体疗法是 2L 5% 葡萄糖 +1L 生理盐水(相当于大约 150mmol Na^+),每升输液加 20mmol K^+。

引流管或鼻胃吸出物的液体损失在成分上与血浆相似,应主要用生理盐水代替。

失血过多致休克

器官灌注和组织氧合不足。原因是低血容量、心源性、感染性、过敏性和神经源性。外科患者最常见的原因是由于失血和其他液体丢失引起的低血容量血症。出血是一种急性的循环血容量丧失。

失血性休克分为:

- Ⅰ级:失血量最大 750ml(占血量的 15%);正常脉搏、呼吸频率、血压、尿量和精神状态。
- Ⅱ级:750~1 500ml(占血容量的 15%~30%);脉搏 >100 次 /min;因舒张压升高脉压降低;呼吸 20~30 次 /min;尿量 20~30ml/h。
- Ⅲ级:1 500~2 000ml(占血容量的 30%~40%);脉搏 >120 次 /min;低血压和因收缩压降低脉压低;呼吸 30~40 次 /min;尿量 5~15ml/h;意识模糊。
- Ⅳ级:>2 000ml(> 血容量的 40%);脉搏 >140 次 /min;低脉压和低血压;呼吸 >35 次 /min;尿量 <5ml/h;皮肤寒冷,湿润。

处理

- 记住 "ABC" 原则:使用 100% 氧气来改善组织氧合。
- 心电图、心脏监护仪和脉搏血氧仪。
- 在肘前窝穿刺留置两根短而宽的静脉导管(如 16G)。可能需要一条新的中心静脉管道。
- 15 分钟内输注 500ml 晶体(如 Hartmann 溶液即乳酸钠林格液)。目的是在维持血压的前提下达到 0.5ml/(kg·h)的尿量。
- 检查血细胞、凝血筛查、尿素和电解质、心肌酶。

- 考虑早期(<3 小时)使用氨甲环酸 1g 静脉注射(创伤患者的研究显示显著提高存活率)。
- 血型交叉配型 6U 的血液。
- 动脉血气,用于评估氧合和酸碱度。
- 可能会从引流管中看到明显和过量的失血,但引流管可能会堵塞,所以如果有心动过速(和低血压),就假设有隐性出血。如果此方案不能稳定脉搏和血压,请将患者转运至手术室进行探查手术。

泌尿外科患者的手术室安全制度

2009 年,世界卫生组织(WHO)制定了手术安全指南和核查表,目前已在全球范围内使用并且显著降低了发病率和死亡率。该核查表有三个组成部分(根据当地实践对 WHO 核查表进行了修订和增补)如下:

* 登记:在麻醉诱导之前进行,至少要有麻醉医生和护士。口头检查(最好是与患者一起)确认身份、手术名称和部位、知情同意书、手术部位标记和功能脉搏血氧计。评估患者的失血风险(如果 >500ml,确保术前备血)、气道阻塞或吸入风险、过敏和麻醉安全核查。

* 术中:麻醉诱导后,在手术切开前,小组所有成员(如果之前未进行,再次介绍患者信息进行确认)。证实确保在正确的部位为正确的患者做正确的手术;检查预期的危急事件;确认预防性抗生素(根据需要)、预防静脉血栓栓塞、患者升温和控制血糖;并展示任何必要的影像学资料。

* 术后:伤口闭合期间或之后(手术室有外科医生在场)。确认已进行并记录的手术;检查器械、纱布和针数是否完整和正确;检查正确标记的手术标本;强调任何器械问题,并表达对术后恢复的关注。

制定一种让团队成员参与的手术策略。听取初级医生的意见;初级医生有时能够识别出对您来说并不明显的错误。培养恢复室工作人员的责任心。恢复室工作人员可能会表达对他们照顾患者的担忧——倾听恢复室工作人员的担忧,认真对待恢复室工作人员,如果一切顺利,使恢复室工作人员放心。养成在恢复室观察每一位患者以检查是否一切稳定的习惯,对患者或外科医生自己的声誉都没有坏处。外科医生也许能够在问题发展成危机之前就发现这些潜在的并发症,或者最少也能获得"关注患者"的美誉。

经尿道电切综合征

经尿道电切综合征源于内镜手术（如经尿道前列腺切除术、经尿道膀胱肿瘤切除术、经皮肾镜取石术）中，向循环中注入大量低渗灌洗液。在经尿道前列腺切除术患者中的发生率为 0.5%。

病理生理学

会出现生化、血流动力学和神经系统紊乱。

- 稀释性低钠血症是导致症状和体征的最重要和最严重的因素。通常只有在血清钠降至 <125mmol/L 时患者才会感到不适。
- 高血压——由于体液过剩。
- 视觉障碍可能是由于甘氨酸是视网膜中的一种神经递质。

诊断：症状、体征和检查

神志不清、恶心、呕吐、高血压、心动过缓、视力障碍和癫痫发作。如果患者是清醒的（蛛网膜下腔麻醉，又称脊髓麻醉），患者可能会报告视力障碍（如闪光）。

预防经尿道电切综合征的发生和确定性治疗

采用连续冲洗膀胱镜（提供低压冲洗），限制切除时间（<60min），避免在包膜附近进行侵袭性切除，以及降低冲洗液高度（<70cm）[1]。

早期识别发现经尿道电切综合征是很重要的，特别是对于经验较少的外科医生和体积较大的前列腺手术切除期间。对于可能发生较大程度液体吸收的长时间手术，测量血清钠并给予静脉注射 20~40mg 呋塞米，用以排出已吸收的多余液体。如果血清钠恢复正常，给予呋塞米不会造成什么副作用，但如果其降低到 <125mmol/L，则应该开始治疗，从而阻止可能出现的严重的经尿道电切综合征。

测量体液过剩的技术

- 可以在手术操作台增设体重机[2]。
- 在冲洗液中加入少量酒精，并用呼气测定仪[3]不断监测呼出的空气，这样就可以估计已被吸收的多余液体的体积。

参考文献

1 Madsen PO, Naber KG (1973). The importance of the pressure in the prostatic fossa and absorption of irrigating fluid during transurethral resection of the prostate. J Urol **109**:446–52.
2 Coppinger SW, Lewis CA, Milroy EJG (1995). A method of measuring fluid balance during transurethral resection of the prostate. Br J Urol **76**:66–72.
3 Hahn RG (1993). Ethanol monitoring of extravascular absorption of irrigating fluid. Br J Urol **72**:766–9.

泌尿外科手术中的导尿管和引流管

导尿管

由乳胶或硅橡胶制成(适用于乳胶过敏患者或长期使用——尿道黏膜对其有更好的耐受性)。

类型

● 自留导尿管(也称为 Foley、球囊或双腔导尿管)(图 17.1)。球囊通道可用于充盈球囊和放液导管末端的球囊,防止导尿管脱落。

● 三腔导尿管(也称为冲洗导尿管)。有第三个通道(除了球囊充液和引流通道外),该导尿管允许液体进入膀胱的同时引流膀胱(图 17.2)。

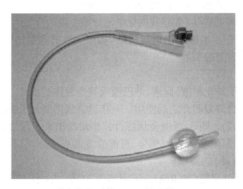

图 17.1　球囊充盈时的 Foley 导尿管

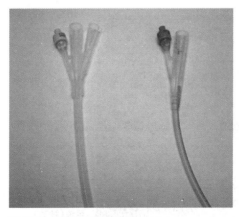

图 17.2　双腔和三腔导尿管

型号

导管的型号由其周长表示,以 mm 为单位。这被称为"French"或"Charrière"(缩写为 F 或 Ch)单位。因此,12F 导管的周长为 12mm。

用途

● 解除尿路梗阻(如由于良性前列腺增大引起膀胱出口梗阻导致的尿潴留——使用能通过尿道的最小导尿管;对成年人来说通常 12F 或 14F 就足够。

● 膀胱冲洗治疗血凝块滞留(使用 20F 或 22F 三腔导尿管)。

● 引流尿液,使膀胱在损伤后可以愈合(创伤或有意作为外科手术的一部分)。

● 输尿管支架管置入时防止输尿管反流,维持膀胱低压力(肾盂输尿管连接部梗阻肾盂成形术后)。

● 在腹部或盆腔手术前排空膀胱(排空膀胱使其避免损伤)。

● 术后或无法生活自理患者的尿量观测。

● 用于膀胱灌注(如膀胱内化学治疗或免疫治疗)。

● 以便在手术期间识别膀胱颈(如根治性前列腺切除术,对膀胱颈或膀胱颈周围的手术)。

引流管

主要用于防止尿液、血液、淋巴液或其他液体的积聚。尤其是在尿路切开与缝合修复闭合之后使用。一条缝合线需要几天时间才能变得完全防水。在此期间,尿液会从缝合部位渗漏出来。尿液的存在本身就会导致肠梗阻,如果受到感染,可能会发展成脓肿,引流管可以防止尿液(尿性囊肿)的聚积。

● 管式引流管(如 Robinson 引流管)(图 17.3 和 17.4):提供被动引流(如不施加压力)。用来引流尿路修复或吻合部位的缝口处。避

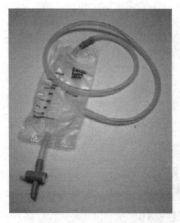

图 17.3 Robinson 引流系统(被动)

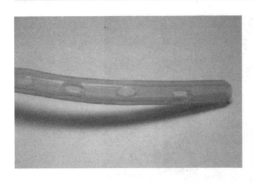

图 17.4 注意 Robinson 引流管的侧孔

免将引流管头放在缝合吻合口上，因为这可能会影响组织修复愈合。应将其缝合固定到邻近组织以防止其移位。

● 负压引流管（如 Hemovac®）（图 17.5 和 17.6）：提供主动引流（如引流瓶中空气被抽空，在连接到引流管时产生负压，以促进液体排出）。用于防止浅层切口血液的聚积（血肿）。避免放置在靠近尿路的吻合口缝合线处——吸入效应可能会促进尿液持续从切口流出，不利于愈合。

一般原则，引流管应通过单独的切口引流，而不是通过手术切口引流，因为通过手术切口引流可能导致手术切口受到细菌污染，继而有感染的风险。用一条牢固的缝线固定引流管，以防引流管不经意间"脱落"。

拔除导尿管时无法抽空导尿管球囊

拔除导尿管的时候，常常遇到充盈后的导尿管球囊不能被抽空。

● 试着用空气或水进一步充盈球囊——这样可以疏通堵塞物。

● 将一支 10ml 的注射器牢牢插入球囊通道，大约一个小时后或更长再操作。

● 试着通过过度充盈把球囊撑破。

● 切断导尿管靠充气阀的一端——阀门可能"堵了"，球囊内液体可能会从球囊中排出。

● 对于女性患者，可以在手指引导下将针头插入阴道，通过将针头穿过阴道前壁和膀胱壁刺破球囊。

● 对于男性患者，可以在超声检查引导下用针头刺破球囊。用注射器向膀胱内注入生理盐水，这样穿刺针就可以在超声检查引导下经皮穿刺并刺破导尿管的球囊。

● 沿导尿管旁边置入输尿管镜，用导丝的硬端或激光纤维（先端锋利）刺破球囊。

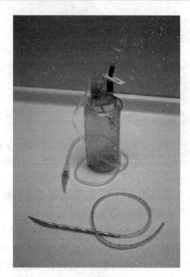

图 17.5 Redivac 引流管负压引流系统,引流管连接穿刺针和引流瓶

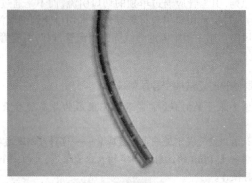

图 17.6 负压吸引引流管前端的侧孔

导丝

一种腔内泌尿外科手术的必备工具。

用途

可以作为支架管或手术器械进入输尿管、肾脏集合系统（逆行或顺行）或膀胱的引导。

类型

有许多不同类型的导丝可供选择。根据导丝尺寸、前端设计、硬度和表面涂层进行分类。这些特定属性决定了导丝的用途。所有导丝都是不透射 X 射线的，所以可以用 X 线检查来确定它们的位置。这些导丝预先包装在盘形护鞘中，便于操作和储存（图 17.7）。

型号

"型号"指的是以英寸为单位的直径（长度通常在 150cm 左右）。最常见的型号是 0.035 英寸（2.7F）和 0.038 英寸（2.9F）。也有 0.032 英寸（2.5F）的型号。

头部设计

导丝头部的形状——直头的或成角度的斜头（图 17.8）；笔直的头部通常适用于大多数用途。有时，成角的斜头对于通过堵塞的结石或将导丝放置在特定位置很实用。同样，J 形的头部可能更容易绕过堵塞的结石——这种头部弯曲类型的导丝头有时会突然绕过结石（对于这种情况，直导丝可能会无意中穿透输尿管，从而造成假道）。

表面涂层

大多数标准导丝都涂有聚四氟乙烯（PTFE），摩擦系数很低。因此导丝可以很容易地通过器械的操作通道至输尿管的前方。有些导丝涂有一种聚合物涂层，导丝在湿的时候非常光滑（亲水性涂层）。有些导

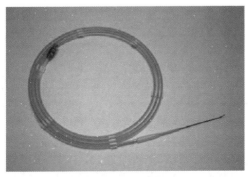

图 17.7　导丝预先包装在盘形护鞘中，便于操作

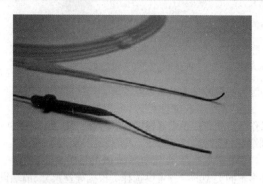

图 17.8 直头导丝和斜头导丝

丝整体都覆有表面涂层(如 Terumo 导丝),而其他导丝只有尖端才有表面涂层(如 Sensor 导丝)。亲水导丝的表面几乎没有摩擦,这使得导丝可能很容易从输尿管中滑出成为不可靠的安全导丝(可以通过输尿管将导丝更换为摩擦更大的金属丝)。若亲水导丝表面变干,这些导丝的摩擦系数将会增加,增加导丝操作的难度。

头部刚性

所有导丝的头部都至少超过 3cm 而且是柔性的。这降低了——虽然并不能完全消除——输尿管穿孔的风险。

导丝主干的刚性

硬质导丝比软质导丝更容易操作,有助于伸直曲折的输尿管(如 Amplatz Ultrastiff 加硬导丝尤其适用于这种情况)。韧性非常好的导丝如 Terumo 导丝非常适合用于通过结石堵塞(原因与 J 形头导丝相同)。

有些导丝联合了各种特性——柔软、松软、涂有亲水涂层的前端,而导丝的其余部分是硬质的(如 Sensor 导丝)。

膀胱冲洗液和冲洗技术

甘氨酸（通常为 1.5%）用于采用单极电切的内镜手术。

生理盐水用于：

- 经尿道前列腺切除术（TURP）和经尿道膀胱肿瘤切除术（TUR-BT）后的膀胱冲洗。

- 输尿管镜检和经皮肾镜取石术（PCNL）期间的灌注冲洗。

TURP 术后导尿管堵塞与血凝块滞留

避免 TURP 后导尿管堵塞——保持导尿管的引流袋为空；确保有足够的灌注液冲洗用。

堵塞后可表现为膀胱胀痛。冲洗管道的液流将停止。可能是很小的血块堵塞了导尿管，或者前列腺的一块碎片可能卡在了导尿管头部孔眼里。将膀胱冲洗器连接到导尿管末端，然后回抽（图 17.9）。这可能会吸出前列腺的血凝块或碎屑，然后重新开始冲洗。如果没有效果，将一些冲洗液抽到注射器中，将要抽到半满时，将冲洗液加压注射到膀胱中。这可能会冲走（并冲碎）卡在导尿管孔眼内的凝块。如果问题仍然存在，可更换导尿管。拔除导尿管时，可能会看到导尿管前端的前列腺阻塞物。

TURBT 术后导尿管堵塞

使用与 TURP 后导尿管堵塞处理相同的方法，但避免对注射器施加过大压力——肿瘤切除部位的膀胱壁非常脆弱，过度用力有可能造成膀胱穿孔，尤其是膀胱壁较薄的老年妇女。

膀胱扩大术或新膀胱术后导尿管堵塞

膀胱扩大术后膀胱的吻合口非常薄弱，过度用力的膀胱冲洗会导致膀胱破裂。

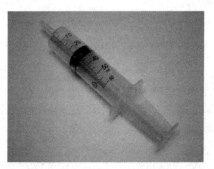

图 17.9 膀胱冲洗器——头部设计成可以安装在导尿管的形状

双 J 管

双 J 管（也叫 D-J 管）是两端各有一个 J 型的中空管，通过膀胱（通常）插入输尿管，然后再置入肾盂。双 J 管设计的目的是越过输尿管梗阻（如由于结石）或引流肾脏（如肾脏手术后）。双 J 管的每端呈圈型（因此，也称"双猪尾"支架管——末端的圈像猪尾巴的形状——或者 J 形支架管）。这些圈可防止向下（离开输尿管）或向上（进入输尿管）迁移。因此，可以"自我固定"。由不同强度和生物相容性的聚合物制成。一些支架管有一层亲水性涂层，可以吸收水分，从而使双 J 管更光滑，更容易插入。支架管用含钡或铋的金属盐浸渍，使其不透 X 射线，这样就可以用 X 线摄影来观察双 J 管位置，以确保正确的定位。

类型

按尺寸和长度分类的。常见型号为 6 或 7F（范围 4~8F）（图 17.10）。通用成人长度为 22~28cm（范围 18~30cm）。支架管有多种长度型号，使双 J 能够适应不同长度的输尿管。

支架材料

聚氨酯；聚硅酮；C-Flex；Silitek；Percuflex；可生物降解材料（仍在试验中——支架管不需要拔除，并消除了"遗忘支架管"的可能）。有些支架管（通过化学键）涂有水凝胶（如 HydroPlus™），可提供低摩擦表面，因此更容易插入，结壳更少，理论上也使支架管更舒适（实际情况是否如此尚未确定）。金属支架管有时用于良性狭窄或恶性梗阻（如 Allium 自膨式支架，Resonance®），Detour® 支架管则是一种解剖外输尿管旁路支架管。

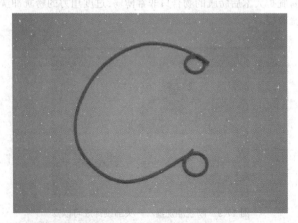

图 17.10 双 J 管

适应证和用途

● 解除梗阻:排出输尿管结石;良性(如缺血性)输尿管狭窄;恶性输尿管狭窄。如果存在疼痛,支架管将减轻梗阻引起的疼痛和逆转肾损伤。

● 预防梗阻:输尿管镜手术后("不复杂"*的输尿管镜检查后常规支架置入术是不必要的)。

● 输尿管镜手术后放置双J管的适应证:

  • 输尿管损伤。

  • 孤立肾脏。

  • 较大的残余结石。

  • 肌酐升高(提示整体肾功能受损)。

  • 输尿管狭窄。

● 体外冲击波碎石术(ESWL)术后预防梗阻

● 体外冲击波碎石术后放置双J管的适应证[1]:

  • 支架管可降低较大肾结石碎石后石街的发生率(1.5~3.5cm结石,ESWL术后,放置双J管的患者中产生石街者占6%,未放置双J管者中产生石街者占13%)。

  • 孤立肾。

  • 肌酐升高(提示患者整体肾功能受损)。

  • 美国泌尿外科学会(AUA)/欧洲泌尿外科学会(EAU)肾结石指南编写组2007年分析发现[2],支架管没有改善碎石后结石碎块的排出,即支架管不能提高体外冲击波碎石术的疗效。)

● 输尿管镜检前的输尿管"被动"扩张。

● 确保手术(如肾盂成形术)或输尿管损伤后顺行排尿。

● 内镜肾盂内切开术后(肾盂内切开支架管有一个锥形末端,从14F到7F,以保持切开的输尿管'切开'状态)。

● 肾移植术后(输尿管再植术后留置支架管)。

双J管置入的另一种选择

将短期的4F或6F输尿管导管,固定到12F导尿管(以防止输尿管导管脱落),是输尿管镜手术后引流的另一种方式。

---

* "不复杂"输尿管镜手术的定义并不准确。"复杂的"输尿管镜手术有不同的定义:①输尿管穿孔(如黏膜损伤);②结石部位严重的输尿管水肿;③嵌顿(意味着难以将导丝通过结石,即"像瓶塞一样的结石");④长时间手术(没有准确定义多少时间是"长");⑤一侧已经进行输尿管扩张术(将此类输尿管镜手术定义为"复杂"是有争议的,因为一些泌尿科医生经常使用"双腔导管"进行"扩张"以允许放置双导丝。这是否将所有此类输尿管镜手术都变成了"复杂"手术?)。

在输尿管镜手术后 24 小时输尿管导管引流的随机对照试验中,与不引流相比,非导管引流组比输尿管导管组更容易出现肾绞痛(45% 比 2%)和腰部疼痛(76% 比 20%)[3]。非导管引流组的镇痛药使用较高(67% 比 20%)。20% 的非导管引流组患者和 5% 的导管引流组患者需要返回医院止痛(但没有患者需要再次入院)。该技术唯一的缺点是导管引流组患者的尿道刺激率较高(37% 比 4%)。这种方法具有明显的优点,即无需二次手术即可轻松拔除输尿管导管,并避免支架管遗留的潜在风险。

双 J 管置入后的症状和并发症

- **支架管症状:** 常见(78%)——耻骨上疼痛、下尿路症状(尿频、尿急——支架管刺激三角区)、血尿和无法工作[4]。超过 80% 的患者存在支架管相关的疼痛,影响日常活动;32% 的患者报告性功能障碍,58% 的患者报告工作能力下降和收入损失。α 阻滞剂可能有助于减轻排尿时疼痛和止痛药使用总量。

- **感染:** 双 J 管置入后出现菌尿是很常见的。较少一部分患者发生脓毒血症。在此类病例中,应考虑放置经尿道导尿管,以降低集合系统的压力,防止感染尿液的反流。涂有抗菌材料三氯生的支架管在预防支架管相关性尿路感染方面并不比未涂层的支架管效果好。

- **放置错误:** 太高(输尿管支架管的远端未到膀胱内;随后移除支架管需要输尿管镜检;如果技术上可能有困难;可能需要经皮拔除)。太低(近端支架管不在肾盂;支架管可能不能解除梗阻)。

- **支架管位移**(沿输尿管向上缩进输尿管或向下脱入膀胱)。

- **支架管堵塞:** 导尿管和支架管与尿液(定植在支架管的细菌分泌的蛋白质基质)接触时会被生物膜覆盖。钙、镁和磷酸盐会沉淀。生物膜堆积可能会导致支架管堵塞或支架管上形成结垢(图 17.11)。肝素涂层支架管在防止支架管生物膜形成或结痂方面并不比未涂层支架管效果好。

- **"支架管遗留":** 很少见,但可能非常严重,因为生物膜可能会被结石覆盖,从技术上讲移除起来非常困难。如果只有近端形成结石,可能需要 PCNL 取出结石,然后再取出支架管。如果整个支架管被结石包裹,可能需要通过切开几个输尿管切口取出。

关于支架管的常见问题

尿液是否通过支架管中心?

不,尿液沿支架管的外壁通过。尿液通过支架管中心反流。

必须在输尿管镜手术后放置双 J 支架管吗?

(见上文。)

在下列情况下应放置支架管:

- 发生输尿管损伤(如穿孔——提示存在造影剂漏出)。
- 残留的结石可能会堵塞输尿管。

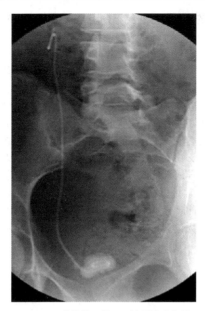

图 17.11　附着结石的双 J 输尿管支架管

- 患者输尿管狭窄需要扩张。
- 孤立肾。
- 肌酐升高（提示整体肾功能受损）。

输尿管下端结石经输尿管镜手术后不必常规放置支架管[5,6]。许多泌尿科医生会在输尿管上端结石输尿管镜手术后放置支架管。

支架管会引起梗阻吗？

在正常肾脏中，支架管会引起肾内压力的显著和实质性的增加，持续时间长达 3 周[7]（这可以通过放置导尿管来预防）。

支架管有助于结石排出吗？

输尿管蠕动需要将输尿管壁收缩贴合到尿团的近端，以便沿输尿管的长度向下传送。双 J 支架管麻痹输尿管蠕动。在犬身上，输尿管每个蠕动波的振幅（通过输尿管腔内气囊测量）下降（从 50mmHg 到 15mmHg），蠕动的频率下降（从 11 次 /min 到 3 次 /min）。蠕动需要几周时间才能恢复。放置在无支架管的犬输尿管内 3mm 轴承滚珠需要 7 天才能通过，而带支架管输尿管则需要 24 天。

支架管能否有效缓解输尿管外压迫造成的梗阻？

支架管在解除由于外源性压迫（如肿瘤或腹膜后梗阻）造成的梗阻方面效果较差[8]。支架管在解除内在问题（如结石）造成的梗阻方面要有效得多。放置两根支架管可以提供更有效的引流（八字形结构可以在支架管周围产生更多的引流空间）。

对于发热的急性输尿管结石梗阻,应该放置双 J 输尿管支架管还是行肾造瘘术?

从理论上讲,泌尿外科医生可能会认为肾造瘘术比双 J 管更好——肾造瘘可以在局部麻醉下完成(双 J 管插入可能需要在全身麻醉下进行);肾造瘘将肾盂内的压力降低到零或负值,而双 J 管则导致持续的正压;肾造瘘不太可能被厚厚的脓液阻塞,而且更容易进行后续影像学检查(可以沿着输尿管向下注射造影剂——肾造影术——以确定结石是否已经排出)。一项针对 42 例梗阻、感染结石(体温 >38℃和 / 或 WBC>17 × 10^9/L)患者的随机对照试验显示,双 J 管置入术(使用带 Foley 膀胱导尿管的 6F 或 7F J 支架管)和肾造瘘术引流(8F)在体温和白细胞正常化(约 2~3 天)和住院时间方面同样有效[9]。因此,EAU/AUA 肾结石指南编写组[10]推荐,梗阻、感染肾脏的引流由泌尿科医生慎重考虑。无论选择哪种方法,都应尽快进行引流减压。

参考文献

1　Al-Awadi KA, Abdul Halim H, Kehinde EO, Al-Tawheed A (1999). Steinstrasse: a comparison of incidence with and without J stenting and the effect of J stenting on subsequent management. *BJU Int* 84:618–21.

2　Preminger GM, Tiselius HG, Assimos DG, *et al.* (2007). 2007 Guideline for the management of ureteral calculi, joint EAU/AUA Nephrolithiasis Guideline Panel. *J Urol* 178:2418–34.

3　Djaladat H, Tajik P, Payandemehr P, Alehashemi S (2007). Ureteral catheterization in uncomplicated ureterolithotripsy: a randomized, controlled trial. *Eur Urol* 52:836–41.

4　Joshi HB, Stainthorpe A, MacDonagh RP, *et al.* (2003). Indwelling ureteral stents: evaluation of symptoms, quality of life and utility. *J Urol* 169:1065–9.

5　Srivastava A, Gupta R, Kumar A, Kapoor R, Mandhani A (2003). Routine stenting after ureteroscopy for distal ureteral calculi is unnecessary: results of a randomized controlled trial. *J Endourol* 17:871–4.

6　Netto Jr NR, Ikonomidis J, Zillo C (2001). Routine ureteral stenting after ureteroscopy for ureteral lithiasis: is it really necessary? *J Urol* 166:1252–4.

7　Ramsay JW, Payne SR, Gosling PT, Whitfield HN, Wickham JE, Levison DA (1985). The effects of double J stenting on obstructed ureters. An experimental and clinical study. *Br J Urol* 57:630–4.

8　Docimo SG (1989). High failure rate of indwelling ureteral stents in patients with extrinsic obstruction: experience at two institutions. *J Urol* 142:277–9.

9　Pearle MS, Pierce HL, Miller GL, *et al.* (1998). Optimal method of urgent decompression of the collecting system for obstruction and infection due to ureteral calculi. *J Urol* 160:1260–4.

10　Preminger GM, Tiselius HG, Assimos DG, *et al.* (2007). 2007 Guideline for the management of ureteral calculi Joint EAU/AUA Nephrolithiasis Guideline Panel. *J Urol* 178:2418–34.

激光在泌尿外科手术中的应用

"激光"是受激辐射光放大而产生的光。

当一个原子受到外部能量的激发时,就会发射光子,并且该原子的电子被如此激发,并恢复到它们的稳定状态。在激光器中,光是同相(所有光子彼此同相)、准直(光子彼此平行传播)并且具有相同的波长(单色)。因此,光能被"集中",允许在所需目标处传递高能量。

钬:钇铝石榴石(Ho:YAG)激光是目前泌尿外科的主要激光。该激光的波长为 2 140nm,被水高度吸收,因此也能被主要由水组成的组织吸收。大部分钬激光能量被表面吸收,产生表面切割或烧蚀效应。热效应深度不大于 1mm。Ho:YAG 激光产生一个空化气泡,当它膨胀和坍塌时,只会产生微弱的冲击波。钬激光碎石主要是通过光热机制导致结石汽化。

Ho:YAG 激光的用途

- 激光碎石术(输尿管结石、肾内小结石和膀胱结石)。
- 前列腺切除术(钬激光前列腺切除术)。
- 尿道狭窄切开术。
- 输尿管狭窄切开术,包括肾盂输尿管连接部梗阻(UPJO)。
- 膀胱、输尿管和肾内小的移行细胞癌激光切除术。

优点

- 钬激光能量通过激光光纤传输(图 17.12),该光纤足够细,可以通过软性器械的使用,而不会影响器械的偏转,因此可以进入其他器械无法进入的肾脏区域。

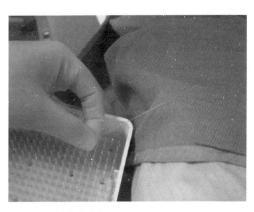

图 17.12 钬激光光纤

● 激光光纤前端附近的热损伤区域限制在不超过 1mm 内;激光可以在距离输尿管管壁 1mm 的距离内安全发射。

● 可用于所有结石类型。

● 由于产生的冲击波最少,结石迁移效应最小。

缺点

● 成本高。

● 结石碎石过程中会产生的粉末云,暂时模糊视线。

● 如果不慎在内镜附近或镜体内激发激光,可能会对内镜造成不可挽回的损坏。

● 碎石速度相对缓慢——激光光纤必须"接触"到结石表面才能使其汽化。

绿激光选择性前列腺汽化术用于经尿道前列腺切除术

80W 或 120W 的磷酸钛氧钾(KTP)激光可用于前列腺光选择性汽化术。激光是绿色的(因此得名绿激光),其被血红蛋白吸收,产生一种加热效应,导致目标组织汽化。

手术是在全身麻醉或硬膜外麻醉下进行的。

优点

用盐水灌注冲洗(因此没有经尿道电切综合征的风险)。

缺点

无法行组织学检查。

透热疗法(高频电刀)

透热疗法(diathermy)即高频电刀是指加热以凝固或切割组织。

单极电刀

当电流通过身体上的两个触点之间时,电流流经的组织中的温度会升高。温度的升高取决于电流通过组织的体积、组织的电阻和电流的强度。电流越强,温度上升的幅度就越大。触点越大,热效应弥散在较大面积和温度上升的幅度就越小。这是接地或中性电极,在这种情况下,温度上升只有1℃或2℃。由于工作电极或电切电凝环接触点很小,所以电流密度最大,因此热效应也是最大的。

当直流电开启或关闭时,神经会受到刺激,肌肉会颤动。如果开启和关闭的速度足够快,生理学上就会出现"强直性收缩"的持续收缩。如果使用高频交流电(300kHz到50MHz),神经或肌肉的细胞膜没有时间去极化,神经和肌肉就不会受到刺激(神经和肌肉在较低的频率能受到刺激)。

电刀的电流对组织的影响取决于电极环下产生的热量。在相对较低的温度下,会发生小血管的凝固效应和变形。如果加大电流则温度升高,细胞内的水就会蒸发,细胞就会崩解。这种崩解性的汽化效应实际上完全将组织分割开来。

双极电凝术

双极电切电凝术指电流在同一电极手件的两个电极之间的传递。双极电凝术本质上比单极电切电凝术更安全,因为电流不会通过患者身体,因此不会发生电凝烧伤。

透热疗法的潜在问题

电刀停止工作

- 请勿增加电流。
- 检查冲洗液是否为甘氨酸(氯化钠导电,导致电极短路)。
- 检查负极板是否与患者皮肤良好接触。
- 检查导联线是否未损坏。
- 检查电切镜环是否牢固地固定在触点上。

现代高频电刀有报警电路,当负极板与患者接触不良时会发出警报。

电极烧伤

如果电流通过一个很小的触点返回地面,而不是通过较大面积的负极板,那么电流通过的组织就像电切环下面的组织一样被加热。如果负极板接触良好,电流将更容易通过负极板流到地面,即使意外接触到金属物体也不会造成伤害。当负极板与患者接触不良时,真正的危险就会出现。负极板可能没有插上接地线,或者负极板的电线可能已断。在这种情况下,电流必须以某种方式到达地面,任何的接触都可能引起温度升高的危险。

心脏起搏器和植入型心律转复除颤器(ICD)与高频电刀的使用

有关电刀问题及其预防,参见知识框 17.1。

知识框 17.1　起搏器、植入型心律转复除颤器和高频电刀:常见问题及其预防

高频电刀时可引起起搏器或植入型心律转复除颤器的电干扰,从而导致抑制或触发设备的电输出、重新编程、异步起搏、损坏设备的电路或触发除颤器放电。起搏器或植入型心律转复除颤器导线中也会感应电流,这反过来会引起组织加热,导致心肌损伤。

● **起搏器抑制**:高频电切电凝电流可以模拟心肌收缩的电活动,因此可以抑制起搏器。如果患者依赖起搏器,心脏可能会因此停止跳动。

● **虚拟重编程**:电切电凝电流还可以模拟射频脉冲,通过该脉冲可以将起搏器重新编程为不同的设置。然后,起搏器可以开始以完全不同的模式工作。

● **起搏器的内部机制**:如果靠近起搏器使用,可能会被高频电切电凝电流损坏。

● **心室颤动**:如果高频电流沿起搏器导线传导,则可能诱发心室颤动。

● **心肌损伤**:起搏器导线末端的心肌灼伤是起搏器导线传导高频电流的另一潜在危险。这可能引起无效起搏。

以前的建议是在起搏器上放置一块磁铁,以克服起搏器的抑制,使起搏器以固定的频率工作。然而,这可能会导致虚拟性重新编程。对于按需型起搏器,最好在手术期间将起搏器设定为固定频率(相对于按需型起搏器)。并咨询帮患者安装起搏器的心内科病医生以获得建议。

其他预防措施

● 患者的电极板应该放在合适的部位,这样电流路径就不会直接穿过起搏器。确保正确使用不同的负极板,因为不正确的连接会导致通过心电图监测导线的高频电切电凝电流接地,这会影响起搏器的功能。不同的负极板应尽可能靠近起搏器放置(如大腿部或臀部)。

● 高频电刀应放置在远离起搏器的地方,且绝不应在距离起搏器 15cm 以内使用。

● 应持续监测心跳,患者周围应备有除颤器和体外起搏器。

● 尝试在最低有效输出电流的情况下使用短时间的电切电凝。

- 优先使用双极电切电凝而不是单极电切电凝(然而在许多泌尿外科手术中,单极电切电凝是唯一可以使用的电切电凝技术)。
- 给予抗生素预防(如人工心脏瓣膜患者)。
- 由于起搏器驱动的心脏不会以正常方式对体液过载做出反应,因此电切应尽可能快,避免体液过载。

拓展阅读

Allen M (2006). Pacemakers and implantable cardioverter defibrillators. *Anaesthesia* **62**:852–3.

Medicines and Healthcare Products Regulatory Agency (2006). *Guidelines for the perioperative management of patients with implantable cardioverter defibrillators, where the use of diathermy is anticipated*. Available from: ℘ http://www.mhra.gov.uk.

Salukhe TV, Dob D, Sutton R (2004). Pacemakers and defibrillators: anaesthetic implications. *Br J Anaesth* **93**:95–104.

泌尿外科手术器械灭菌

灭菌技术

● **高压蒸汽灭菌**：现代膀胱镜和电切镜，包括光导纤维等部件，都是可高压灭菌的。标准高压灭菌法将器械加热到 121℃持续 15min 或 134℃持续 3min。

● **化学灭菌**：这包括将手术器械浸泡在二氧化氯（Tristel）的水溶液中，其为一种无醛的化学物质（基于健康和环境方面的考虑，已经不在使用甲醛）。二氧化氯溶液可杀灭细菌、病毒（包括 HIV、乙型肝炎和丙型肝炎病毒）、孢子和结核分枝杆菌。

摄像头不能高压灭菌。因此使用摄像头套筒，或使用 Tristel 等解决方案进行灭菌。

灭菌与朊病毒

变异型克罗伊茨费尔特 - 雅各布病简称变异型克 - 雅病（vCJD）是由朊粒蛋白（PrP）引起的一种神经退行性疾病。神经退行性朊病毒病的其他该疾病类型包括典型的克 - 雅病、库鲁病、羊瘙痒病和牛海绵状脑病。变异型克 - 雅病和 BSE 是由相同的朊病毒株引起的，代表朊病毒病跨物种传播的经典例子。

近年来有很多学者担心变异型克 - 雅病通过受污染的手术器械在患者之间传播。因为正常的医院灭菌操作不能完全灭活朊病毒，典型的克 - 雅病可能通过神经外科和其他类型的手术器械传播[1]。目前还不可能量化手术器械传播朊病毒疾病的风险。到目前为止，医源性克 - 雅病仍然很罕见，截至 2000 年，全球已报告 267 例克 - 雅病[2]。

在含有淋巴网状组织的器官上进行手术，如扁桃体切除术和腺样体切除术，传播克 - 雅病的风险可能会更高，其原因是变异型克 - 雅病在这些组织中浓度较高。出于这个原因，在扁桃体切除术等过程中，开始出现使用完后可丢弃的一次性器械的趋势。然而，这些器械与较高的术后出血率有关[3]，因此，英国的耳鼻喉部门不再强制使用一次性器械。

在英国，危险病原体和海绵状脑病咨询委员会[4]就手术器械的合理清洁和灭菌方法提供建议。朊病毒对常规化学物质（环氧乙烷、甲醛和二氧化氯）和标准的高压灭菌方法特别耐受，因此这些病毒不会在灭菌过程被杀死，所以留在器械上的干燥血液或组织可能含有朊病毒。一旦蛋白质物质，如血液或组织在器械上干燥，随后就很难确定器械是否已灭菌。灭菌应包括：

● **灭菌前清洗**：初始低温清洗（<35℃）指用洗涤剂和超声波清洗系统去除并防止羊瘙痒病朊粒蛋白凝结——超声波清洗机本质上是

"震动"器械上附着的物质。

- **热洗**。
- **风干**。
- **热力灭菌法:** 较长的高压灭菌周期即 134~137℃至少 18 分钟（或连续 6 个周期,保持时间为 3 分钟）或在常规高压灭菌温度下持续 1 小时,可大幅降低朊病毒污染水平。

最新型号的灭菌前清洁设备——自动热力清洗灭菌器——在一个装置中执行所有这些清洁任务。

酶促蛋白水解灭活方法正在研发中。

参考文献

1　Collinge J (1999). Variant Creutzfeldt–Jakob disease. *Lancet* **354**:317–23.
2　Collins SJ, Lawson VA, Masters CL (2004). Transmissible spongiform encephalopathies. *Lancet* **363**:51–61.
3　Nix P (2003). Prions and disposable surgical instruments. *Int J Clin Pract* **57**:678–80.
4　Advisory Committee on Dangerous Pathogens and Spongiform Encephalopathy (1998). *Transmissible spongiform encephalopathy agents: safe working and the prevention of infection.* London: HM Stationery Office.

泌尿内镜手术中的内镜和光源

现代泌尿内镜有三种类型:硬性、半硬性和软性。这些内镜可用于检查尿道和膀胱(膀胱尿道镜 - 通常简称膀胱镜)、输尿管和肾脏的集合系统(输尿管镜和输尿管肾镜),以及通过经皮途径检查肾脏(肾镜)。光源和图像传输系统基于雷丁大学 Harold Hopkins 教授的创新性研究工作。

Hopkins 柱状透镜系统

由 Hopkins 教授于 1959 年提出,内镜设计的巨大进步是柱状透镜内镜的发展,该内镜用玻璃柱取代了传统的玻璃透镜系统,玻璃柱之间由薄的空气空间隔开,其本质上是空气透镜(图 17.13)。通过将介质从空气改为玻璃,可以将传输的光量增加了一倍。玻璃柱在制造过程中也更容易处理。因此,该透镜系统的光学质量更高。

通过在物镜后面放置棱镜可以改变内镜的视角。提供 0°、12°、30°* 和 70° 镜供临床应用。

光源

现代内镜(泌尿内镜和用于对胃肠道成像的内镜)使用光纤光束将光传输到被检查的器官(由 Karl Storz 开发)。每根玻璃纤维都涂有不同折射率的玻璃,因此从一端进入的光完全在内部反射,从另一端射出(图 17.14)。这些光纤束也可用于图像(以及光)传输,只要器械两端的光纤排列相同(简单的光传输不需要协调的光纤束)。纤维束仅在其末端紧密捆绑在一起(用于协调图像传输)。在中间,束状物没有捆绑——这使得器械可以很柔软弯曲(如膀胱软镜和输尿管软镜)。

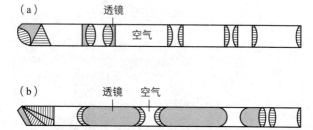

图 17.13 (a)传统膀胱镜示意图。玻璃镜片由金属隔板固定在适当的位置,并由空气空间隔开。(b)柱状透镜望远镜,空气的"透镜"由玻璃的"空间"隔开,不需要金属隔板。经 Wiley Blackwell 许可摘自 Blandy J,Fowler C(1995) *Urology*.Oxford:Blackwell Science,pp.3-5

---

* 在过去的临床实践中,当镜头前端的一个光源用于照明时,需要有一个稍微成角的视线;否则,光源会挡住视线。30° 镜就是用于满足这一历史需要。

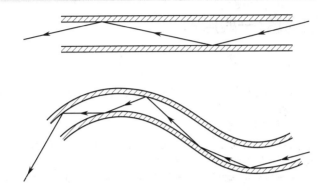

图 17.14 全内反射允许光线沿着软性玻璃纤维传播。经 Wiley Blackwell 许可摘自 Blandy J, Fowler C（1995）Urology.Oxford：Blackwell Science, pp.3-5

数字图像采集系统

　　传统的模拟相机系统有一套 3 芯片相机, 分别有红、绿、蓝三种颜色的传感器。该传感器将模拟数据转换成数字数据, 用于图像存储和增强。图像失真会降低图像质量(可能会出现"光谱"效果——图像上有红色、绿色和蓝色的条带)。最近一项镜头设计的创新是芯片小型化, 它允许将这些传感器放置在膀胱软镜或输尿管软镜的头部, 从而允许完全数字化的成像系统(如数码相机)。分辨率和图像质量均优于模拟系统。

知情同意：一般原则

在检查、治疗或护理有法定资格的成年人（16 岁或以上）之前，必须征得知情同意。

应把获得知情同意看作是一个**过程**，而不是一个**结果**。为获得知情同意，患者在知情同意之前必须理解治疗的性质、目的和可能的效果（结果、风险）。从患者收到的知情信息时，患者必须能够权衡风险和益处，从而做出知情的选择。务必不能强迫他们做决定（如医生的催促情况下）。给患者做出决定的时间是避免任何投诉患者是被迫做出决定的好方法。重申一下——将知情同意视为一个过程，而不是一个结果。

提供信息和披露程度

医生应该提供多少医学专业的信息？应该提供哪些治疗选择和风险？虽然之前的充分知情同意标准是根据 Bolam 标准（该测试标准询问医生的治疗是否会得到负责任的医疗证据机构的支持）来判断的，但蒙哥马利最高法院 2015 年的裁决导致了从"理性的医生"到"理性的患者"的转变。这种重要性测试关系到一位处于患者角度的理性人是否可能重视风险，或者医生是否或是否应该理性地认识到特定患者可能重视风险。

医生有责任以患者能够理解的形式讨论可供选择的治疗方案（替代方案）——无论其花费如何——以及与患者个体情况相关的副作用和风险。

请记住，这可能是存在争议的，即假若外科医生提供的信息量不够，或者是以患者无法理解的形式，知情同意可能是无效的。

记录

谨记，要在医疗文书中记录患者知情同意的讨论过程。如果外科医生没有记录当时说过什么，那么也许还不如不说。如果患者后来声称他们没有被告知某个特定的风险或结果，而医生的医疗文书没有记录当时已告知的风险，这将使得医生很难反驳。只写"风险解释"几个字是不够的。当病例真的诉诸法院时，通常已经是在事件发生后数年。此时医生已经忘记了当时准确地告知过患者什么风险，而对于一名经验丰富律师来说，不需要太多努力就能暗示医生可能没有说出他以为当时说过的内容！如果医生有一份书面的知情同意信息表，记录医生已经这样做了，就可以拿出夹在医疗文书中的那份文件的复印件来反驳。

知情同意书

知情同意书旨在记录患者的决定，并在某种程度上记录同意过程中发生的讨论（尽管可用于记录讨论的空间有限，即使在新的英国国民健康服务同意书上也是如此）。这并不能证明患者得到了适当的告知——即获得了有效的知情同意。尽可能避免使用专业性缩写如 TURBT（经尿道膀胱肿瘤切除术）等手术名称。一名患者可以合理地声称自己没有理解这是什么。尽量避免站在患者旁边催促患者在表格上签字。把表格留给患者并在几分钟后返回是一种好的做法——患者会感觉到压力较小，如果他们愿意的话，还可以问更多的问题。

儿童

16 岁以下的儿童在完全理解拟行的检查或治疗所涉及的内容后可以给予知情同意（父母不能推翻有法定资格的儿童对治疗的知情同意权）。然而，儿童不能拒绝治疗的知情同意（如父母可以推翻儿童拒绝治疗的知情同意——如果儿童拒绝知情同意，父母可以代表儿童知情同意，尽管这种情况很少见）。

膀胱镜检查

泌尿外科医生的基本技能。允许直视下检查尿道和膀胱。

适应证

- 血尿。
- 刺激性下尿路症状（严重的尿频和尿急），怀疑为膀胱内病变（如原位癌、膀胱结石）。
- 用于膀胱活检。
- 对既往诊断和治疗过的膀胱癌患者进行随访监测。
- 逆行置入和取出输尿管支架管。
- 膀胱镜取石。

技术

- **膀胱软镜**：膀胱软镜很容易在注入润滑剂凝胶后顺着尿道进入膀胱（纳入 9 项随机对照试验的荟萃分析显示，利多卡因凝胶和普通凝胶润滑在止痛方面没有差异）[1]。主要用于诊断性的，但可以使用软性活检钳进行病变的小量活检，小肿瘤可以电凝（使用丝状电极）或汽化（使用激光纤维），并且可以使用这种类型的膀胱镜插入和拔除双J管。

- **膀胱硬镜**：硬质金属器械，女性在局部麻醉下（尿道较短）可以通过，但大部分情况下需要全身麻醉。以下情况使用硬镜检查优先于软镜：需要更深层次的活检，或作为经尿道膀胱肿瘤切除术（TURBT）或膀胱碎石取石术的前期检查，并预计会发现其他病理（肿瘤、结石）。

膀胱软镜使用光纤进行照明和图像传输。膀胱软镜可以偏转270°。

手术后常见并发症及其处理

膀胱软镜和硬镜检查后常见轻度灼热不适和血尿。它通常会在几个小时内缓解。大约 8%~9% 的患者在膀胱软镜检查后出现菌尿（4%~5% 的患者在膀胱镜检查前有菌尿），预防性抗生素可以降低该发生率（表 17.2）。

BAUS 特殊操作同意书：推荐讨论的并发症

膀胱软镜检查的严重或常见的并发症

提醒患者，如果因为血尿而做膀胱镜检查，可能会发现膀胱癌，该病可能需要进一步治疗。外科医生应该明确当需要活检时（如果发现异常则切除组织），应征得患者知情同意。

常见

- 术后排尿时短期轻度灼热或出血。
- 可能需要对膀胱内发现的异常区域进行活检。

不常见

● 需要抗生素的膀胱感染。

罕见

● 临时留置导尿管。

● 延迟出血,需要清除血块或进一步手术。

● 尿道损伤导致延迟瘢痕形成(尿道狭窄)。

膀胱硬镜检查的严重或常见并发症

● 如膀胱软镜检查。

● 可能需要使用热能量器械(电凝)来电凝活检部位。

● 极少数情况下,可能会发生膀胱穿孔,需要临时留置导尿管或开放膀胱修补术。

参考文献

1 Patel AR, Jones JS, Babineau D (2008). Lidocaine 2% gel versus plain lubricating gel for pain reduction during flexible cystoscopy: a meta-analysis of prospective, randomized controlled trials. *J Urol* **179**:986–90.

经尿道前列腺切除术

适应证

- 令人痛苦的下尿路症状,对生活方式或药物治疗没有反应。
- 复发性急性尿潴留。
- 膀胱出口梗阻(高压**慢性**尿潴留)造成的肾损害。
- 良性前列腺增大引起的复发性血尿。
- 前列腺梗阻导致的膀胱结石。

术后管理

术后尿道内留置三腔导尿管,冲洗液(生理盐水)通过该导尿管稀释血液,以免形成凝块堵塞导尿管。通过调整生理盐水的流入速度,以保持流出液为淡粉红色。通常情况下,大约 20 分钟后,流入的速度可以降低。持续冲洗 12~24 小时。如果尿液颜色恢复正常,则在第二天(手术后第二天)拔除尿管(拔除导尿管试验或排尿试验)。

术后常见并发症及其处理

经尿道前列腺切除术后导尿管堵塞

常见

血块或手术结束时不经意留在膀胱内的前列腺"碎块"组织可能会堵塞导尿管。

- 在导尿管末端使用膀胱冲洗器,尝试疏通堵塞。
- 如果失败,将一些冲洗剂抽入冲洗器并冲洗导尿管。
- 如果失败,请更换导尿管。前列腺切成的碎片可能卡在导尿管的孔眼里。
- 在导丝引导下置入新导尿管。

如果膀胱已经充满血块,以至于简单的膀胱冲洗不能将其全部排出,请安排患者进手术室清除血块。

出血

经尿道前列腺切除术后的轻微出血是常见的,并且会自行停止。一种允许医生之间交流的简单系统是将通过导尿管排出的尿液的颜色描述为与玫瑰红酒色相同(轻微血尿)、暗红葡萄酒色(中度血尿)或纯血色(鲜红色出血,暗示严重出血)。玫瑰红酒色时不需要处理。暗红色尿液时应增加冲洗液的流速,并轻柔牵拉导尿管(球囊充盈至 40~50ml),从而将其拉到膀胱颈或前列腺窝压迫止血 20min 左右。上述方法通常会使尿液变清。较重的出血也可以尝试使用这些技术来控制,但同时,泌尿外科医生应该做好将患者返回手术室的准备,因为这些技术不太可能止住这种程度出血。如果观察到出血的血管,就用电凝控制。如果仍无法控制出血而持续出血,需要开放手术控制——打开前列腺包膜,缝合出血血管出血,填塞前列腺床。发生术后出血需要返回手术室的病例占 0.5%[1]。

BAUS 特殊操作同意书:推荐讨论的不良事件

经尿道前列腺切除术严重或常见的并发症

- 排尿时短暂的轻度灼热感,尿频、血尿。
- 75% 的患者逆行射精。
- 无法解决症状问题。
- 永久无法达到足以进行性活动的勃起。
- 需要抗生素治疗的泌尿系感染。
- 10% 的患者需要对复发性前列腺梗阻进行重新手术。
- 术后导尿管拔除后无法排尿。
- 10% 的患者在随后的切除组织病理学检查中发现前列腺癌。
- 形成尿道狭窄需要后续治疗。
- 尿失禁(无法控尿)——可能是暂时性,也可能是永久性。
- 冲洗液吸收,造成意识模糊和心力衰竭(TUR 综合征)。
- 极少数情况下,膀胱穿孔需要临时导尿管或开放手术修补。

替代疗法

观察、药物、导尿管、支架管、激光前列腺切除术和开放手术。

参考文献

1 Emberton M, Neal DE, Black N, *et al.* (1995). The National Prostatectomy Audit: the clinical management of patients during hospital admission. *Br J Urol* **75**:301–16.

经尿道膀胱肿瘤电切术

适应证

- 非肌层浸润性膀胱癌（NMIBC）的局部切除肿瘤（如对肿瘤出血止血）。
- **膀胱癌分期**：确定肿瘤是非肌层还是肌层浸润性膀胱癌（MIBC），以便安排后续治疗和适当的随访。

术后管理

术后根据肿瘤的大小以及需要冲洗出血的可能性，在尿道留置双腔或三腔导尿管。如同经尿道前列腺切除术（TURP）一样，生理盐水进入导尿管稀释血液，这样血液就不会形成凝块堵塞导尿管。尤其重要的是要避免经尿道膀胱肿瘤电切术（TURBT）术后导尿管堵塞，因为这可能会导致已经因肿瘤切除而壁薄弱的膀胱扩张。对于小肿瘤，冲洗时间通常比 TURP 后所需的时间短；TURBT 后第二天可能会拔除导尿管，对于较大的肿瘤，2 天后可拔除导尿管。

常见的术中和术后并发症及其处理

TURBT 术中膀胱穿孔

在切除膀胱小肿瘤时，进入膀胱周围组织（腹膜外）的小穿孔并不少见，只要止血确切彻底，所有的冲洗液颜色就可以恢复正常，除了将留置导尿管时间延长至 4 天而不是 2 天外，不需要额外的操作步骤。

腹膜内穿孔（穿过膀胱壁、穿过腹膜、进入腹腔）并不常见，但非常严重。

是腹膜外穿孔还是腹膜内穿孔？鉴别这一点可能很困难。两者都会导致下腹部的显著膨胀——腹膜内穿孔，灌洗液可以直接渗入腹腔；腹膜外穿孔，可以扩大腹膜后间隙，液体随后直接扩散到腹腔。怀疑腹膜内穿孔实际上是腹膜外穿孔时只有在剖腹手术时才能明确鉴别。此时在膀胱被覆的腹膜中没有发现任何穿孔（腹膜外穿孔时，膀胱被覆的腹膜没有破裂）。

无腹胀时，渗出液量可能较少，如果穿孔较小，采取保守处理比较合理。达到止血效果，然后通过导尿管引流。术后多次评估患者的生命体征和腹部情况（腹痛、腹胀和压痛加重，提示需要开腹手术）。

如果有明显的腹胀，无论穿孔是在腹膜外还是腹膜内，都要探查腹部，主要是用压肠板压住横膈膜排出大量液体（这可能会影响老年患者的呼吸），同时还要检查与穿孔部位的邻近肠袢是否受到损伤。无法诊断腹膜内穿孔，特别是在肠道已受损伤的情况下，与对疑似腹膜内穿孔进行剖腹手术但随后发现穿孔"仅"是腹膜外穿孔相比，情况更糟。

开放膀胱修补术

Pfannenstiel 切口或下腹部正中切口;打开膀胱,清除血块,控制出血,修补破损处。打开腹膜,检查小肠和大肠有无损伤穿孔。留一根导尿管及在适当的位置放置一根引流管。

TURBT 术后导尿管堵塞

导尿管可能会被血块堵塞。使用与 TURP 相同的技术疏通导尿管,但避免剧烈冲洗膀胱,因为存在膀胱穿孔的风险。

出血

TURBT 术后轻微出血是很常见的,并且会自行止血。控制出血的唯一"技术"是确保保持足够的冲洗流速(稀释血液,从而防止形成凝块)。如果持续出血,请将患者返回手术室进行内镜手术控制出血。

经尿道电切综合征

TURBT 术后少见,除非肿瘤较大,切除时间较长。

BAUS 特殊操作同意书:推荐讨论的不良事件

经尿道膀胱肿瘤电切术严重或常见并发症

常见并发症

- 排尿时轻度烧灼痛。
- 可能需要额外的治疗(膀胱内化学治疗或免疫治疗),以降低未来肿瘤复发的风险。
- 泌尿道感染。
- 不能向患者保证治愈膀胱癌。
- 肿瘤复发很常见。

罕见的并发症

- 延迟出血,需要清除血块或进一步手术。
- 肾脏(输尿管)集合系统受损,需要额外治疗。
- 出现尿道狭窄。
- 膀胱穿孔需要临时留置导尿管或开放手术修补。

替代疗法

开腹膀胱切除术;化学治疗、放射治疗。

经尿道内切开术

适应证
- 球状尿道狭窄。
- 也用于阴茎尿道狭窄。

麻醉

    局部麻醉或全身麻醉。

术后管理
- 留置导尿管 3~5 天（更长的导尿管留置时间并不能减少长期的再狭窄）。
- 建议 3~6 个月内每天多次间歇性自我导尿术，后期减少到每周 1~2 次。

手术后常见并发症及其处理
- 败血症（septicaemia）。
- 再狭窄：这是经尿道内切开术后最常见的长期问题。

BAUS 特殊操作同意书：推荐讨论的不良事件

  常见
- 术后短期排尿时轻度灼伤痛。
- 临时留置导尿管。
- 需要进行自我导尿术，以防止狭窄再次闭合。

  偶然发生
- 需要抗生素的膀胱感染。
- 如果发现膀胱异常 / 结石，允许对其进行内镜切除 / 活组织检查。
- 狭窄复发，需要进一步手术或重复切开。

  罕见
- 勃起功能下降，需要进一步治疗。

  替代疗法

    观察、尿道扩张和开放（非内镜）狭窄修复术。

包皮环切术

适应证

- 包茎。
- 复发性嵌顿包茎。
- 局限于包皮的阴茎癌。
- 包皮上的病变,组织学性质不能明确。

禁忌证

- 新生儿——尿道下裂、伴有尿道下裂的阴茎下弯畸形、小阴茎。
- 所有患者——出血性的疾病。

包皮环切术在预防艾滋病中的应用

男性包皮环切术患者对人类免疫缺陷病毒(HIV)感染有明显的保护作用[1,2]。目前认为是由于与阴茎头和包皮外板(由鳞状上皮覆盖)相比,包皮内板存在大量的 HIV 结合靶细胞受体。

显然,非洲和其他 HIV 高风险地区的大规模包皮环切计划将是一项艰巨的任务。此外,学者担心这种有益效果会被高 HIV 病毒感染风险所抵消(如避孕套使用少、性伴侣数量多)。

麻醉

局部麻醉或全身麻醉。

术后管理

可以在阴茎头包裹一层不粘性敷料,但这很难持续 1 或 2 小时以上,而且没有必要。提醒患者手术后阴茎可能会瘀伤和肿胀,但这种情况会在一两周内自行缓解。在可吸收皮肤缝线吸收溶解之前,应避免性交或手淫。

术后常见并发症及其处理

外科医生可能会认为包皮环切术是其能做的最简单手术,但如果美容效果未达到预期,或者如果出现了没有告知患者的"并发症",这些并发症可能会引起患者(或者对于小男孩,或是患孩的父母)和医生相当大的困扰。与任何手术一样,在进行手术时应谨慎行事,并时刻牢记潜在的并发症,以便采取措施避免这些并发症。如果确实发生了并发症,要进行恰当的处理。

出血

最常发生于阴茎腹侧面的系带动脉。如果局部加压不能止血(如果是系带动脉,通常无法压迫止血),将患者返回手术室,在局部麻醉或全身麻醉下,缝合出血的血管。小心不要把缝线缝过尿道!

阴茎体皮肤坏死

在大多数疑似皮肤坏死的病例中并未发生一例真正坏死。包皮环切术后,阴茎周围有一层凝结的血液结痂,这种情况并不少见。当血液氧化时,它会变黑,这种表现可能被误认为是阴茎头处的坏死。让患者(和顾问医生!)放心是有必要的。如果已经发生坏死,例如因为在局部麻醉时使用肾上腺素,那么在评估问题的严重之前,请等待坏死组织的分界。阴茎的血液供应极丰富,其具有很强的愈合特性。

- **冠状沟皮肤与阴茎体皮肤的裂开**:如果局限在一小块区域,这将自行愈合。如果较长的伤口已经"裂开",在手术室重新缝合。
- **伤口感染**:罕见。
- **尿道皮肤瘘**:由于止血缝线(缝合系带控制出血时)缝过尿道,伤口后来破裂。
- **尿道损伤**:由于缝合结扎系带动脉时,缝线穿过尿道。
- **过度切除皮肤**:如果阴茎头和阴茎体皮肤之间的缺损不太大,能发生表皮再形成。如果缺损太大,最终结果将是埋藏阴茎——阴茎头被拉向阴茎根部的皮肤。

BAUS 特殊操作同意书:推荐讨论的不良事件

包皮环切术严重或常见并发症

- 伤口出血,偶尔需要再次手术。
- 需要进一步治疗的切口感染。
- 永久性的阴茎感觉改变。
- 可吸收缝线在 3~4 周后未吸收,需要拆线。
- 瘢痕压痛,很少是长期的。
- 外形不能让患者完全满意。
- 后期发现偶尔需要切除多余的皮肤。
- 如果担心恶性肿瘤,应该对阴茎头的异常区域进行组织学活检。

替代疗法

用药缓解炎症,选择不切包皮。

参考文献

1 Bailey RC, Moses S, Parker CB, *et al.* (2007). Male circumcision for HIV prevention in young men in Kisumu, Kenya: a randomized controlled trial. *Lancet* **369**:643–56.
2 Gray RH, Kigozi G, Serwadda D, *et al.* (2007). Male circumcision for HIV prevention in men in Rakai, Uganda: a randomised trial. *Lancet* **369**:657–66.

鞘膜积液和附睾囊肿切除术

鞘膜积液修复术（切除）

适应证

初次（特发性）鞘膜积液手术；不适用于二次鞘膜积液手术。

麻醉

局部麻醉或全身麻醉。

术式

● **Lord 折叠术**：适用于轻度至中度鞘膜积液（对阴囊周围组织的干扰最小，可将术后血肿的风险降至最低）。

● **Jaboulay 术**：适用于重度鞘膜积液；鞘膜囊壁切除术。

鞘膜积液抽吸术

严格注意无菌术是至关重要的，因为将感染源污染封闭空间可能会导致脓肿的形成。避免表浅血管损失（如果手术时损伤表浅血管，可能会造成大的血肿）。

术后管理

无特殊护理。

术后并发症及其处理

● **阴囊肿胀**：自然缓解。

● **血肿形成**：如果血肿较大，最好进行外科引流，因为自行缓解可能需要数周时间。可能很难识别出血的血管。留置一根小号引流条以防止血肿再形成。

● 鞘膜积液复发。

附睾囊肿切除术（精液囊肿切除术）

● 保持生育能力的年轻男性避免该手术，因为可能会发生附睾梗阻。

● 手术切除外另一种选择是穿刺抽吸，尽管复发很常见。

BAUS 特殊操作同意书：推荐讨论的不良事件

鞘膜积液切除术

偶尔

● 可能会再次发生积液。

● 睾丸周围血肿，缓解较慢或需要手术切除。

● 睾丸或切口可能感染，需要进一步治疗。

替代疗法

● 观察。

● 用注射器针头抽吸出液体。

附睾囊肿切除术

偶尔

- 可能会再次发生积液。
- 睾丸周围血肿,缓解吸收较慢或需要手术切除。
- 切口或睾丸可能感染,需要进一步治疗。

罕见

瘢痕组织会损害附睾,导致不育症。

替代疗法

观察,用注射器空针头抽吸出液体。

Nesbit 手术

阴茎矫直术矫正阴茎弯曲。在患者没有更多的疼痛后,观察等待至少 6 个半月,并观察等待阴茎弯曲度稳定下来(如果弯曲度还在加重,修复手术就没有意义)。

适应证

阴茎硬结症(Peyronie's disease)。

麻醉

局部麻醉或全身麻醉

术后管理

2 个月内避免性交。水肿可以用冷敷治疗。

BAUS 特殊操作同意书:推荐讨论的不良事件

严重或常见并发症

常见

- 阴茎有些缩短。
- 可能对外观或功能效果不满意。
- 阴茎和阴囊出现暂时性肿胀和瘀伤。

偶尔

- 包皮环切术有时需要作为手术的一部分。
- 不能保证完全纠正弯曲。
- **出血或感染**:可能需要进一步治疗。

罕见

- 阳痿或难以维持勃起。
- 神经损伤,阴茎暂时或永久性麻木。

替代疗法

观察、药物和其他外科手术。

输精管结扎术和输精管－输精管吻合术

输精管结扎术（Vasectomy）

离断每侧输精管，目的是实现不育。

适应证

作为一种节育方法。

麻醉

局部麻醉或全身麻醉。

手术后管理与常见术后并发症及其处理

手术后可能会出现血肿。如果体积较大，可能需要手术清除。可能会发生感染，但通常是表浅的。来自生物医学男科医师协会、英国男科学会和英国泌尿外科医师协会（BAUS）的2016年指南建议，在输精管结扎12周后（最少20次射精）进行精液分析，精液在4小时内检测（如果1小时内观察到不活动的精子），**则已完成精子清除**。偶尔会出现精液分析持续阳性，表明手术时没有正确识别输精管，漏扎（或者，极少数情况下，一侧存在两根输精管）。如果在两次标本中观察到<100 000/ml的不活动精子，可以称为特殊清除（出现于2%的输精管结扎患者，在大型研究中显示与怀孕无关）。

精液分析呈阳性的患者仍有生育潜力，建议重新探查。即使称已清除精子成功，也要告知患者输精管之后可能自行再通，进而恢复生育能力。

精子肉芽肿

在输精管切除断端区域形成的豌豆大小的硬块，是由于精子从输精管近端切口渗出引发的炎症反应而形成的。这可能是持续性疼痛的原因，在这种情况下，必须将其切除或清除，并电凝或重新结扎输精管。

输精管输精管吻合术

输精管复通术。

麻醉

这往往是在全身麻醉或硬膜外进行的，因为这比输精管结扎术花费的时间要长得多。

手术后管理与常见术后并发症及其处理

与输精管结扎术大致相同。患者应该在2周左右的时间内避免性交。

输精管结扎术：BAUS特殊操作同意书：推荐讨论的不良事件

严重或常见并发症

常见

● 不可逆转。

- 阴囊有少量瘀伤。

偶尔

- 需要进一步手术或引流的出血。
- 早期失败（1∶200）。

罕见

- 睾丸或附睾炎症或感染，需要抗生素。
- 输精管断端重新自吻合再通，导致生育和怀孕（2 000 例中发生 1 例）。
- 慢性睾丸疼痛（5%）或精子肉芽肿。

替代疗法

其他形式的避孕措施（男性或女性）。

输精管输精管吻合术:BAUS 特殊操作同意书:推荐讨论的不良事件

严重或常见并发症

常见

- 阴囊有少量瘀血。
- 不能保证精液中精子能恢复正常。
- 精子可能会恢复，但怀孕并不总是成功。
- 如果储存精子，请检查是否填写了适当的知情同意书。

偶尔

- 出血需要进一步手术。

罕见

- 睾丸或附睾炎症或感染，需要抗生素。
- 慢性睾丸疼痛（5%）或精子肉芽肿。

替代疗法

体外受精、取精术和单精子卵细胞质内注射（ICSI）。

睾丸切除术

适应证

两种类型：根治性睾丸切除术和单纯性睾丸切除术。

根治性睾丸切除术（经腹股沟途径）

用于切除睾丸癌。使用此方法有三个原因：

● 允许尽可能高位结扎睾丸淋巴管，因其通过精索并穿过腹股沟内环，进而移除任何可能已经开始沿精索转移的癌细胞。

● 允许在操作睾丸之前横形钳闭精索，这至少在理论上可以阻止癌细胞沿着淋巴管扩散。（实际上，这可能不会发生。）

● 采用阴囊入路时应防止可能发生的肿瘤细胞扩散到引流阴囊皮肤的淋巴管中。这些淋巴管引流到腹股沟淋巴结。因此，避免肿瘤直接扩散到阴囊皮肤和"侵犯"另一淋巴区域（腹股沟淋巴结）。从既往证据上看，这很重要，因为转移灶的唯一辅助治疗是放射治疗。腹股沟和阴囊照射的并发症发病率并非不值得考虑（放射治疗、股动脉和股神经射线照射引起的严重皮肤反应）。

术前检测血清标志物（甲胎蛋白、β-hCG 和乳酸脱氢酶）和胸部 X 线检查。等到手术后要进行多期 CT 扫描。如果对侧睾丸已经被切除或很小，提供精液冷冻——遇到这种情况时通常这样做。警告患者，若临床和超声检查提示为睾丸恶性肿瘤，在随后的组织学检查中发现为良性肿瘤的情况非常少见。

单纯性睾丸切除术

用于进展期前列腺癌的激素控制。通过阴囊切口，结扎和离断精索，完全切除睾丸和附睾。或者，切开睾丸白膜和切除睾丸内的生精小管，进行包膜下睾丸切除术。这种方法有可能留下少量的睾丸间质细胞（Leydig cell），这些细胞可以继续产生睾酮。

麻醉

局部麻醉、区域阻滞和全身麻醉。很少有患者要求或选择局部麻醉。

术后管理与常见术后并发症及其处理

单纯和根治性睾丸切除术

阴囊血肿。如果血肿较大或在增大，或有感染迹象（发热、伤口脓液流出），用引流法排出。

根治性切除术

髂腹股沟神经受损，导致阴囊处有区域感觉丧失。

睾丸切除术 ± 睾丸假体置入术：BAUS 特殊操作同意书：推荐讨论的不良事件

严重或常见并发症

常见

- 如果确诊为癌症，仅靠睾丸切除术可能无法治愈。
- 可能需要额外的手术、放射治疗或化学治疗。
- 未来失去生育力。
- 如果发现异常（小睾丸或下降不良史），可能需要对非患侧睾丸进行活检。

偶尔

- 病理检查可能没有发现癌细胞或不确定病理诊断。
- 切口可能会发生感染，需要进一步治疗，如果已植入睾丸假体，还可能需要取出睾丸假体植入物。
- 疼痛，需要取出睾丸假体植入物。
- 美容外观无法达到预期。
- 睾丸假体植入物的位置可能比正常睾丸在阴囊位置更高。
- 植入物的一侧可能会感觉到明显的缝线。
- 聚硅酮植入物的长期风险尚不清楚。

泌尿外科手术切口

腹部正中切口

适应证

用于暴露腹腔和盆腔进行根治性肾切除术、膀胱切除术和重建手术等。

手术步骤

打开皮肤和皮下脂肪。在中线切开浅、深筋膜。探查腹直肌之间的腹中线，从腹膜下分离肌肉。在中线两边各放两把止血钳；夹在两个血管钳之间，确保没有夹住肠管；抬起止血钳，用手术刀将其分开。向头侧和向脚侧扩大伸腹膜切口，确保没有肠管问题。

关腹

使用不可吸收缝线（如尼龙）或可缓慢吸收线缝合（如 PDS），使用 Jenkins 法降低裂开的风险（缝合长度是伤口长度的 4 倍）。

特殊并发症

切口裂开（典型的是术后第 10 天左右，先有粉红色浆液性分泌物，然后突出肠管脱出切口）。

下腹中线，腹膜外

适应证

进入盆腔（如根治性前列腺切除术、悬吊术）。

手术步骤

切开皮肤和皮下脂肪组织。在腹中线切开筋膜。找到腹直肌之间的腹中线和从下方腹膜分离肌肉。如果损伤腹膜，用薇乔（Vicryl）缝合修补。切开腹直肌后方中线筋膜，露出腹膜外间隙。

关腹

如上述缝合经腹腹中线切口缝合。

下腹部腹横切口，Pfannenstiel 切口

适应证

用于暴露盆腔（如悬吊术、开放前列腺切除术、开放膀胱切开取石术）。

手术步骤

于耻骨上方 2cm 处切开皮肤和皮下组织向下至腹直肌前鞘，按弧形切开腹直肌鞘，避开腹股沟管。用止血钳钳夹顶部的皮瓣（然后是底部的皮瓣），然后联合用剪刀和手指将腹直肌从腹直肌鞘上分离出来。为了最大限度地暴露，主刀外科医生必须抬高腹直肌前鞘从头侧至脐下，尾部到耻骨。注意电切电凝时避免损伤每侧腹壁下动脉的分支。在腹中线两边的腹直肌下腹处用两把 Babcock 钳钳夹提起。向上牵拉

并切开腹中线,腹直肌之间的筋膜下部(腹横筋膜)。分离中线上的腹直肌(不要切割腹直肌)。

缝合切口

将分离的横筋膜缝合在一起,然后用薇乔线(Vicryl)缝合横向离断的腹直肌鞘。

12 肋上切口

适应证

用于暴露肾脏、肾盂和输尿管上段。

手术步骤

在第 12 肋尖部切开皮肤和皮下筋膜。触诊第 12 肋的尖部。用电切电凝在第 12 肋尖部离断其附着的肌肉(背阔肌)至 3cm 长切口,这样就可以向下暴露第十二肋的尖部,然后暴露第 12 肋的尖部前面,向下至腹外斜肌、腹内斜肌和腹横肌,直到肾筋膜(Gerota 筋膜)和肾周脂肪。用手指向前探查拨动,并将腹膜和腹膜内器官推至远离损伤的区域。离断肋骨上的肌肉,沿着肋骨的长度居中切开,这样就避开了胸膜。用剪刀沿着肋骨的上边缘锐性剪开肋间肌——小心胸膜!将 Gillie 钳子置入胸膜和附着在胸膜上的肋间肌肉之间,离断肌纤维,从而保护胸膜。从第 12 肋内侧面解剖离断膈肌的肌纤维——当你这样做的时候,胸膜会向上移动,游离的横膈膜纤维不会受到损伤。在切口的后端,可感觉肋头辐状韧带的锋利边缘。插入加强型手术剪刀,剪刀刀片刚好在肋骨顶部打开(避开第 11 肋间神经),并剪断肋椎韧带。此时应该位于肾筋膜之上。

特殊并发症

● **胸膜损伤:**如果术中发现胸膜损伤,在手术结束时修补。将小口径引流管(如 Jacques 管)穿过破损小孔;关闭所有肌肉层;给肺充气,然后在关闭皮肤之前拔出引流管。

所有切口常见的并发症

● 切口疝等、切口感染和慢性切口疼痛。

双 J 管置入术

术前准备

可以在镇静或全身麻醉下,使用膀胱硬镜或软镜检查。后者对于不适合全身麻醉的患者特别有用。这里所描述的技术是膀胱软镜使用的技术,但如果使用硬镜,实质上是相同的。

用镇静剂

口服环丙沙星 250mg;用利多卡因凝胶麻醉和润滑尿道;镇静镇痛(地西泮 2.5~10mg 静脉注射,哌替啶 50~100mg 静脉注射)。用脉搏血氧仪监测脉搏和血氧饱和度。

手术步骤

膀胱软镜进入膀胱后旋转 180°。这允许膀胱软镜末端的更大偏转,并使更容易识别输尿管开口。一根 0.9mm 的亲水导丝(Terumo Corporation,Tokyo,Japan)在直视下进入输尿管口。在 C 臂 X 线数字透视仪监视下将导丝插入到肾盂内。将膀胱镜放置在靠近输尿管开口的位置,其相对于骨盆内骨性标志的位置是通过抓拍透视图像来记录的。将 4F 输尿管导管通过导丝进入肾盂,然后拔出膀胱软镜。向肾脏集合系统注入少量非离子型对比剂,以显示其位置并扩张程度。将 Terumo 导丝更换为超硬导丝(Cook UK Ltd,Letchworth,UK),并移除 4F 输尿管导管。根据患者输尿管的宽窄程度,作者使用不同的支架管型号(6~8F,20~26cm;Boston Scientific Ltd,St Albans,UK)。使用"推进器"(插入在导丝上的中空管)在 X 线监视下将支架管推进到肾盂,通过检查输尿管开口在先前拍摄的图像上的位置来判断支架管的末端是否被不经意地推入输尿管。然后移除导丝,同时用推进器将支架管固定在原位(以便支架管不会随导丝一起拔出)。

拓展阅读

Hellawell GO, Cowan NC, Holt SJ, Mutch SJ (2002). A radiation perspective for treating loin pain in pregnancy by double-pigtail stents. *BJU Int* **90**:801–8.
McFarlane J, Cowan N, Holt S, Cowan M (2001). Outpatient ureteric procedures: a new method for retrograde ureteropyelography and ureteric stent placement. *BJU Int* **87**:172–6.

肾切除术和肾输尿管切除术

肾切除术的适应证

- 肾细胞癌。
- 含有鹿角状结石的无功能肾脏。
- 肾损伤后持续出血。

肾输尿管切除术的适应证

肾盂和/或输尿管尿路上皮癌(曾称移行细胞癌)。

麻醉

全身麻醉

术后管理

肾切除术

术后应即刻仔细监测心血管状态和尿量。肾蒂部位出血或左肾切除术后发生很少见的脾脏出血时,会表现为心动过速,肢端冰冷,尿量减少,最终血压下降。引流管通常不会放在出血的位置,但如果是的话,可能直接从引流管引流出较多血液液。然而,不要因为没有引流液而产生一种错误的安全感——没有引流出血液并不意味着没有发生出血,因为引流管口可能被堵塞,但出血可能正在进行。

对于腰部后外侧(肋骨为基础)切口的肾切除术,要注意气胸问题。转出恢复室后安排一次胸部 X 线检查。安排常规的胸部理疗,以降低胸部感染的风险。定期做胸部检查很重要,特别要注意气胸和胸腔积液。

鼓励患者尽快下床活动,以降低深静脉血栓和肺栓塞的风险。

肾输尿管切除术

如果已经将膀胱处输尿管袖状切除,在手术结束时尿道内留置一根导尿管引流膀胱,便于膀胱切口处组织愈合。通常是在手术后 10~14 天拔除尿管。

术后常见并发症及其处理

- **出血**。
- **切口感染**:罕见。如果是浅表的,用抗生素治疗。如果怀疑有潜在的脓液聚集,打开伤口以便充分引流,并每天伤口换药。
- **胰腺损伤**:很少见,但可能表现为从引流管中排出大量引流液,如果存在胰腺损伤,引流液中会有很高的淀粉酶水平。如果未被引流出来,就会发展为腹部积液,此时可能表现为长时间的肠梗阻。

BAUS 特殊操作同意书:推荐讨论的不良事件

肾切除/肾输尿管切除术的严重或常见并发症

单纯肾切除术

- **常见**。

- 暂时性留置导尿管。
- 偶尔需要放置伤口引流管
- **少见。**
- 出血需要进一步手术或输血。
- 损伤进入胸腔,需要临时放置引流管。
- **罕见。**
- 累及或损伤附近组织结构——血管、脾、肺、肝、胰腺和肠管,需要进一步扩大手术范围。
- 切口感染、疼痛或切口疝,需要进一步治疗。
- 麻醉或心血管问题,可能需要转入重症监护病房(包括胸部感染、肺栓塞、卒中、深静脉血栓、心脏病发作)。
- 替代疗法:观察和腹腔镜手术。

根治性肾切除术

如上所述,还包括:

- **偶尔。**
- 需要对原发癌进行进一步治疗。
- **罕见。**
- 在显微镜分析中,可能存在癌症以外的异常。
- **替代疗法:**观察、栓塞、免疫治疗和腹腔镜手术。

肾输尿管切除术

如上所述。

根治性前列腺切除术

适应证

局限性前列腺癌。

麻醉

全身麻醉或局部麻醉。

术后管理

尽可能早下床活动和持续使用皮下注射肝素和膝上型抗血栓弹力袜（AK-TEDS）直至出院，以便降低深静脉血栓和肺栓塞的风险。引流液少时可以拔除引流管。如果从引流管持续渗漏液体，送检一份标本检测尿素和肌酐，如果是尿液，做膀胱造影以确定膀胱尿道吻合口漏口的大小。导尿管在根治性前列腺切除术后留在尿道的时间因实施手术的外科医生而不同。一些外科医生导尿管留置 3 周，而另一些只留置 1 周。

手术后常见并发症及其处理

出血

按通常方式处理（输血；在持续出血或血流动力学不稳定的情况下返回手术室）。

输尿管梗阻

通常为膀胱充盈引起压迫阻塞输尿管开口。很少能顺利完成逆行输尿管置管（这需要拔除导尿管，而且由于水肿很难看到输尿管开口）。经皮肾造瘘术放置引流管。

淋巴囊肿

通过放射引导下介入穿刺引流。如果在拔除引流管后淋巴囊肿复发，可以从淋巴囊肿壁上开一个窗进入腹腔，这样淋巴液就会流入腹腔，被腹膜吸收。

前列腺癌根治术后导尿管移位

如果导尿管术后一周脱落，患者很可能会成功排尿，在这种情况下，不需要采取进一步的措施。然而，如果导尿管在手术后第二天不慎脱落，请轻柔地尝试用润滑良好的 12F 导尿管更换它。如果失败，在局部麻醉下通过膀胱软镜进入尿道球部，并尝试将导丝置入膀胱，然后可以安全地通过导尿管。如果再次失败，另一种选择是希望患者自行排尿和在吻合口不发生渗漏。尿道顺行造影可以明确没有造影剂渗漏，并且吻合口是不透水的。如果有漏尿或患者不能排尿，可以放置耻骨上导尿管（经皮或在全身麻醉下通过开放的膀胱造瘘术）。

粪瘘

直肠损伤，或在手术时已发现并修补，或在术后发现肠瘘，或未被即刻识别发现。通常要求慎重修补。

膀胱尿道吻合口挛缩

可以尝试轻柔扩张。如果狭窄复发,指导患者进行尝试间歇性自我导尿保持狭窄不闭合。如果此操作失败,可能会尝试膀胱颈切开术。

BAUS 特殊操作同意书:推荐讨论的不良事件

前列腺根治术严重或常见并发症

常见

- 临时插入膀胱导尿管和伤口引流。
- 由于不可避免的神经损伤,阳痿的可能性很高。
- 在高潮期间不会产生精液,导致生育能力低下。

偶尔

- 失血,需要输血或二次手术。
- 尿失禁——暂时性或永久性,需要尿垫或进一步手术。
- 发现癌细胞已经在前列腺切缘之外,需要观察治疗或后期进一步治疗,如果需要包括放射治疗或激素治疗。

罕见

- 麻醉或心血管问题,可能需要转入重症监护病房(包括胸部感染、肺栓塞、卒中、深静脉血栓、心脏病发作)。
- 切口部位疼痛、感染或切口疝。
- 直肠损伤,很少需要临时结肠造口。

替代疗法

观察等待、放射治疗、近距离放射治疗、激素治疗、会阴切除或腹腔镜切除。

根治性膀胱切除术

适应证
- 肌层浸润性膀胱癌。
- 膀胱腺癌(放射治疗不敏感)。
- 膀胱鳞癌(相对放射治疗不敏感)。
- 非肌层浸润性膀胱尿路上皮癌,对膀胱内灌注化疗或免疫治疗无效。
- 放射治疗后复发的膀胱移行细胞癌。

如有以下情况,则合并尿道切开术:
- 多发性膀胱肿瘤。
- 膀胱颈或前列腺部尿道受累。

麻醉

全身麻醉。

术后管理与常见术后并发症及其处理

在最初的 48 小时内仔细监测心血管风险评估、尿量和呼吸状况。术后早期开始常规的肺部理疗以减少肺部感染的机会。术后尽早活动将深静脉血栓和肺栓塞的风险降至最低。当引流管无引流液时,拔出引流管。一些外科医生倾向于留置引流管一周左右,这样延迟性渗漏(尿液或肠道内容物)就能通过引流管排出,而不会导致腹膜炎。如果使用鼻胃管,尽量尽快拔掉以帮助呼吸,减少肺部感染的风险。患者通常在一周左右的时间内开始恢复饮食。如果存在肠梗阻延长恢复进食时间,开始胃肠外营养。

出血
输液无效的持续性出血应行再次探查。

切口裂开
需要在全身麻醉下重新缝合。

麻痹性肠梗阻
常见。通常会在几天内自行缓解。

小肠梗阻
通过在两侧肠断端交界处形成的肠系膜缺损引起的小肠梗阻。继续鼻胃管减压。梗阻通常会自行缓解。当梗阻持续存在或有肠缺血迹象时,有时可能需要再次手术。

肠吻合口漏
导致
- **腹膜炎**:需要再次手术和修复或重新缝合吻合口。
- **肠外瘘**:肠道内容物从肠道漏出,并通过瘘管渗漏到皮肤外。如果有少量漏液(<500ml/24h),通常会自行愈合。可以维持正常的(肠内)营养,直到瘘管闭合(通常发生在几天或几周内)。如果大量漏液,自行愈合的可能性较小,可能需要重新手术闭合瘘管。

盆腔脓肿

常规的盆腔外科(开放)探查适用于脓肿引流,并仔细检查其潜在原因是否为直肠损伤,在这种情况下应进行功能丧失的结肠造口术。

膀胱部分切除术

适应证

原发性孤立性膀胱肿瘤,在手术后能达到足够容量和顺应性的情况下,可在膀胱内切除其周围 2cm 的正常组织。应该符合以下要求:

- 之前没有膀胱癌病史。
- 没有原位癌。
- 单发孤立的肌层浸润性肿瘤位于远离输尿管开口的部位,其中包括 2cm 的正常膀胱周围组织。

如果符合这些标准,不应排除高级别肿瘤。最适合膀胱部分切除术的病变是 G2 或 G3 膀胱移行细胞癌或位于后壁或穹窿部的腺癌。

禁忌证

伴有原位癌、浸润较深肿瘤和膀胱底部肿瘤(如输尿管开口附近)。

BAUS 特殊操作同意书:推荐讨论的不良事件

膀胱癌根治术的严重或常见并发症

如果计划尿流改道,请参阅回肠流出道术知情同意部分。

常见

- 临时插入鼻胃管减压、引流管和支架管。
- 由于不可避免的神经损伤,阳痿(缺乏勃起)的可能性很高。
- 在性高潮(干性高潮)期间不会产生精液,从而导致不育。
- 出血,需要输血或重复手术。
- 在女性患者中,由于阴道变窄或缩短以及需要切除子宫和卵巢而导致的性交疼痛或困难(导致未达到更年期的患者提前绝经)。

偶尔

- 癌症可能不是单靠手术就能治愈的。
- 作为手术的一部分,需要根治性尿道切除术。

罕见

- 切口感染或疝,需要进一步治疗。
- 麻醉或心血管问题,可能需要进入重症监护病房治疗(包括胸部感染、肺栓塞、卒中、深静脉血栓、心脏疾病发作)。
- 随时间肾功能下降。

非常罕见

- 直肠损伤,很少需要临时结肠造口术。
- 因短肠而腹泻,缺乏维生素需要治疗。

- 肠道和尿液渗漏，需要重新手术。
- 肠道或输尿管炎性瘢痕狭窄，需要在以后进行再次手术治疗。
- 吻合口周围形成瘢痕组织、狭窄或疝，需要修补。

替代疗法

放射治疗，重建新膀胱，而不是回肠通道术尿流改道。

回肠新膀胱重建术

- 常见：如果膀胱无法排空，则需要进行间歇性自我导尿术。

回肠流出道术

适应证

- 用于根治性膀胱切除术后的尿流改道。
- 尿失禁手术失败或不适合的顽固性尿失禁。

术后管理与常见术后并发症及其处理

少尿或无尿

尝试溶液冲击治疗。

切口感染

使用抗生素和切口护理进行治疗。打开切口的浅层以引流脓液。

切口裂开

很少见。根据需要在手术室全身麻醉下重新缝合。

肠梗阻

很常见。通常会在几天内自行缓解。

小肠梗阻

是由于在两侧肠断端吻合交界处形成的肠系膜缺损引起的小肠疝。应持续胃肠减压。梗阻通常会自行缓解。当梗阻持续存在或有肠缺血迹象时,有时需要再次手术。

肠吻合口漏

导致:

- 腹膜炎:需要再次手术和修复或重新缝合吻合口。
- 肠外瘘:肠道内容物从肠道漏出,并通过瘘管与皮肤相通。如果有少量漏液(<500ml/24h),通常会自行愈合。可以维持正常的(肠内)营养,直到瘘管闭合(通常发生在几天或几周内)。如果大量漏液,自然闭合的可能性较小,可能需要重新手术关闭瘘管。

输尿管回肠吻合口处尿漏

怀疑输尿管回肠吻合口处尿漏是因为引流量持续增加。检测一下引流液体是否含有尿素氮。尿液中尿素和肌酐的浓度会高于血清。如果引流液是淋巴液,尿素和肌酐浓度将与血清相同。安排影像学检查(回肠导管造影)。将一根柔软的小号导管(12F)插入回肠造口处,利于尿液顺行流动,并有助于输尿管-回肠吻合口的愈合。如果继续漏尿,安排双侧肾造瘘术,使尿液绕过该区域,并促进吻合口愈合。

偶尔,输尿管回肠吻合口漏会表现为尿液囊肿(这会导致持续性肠梗阻)。放射介入穿刺引流术可以显著缓解肠梗阻,继而治愈输尿管回肠吻合口尿漏。

高氯血症酸中毒

可能与远端吻合口梗阻或造口狭窄引起尿液反流形成反压无法

经常排空(导致回肠导管反压)有关。给回肠造口处置管——这样可以缓解梗阻。从长远来看,可能必须通过手术缩短回肠流出道长度来解决。

急性肾盂肾炎

由于存在反流合并菌尿。

回肠造瘘口狭窄

造瘘口的远端(皮肤)可能变狭窄,通常是回肠流出道远端缺血的结果。如果狭窄导致梗阻,导致复发性尿路感染或尿液反流对肾脏造成损害,则需要进行矫正手术。

造瘘口旁疝形成

回肠流出道穿过的部位周围,穿过前腹壁筋膜。许多疝可以单独处理。疝修补术的适应证是:

- 肠梗阻。
- 疼痛。
- 使用造口袋有困难(切口疝使造瘘口周围皮肤变形,可能导致造口袋频繁脱落)。

为减少伤口感染的风险,要在离造瘘口尽可能远的位置建一切口,通过在疝缺损位置放置网状补片修补疝缺损处。

BAUS 特殊操作同意书:推荐讨论的不良事件

回肠导管手术的严重或常见并发症

常见

- 临时放置引流管、支架管或鼻胃管。
- 泌尿系感染,偶尔需要抗生素。

偶然

- 因小肠变短而腹泻。
- 失血,需要输血或再次手术。
- 切口感染或切口疝,需要进一步治疗。

罕见

- 吻合口出现肠漏和尿漏,需要再次手术。
- 肠道或输尿管上存在瘢痕狭窄,需要在未来进行手术。
- 造瘘口周围形成瘢痕、狭窄或形成疝,需要手术修补。
- 随时间变化肾功能下降。

替代疗法

导尿管或可控式尿流改道术。

经皮肾镜取石术

适应证

- 直径 >2cm 的结石(随着近期器械口径微创化,也应考虑直径 > 1cm 的结石)。
- 体外冲击波碎石术(ESWL)和 / 或尝试输尿管软镜和激光治疗失败的结石。
- 鹿角形肾结石。

术前准备

- CT 扫描以帮助规划穿刺通道路径位置并识别肾后结肠[1]。
- 在手术前 10 天停止服用阿司匹林。
- 尿液细菌培养(以便给予合理的抗生素预防)。
- 交叉配型 2 单位的血液。
- 手术前一天下午开始静脉注射抗生素,以减少败血症的可能[经皮肾镜取石术(PCNL)治疗的结石多为感染性结石]。如果尿液细菌培养阴性,使用静脉注射 1.5g 头孢呋辛每日三次和静脉注射庆大霉素(3mg/kg),每日一次。常规抗生素预防也可降低术后泌尿系感染的发生率[2]。

通道

- 体位可以是俯卧,也可以是仰卧。
- 超声或 X 线透视引导或两者兼而有之,用于引导穿刺。
- 使用球囊、金属或 Amplatz 扩张器扩张穿刺通道。
- 筋膜扩张鞘的型号:传统"大"通道为 24~30F,微创通道 14~20F,超微创通道 11~13F,超细通道 4.85F。

手术后管理

　　一旦取出结石,在原位保留肾造瘘管数天(图 17.15)。留置造瘘管能在手术后引流尿液,并压迫通道上的出血点。所谓的"无管化" PCNL(不留置肾造瘘管,虽然经常插入双 J 支架,这有一定的并发症发病率)可以用于特定的患者(没有感染,因此不适合感染性鹿角状结石)。据研究,很少需要术后镇痛并能尽快出院。

经皮肾镜取石术的并发症及其处理

出血

　　一些出血是不可避免的,但那种严重到威胁生命的情况并不常见。大多数情况下,出血起源于静脉,在放置肾造瘘管后停止(这会压迫穿刺通道中的静脉出血)。如果继续出血,夹住造瘘管 10 分钟。如出血仍在继续,请安排急诊血管造影,寻找动静脉瘘或假性动脉瘤,这两种情况都需要选择性肾动脉栓塞(1% 的经皮肾镜取石术需要)[3]。

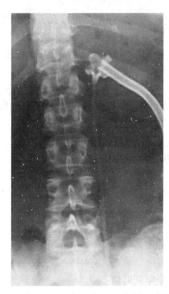

图 17.15　一种 Malecot 引流管,具有宽的引流孔眼,在远端有一个延长部分,可沿着输尿管向下放置,以防止结石碎片沿着输尿管向下移位

或开放手术暴露肾脏,通过缝合结扎、肾部分切除术或肾切除术来控制出血。

败血症
发生在 1%~2% 的病例中。预防性抗生素可以降低发病率。

通道损伤。实质上极小。在动物研究中,通道所致皮质丢失估计小于总肾皮质的 0.2%[4]。

结肠穿孔
结肠通常位于肾脏的外侧或前外侧,因此除非采取非常不靠外侧的入路,否则通常不会有损伤的危险。2% 的人结肠位于肾后(多见于体瘦的女性其腹膜后脂肪很少)[1]。穿孔通常发生在结肠的腹膜外部分,通过放置双 J 支架管和将肾造瘘管拔至到结肠的管腔中来处理,以刺激肠内容物从尿液中引流,从而加快愈合,而不会在肠和肾之间发展瘘管。大约一周后或更长时间进行放射对比剂检查,没有造影剂从肠道泄漏到肾脏集合系统,结肠已经愈合。

破坏肝脏或脾脏
在没有脾肿大或肝肿大的情况下非常罕见。

肺部和胸膜受损,导致气胸或胸腔积液
可能发生在第 12 肋上的穿刺处。

肾皮肤瘘
手术后几天当肾造瘘管从肾脏拔出,1cm 的切口通常在几个小时

到一天左右就会闭合。偶尔,尿液会持续几天经皮流出,必须佩戴一个小的"造口袋"。在大多数这种情况下,尿液渗漏会自动停止,但如果一周左右仍不能停止,则放置双 J 管以顺行引流尿液。

预后

对于较小的结石,经皮肾镜取石术后结石排净率在 90%~95% 左右。对于鹿角形肾结石,PCNL 结合术后 ESWL 残留结石碎石的无结石率为 80%~85%。

BAUS 特殊操作同意书:推荐讨论的不良事件

PCNL 术后严重或常见并发症

常见

● 暂时插入导尿管引流膀胱和输尿管支架管 / 肾造瘘管,需要后期拔除。

● 短暂性血尿。

● 短暂性体温升高。

偶尔

● 可能需要多个穿刺通道。

● 不能保证移除所有结石,需要进一步手术。

● 结石复发。

罕见

● 严重的肾脏出血,需要输血、栓塞,或作为最后方案手术切除肾脏。

● 肺、肠、脾和肝脏受损,需要手术干预。

● 肾损伤或感染,需要进一步治疗。

● 灌洗液过度吸收进入血液系统,导致心脏功能衰竭。

替代疗法

体外冲击波治疗、开放手术取石和观察。

参考文献

1 Hopper KD, Sherman JL, Williams MD, *et al*. (1987). The variable anteroposterior position of the retroperitoneal colon to the kidneys. *Invest Radiol* 22:298–302.

2 Inglis JA, Tolly DA (1988). Antibiotic prophylaxis at the time of percutaneous stone surgery. *J Endourol* 2:59–62.

3 Martin X (2000). Severe bleeding after nephrolithotomy: results of hyperselective embolisation. *Eur Urol* 37:136–9.

4 Clayman J (1987). Percutaneous nephrostomy: assessment of renal damage associated with semi-rigid (24F) and balloon (36F) dilation. *J Urol* 138:203–6.

输尿管镜和输尿管镜手术

手术器械

常用的输尿管镜有两类:半硬性输尿管镜和输尿管软镜。

半硬性输尿管镜

具有用于光("非相干"排列)和图像传输("相干"排列,以保持图像质量)的高密度光纤束。为获得光和图像的等效传输,使用玻璃透镜需要比使用光纤束更厚的透镜。因此,半硬性输尿管镜可以制作得更小,同时保证操作通道的大小。此外,器械可以弯曲一定角度而不会使图像失真。

目前大多数型号的前端型号为7~8F,内镜近端为11~12F。通常至少有一个3.4F的工作通道。

输尿管软镜

输尿管软镜的纤维束与半硬性输尿管镜相同,只是直径较小。因此,图像质量和光传导不如半硬性输尿管镜,但通常是足够临床使用。

目前大多数型号的前端直径为7~8F,内镜近端为9~10F。通常至少有一个3.6F的工作通道。

与半硬性输尿管镜相比,输尿管软镜的最大优点是能够控制输尿管镜末端的偏转(主动偏转)。软镜主动偏转的前端后面是一段比镜体部分更柔软的部分。该部分能够进行被动偏转——当通过进一步推进软镜使前端完全主动转向时,该柔软部分允许更大的转向。最近开发的输尿管软镜有双向主动转向部分。

输尿管软镜本质上更为复杂,因此不如半硬性输尿管镜耐用。

输尿管镜灌洗系统

使用生理盐水(用甘氨酸或生理盐水高压灌注会因肾盂淋巴或静脉反流导致液体吸收)。仅靠重力加压灌注(没有施加任何压力的悬挂在患者上方的液体袋)将无法产生足够清晰可视化的流量,因为现代输尿管镜长而细口径的灌注通道具有固有的高阻力。有几种方法可选择:手动充气压力袋、脚泵和手动注射泵。无论选择哪种系统,都要使用允许安全视野所需的最小流量,以避免将结石冲出输尿管进入肾脏,在肾内可能无法取回结石。

输尿管扩张术

有些外科医生这样做,有些则不。一些外科医生认为在现代小口径输尿管镜时代扩张是多余的,另一些泌尿外科医生认为输尿管扩张可以提高输尿管镜进入肾脏的可能。当需要输尿管镜多次通过输尿管才能取出结石时,输尿管扩张术可能会有帮助(或者,使用输尿管镜鞘)。一些外科医生喜欢将两根导丝放入输尿管,一根用来像"轨道样"

引导输尿管镜,另一根用来充当安全导丝,这样在遇到进境困难时总能进入肾脏。第二根导丝很容易通过含双通道的输尿管镜放置,通过第二操作通道,很容易将第二根导丝置入输尿管,而不需要重复的膀胱镜检查。这种双通道输尿管镜还具有将输尿管开口轻轻扩张到 10F 左右的额外功能。扩张可能不会对输尿管造成长期伤害[1]。

外径从 10F 到 14F 的输尿管软镜鞘可以方便进入输尿管,如果预计输尿管镜将不得不在多个情况下反复进出输尿管(以取出结石碎片),则尤其实用。此外,软镜鞘还有助于灌注液从肾盂或肾脏流出,从而维持视野并降低肾内压力。

患者体位

患者尽可能平躺在手术台上,保持输尿管的自然曲线。用膀胱软镜或硬镜进行膀胱镜检查。可以做一次逆行输尿管造影来显示肾盂肾盏的解剖。然后,插入一根导丝到肾盂。作者使用 Sensor 导丝(Microvasive,Boston Scientific),该导丝有一个 3cm 长的软性亲水性前端,通常可以很容易地沿着输尿管向上移动。导丝的剩余部分是坚硬的,覆盖着光滑的聚四氟乙烯。这两种特性都有助于通过输尿管镜。

输尿管软镜联合激光治疗肾内结石

可以通过局部尿道麻醉和镇静来进行输尿管软镜和激光治疗。然而,尝试用激光粉碎移动的结石可能是困难的,因此,理想情况下,在全身麻醉下输尿管镜检查最容易完成,通过气管内插管(而不是喉罩),允许短暂的呼吸暂停,从而阻止肾脏及其内结石移动。

排空膀胱以防止膀胱镜在膀胱内"卷曲"。沿导丝置入内镜。这需要两名医生——外科医生握住内镜的镜体,助手对导丝施加张力,以将导丝固定在适当的位置,而不会将其拉下。这使得内镜可以很容易地沿着输尿管向上推进。助手还确保内镜手柄不碰到镜体进而发生成角。输尿管软镜应该容易地顺着输尿管滑入肾盂。

使用现代主动式双向转向输尿管镜,即使无法观察到全部肾盏,也可以观察到肾集合系统的大部分。

激光碎石术

激光碎石术的主要缺点是碎石时产生的尘云效应。这会暂时模糊手术视野,必须先将其冲洗干净,然后才能安全地重新应用激光。

输尿管镜手术后使用取石篮取石

输尿管镜手术(或输尿管软镜检查)的目的是取出输尿管(或肾)结石。因此,应该取出任何大的结石碎块——将较大体积结石留在原位会在输尿管镜手术后产生输尿管绞痛的风险。

输尿管镜术后是否置入支架管

双 J 管置入不会增加结石清除率,因此在"常规"情况下不需要。在以下情况下应放置支架管:

- 有输尿管损伤(如穿孔——显示为造影剂外渗)。

- 残留的结石可能会堵塞输尿管。
- 患者有输尿管狭窄,需要扩张。
- 孤立性肾。

输尿管远端结石的输尿管镜手术后留置支架管不是常规要求[2],许多泌尿外科医生会在输尿管近端结石的输尿管镜手术后放置支架管。

输尿管镜手术的并发症

脓毒血症;输尿管穿孔,需要或者双 J 管,或偶尔在无法放置双 J 管时进行肾造瘘术;输尿管狭窄(<1%)。

BAUS 特殊操作同意书:推荐讨论的不良事件

输尿管镜治疗输尿管结石的严重或常见并发症

常见

- 术后短暂排尿时出现轻微烧灼痛或出血。
- 膀胱可能需要临时留置导尿管。
- 可能需要插入支架管,并进行进一步的手术将其取出。
- 泌尿系感染,偶尔需要抗生素。

偶尔

- 无法取出结石或结石移动到肾脏中。
- 肾损伤或感染,需要进一步治疗。
- 如果输尿管狭窄,内镜无法通过。
- 结石复发。

罕见

- 输尿管损伤,需要开放手术或肾脏需要留置肾造瘘管。

替代疗法

开放手术、冲击波碎石治疗或观察等待以便结石自行排出。

参考文献

1　Garvin TJ, Clayman RV (1991). Balloon dilation of the ureter for ureteroscopy. *J Urol* **146**:742–5.

2　Srivastava A, Gupta R, Kumar A, Kapoor R, Mandhani A (2003). Routine stenting after ureteroscopy for distal ureteral calculi is unnecessary: results of a randomized controlled trial. *J Endourol* **17**:871.

肾盂成形术

适应证

肾盂输尿管连接部梗阻（UPJO）

麻醉

全身麻醉

术后管理

双J管、膀胱导尿管和原位留置引流管。膀胱导尿管用于防止尿液沿输尿管反流，如果发生反流可能会导致尿液从吻合口漏出增加（由于双J管的存在而发生反流）。当引流液减少至最少时拔除引流管。支架管放置6周。

术后常见并发症及其处理

出血

通常来源于肾造瘘道（如果已经留有肾造瘘管——一些外科医生留有双J管和肾周引流管，不做肾造瘘术）。夹闭肾造瘘管，试图填塞出血点。如果继续出血，考虑血管造影明确出血点进而栓塞出血的血管或手术探查。

漏尿

这可能会在术后第1天左右发生。如果未留置导尿管，请为患者留置导尿管，以最大限度地减少膀胱压力，从而减少可能导致反流引起漏尿的机会。如果引流液持续几天以上，应缩短引流管——如果引流管与吻合口的缝合线接触，可能会导致吻合口开放，而不利其愈合。如果渗漏仍在继续，请通过肾造影（如肾造瘘管仍未拔除）、膀胱造影（如果放置了双J管——对比剂可能沿输尿管反流并确定漏尿的位置）或静脉尿路造影确定漏尿的位置。某种形式的额外引流可能有助于缓解漏尿（如果有原位肾造瘘管，则采用双J支架；反之则采用肾造瘘术）。

肾盂输尿管连接部再梗阻

这并不常见，如果发生这种情况，通常在所有的引流管都被拔除后并做随访肾图检查后才能确诊。如果肾盂输尿管连接处狭窄患者没有症状，那么可能不需要进一步的治疗。如果此类患者出现反复腰部疼痛，可能需要重新手术。

急性肾盂肾炎

用抗生素治疗。

BAUS 特殊操作同意书:推荐讨论的不良事件

肾盂成形术严重或常见并发症

常见

- 膀胱临时置入导尿管和切口引流。

- 通常在局部麻醉下进一步拔除输尿管支架管。

偶尔

- 出血,需要进一步手术或输血。

罕见

- 肾脏或膀胱的复发性感染。

- 可能会复发,需要进一步手术。

非常罕见

- 进入胸腔,需要临时置入闭式引流管。

- 麻醉或心血管问题,可能需要进入重症监护病房(包括胸部感染、肺栓塞、卒中、深静脉血栓、心脏病发作)。

- 由于复发性梗阻造成的损害,需要后期切除肾脏。

- 切口感染、疼痛或切口疝,需要进一步治疗。

替代治疗

观察、内镜切开术、狭窄段扩张术、临时放置输尿管支架管和腹腔镜狭窄成形术。

腹腔镜手术

　　实际上几乎所有的泌尿外科手术都可以通过腹腔镜完成。腹腔镜特别适用于腹膜后外科手术（良性和恶性疾病的肾脏切除和肾移植供体肾切除术，肾盂输尿管连接部梗阻（UPJO）的肾盂成形术），也适用于盆腔手术（淋巴结清扫术和根治性前列腺切除术）。需要腹腔镜缝合和使用肠道的重建手术在技术上非常具有挑战性，但也是可行的。与开腹手术相比，腹腔镜手术具有以下优势：

- 减少术后疼痛。
- 更小的手术瘢痕。
- 肠功能障碍较少（术后肠梗阻较少）。
- 缩短康复时间和住院时间。

腹腔镜手术的禁忌证

严重慢性阻塞性肺病（COPD）（避免使用二氧化碳建立气腹）。

- 不可纠正的凝血障碍。
- 肠梗阻。
- 腹壁感染。
- 大量腹腔积血。
- 弥漫性腹膜炎。
- 疑似恶性腹水。

　　对于重度肥胖（器械长度不足，器械移动范围短，撑起较重的前腹壁所需的气腹压力较高，腹内脂肪过多限制手术视野）、存在广泛的腹部或盆腔手术史（粘连）、既往有腹膜炎史导致腹腔粘连形成、器官巨大症、存在腹水、怀孕、膈疝和动脉瘤的患者，实施腹腔镜手术是困难或有潜在危险的。

腹腔镜手术特有的潜在并发症

　　气体栓塞（可能致命）、高碳酸血症（影响心脏功能的酸中毒，如心律失常）、术后腹部捻发音（皮下气肿）、气胸、纵隔气肿、心包积气和气压伤。

　　肠道、血管（腹主动脉、髂总血管、下腔静脉和前腹壁损伤）和其他内脏损伤并不是腹腔镜手术所特有的，但在建立操作通道时是一个特别需要关注的问题。小肠或大肠穿孔是最常见的穿刺器损伤。很少发生膀胱穿孔。腹腔镜手术失败或血管损伤伴无法控制的出血需要中转开腹手术。手术后，肠管可能卡在穿刺孔部位，或穿刺孔部位可能出血。急性鞘膜积液可由阴囊内积聚的灌洗液引起。它会自发地吸收。同时阴囊和腹壁瘀伤并不少见。

BAUS 特殊操作同意书:推荐讨论的不良事件

适用于所有腹腔镜手术

常见

- 暂时性的肩部顶端疼痛。
- 暂时性腹胀。
- 膀胱临时留置膀胱导尿管和切口引流。

偶尔

- 切口感染、疼痛或切口疝,需要进一步治疗。

罕见

- 出血,需要中转开放手术或输血。
- 误入胸腔,需要置入临时引流管。

非常罕见

- 已识别(和未识别的)器官或血管损伤,需要中转为开放手术或延迟性开放手术。
- 麻醉或心血管问题,可能需要重症监护病房(包括胸部感染、肺栓塞、卒中、深静脉血栓和心脏病发作)。

腹腔镜肾盂成形术

常见

- 通常在局部麻醉下进一步拔除输尿管支架管。

偶尔

- 可能会复发,需要进一步手术。
- 短期成功率与开放手术相似,但长期结果仍然未知。

非常罕见

- 由于复发性梗阻造成的损害,需要后期切除肾脏。

替代疗法

- 观察、内镜狭窄内切口、狭窄段扩张术、狭窄处临时性放置输尿管支架管和通过常规开放手术。

腹腔镜单纯性肾切除术

偶尔

- 短期成功率与开放手术相似,但长期结果仍然未知。

替代疗法

- 观察等待与常规开放手术。

腹腔镜根治性肾切除术

偶尔

- 短期成功率与开放手术相似,但长期结果仍然未知。

罕见

- 可能会发现癌灶以外的其他组织学异常。

替代疗法

- 观察随访、栓塞术治疗、化学治疗、免疫治疗和传统开放手术入路。

内镜膀胱碎石取石术和（开放）膀胱切开取石术

适应证

- **内镜膀胱碎石取石术**：一般适用于小结石。"小"的定义是有争议的。许多直径 <4cm 的结石可以通过内镜取出，但结石的数量和直径越大，外科医生就越倾向于采用开放手术。尽管如此，如果泌尿外科医生预计患者可能会出现复发性结石，未来需要多次手术才能取出结石，那么应尽量避免开放手术，因为每次开放膀胱切开取石术都会较上次更加困难（由于瘢痕组织的存在）。

- **开放膀胱切开取石术**：适用于直径 >4cm 的结石和 / 或多发结石（尽管一些外科医生会乐于在内镜下"处理"较大的结石）；患有膀胱出口梗阻的患者，因为会妨碍内镜进入膀胱。

麻醉

局部麻醉或全身麻醉

术后管理

由于血尿很常见，尤其是在大体积结石碎石后，所以膀胱内留置导尿管一天左右。如果血尿严重，可能需要持续膀胱冲洗。

术后常见并发症及其处理

血尿

需要膀胱冲洗或返回手术室二次手术的情况很少见。

脓毒血症

罕见

膀胱穿孔

不常见，但可能在使用碎石钳时发生，这种碎石钳可以在强大的切割钳口之间抓碎结石。碎石钳的钳口抓住膀胱壁或很容易损伤膀胱壁和可能会导致穿孔。

BAUS 特殊操作同意书：推荐讨论的不良事件

内镜膀胱碎石取石术严重或常见并发症

常见

- 术后短暂排尿时轻微灼热感或出血。
- 临时置入导尿管。

偶尔

- 膀胱感染，需要抗生素。
- 如果发现膀胱内壁存在异常，允许切除 / 活组织检查。
- 结石复发或残余结石碎块。

罕见

- 延迟出血，需要清除血块或进一步手术止血。

- 尿道损伤,造成瘢痕延迟形成。

非常罕见

- 膀胱穿孔,需要临时经尿道留置导尿管或返回手术室进行开放手术修补。

替代疗法

开放手术和观察随访

睾丸扭转阴囊探查术和睾丸固定术

适应证

怀疑睾丸扭转。

手术步骤

取阴囊中线切口,因为该切口可以暴露两侧睾丸,同时两侧睾丸都可以"固定"在阴囊内。松解睾丸,放入温热的盐水中浸泡 10 分钟。如果睾丸仍然是黑色的,则切除。用可吸缝线将精索结扎起来;如果睾丸恢复,则复位。如果不确定睾丸的活力,可以用手术刀的尖端在睾丸上切开一个小口。如果睾丸出血明显,应进行挽救(用可吸收缝线缝合小伤口);反之,确定睾丸坏死,应该切除睾丸。无论患侧睾丸如何,必须固定对侧睾丸。

固定术

一些外科医生用缝合缝线将睾丸固定在阴囊内,分三点缝合(三点固定)。一些医生使用可吸收缝合线,另一些外科医生使用非可吸收缝合线。使用后者的外科医生认为使用可吸收缝合线可能会被吸收,使患者面临再次扭转的风险[1]。那些使用可吸收缝合线的医生认为可吸收缝合线周围的纤维反应能防止扭转,并称患者可能会感觉到不可吸收缝线,这可能会让患者不舒服。缝线应该穿过睾丸的白膜,然后将白膜壁层缝合到阴囊的内面。

其他泌尿外科医生说睾丸应该固定在阴囊肉膜[2],认为缝线固定破坏了血 - 睾丸屏障,使两个睾丸都暴露在交感神经性睾丸病的风险中(一种因产生针对睾丸组织的抗体引起的自身免疫反应)。打开睾丸白膜,暴露睾丸,然后松解扭转,固定阴囊肉膜。用镊子夹住皮肤并用剪刀在皮肤和下面的肉膜之间解剖,在阴囊中形成一个肉膜袋。通过插入两根食指并将其分开来扩大这个空间。把睾丸放在这个阴囊袋里。用几根可吸收缝线将睾丸附近的精索缝合到肉膜的内侧,以防止睾丸再扭转。然后,可以在睾丸上方闭合肉膜,按独立的一层缝合皮肤。

术后管理与潜在并发症及其处理

用于所有涉及阴囊探查的手术,可能会导致阴囊血肿,有时可能需要手术引流。

BAUS 特殊操作同意书:推荐讨论的不良事件

阴囊探查术严重或常见并发症

常见

● 如果睾丸无法存活,可能不得不切除睾丸。

偶尔

- 或许能感觉到用来固定睾丸的缝线。
- 睾丸周围血肿,慢慢吸收或需要手术切除。
- 可能切口或睾丸感染,需要进一步治疗。

罕见

- 如果保留睾丸,将来睾丸可能会变小或萎缩。
- 不能保证生育。

替代疗法

观察——存在睾丸缺失和自身免疫反应的风险,导致不育和对侧睾丸丧失激素分泌功能。

参考文献

1 Kuntze JR (1985). Testicular torsion after orchidopexy. *J Urol* **134**:1209–10.
2 Frank JD (2002). Fixation of the testis. *BJU Int* **89**:331–3.

电驱动给药

电驱动给药(EMDA)是一种非侵入性的方法,可以增强药物在膀胱尿路上皮(和前列腺尿道)的渗透力,能使更多的局部药物被输送到更大的组织深度,而不是仅仅通过被动扩散。电驱动给药避免了许多全身用药的副作用。

作用机制

EMDA 利用电流加速并主动地将电离分子输送到组织中。因此,可以通过改变电流强度来控制给药。两个主要的电动原理是:电离子透入疗法(通过在含有离子的溶液上施加电流,如利多卡因,将电离分子传送到组织中)和电渗(与水的整体传输相关的非电离溶质的传送,如丝裂霉素 C(MMC))。

泌尿外科的应用

- 在以下操作之前对膀胱(和前列腺尿道)进行局部麻醉:软硬性膀胱镜结合活检和膀胱电切电凝、经尿道膀胱肿瘤切除术、膀胱颈切开术、经尿道前列腺切开术、膀胱内辣椒素治疗和 A 型肉毒毒素注射。
- 丝裂霉素 C 膀胱灌注治疗膀胱移行细胞癌。
- 奥昔布宁膀胱内灌注治疗膀胱过度活动症。
- 抗生素治疗(即庆大霉素)治疗感染性顽固性膀胱炎。
- 局部麻醉使用抗炎药物扩张膀胱。

EMDA 的局部麻醉方法

可以在日间手术或门诊手术进行。将 CE-DAS UROGENICS®(Physion Srl, Medolla, Italy.)泌尿生殖导管电极(图 17.16)插入尿道,排空膀胱并用无菌水冲洗以除去任何残留的尿液。总计 150ml 的 0.5% 布比卡因和 1.5ml(1.5mg)的 1/1 000 肾上腺素被灌入膀胱。两个分散的电极片放置在下腹部上,电极片和导管都连接到 PHYSIONISER® 发生器,设置为正极性,电流强度为 25mA,脉冲电流上升速率为 50μA/s,持续 23min。然后拔掉导尿管,然后进行内镜检查。EMDA 局部麻醉的有效时间为 60min。

EMDA 局部麻醉的禁忌证

对局部麻醉过敏,严重血尿,服用单胺氧化酶抑制剂的患者。

相对禁忌证

下泌尿生殖道活动性感染,前列腺中叶增大突入膀胱,尿道狭窄,膀胱颈狭窄。

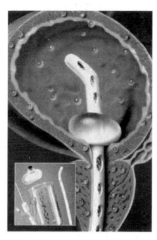

图 17.16　在膀胱和前列腺中 EMDA 时使用的导管电极(经 Physion Srl 许可转载)

（窦晨阳 译　刘存东 顾朝辉 校）

第18章

基础科学和肾移植

膀胱和尿道的基础生理

膀胱

　　膀胱组织的构成包括黏膜层(尿路上皮),其在结缔组织(固有层)之上,周围覆盖着平滑肌(逼尿肌),以及外部结缔组织(外膜)。膀胱黏膜(尿路上皮)由多层移行上皮组成,因其具有许多紧密的连接,使水和溶质不易渗透。逼尿肌是同质的平滑肌束。c-kit 抗原阳性的“间质细胞”存在于逼尿肌束周围和膀胱黏膜上皮下层,并在调节相邻平滑肌的收缩行为中发挥作用。膀胱底部的膀胱三角区——是由两侧输尿管口及尿道内口之间形成的三角形区。由于具有正常顺应性膀胱的相互松弛,使得膀胱充盈期时膀胱内压力较低。膀胱的主要兴奋性运动的电信号来源于自主神经系统主要是**副交感神经**(S_2~S_4)。神经节前纤维在盆腔神经中被传送到膀胱,然后与盆腔神经丛和膀胱上的胆碱能神经节后神经细胞形成突触,激活时会引起逼尿肌收缩。腹下神经丛中的**交感神经**(T_{10}~L_2)在尿液储存中具有支配作用(见第 14 章)。

尿道

　　膀胱颈(和后尿道)在充盈过程中通常是闭合的。它由环形平滑肌(由交感神经支配)组成,也被称为内括约肌。在女性的尿道中点和男性的尿道膜部的尿道壁由纵向和环形的平滑肌组成,周围有横纹肌覆盖(尿道外括约肌)能产生高压。

　　括约肌的横纹肌部分接受来自 S_2~S_4 中位于“Onuf 核”的骶髓区域中躯体神经的阴部神经支配。通过乙酰胆碱介导随意运动。括约肌的平滑肌成分具有生肌张力,并接受来自自主神经系统的兴奋性和抑制性神经支配。交感神经中的递质(去甲肾上腺素)和乙酰胆碱可增加膀胱的收缩。而抑制性神经支配的递质是一氧化氮(见第 14 章)。

排尿

　　随着膀胱的充盈,感觉传入神经(A-delta)对膀胱壁受到的牵拉作出反应,并通过脊髓丘脑束将膀胱充盈的信息发送至骶部的排尿中枢,同时上传至脑桥排尿中枢(PMC)。在尿液储存的过程中,PMC 介导了尿道外括约肌活动的增强(引起了尿道外括约肌的收缩);躯体神经经阴部神经传送到尿道外括约肌以引起收缩,而交感神经传出可收缩尿道内括约肌(膀胱颈)并同时抑制膀胱壁的神经节。在社会环境允许时,排尿反射被激活(图 18.1)。脑桥中导水管周围灰质区(PAG;位于中脑)中的神经元触发脑干中的 PMC 开关,以此激活排尿反射。体细胞电信号输入的抑制使尿道外括约肌松弛,而交感神经的抑制可引起协调的膀胱颈的平滑肌(尿道内括约肌)松弛。副交感神经胆碱能神

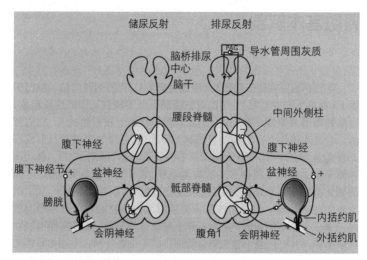

图 18.1　尿液存储和排尿反射的神经通路示意图。副交感神经（盆腔神经）的兴奋促进排尿，交感神经（腹下神经节）和阴部神经兴奋抑制排尿

经同时刺激逼尿肌平滑肌会使膀胱收缩。一氧化氮能神经的激活降低了尿道内的压力，导致膀胱排空（见第 14 章）。

肾脏基本解剖

肾脏和输尿管位于腹膜后（腹膜腔后方）。肾脏的肾门位于幽门平面上（在第 1 腰椎水平）。每侧肾脏由髓质及围绕其周围的皮质组成，这些髓质形成突起（肾乳头），排入形似杯状的上皮衬里的囊，称为肾盏。引流连接每个肾乳头的肾盏称为肾小盏，几个肾小盏移行形成一个肾大盏，其中的几个肾大盏与中心的肾盂相移行（图 18.2）。肾动脉起源于第 1 和第 2 腰椎水平的腹主动脉，其分支形成叶间动脉，叶间动脉依次形成弓形动脉，然后形成皮质放射状（小叶间）动脉，从中衍生出入球小动脉。静脉引流汇入肾静脉。每侧肾脏有两套毛细血管网——肾小球毛细血管网（位于肾小囊又称鲍曼囊）及其远端围绕在近曲小管、髓袢、远曲小管和集合管周围的毛细血管网。毛细血管汇入静脉通道，然后形成小叶间静脉，然后汇入弓形静脉，最后通过小叶间静脉汇入肾静脉。

肾脏的解剖关系

- 右肾腹侧从上到下依次是肾上腺（肾上），肝脏和结肠肝曲；在右肾盂中部和前面是十二指肠的第二部分（降部）。左肾腹侧自上而下是结肠后的肾上腺、胃、脾和结肠脾曲；在中部腹侧是胰腺的尾部。
- 两侧肾脏的背侧上半部分分别是横膈肌和下肋骨，下半部分从内到外分别为腹横肌、腰方肌和腰大肌。

肾单位

每侧肾脏含有一百万个功能单位，或肾单位（图 18.3）。这些由肾小球毛细血管网组成，周围由突入鲍曼囊的足细胞（上皮细胞）包围，然后

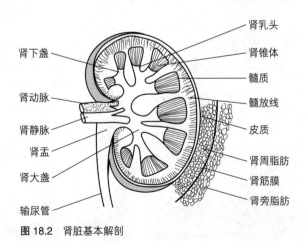

图 18.2 肾脏基本解剖

肾下盏
肾动脉
肾静脉
肾盂
肾大盏
输尿管

肾乳头
肾锥体
髓质
髓放线
皮质
肾周脂肪
肾筋膜
肾旁脂肪

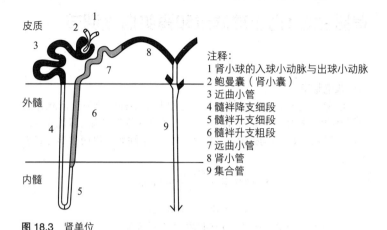

图 18.3　肾单位

注释：
1 肾小球的入球小动脉与出球小动脉
2 鲍曼囊（肾小囊）
3 近曲小管
4 髓袢降支细段
5 髓袢升支细段
6 髓袢升支粗段
7 远曲小管
8 肾小管
9 集合管

皮质
外髓
内髓

表 18.1　肾单位不同部分溶质和水的重吸收

溶质	近曲小管	髓袢	远曲小管	集合管
钠	66%	25%（在髓袢升支粗段）	约 5%	约 5% 在醛固酮的控制下
钾	大部分		被闰细胞重吸收，被主细胞分泌	
水	66%			抗利尿激素↑透水性
镁		80%	<5%	
磷酸盐	90%			
钙	60%（被动运输）	20%	10%（主动运输）	
碳酸氢盐	大部分			
葡萄糖	大部分			
氨基酸	大部分			

流经管状系统，包括近曲小管、髓袢、远曲小管、集合小管和集合管。血液通过入球微动脉流入肾小球毛细血管，并通过出球微动脉排出。在鲍曼囊腔内形成的血浆超滤液，是由静水压在肾小球毛细血管上驱动而形成的。晶体和水的重吸收发生在近曲小管、髓袢、远曲小管和集合管中，大多数肾小球滤出液已被近曲小管重吸收（表 18.1）。在髓袢产生高渗；其降支细段只可渗透水，而其升支细段只可吸收溶质。远曲小管的作用是通过选择性重吸收或分泌溶质来精密调节尿液的成分。

肾脏生理:肾小球滤过和肾脏血流调节

肾血浆清除率

清除率指肾脏在每分钟内将一定血浆中某种溶质完全清除掉的血浆体积。物质的清除率表示主动重吸收或排泄的量(即比率 <1= 主动重吸收;>1= 主动排泄)。血浆中物质的清除率可以用数学方式表示为:

$$清除率 = \frac{U \times V}{P}(ml/min)$$

$$清除率比 = 清除率 / GFR$$

其中 U 是尿液中给定物质的浓度,P 是血浆中的浓度,V 是尿液流速。

肾小球滤过率

(参阅第 3 章。)

肾小球滤过是由渗透力(Starling forces)即静水压和渗透压之差驱动的——肾小球毛细血管网和鲍曼囊之间的流体静力压梯度有利于血浆的过滤,而胶体渗透压则不利于血浆的过滤。肾小球滤过率(GFR)是**自由滤过且不会被肾脏重吸收、分泌或代谢清除的任何物质**的清除率。如果一种物质既在肾小球滤过又由肾小管分泌,则其清除率将大于 GFR。如果一种物质在肾小球处过滤但被肾小管重新吸收,则其清除率将小于 GFR。

临床上,使用肌酐估算的 GFR 约为 125ml/min。值得注意的是,血清肌酐并非评估肾脏早期损害的敏感指标,因为在观察到肌酐升高之前,GFR 必须降至 60~80ml/min 以下。GFR 与肾血浆流量(RPF)直接相关。实验中,GFR 可以通过测量菊粉(一种由肾小球自由滤过,不被肾脏重吸收和分泌的物质)的清除率来准确计算得出:

$$GFR = \frac{U \times V}{P}(=125ml/min)$$

因此,肾脏在 1 分钟内清除所有菊粉的血浆体积相当于 GFR(肾小球滤过)。影响 GFR(肾小球滤过)的因素有:

- 通过肾小球的血流量。
- 肾小球毛细血管壁的渗透性(K)。
- 肾小球毛细血管床的表面积(S)。
- 肾小球毛细血管管腔(P_{gc})与鲍曼囊间隙(P)之间静水压差。
- 肾小球毛细血管(π_{gc})和鲍曼囊间隙(π_t)之间的胶体渗透压差(尽管灌注压力不同,但血流的自动调节趋于使 GFR 保持恒定)。

这可以用等式表示:

$$GFR（单个肾单位）=KS\left[（P_{gc}-P_t）-（\pi_{gc}-\pi_t）\right]$$

通常,其约等于经肾小球毛细血管过滤的血浆（600ml/min）的五分之一（120ml/min）（过滤分数 =GFR/RPF）。

肾血流量

肾脏的重量不到人体重量的 0.5%,但肾脏接收心输出量的 25%（两侧肾脏为 1 300ml/min;每侧肾脏为 650ml/min）。两侧肾静脉中的总血流量约为 1 299ml/min,肾动脉与肾静脉血流量的差异约等于尿液产生率（即约 1ml/min）。

肾血流量的自动调节

肾血流量定义为肾动脉和肾静脉之间的压力差除以肾血管阻力。肾小球小动脉是血管阻力的主要决定因素。在一定灌注压力范围（80~180mmHg 范围内,RBF 可自动调节）,RBF 基本保持恒定,自动调节不需要神经支配,可能通过以下方式发生:

- 肌源性学说:当肾入球小动脉的所受的压力升高,可使肾入球小动脉收缩,从而防止 RBF 发生变化。
- 管 - 球反馈:肾小管液的流量可在肾小球旁器（JGA）的致密斑处感应到,并以某种方式控制与球旁器致密斑相对的某个肾小球流量。

其他影响肾血流量的因素

神经机制

交感神经支配肾小球小动脉。循环血容量的减少（如失血）会刺激交感神经,引起去甲肾上腺素的释放（作用于入球小动脉上的 α1- 肾上腺素能受体）引起血管收缩,进一步引起肾血流量（RBF）和肾小球滤过率（GFR）的降低。

内分泌和旁分泌机制

- 血管紧张素 Ⅱ 收缩入球小动脉并减少 RBF。
- 抗利尿激素（ADH）、三磷酸腺苷（ATP）和血管内皮素都会引起血管收缩并降低 RBF 和 GFR。
- 一氧化氮引起血管舒张并增加 RBF。
- 心房钠尿肽（ANP）引起入球小动脉扩张,并增加 RBF 和 GFR。

肾脏生理：水平衡的调节

人体总水量为42L。其中包含两大主要组成——细胞内液占28L，细胞外液占14L。细胞外液进一步分为组织间液（11L）、跨细胞液（1L）和血浆（3L）。静水压和渗透压影响细胞外液在细胞膜之间的相互运动。人体内的水分源于摄入的液体、食物及食物的氧化。水通过尿液、粪便和无感蒸发中流失。入水量和出水量通常保持平衡（每天72L），而人体总水量保持相对恒定。肾脏的作用是通过不断调节溶质和水以维持正常浓度来调节细胞外液的体积和成分。

抗利尿激素或血管加压素

抗利尿激素（ADH）是垂体后叶感受到血浆渗透压的变化（由下丘脑的渗透压感受器感测到）或血压或血容量的变化（由左心房，主动脉弓和颈动脉窦的压力感受器感测到）刺激后所分泌。这些变化也刺激大脑的口渴中枢。

ADH对肾脏的作用：
- 增加集合管对水（通过水通道蛋白）和尿素的渗透性。
- 增加氯化钠在髓袢和集合管的重吸收。
- 血管收缩。

在机体水过多的状况

体液变的低渗，抑制ADH释放和口渴中枢。在机体缺乏ADH的时候，集合管降低水分子通透性，使得大量的低渗尿液产生，因此恢复机体正常的血浆渗透压。

在机体缺水的状况

体液变得高渗，刺激ADH分泌和口渴中枢。集合管通透性增加水重新吸收到机体管腔中，并排泄少量高渗尿液。

浓缩或稀释尿液的能力取决于髓袢LoH的逆流倍增系统。实质上，是建立髓质的渗透浓度梯度（部分是通过NaCl的主动转运），当存在ADH时，为集合管管腔内重吸收水提供渗透驱动力。

儿童的ADH具有夜晚分泌多，白天分泌少的昼夜节律。成年人在24小时内的ADH分泌基本恒定，进餐时间略有增加。在有些时候，ADH的分泌增多可能起到防止血浆渗透压突然升高的作用，否则可能会发生由摄入膳食中的溶质导致血浆渗透压突然增加的情况。

肾脏生理:钠、钾分泌的调节

钠调节

NaCl 是细胞外液渗透压 * 和体积的主要决定因素。近曲小管中的 2/3 的钠离子(Na^+)主要通过原发性主动转运(Na^+-K^+-ATP 酶泵将 Na^+ 主动吸收和将 K^+ 泵出)或通过继发性主动转运(专门的 Na^+ 通道允许 Na^+ 进入并转移其他的溶质进入或离开细胞)。

在肺血管系统和心脏心房中的低压受体感受器以及主动脉弓和颈动脉窦中的高压压力感受器能够识别血液循环中血容量的变化。当机体中血容量降低时触发交感神经活动的增强并刺激 ADH 的分泌,从而导致 NaCl 排泄减少。相反,当血容量升高时,交感神经活动性和 ADH 分泌受到抑制,NaCl 排泄得到增强(尿钠排泄)。目前已经分离出多种引起尿钠排泄的利钠肽。在生理条件下,肾的利钠肽(尿舒张素)是其中最重要的。心房扩张后释放的心房钠尿肽(ANP)可能会在心力衰竭的情况下影响 Na^+ 的排出(起到增加 NaCl 和水排泄的作用)。

肾素 - 血管紧张素 - 醛固酮系统

肾素是由入球小动脉管壁上的球旁细胞制造并存储的一种酶。增加肾素分泌的因素有:

- 入球小动脉灌注的减少。
- 交感神经的活动。
- Na^+ 的减少传递至致密斑。

肾素作用于血管紧张素以产生血管紧张素 I 。于肺部在血管紧张素转化酶(ACE)的作用下将其转化为血管紧张素 II 。血管紧张素 II 具有多种功能,可导致盐和水的潴留:

- 刺激醛固酮分泌(导致 NaCl 重吸收和促进 K^+ 和 H^+ 的分泌)。
- 小动脉血管的收缩(出球 > 入球小动脉)。
- 刺激抗利尿激素分泌和口渴中枢的兴奋。
- 增强近曲小管对 NaCl 的重吸收。

钾调节

K^+ 对于许多细胞功能至关重要。Na^+-K^+-ATP 酶泵可维持跨细胞膜的较高浓度梯度。胰岛素和肾上腺素也促进细胞对 K^+ 的摄取。

大部分 K^+ 在近曲小管中被重新吸收。远曲小管既可以在 K^+ 耗尽的情况下重吸收 K^+(闰细胞),又可以在 K^+ 过载的情况下(主细胞)分泌 K^+。K^+ 也由 CD 分泌。总体而言,肾脏会排泄 95% 饮食摄入的 K^+。

---

* 重量渗透浓度(osmolality)=mol/kg 水;容量渗透浓度(osmolarity)=mol/L 溶液。

促进 K^+ 分泌的因素包括：

- 饮食中的 K^+ 升高（由电化学梯度驱动）。
- 醛固酮。
- 肾小管内液体的流速增加。
- 代谢性碱中毒（与酸中毒产生相反的作用）

肾脏生理:酸碱平衡

细胞外液的正常 pH 为 7.4($[H^+]$=40nmol/L)。机体中有几种机制能够消除人体产生的酸并保持体内酸碱度在一个较窄的范围内。

限制血液中$[H^+]$波动的缓冲系统

在体内吸收 H^+ 离子的缓冲碱基包括:

碳酸氢盐缓冲系统:$H^+ + HCO_3^- \leftrightarrows H_2CO_3 \rightarrow H_2O + CO_2$

磷酸盐系统:$H^+ + HPO_4^{2-} \leftrightarrows H_2PO_4^-$

蛋白质缓冲液:$H^+ + 蛋白^- \leftrightarrows H 蛋白$

Henderson-Hasselbalch 方程描述 pH 与共轭酸和碱的浓度之间的关系:

$$pH = 6.1 + \lg \frac{\left[HCO_3^-\right]}{0.03pCO_2}$$

从该方程式可以看出,碳酸氢盐(HCO_3^-)或二氧化碳(CO_2)的变化会影响 pH。代谢性酸碱异常与 HCO_3^- 的变化有关,而呼吸性酸碱异常与 CO_2 的变化有关。

碳酸氢盐在肾单位的重吸收

(见图 18.4。)

HCO_3^- 是细胞外液的主要缓冲液,受肾脏和肺的调节。85% 的 HCO_3^- 被近曲小管重新吸收。碳酸首先由二氧化碳和水(由碳酸酐酶催化)产生。碳酸发生解离,并用活性离子泵(Na^+/H^+ 反向转运蛋白)

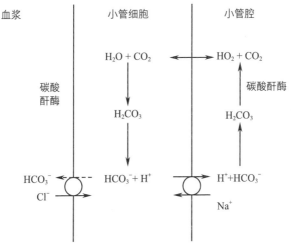

图 18.4　近曲小管重吸收碳酸氢盐示意图

将细胞内 H^+ 分泌到肾小管管腔中,以换取 Na^+。H^+ 离子的分泌促进了碳酸 - 碳酸氢盐平衡向碳酸的转化,碳酸迅速转化为二氧化碳和水。CO_2 沿其浓度梯度扩散到肾小管细胞中,并通过细胞内碳酸酐酶重新形成碳酸。由该反应形成的 HCO_3^- 和氯离子交换并进入循环。从本质上讲,每当一个 H^+ 离子进入肾脏时,就有一个 HCO_3^- 离子进入血液,从而维持细胞外液的缓冲能力。

剩余的 HCO_3^- 在远曲小管中被吸收,其中远曲小管的细胞通过 ATP 依赖性泵主动将 H^+ 分泌到管腔中。远曲小管是将 H^+ 泵入尿液以确保完全重吸收 HCO_3^- 的主要部位。一旦 HCO_3^- 重吸收完全,磷酸根离子和氨将缓冲任何剩余的 H^+。

肾脏替代疗法

透析适应证
- 慢性肾脏病(CKD)5 期(eGFR 10~15ml/min)。
- 由于持续的高钾血症,代谢性酸中毒,液体负荷过多,有症状的尿毒症,脓毒症,多器官衰竭,药物或毒素中毒而导致的急性肾衰竭。

血液透析

入路
动静脉瘘(成熟需要 8 周)。

原则
透析机通过透析器泵出血液和透析液。透析液由水、Na^+、K^+、葡萄糖、钙、氯化物、镁和 HCO_3^- 或乙酸盐(作为缓冲液)组成。流体在半透膜的两侧,并以相反方向(逆流)泵送。新陈代谢的废物从血液扩散到透析液。累积的液体通过水和溶解的溶质(包括蛋白质)的对流顺压力梯度(超滤)排出体外。肝素用于预防凝血。

治疗计划
在医院的透析室或在家中,每周进行 3 次 4 小时血液透析。

并发症
贫血,心血管疾病(高血压、心律不齐、心肌梗死、周围血管疾病和脑血管病变),获得性肾囊性疾病和肾癌,肾性骨营养不良,神经病变,勃起功能障碍。瘘管问题包括血栓形成、狭窄、动脉瘤和感染。

腹膜透析

入路
Tenckhoff 导管,可将液体注入腹膜腔。

原则
以腹膜作为透析膜,腹膜毛细血管血液与透析液之间会发生液体和溶质交换。小分子量的溶质沿浓度梯度由血液扩散到透析液。水的渗透是通过从细胞外液的组织间隙到高渗腹膜透析液的渗透作用来实现的。

治疗计划
持续不卧床腹膜透析(CAPD)是需要每天在家中进行 3~5 次液体交换的连续透析。自动化腹膜透析(APD)可以快速灌注、排出大量的液体,适合短时间内需要较高强度透析或夜间透析的患者。

禁忌证
肠粘连、肥胖、无法手术的疝和造口术(结肠多见)。

并发症
与血液透析相同,也包含导管感染,腹膜炎,腹膜超滤功能衰竭和疝。

血液滤过

入路

放置在股静脉或颈内静脉中的血管内(穿刺)导管。

原理

通过压力梯度的对流可以用水去除血液中的溶质。该技术不需要透析液。在滤过压的作用下滤出大量超滤液,同时补充与血浆液体成分相似的置换液,从而达到血液净化的目的。这是一个可控且缓慢的过程,可避免大量血管内液体转移,并最大程度地减少电解质紊乱、心律不齐和低血压。对于血流动力学不稳定的急性肾衰竭患者特别有用。滤过过程中需要抗凝剂治疗。

治疗规则

血液通过高渗透性合成膜连续过滤。

并发症

与血液透析相似,但并发症的发生率更低。相关并发症主要包括:导管或置管静脉血栓形成、出血或凝血块形成、脓毒血症、体液超负荷、碱中毒和低血压。

血液透析滤过

该方法是透析和超滤(通过扩散和对流的方式去除溶质)的组合。

肾移植术:受体

移植适应证

终末期肾病。

肾移植禁忌证

- 活动性恶性肿瘤是接受免疫治疗的禁忌证。通常,在考虑移植之前应保持无癌状态 2 年。包括黑色素瘤、乳腺癌和结直肠癌在内的高危肿瘤必须保持无癌状态时间更久(5 年)。低危的皮肤肿瘤(基底和鳞状细胞癌)可以在治疗后立即进行移植。
- 活动性感染(细菌和病毒,包括乙型和丙型肝炎、人类免疫缺陷病毒、巨细胞病毒和结核病)。
- 严重的血管炎。
- 严重的心血管疾病(包括最近的心肌梗死)。
- 系统性红斑狼疮活动期。
- 原发性高草酸尿症(需要肝脏和肾脏联合移植)。
- 未经治疗的心理疾病,静脉吸毒史或酗酒。

泌尿生殖道评估

- 肾脏,输尿管和膀胱的超声检查。
- 尿液常规检查和尿液细菌培养。
- 下尿路症状的尿动力学研究(如果有临床指征)。

术前评估

- **病史采集**:包括肾衰竭的原因和持续时间,先前对肾功能不全的治疗措施和先前的移植史。并存的疾病,如糖尿病(可能需要胰腺移植)。排尿障碍的症状需要在移植前进行治疗。
- **体格检查**。
- **心脏病学检查**:运动负荷测试和心电图。
- **血液**:全血细胞计数、尿素氮和电解质、肝功能检查、葡萄糖、钙、镁、凝血和病毒血清学(人类免疫缺陷病毒、肝炎病毒、巨细胞病毒、梅毒、EB 病毒和人类嗜 T 细胞病毒)。
- ABO 血型。
- 人白细胞抗原(HLA)——A、B 和 DR 表型的组织分型。
- 血液交叉匹配以检测预先形成的抗体。受体的血清与供体淋巴细胞混合在一起。如果交叉匹配为阳性,则受体抗体将与供体细胞结合并裂解供体细胞。

肾移植术：供体

供体类型
- 尸体（有心跳）：脑干死亡*供体，有呼吸和循环支持。
- 尸体（无心跳）：需要快速取出以最大程度地减少因尸体无有效循环而导致的缺血。
- 活体亲属供肾。
- 活体非亲属供肾：捐赠必须遵守无关系的活体移植监管机构（ULTRA）制定的规定。

绝对禁忌证
- 活动性恶性肿瘤。
- 转移性癌症或复发风险较高的癌症（如淋巴瘤）的病史。
- 重大心脏病（先前的心肌梗死、冠状动脉搭桥术、心绞痛）。
- 糖尿病、高血压、严重的肺部或心血管疾病。
- 活动性全身性肾脏病，如系统性红斑狼疮。
- 人类免疫缺陷病毒（HIV）或其他活动性感染。
- 体重指数（BMI）>35。
- 受强迫。
- 无法获得知情同意。
- 静脉吸毒或酗酒。
- 妊娠。

供体评估
- 病史：包括家族史，如肾小球肾病、多囊肾病和系统性红斑狼疮。对活体供体进行临床和心理评估，进行血压检查。
- 血液：全血细胞计数、尿素氮和电解质、胆固醇、血糖和凝血功能。
- ABO 和 HLA 相容性：应将肾脏分配给 HLA 不匹配数最少的受体。
- 病毒血清学（乙型和丙型肝炎、人类免疫缺陷病毒、巨细胞病毒、EB 病毒、梅毒和结核病）：任何高危肾病或朊病毒（克-雅病）家族史。
- 估计肾小球滤过率（eGFR）（收集活体供体中 24 小时尿液或 EDTA）。
- 心电图和胸部 X 线片。

---

* 脑干死亡：需要两名医生（注册时间超过 5 年）进行两组检查。评估标准包括以下情况的缺失：角膜反射、颅神经运动功能、前庭眼反射、咳嗽和咽反射。瞳孔固定且无反应，无自主运动，脱离呼吸机情况下呼吸暂停（$PaCO_2>6.7kPa$）。

● 肾脏影像学检查以评估供体解剖结构选择肾脏（留给供体相对更好的肾脏），并规划手术。

活体供体

● 比尸体**供体**更高的成功率，并缩短等待时间。

● 建议对**供体**进行长期随访以监测高血压或肾功能不全。

● 应征得完全知情同意。肾切除术后的风险包括：高血压、慢性肾衰竭和一定的死亡率（<0.03%）。

移植手术及并发症

供肾切取术

　　肾脏、输尿管、下腔静脉、腹主动脉和肾动静脉血管可从尸体供体中整体取出。转运方法包括威斯康辛大学移植物保存液（含谷胱甘肽和腺苷），然后加盖冰块。活体供体肾脏和输尿管可通过腹腔镜或开放手术途径获取。

手术

　　移植肾最常见的是放置在髂窝中，将移植肾血管与髂外动脉和静脉吻合（替代方法包括髂总血管）。然后进行输尿管膀胱再植术，并留置输尿管支架管。

肾移植后的免疫抑制

　　免疫抑制剂可预防移植物排斥反应。使用药物包括：

　　钙调神经磷酸酶抑制剂（CNI）——环孢菌素或他克莫司，可抑制白介素 -2（IL-2）生成。需要进行血药浓度监测。

- **霉酚酸酯**（MPA）。
- **皮质类固醇**（泼尼松龙或甲泼尼龙）。
- 硫唑嘌呤，一种抗代谢物，可产生骨髓抑制。
- 抗胸腺细胞球蛋白（ATG），一种多克隆抗体，可以裂解人白细胞。
- OKT3 单克隆抗体，一种针对 T 淋巴细胞的单克隆抗体。
- 西罗莫司（雷帕霉素），一种哺乳动物雷帕霉素靶蛋白（mTOR）抑制剂，参与 IL-2 下调。

　　常见的治疗方案包括 CNI、MPA 和皮质类固醇。对于联合使用 CNI 和 MPA 的患者，类固醇可以在术后 3~12 个月停止使用。在低危患者中，硫唑嘌呤可以替代 MPA。知情同意过程应包括充分了解需要长期应用免疫抑制药物以及相关的副作用（恶性肿瘤、感染、糖尿病、高血压、震颤、肝肾功能损害及骨质疏松症等的患病风险增加）。

术后管理

- 使用出入量图表以及每日测量体重来监测液体平衡。
- 放射性核素肾扫描以评估移植物血供并排出尿外渗。
- 如果没有外渗，则在第 7 天拔除导尿管。
- 抗血小板抑制剂（阿司匹林和双嘧达莫）。
- 预防细菌和真菌感染。
- **避免**使用非甾体抗炎药（NSAID）和血管紧张素转化酶抑制剂。
- 注意药物相互作用，并相应地改变药物剂量。

并发症

　　移植肾功能不全可早或晚发生，可能是由于药物或手术原因。

排斥反应

表现为肾功能恶化(少尿、肌酐升高、高血压和蛋白尿)。患者可能无症状或有全身症状(发热)或局部症状,包括移植物压痛或肿胀。经皮肾穿刺活检病理学可以明确诊断。

- **超急性排斥反应**(术中或术后几天内):该反应是由于受者体内预先存在抗供者主要组织相容性复合体(MHC)的抗体。治疗方法是切除移植物。
- **加速排斥反应**(第一周内):由于细胞预致敏性。治疗方法是强化抗排斥治疗,需要临时透析支持。
- **急性同种异体移植排斥反应**(发生在前3个月中):发生率约20%~30%(90%对类固醇有反应)。可分为两类:由T细胞介导的**急性细胞排斥反应(ACR)**或抗体介导的**急性体液排斥反应(AHR)**。ACR:使用类固醇冲击治疗。如果失败,采用强化免疫抑制疗法,转化为他克莫司和T细胞消耗剂。AHR:类固醇冲击治疗,转为他克莫司和静脉免疫球蛋白治疗。
- **慢性同种异体移植排斥反应**(数月至数年):多因素,影响约30%患者。处理选项包括从CNI转换为mTOR,或减少CNI,加用MPA ± 类固醇。

其他

- 移植后恶性肿瘤,最常见的发病部位为皮肤(40%)或淋巴管系统(11%)。
- 由于原发性肾脏疾病的复发而导致的移植物功能丧失。
- 尿路:尿漏、输尿管狭窄/梗阻、瘘管、结石和肾周病变(淋巴囊肿、血肿、尿性囊肿和脓肿)。
- 血管并发症:肾动脉狭窄或血栓形成、肾静脉血栓形成、假性动脉瘤、动静脉瘘和动脉粥样硬化血管疾病。
- 药物毒性。
- 感染。
- 糖尿病(应归因于使用皮质类固醇和他克莫司)。
- 高血压。

结局

12月的受体死亡率为5%。移植肾1年存活率 >85%,5年时为60%~70%,10年时为40%~50%。活体供肾的移植肾效果最佳。

长期随访

每6~12个月检查一次。监测肾功能、免疫抑制情况和副作用;监测胆固醇(可能由于环孢菌素或西罗莫司而升高)。由于类固醇的应用,糖尿病的控制将更为困难。监测恶性肿瘤的发展。

(Abdul Aziz Nikzad 于顺利 任昊天 译 王军 顾朝辉 校)

第 19 章

泌尿外科名祖

阿尔柯克管(Alcock's canal)即阴部管(pudendal canal): 位于坐骨直肠窝阴部内富含血管和神经的管样结构。

Benjamin Alcock(出生于 1801 年),任职于都柏林药剂师协会的解剖学、生理学和病理学教授(1837 年)。

离断式肾盂成形术(Anderson-Hynes pyeloplasty): 肾盂输尿管连接部梗阻(UPJO)的离断式肾盂成形术。

James Anderson 和 Wilfred Hynes,任职于谢菲尔德联合医院的外科医生。

卡介苗(Bacille Calmette-GuÉRin,BCG): 用于膀胱原位癌免疫治疗的减毒结核杆菌。

Leon Charles Albert Calmette(1863—1933),最初是巴黎巴斯德的一名学生,后来成为巴斯德研究所的第一任所长。

Camille Guérin(出生于 1872 年),里尔的卡尔梅特研究所的一名兽医,与卡尔梅特一起研发了卡介苗疫苗。

Bonney 试验(Bonney's test)即膀胱颈抬举试验(Marshall-Marchetti test): 咳嗽时进行阴道检查,以评估膀胱颈抬高是否可减少尿液的漏出(用于压力性尿失禁的诊断)。

William Bonney(1872—1953),在巴茨和密德萨斯医院学习,曾就职于皇家共济会医院和切尔西妇女医院,是一名具有国际声誉技艺高超的外科医生。

鲍曼囊(Bowman's capsule)即肾小囊(glomerular capsule): 是围绕肾小球的以上皮细胞内衬的"杯状"结构。

Sir William Paget Bowman(1816—1892),曾是伯明翰总医院的一位外科医生。1841 年当选为英国皇家学会院士。1844 年当选为英国皇家外科医师学会会员。因描述肾脏的马尔皮基小体(肾小体)获得了英国皇家学会的皇家勋章。他提出了血浆通过过滤产生尿液的理论。被誉为组织学之父。1846 年,成为莫尔菲尔德眼科医院的外科医生。眼底镜检的早期倡导者,并且是英国第一位通过虹膜切除术治疗青光眼的医生(1862 年)。

Camper 筋膜(Camper's fascia): 腹部和腹股沟区域的浅筋膜(脂肪)的浅层。

Pieter Camper(1722—1789),荷兰莱顿的内科医生和解剖学家。

Charrière 系统(Charrière system): 用于确定导尿管和支架管"规格"的测量系统。

Joseph Charrière(1803—1876),巴黎的手术器械制造商。

Clutton 探子(Clutton's sounds): 用于扩张尿道的金属探子(最初用于"触碰"膀胱结石)。

Henry Clutton(1850—1909),伦敦圣托马斯医院的外科医生。

科利斯筋膜(Colles' fascia): 会阴浅筋膜(superficial fascia of perineum)。

Abraham Colles（1773—1843），都柏林解剖和外科学教授。

迪氏筋膜（Denonvillier's fascia）即腹膜会阴筋膜（peritoneoperineal fascia）: 在男性称直肠膀胱隔；在女性称直肠阴道隔。

Charles Denonvilliers（1808—1872），初期是巴黎的解剖学教授，之后成为一名外科教授。

Dormia 网篮（Dormia basket）: 用于从输尿管中取出结石的网篮。

Enrico Dormia，意大利米兰的外科助理教授。

道格拉斯腔（Douglas pouch）: 直肠子宫陷凹（rectouterine pouch）（女性），直肠膀胱陷凹（rectovesical pouch）（男性）。

James Douglas（1675—1742），解剖学家，英国女王的内科医生。

福莱导尿管（Foley catheter）: 可固定的气囊导尿管。

福莱肾盂成形术（Foley pyeloplasty）

Frederic Foley（1891—1966），明尼苏达州圣保罗的一名泌尿科医生。

富尼埃坏疽（Fournier gangrene）即暴发性生殖器坏疽: 外生殖器和下腹壁暴发性坏疽。

Jean Fournier（1832—1914），巴黎圣路易斯医院皮肤病学教授；还发现了梅毒和脊髓痨之间的联系。

杰罗塔筋膜（Gerota fascia）: 肾筋膜（renal fascia）。

Dumitru Gerota（1867—1939），布达佩斯大学外科教授

髓袢又称亨勒袢（Henle's loop）、肾单位袢（nephron loop）: 近曲小管和远曲小管之间的 U 形肾单位段。

Friedrich Henle（1809—1885），苏黎世和哥廷根的解剖学教授。

希佩尔 - 林道综合征（Von Hippel-Lindau syndrome）即脑视网膜血管瘤病（cerebroretinal angiomatosis）: 多种肾癌综合征。

Eugen von Hippel（1867—1939），柏林的眼科医生。

Arvid Lindau（出生于 1892 年），瑞典病理学专家。

洪纳溃疡（Hunner ulcer）即洪纳病变（Hunner lesion）: 间质性膀胱炎的膀胱溃疡。

Guy Hunner（1868—1957），约翰霍普金斯大学妇科学教授。

Jaboulay 手术（Jaboulay procedure）: 进行鞘膜积液修补（鞘膜囊切除）的手术。

Mathieu Jaboulay（1860—1913），里昂的外科教授。

克兰费尔特综合征（Klinefelter's syndrome）简称克氏综合征即精曲小管发育不全（seminiferous tubule dysgenesis）: XXY 染色体数目异常引起的男性性腺功能减退。

Harry Klinefelter（出生于 1912 年），约翰霍普金斯大学医学副教授。

十二指肠 Kocker 式游离（Kockerization of the duodenum）: 十二指肠第二部分（降部）的松解术，用于根治性肾切除术术中暴露下腔静脉和右肾静脉。

Emil Kocker（1841—1917），伯尔尼大学外科教授。现代外科的创始人。1909 年因从事甲状腺的生理、病理和手术的研究工作而获得诺贝尔奖。

Lahey 钳：手术中使用的弯钳。

Frank Lahey（1880—1953），波士顿 Lahey 诊所外科主管。

Langenbeck 拉钩：手术中常用的拉钩。

Bernard von Langenbeck（1810—1887），基尔和柏林的外科教授，一位伟大的老师和外科医生。

Leydig 细胞（Leydig cell）：睾丸间质细胞（interstitial cell of the testis）。

Franz von Leydig（1821—1908）。维尔茨堡，蒂宾根，波恩的组织学教授。

Malécot 引流管（Malécot catheter）即蘑菇头型引流管：大孔径导管，用于 PCNL（经皮肾镜取石术）后的肾脏引流。

Achille Malécot（出生于 1852 年），一名巴黎外科医生。

Millin 式前列腺切除术：耻骨后前列腺切除术。

Terence Millin（1980 年去世），在都柏林接受培训的爱尔兰外科医生。起初作为外科医生就职于米德尔塞克斯和盖伊的医院，后来就职于威斯敏斯特医院，后成为英国泌尿外科医师协会主席，然后成为爱尔兰皇家外科医学院院长。

佩伦涅病（Peyronie disease）即阴茎海绵体硬结症（induratio plastica of penis）：阴茎体的纤维化，在勃起时引起阴茎弯曲。

François Peyronie（1678—1747），路易十五在巴黎的私人外科医生。

Pfannenstiel 切口（Pfannenstiel incision）：耻骨上切口，用于膀胱和子宫手术。

Hermann Pfannenstiel（1862—1909），来自布雷斯劳的妇科医生。

Retzius 间隙（Retzius' space）即耻骨后间隙（retropubic space）：膀胱前间隙。

Andreas Retzius（1796—1860），斯德哥尔摩卡罗林斯卡研究所解剖与生理学教授。

前列腺静脉丛（Santorini venous plexus）：前列腺腹侧的静脉神经丛。

Giandomenico Santorini（1681—1738），威尼斯解剖学与医学教授，撰写了关于解剖学的伟大著作《解剖观察》（*Observationes anatomicae*），于 1724 年在威尼斯出版。

Scarpa 筋膜（Scarpa's fascia）：腹壁浅筋膜的深层。

Antonio Scarpa（1747—1832），摩德纳和帕维亚的解剖学教授。

塞托利细胞（Sertoli cell）即睾丸支持细胞（supporting cell of the testis, sustentacular cell of the testis）：睾丸上皮的支持细胞。

Entrico Sertoli(1842—1910 年),米兰的实验生理学教授。

Trendelenburg 位（Trendelenburg position）：头低脚高位。

Friedrich Trendelenburg(1844—1924)，在柏林时是 Langenbeck 的助理，后来依次成为罗斯托克、波恩和莱比锡的外科教授。

Weigert 定律（Weigert's law）：异位输尿管的远端逆位置（重复输尿管系统的上位异位输尿管）进入膀胱（或尿道下方进入），而下位输尿管则从膀胱近端插入。

Carl Weigert(1845—1904 年)，德国病理学家。

Wilms 瘤（Wilms tumor）：肾脏的肾母细胞瘤（nephroblastoma）。

Max Wilms(1867—1918)，莱比锡的 **Trendelenburg** 的外科助理，随后在莱比锡担任外科教授。后来在巴塞尔和海德堡担任外科教授。

Young 式前列腺切除术（Young's prostatectomy）：经会阴前列腺切除术。

Hugh Hampton Young(1870—1945 年)，约翰霍普金斯大学医学院泌尿外科教授。

（张少朋 译 顾朝辉 校）

索引

A